Kohlhammer

Der Autor

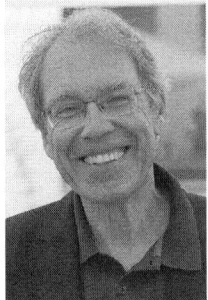
Dr. med. Claudius Stein ist Arzt für Allgemeinmedizin und Psychotherapeut (KIP) in eigener Praxis. Er ist seit 20 Jahren Ärztlicher Leiter des Kriseninterventionszentrums Wien, weiters Lehrtherapeut für Katathym Imaginative Psychotherapie (ÖGATAP), Dozent der Deutschen Gesellschaft für Katathymes Bilderleben (AGKB) und Traumatherapeut. Er ist stv. Vorsitzender der Österreichischen Gesellschaft für Suizidprävention, Mitglied des Expertengremiums der Kontaktstelle Suizidprävention Austria (SUPRA) im Auftrag des BM für Gesundheit und Mitglied des wissenschaftlichen Beirats der Lindauer Psychotherapiewochen.

Sein wissenschaftlicher Schwerpunkt umfasst die Themen Krisenintervention, Trauer und Verlust, Suizidprävention, Psychotraumatologie und psychotherapeutische Arbeit mit Imaginationen. Zu diesen Themen leitet er auch regelmäßig Fort, Weiter- und Ausbildungsveranstaltungen.

Claudius Stein

Spannungsfelder der Kriseninterventtion

Ein Handbuch für die psychosoziale Praxis

2., erweiterte und überarbeitete Auflage

Verlag W. Kohlhammer

Dieses Werk einschließlich aller seiner Teile ist urheberrechtlich geschützt. Jede Verwendung außerhalb der engen Grenzen des Urheberrechts ist ohne Zustimmung des Verlags unzulässig und strafbar. Das gilt insbesondere für Vervielfältigungen, Übersetzungen, Mikroverfilmungen und für die Einspeicherung und Verarbeitung in elektronischen Systemen.

Pharmakologische Daten, d. h. u. a. Angaben von Medikamenten, ihren Dosierungen und Applikationen, verändern sich fortlaufend durch klinische Erfahrung, pharmakologische Forschung und Änderung von Produktionsverfahren. Verlag und Autoren haben große Sorgfalt darauf gelegt, dass alle in diesem Buch gemachten Angaben dem derzeitigen Wissensstand entsprechen. Da jedoch die Medizin als Wissenschaft ständig im Fluss ist, da menschliche Irrtümer und Druckfehler nie völlig auszuschließen sind, können Verlag und Autoren hierfür jedoch keine Gewähr und Haftung übernehmen. Jeder Benutzer ist daher dringend angehalten, die gemachten Angaben, insbesondere in Hinsicht auf Arzneimittelnamen, enthaltene Wirkstoffe, spezifische Anwendungsbereiche und Dosierungen anhand des Medikamentenbeipackzettels und der entsprechenden Fachinformationen zu überprüfen und in eigener Verantwortung im Bereich der Patientenversorgung zu handeln. Aufgrund der Auswahl häufig angewendeter Arzneimittel besteht kein Anspruch auf Vollständigkeit.

Die Wiedergabe von Warenbezeichnungen, Handelsnamen und sonstigen Kennzeichen in diesem Buch berechtigt nicht zu der Annahme, dass diese von jedermann frei benutzt werden dürfen. Vielmehr kann es sich auch dann um eingetragene Warenzeichen oder sonstige geschützte Kennzeichen handeln, wenn sie nicht eigens als solche gekennzeichnet sind.

Es konnten nicht alle Rechtsinhaber von Abbildungen ermittelt werden. Sollte dem Verlag gegenüber der Nachweis der Rechtsinhaberschaft geführt werden, wird das branchenübliche Honorar nachträglich gezahlt.

Dieses Werk enthält Hinweise/Links zu externen Websites Dritter, auf deren Inhalt der Verlag keinen Einfluss hat und die der Haftung der jeweiligen Seitenanbieter oder -betreiber unterliegen. Zum Zeitpunkt der Verlinkung wurden die externen Websites auf mögliche Rechtsverstöße überprüft und dabei keine Rechtsverletzung festgestellt. Ohne konkrete Hinweise auf eine solche Rechtsverletzung ist eine permanente inhaltliche Kontrolle der verlinkten Seiten nicht zumutbar. Sollten jedoch Rechtsverletzungen bekannt werden, werden die betroffenen externen Links soweit möglich unverzüglich entfernt.

2., erweiterte und überarbeitete Auflage 2020

Alle Rechte vorbehalten
© W. Kohlhammer GmbH, Stuttgart
Gesamtherstellung: W. Kohlhammer GmbH, Heßbrühlstr. 69, 70565 Stuttgart
produktsicherheit@kohlhammer.de

Print:
ISBN 978-3-17-034162-3

E-Book-Formate:
pdf: ISBN 978-3-17-034163-0
epub: ISBN 978-3-17-034164-7
mobi: ISBN 978-3-17-034165-4

Für den Inhalt abgedruckter oder verlinkter Websites ist ausschließlich der jeweilige Betreiber verantwortlich. Die W. Kohlhammer GmbH hat keinen Einfluss auf die verknüpften Seiten und übernimmt hierfür keinerlei Haftung.

Für Alina und Renuka

Geleitwort

Krisen zu erleben, sie durchzuleben, in ihnen stecken zu bleiben – das gehört zum menschlichen Leben, ist ganz »normal«. Viele Krisen erleben wir im Nachhinein als bedeutungsvoll für unser Leben, geradezu als heilsam – im Nachhinein allerdings erst. Hat eine Krise uns zum Guten hin verändert, uns weitergebracht, uns etwas »gebracht«, dann sprechen wir davon, dass in jeder Krise auch eine Chance steckt. Dieses Denken ist hilfreich: Begegnen wir in dieser Haltung den unausweichlichen Krisen doch in der Gewissheit, dass sie nicht nur schlecht sind, dass wir mit der Krise umgehen können, dass wir ihr nicht einfach ausgeliefert sind, auch wenn die Lebenssituation, in der wir gerade stecken, sehr belastend ist, unangenehm und eine große Herausforderung. Die Zuversicht, die mit der Idee verbunden ist, dass in der Krise auch eine Chance steckt, lässt uns optimistischer die oft auch großen Schwierigkeiten, die umfassenden emotionalen Probleme, die in einer Krise zum Ausdruck kommen, angehen.

Aber in Krisen stecken nicht nur Chancen, sie können am Anfang von chronischen eskalierenden Schwierigkeiten stecken. Krisen können Menschen dazu bringen, ihr Leben zu beenden – weil sie keinen Ausweg mehr sehen. Sie sind gefangen im Klammergriff der Krise und haben die Überzeugung verloren, das Leben auch gestalten zu können. Wenn wir in einer Krise länger stecken bleiben – vorübergehend stecken zu bleiben ist normal – brauchen wir Menschen, denen wir zutrauen, uns in dieser schwierigen Situation helfen zu können. Wir brauchen Menschen, die bei dieser Krise intervenieren können, »dazwischen treten« können, dass der Kriselnde nicht mehr ganz und gar von der Krise bestimmt ist, sondern wieder ein Verhältnis zur eigenen Krise herstellen kann, damit die Probleme, die damit verbunden sind gelöst, die mit der Krise verbundenen Entwicklungsaufgaben angegangen, die notwendigen Anpassungen an das Leben vollzogen werden können.

Krisenintervention – das klingt recht technisch, ist es aber ganz und gar nicht. Krisen sind existenzielle Dringlichkeitssituationen, in denen ein Therapeut oder ein Berater empathisch, warm und mit manchmal großem Mut zusammen mit einem in die Enge getriebenen Menschen Möglichkeiten findet, mit den Schwierigkeiten umzugehen, wieder Vertrauen in das Leben und in die Mitmenschen herzustellen. So belastend Kriseninterventionen für die Therapeuten und Berater sein können, so belohnend können sie auch sein. Kriseninterventionen setzen nicht nur eine große emotionale Belastbarkeit und eine gewisse Krisenfreundlichkeit voraus, sondern auch viel Wissen und Können.

Hier nun hilft das vorliegende Werk mit viel Information, die genau auf das Thema fokussiert ist, von einem Praktiker verfasst, der auch die Theorien kennt,

Theorien und Praxis so in einen Zusammenhang bringt, dass viele Anregungen für das große Gebiet der Krisenintervention daraus resultieren.

Aber nicht nur Theorie und Praxis werden in einen Zusammenhang gebracht, auch die Belastung und die Ressourcen der Menschen in der Krise werden gesehen. Es fokussiert nicht nur auf Belastung, sondern auch auf vorhandene Ressourcen.

Dieses mit großer Sorgfalt und Umsicht verfasste Fachbuch, mit vielen klinischen Hinweisen und genauen Anleitungen, wie der Berater bzw. der Therapeut vorgegangen ist, kann zu einem Standardwerk für die Krisenintervention werden.

St. Gallen, im Januar 2009
Verena Kast

Vorwort zur zweiten Auflage

Seit der Erstauflage dieses Buches sind nun 10 Jahre vergangen. In dieser Zeit hat sich die Welt in einer ungemein rasanten Art und Weise verändert. In der Krisenininterventionsarbeit hat man immer besonders aufmerksam für jene Probleme und Konflikte zu sein, mit denen sich Menschen in einer sich wandelnden Welt auseinandersetzen müssen. Der wirtschaftliche Umbruch, der technologische Fortschritt, veränderte Geschlechterrollen, die steigende Lebenserwartung, die dazu führt, dass wir heute in den westlichen Industrienationen mit einer zunehmend älter werdenden Bevölkerung konfrontiert sind, und die Flucht- und Migrationsbewegungen zwingen uns dazu, unsere Konzepte und Vorstellungen an die neuen gesellschaftlichen Bedingungen und vor allen Dingen an die Bedürfnisse der Betroffenen anzupassen. Ich greife drei Themen exemplarisch auf, die unsere Arbeit in den letzten Jahren besonders stark beeinflusst haben:

Die wirtschaftlichen Umbrüche in den Industrienationen, insbesondere die Dominanz neoliberaler Ideen und deren Auswirkungen auf die öffentlichen Haushalte und die Arbeitswelt betreffen natürlich viele unserer Klienten, aber auch uns Helfer und die Einrichtungen des Gesundheits- und Sozialwesens, in denen wir arbeiten. Der gesellschaftliche Wandel stellt zunehmend große Anforderungen an die Leistungsfähigkeit, Flexibilität und damit an die psychosoziale Stabilität des Individuums. Auch wenn sich die allgemeine wirtschaftliche Situation seit der Erstausgabe des Buches, das ja unmittelbar nach der schweren Wirtschaftskrise 2007/2008 erschienen ist, in den letzten Jahren gebessert hat, gibt es viele Menschen, die verunsichert und/oder marginalisiert sind und am allgemeinen Wohlstand nicht teilhaben können. Verschärfend wirken die z. T. negative Konnotation von Armut in der öffentlichen Diskussion und die damit verbundenen Kürzungen sozialer Leistungen. Die ökonomischen Veränderungen, wie wir sie derzeit erleben, haben also erhebliche, oft negative Auswirkungen auf das Individuum. Sie beeinflussen jene Kernbereiche des Lebens – Partnerschaft, Familie und Arbeitsleben – mit denen wir in der Krisenininterventionsarbeit besonders häufig konfrontiert sind. Die Krisen, mit denen wir aktuell zu tun haben, sind folgerichtig oft komplizierter und komplexer, weil sich die Schwierigkeiten rasch auf mehrere Lebensbereiche erstrecken, aber auch weil sich die Zielgruppen verändert haben.

Eine der aktuell größten gesellschaftlichen Herausforderungen stellt sicherlich die Migrations- und Fluchtbewegung, die in den Jahren 2015 und 2016 einen einstweiligen Höhepunkt erreicht hat, dar. Es stellt sich grundsätzlich die Frage, wie die psychosoziale und gesundheitliche Versorgung dieser Menschen sichergestellt und verbessert werden kann. Gerade jene, die aufgrund von Krieg, Naturkatastrophen und globalen politischen und wirtschaftlichen Krisen aus ihrer Heimat fliehen mussten, sind besonders krisenanfällig und gleichzeitig mit ernstzunehmenden Zugangsbarrieren zu psychiatrisch-psychosozialen Angeboten konfrontiert. Kriseninterventionseinrichtungen müssen auf eine verstärkte interkulturelle Öffnung achten und ihre Angebote, z. B. durch die Möglichkeit durch Dolmetscher gestützte Gespräche zu führen, für diese Zielgruppen adaptieren (▶ Kap. 5.11 zu diesem Thema).

Der technologische Fortschritt, insbesondere der Umgang mit den neuen Medien, wirft die Frage auf, wie wir Menschen adäquate Hilfe im Krisenfall anbieten können, die großteils über soziale Medien kommunizieren. Manche von ihnen sind nicht in der Lage oder willens persönliche oder telefonische Beratung in Anspruch zu nehmen. Kriseneinrichtungen sind daher gefordert, entsprechende Beratungsangebote im Netz z. B. in Form von E-Mailberatung anzubieten (zu diesem ▶ Kap. 5.14).

Diese Entwicklungen stellen auch erhöhte Anforderungen an die im psychosozialen Bereich tätigen Menschen. Wichtiger denn je sind Institutionen, die sich um jene kümmern, die den Belastungen zeitweise nicht mehr gewachsen sind. Kriseninterventionsarbeit ist zeitintensiv und erfordert ein hohes Maß an Flexibilität von Seiten der Helfer, aber auch der Einrichtungen. Es handelt sich um ein sehr personalintensives Angebot, das eine ausreichende ökonomische Basis benötigt. Dem wird von politischer Seite zu wenig Rechnung getragen. Nach wie vor sind wir mit einer unsicheren Finanzierung konfrontiert, was ein Klima ständiger Instabilität erzeugt, wo doch gerade in der Kriseninterventionsarbeit ein wesentliches Ziel darin besteht, Stabilität und Sicherheit für die Betroffenen herzustellen. Ganz abgesehen davon existieren in vielen ländlichen Gebieten nach wie vor keine adäquaten Hilfsangebote.

Erfreulicherweise ist es in den letzten Jahren in Deutschland und in Österreich den jeweiligen Fachgesellschaften für Suizidprävention gelungen, nationale Suizidpräventionsprogramme zu verankern (in Deutschland NASPRO, in Österreich SUPRA), die zu einem deutlichen Rückgang der Suizidraten, sowohl in Deutschland als auch in Österreich, beigetragen haben. Leider wurden aber dennoch keine gesetzlichen Grundlagen geschaffen, die eine ausreichende Finanzierung von ambulanten Einrichtungen der Krisenintervention und Suizidprävention sicherstellen.

Trotz der schwierigen Rahmenbedingungen finde ich persönlich die Kriseninterventionsarbeit, gerade auch wegen der immer neuen Anforderungen, nach wie vor äußerst lohnend. Keine Situation gleicht der anderen. Es ist immer wieder faszinierend und berührend wie Menschen auch schwierigste Lebensbedingungen bewältigen und ihren jeweils individuellen Weg aus einer subjektiv zunächst oft aussichtslos erscheinenden Situation finden. Sie dabei begleiten zu dürfen ist eine große Herausforderung, aber auch ein Privileg.

Krisen im Allgemeinen und auch die beschriebenen gesellschaftlichen Veränderungen sind mit Chancen und Risiken verbunden. Beiden Aspekten wird auch in der vorliegenden Neuauflage Rechnung getragen.

Claudius Stein, im März 2020

Vorwort

Das vorliegende Werk ist ein Resultat meiner zwanzigjährigen theoretischen und praktischen Beschäftigung mit Krisen und Krisenintervention in unterschiedlichen Kontexten. Zuallererst betrifft dies selbstverständlich meine klinische Arbeit mit von Krisen betroffenen Menschen. Auch nach der langen Zeit hat diese Tätigkeit nichts von ihrer Faszination verloren. Jede individuelle Krise ist einzigartig ausgeprägt, sowohl was die Erscheinungsformen als auch die Bewältigungsversuche betrifft, und jede Begegnung mit Menschen, die von einer Krise betroffen sind, stellt eine neue Herausforderung dar. Ich konnte aber auch in der Fort- und Weiterbildung von Kollegen und Kolleginnen aus verschiedenen psychosozialen Bereichen immer wieder neue Erfahrungen machen und dazulernen. Schließlich eröffnete mir auch die inhaltliche und wirtschaftliche Leitung des Kriseninterventionszentrums in Wien neue und andere Blickwinkel auf dieses Thema.

Einige Anmerkungen zum Aufbau des Buches: Zu Beginn steht ein kurzer historischer Rückblick (▶ Kap. 1). In Kapitel 2 wird zunächst eine Definition und Eingrenzung des Begriffs der Krise vorgenommen und daran anschließend eine Verbindung zu verschiedenen Wissenschaftsgebieten, wie der Neurobiologie, der Stress- und Copingforschung, tiefenpsychologischen, wie verhaltenstherapeutischen Theorien und der Salutogenese hergestellt (▶ Kap. 2). In Kapitel 3 wird versucht, einen zeitgemäßen Überblick über die gängigsten Krisentheorien und -modelle und deren angrenzende Gebiete zu geben und diese auf ihre klinische Nützlichkeit zu überprüfen. Wesentlich erschien mir dabei herauszuarbeiten, bei welchen Problemen Krisenintervention indiziert ist (▶ Kap. 3). Wir wissen heute, dass allzu schematische Vorstellungen von Entstehung und Verlauf von Krisen überholt sind. Man kann davon ausgehen, dass sich Krisen nicht nur interindividuell, sondern im Verlauf eines Lebens auch intraindividuell sehr unterschiedlich äußern können. Trotz kritischer Sichtweise bieten viele der vorgestellten Theorien nach wie vor wichtige und im klinischen Alltag hilfreiche Anhaltspunkte, um ein Krisengeschehen besser verstehen zu können.

Erikson spricht davon, dass die Krise eine Nahtstelle zwischen Gesundheit und Krankheit darstellt. Ein grundsätzliches Anliegen dieses Buchs ist es, die zahlreichen Überschneidungen und fließenden Übergänge zwischen Krise und psychischen Störungsbildern bis hin zum psychiatrischen Notfall zu beleuchten. Dies ist nicht immer ganz einfach. Einerseits vertrete ich ein dynamisches Konzept von psychischer Störung, bin aber auch der Meinung, dass die exakte Indikationsstellung für Krisenintervention eine unerlässliche Voraussetzung für deren Gelingen ist.

Krisen stellen einen Scheideweg für den betroffenen Menschen dar. Entweder es gelingt, die Krise zu meistern und die Chance zur Weiterentwicklung zu nutzen oder die Bewältigungsversuche scheitern und führen zu Chronifizierungen oder katastrophalen Zuspitzungen. Dementsprechend wichtig ist es, über das Gefährdungspotenzial von Krisen Bescheid zu wissen (▶ Kap. 3). Ich lege in meinen Ausführungen allerdings auf eine Betrachtungsweise Wert, die in allen Problemlösungsversuchen, auch wenn diese destruktive Folgen haben, den adaptiven Charakter sieht.

Das zentrale Anliegen besteht darin, dem Leser[1] ein praktisches Konzept von Krisenintervention vorzustellen, das im klinischen Alltag gut anwendbar ist (▶ Kap. 5). Ausgehend von allgemeinen Prinzipien und Methoden, werden im Weiteren differenziertere Interventionsmöglichkeiten bei unterschiedlichen Arten von Krisen, in unterschiedlichen Settings und für verschiedene Zielgruppen vorgestellt.

Anmerkungen zu den notwendigen Rahmenbedingungen und ein kurzer Ausblick in die Zukunft schließen das Buch ab (▶ Kap. 6). Im Anhang findet sich eine Darstellung des Kriseninterventionszentrums Wien (▶ Anhang 1) und eines Weiterbildungslehrgangs in Krisenintervention (▶ Anhang 2) sowie nützliche Internetadressen (▶ Anhang 3).

Ich möchte mich an dieser Stelle auch bei allen Personen, Lehrern und Lehrerinnen, Kollegen und Kolleginnen, Freunden und Freundinnen, die mich beim Entstehungsprozess dieses Buches praktisch und ideell unterstützt haben und von denen ich durch Austausch und kritische Diskussion in all den Jahren sehr viel gelernt habe, bedanken. Namentlich möchte ich dabei Harry von der Heyden (auch für die humorvollen Anmerkungen), Eva Paltinger, Ingrid Reichmann und Elisabeth Schnepf erwähnen. Danken möchte ich auch meinen Lektoren und Lektorinnen für deren Unterstützung und Vertrauen. Mein Dank gilt im Besonderen auch allen Klienten und Klientinnen, die ich in den vielen Jahren bei der Bewältigung ihrer Krisen begleiten durfte und die mich viel über den Charakter von Ausnahmesituationen gelehrt haben. Durch diese Begegnungen ist mein Respekt vor der Fähigkeit der Menschen auch mit schwierigsten Belastungen und Lebensumständen zurecht zu kommen immer mehr gewachsen und hilft mir bis heute, auch in sehr bedrohlichen Situationen Zuversicht und Hoffnung zu bewahren. Die Falldarstellungen sind fiktiver Natur. Sie wurden aus unterschiedlichen realen Kriseninterventionen zusammengestellt und so verfremdet, dass ein Rückschluss auf reale Personen nicht möglich ist. Die Umstände wurden zwar verändert, trotzdem könnte sich jede Krise exakt so zugetragen haben.

Ein besonderer Dank gilt meiner Familie, meiner Mutter, meinen beiden Töchtern, Alina und Renuka, und vor allen Dingen meiner Frau, Cornelia Schnieder, die mich während dieses Jahres der Buchentstehung vorbehaltlos begleitet haben. Das Entstehen dieses Buches ist eng mit einer eigenen Entwick-

---

1 Anmerkung des Autors: Die Personenbezeichnungen beziehen sich gleichermaßen auf Frauen und Männer. Aus Gründen der besseren Lesbarkeit wurde jedoch darauf verzichtet, in jedem Fall beide Geschlechter ausdrücklich zu benennen.

lungskrise verknüpft. Das Grundgerüst entstand im ersten Halbjahr 2008 während der Abwesenheit meiner Töchter. Die jüngere verbrachte ein halbes Jahr im Zuge eines Auslandsaufenthalts in Frankreich, die Ältere musste, um ihre Ausbildung zu beenden, ein Internat außerhalb Wiens besuchen. Durch diesen vorübergehenden Abschied war ich selbst mit einem Trauerprozess beschäftigt. Ich habe abseits der schmerzlichen Komponenten auch versucht, diesen in kreativer Weise zu nutzen. Daher widme ich dieses Buch auch meinen beiden Töchtern. Die Begleitung ihres Heranwachsens in schönen wie in krisenhaften Zeiten hat mein Leben in den letzten 18 Jahren sehr wesentlich geprägt und in vieler Hinsicht in ganz spezieller Weise zu meiner persönlichen Entwicklung beigetragen.

Wien, im Januar 2009

Claudius Stein
(claudius.stein@chello.at)

Inhaltsverzeichnis

Geleitwort 7

Vorwort zur zweiten Auflage 9

Vorwort 11

1   Kurze Geschichte der Krisenintervention 19

2   **Definition psychosozialer Krisen** **23**
    2.1   Einführung und Krisendefinition 23
    2.2   Faktoren, die zur Entstehung und zum Verlauf einer Krise maßgeblich beitragen 27
        2.2.1   Art und Schwere der Auslösesituation 28
        2.2.2   Die subjektive Bedeutung des Geschehens 30
        2.2.3   Krisenanfälligkeit 31
        2.2.4   Die Reaktion der Umwelt 31
        2.2.5   Coping – Abwehr – Ressourcen 33
    2.3   Neurobiologie, Stressforschung und Krise 38
        2.3.1   Vorbemerkung 38
        2.3.2   Der Stress-Reaktionsprozess 39
        2.3.3   Panik- und Furchtsystem 40
        2.3.4   Das Beziehungsangebot in der Krisenintervention aus neurowissenschaftlicher Sicht 43
    2.4   Symptome 43
    2.5   Diagnostik 44
    2.6   Salutogenese und Metaressourcen 46

3   **Krisenmodelle** **50**
    3.1   Verlust 52
        3.1.1   Trauer und Verlust 53
        3.1.2   Traumatische Krise 60
    3.2   Lebensveränderungen 63
        3.2.1   Definition 63
        3.2.2   Phasen der Lebensveränderungskrise 64
    3.3   Angrenzende Gebiete – Differenzierungen – Überschneidungen 68
        3.3.1   Entwicklungskrisen 68

		3.3.2	Akute Traumatisierung	72
		3.3.3	Das Burnout-Syndrom	83
		3.3.4	Narzisstische Krise	91
		3.3.5	Psychiatrischer Notfall	94
4	**Krisen und Gefährdungen**			**99**
	4.1	Vorbemerkung		99
	4.2	Warnsignale		102
	4.3	Suizidalität		105
		4.3.1	Grundsätzliche Überlegungen	105
		4.3.2	Ursachen und Motivstruktur von Suizidalität	106
		4.3.3	Einschätzung der Suizidalität	112
		4.3.4	Psychodynamik	121
	4.4	Fremdgefährdung und Gewalt		125
		4.4.1	Definition und grundsätzliche Überlegungen	125
		4.4.2	Entstehung von Gewalt	126
		4.4.3	Einschätzung der Gewaltgefahr	127
	4.5	Komplizierte Trauerprozesse		130
	4.6	Krise, Trauer und Depression		134
	4.7	Krise und Angst		139
	4.8	Krise und Sucht		142
	4.9	Krise und psychische Störung		146
	4.10	Krise und Psychosomatik		149
		4.10.1	Wechselwirkung zwischen Psyche und Körper	149
		4.10.2	Funktion körperlicher Symptome bei Krisen	151
		4.10.3	Somatopsychische Aspekte von Krisen	152
	4.11	Krise und soziale Folgen		153
5	**Methoden der Krisenintervention**			**156**
	5.1	Grundlagen der Krisenintervention		156
		5.1.1	Ziele von Krisenintervention	157
		5.1.2	Indikationen für Krisenintervention	157
		5.1.3	Grundprinzipien der Krisenintervention	158
	5.2	Allgemeine Prinzipien der Krisenintervention differenziert nach Krisenformen		162
		5.2.1	Beginn der Intervention	162
		5.2.2	Ziele und Interventionsstil	163
		5.2.3	Fokus	164
		5.2.4	Einbeziehung des sozialen Umfelds	165
		5.2.5	Kooperation	165
	5.3	Ablauf einer Krisenintervention		167
		5.3.1	Herstellung einer tragfähigen Beziehung und emotionale Entlastung	167
		5.3.2	Klärung der Situation und Exploration	171
		5.3.3	Situationsbeurteilung	177
		5.3.4	Problemdefinition	178

	5.3.5	Kontrakt	178
	5.3.6	Problembewältigung	181
	5.3.7	Einbeziehung der Angehörigen und des sozialen Umfelds	186
	5.3.8	Direkte Unterstützung und Vermittlung instrumenteller Hilfen	187
	5.3.9	Spezielle Interventionsmethoden	193
	5.3.10	Abschluss der Krisenintervention	210
	5.3.11	Krisenintervention und Psychotherapie	213
5.4		Anwendungen der Krisenintervention	215
	5.4.1	Krisenintervention nach dem Tod nahestehender Menschen	216
	5.4.2	Krisenintervention nach Trennungen und Scheidungen	226
	5.4.3	Krisenintervention bei schwerer körperlicher Krankheit	230
	5.4.4	Krisenintervention nach akuten Traumatisierungen	234
	5.4.5	Krisenintervention in akuten Phasen eines Burnout-Syndroms	244
	5.4.6	Krisenintervention bei Arbeitslosigkeit	248
	5.4.7	Krisenintervention bei akuter Suizidalität	253
	5.4.8	Krisenintervention bei drohender Gewalt und nach Gewalthandlungen	264
	5.4.9	Krisenintervention bei Alterskrisen	272
	5.4.10	Krisenintervention bei Krisen Jugendlicher	280
	5.4.11	Krisenintervention für Menschen mit Migrationshintergrund und/oder Fluchterfahrung	286
	5.4.12	Krisenintervention mit Paaren	299
	5.4.13	Telefonische Krisenintervention	303
	5.4.14	E-Mailberatung für Menschen in psychosozialen Krisen	308

6 Standards für Krisenintervention ... **315**

Literatur ... **318**

Anhang 1 ... **331**
    Das Kriseninterventionszentrum Wien ... 331

Anhang 2 ... **334**
    Gatekeeperschulungen in Suizidprävention und Krisenintervention ... 334
    Fort- und Weiterbildung in Krisenintervention – ein Modell ... 337

Anhang 3 ... **341**
    Wichtige Internetadressen ... 341

Sachwortregister ... **343**

1 Kurze Geschichte der Krisenintervention

Wenn wir uns die Frage nach den Wurzeln der Kriseninterventionsarbeit stellen, so lassen sich im Wesentlichen fünf Entwicklungstendenzen finden, auf denen die aktuelle Theorie und Praxis aufbaut. Diese werden in einem kurzen historischen Rückblick dargestellt.

Die ersten beiden Entwicklungslinien finden sich in der theoretischen und praktischen Beschäftigung mit akuten Traumatisierungen und den Folgen schwerwiegender Verluste (▶ Kap. 3.1 und ▶ Kap. 3.4.2). Dementsprechend sind heute die Begriffe Trauer und Traumatisierung eng mit Konzepten zum theoretischen Verständnis von Krisen und Krisenintervention verknüpft. Eric Lindemann (1944), der 1942 nach der Brandkatastrophe von Coconut-Grove, bei der 140 Menschen in einem Tanzlokal umkamen, Hinterbliebene und Überlebende betreut und untersucht hat, kann diesbezüglich als einer der Pioniere gelten. Seine dabei gewonnenen Erfahrungen ließen ihn zu der Überzeugung gelangen, dass Menschen, die von derart schwerwiegenden Belastungen betroffen werden, unbedingt ein gezieltes psychiatrisches, psychologisches oder psychotherapeutisches Hilfsangebot benötigen. Gerald Caplan (1964) entwickelte diese Ansätze in den 60er Jahren des vorigen Jahrhunderts weiter. Sein sozialpsychiatrisch-präventiver Ansatz zielte vor allen Dingen auf die Vermeidung unnötiger psychiatrischer Krankenhausaufenthalte ab. Auf der Basis ihrer Erfahrungen vertraten Lindemann und Caplan die Auffassung, dass im Sinne sekundärer Prävention Krisen möglichst frühzeitig bearbeitet werden sollten, und gründeten folgerichtig das erste Community Crisis Center.

Erik H. Erikson stellte in seinem 1959 erschienenen Buch »Identity and the Life Cycle« (deutsch: Identität und Lebenszyklus 1966) sein Konzept der Entwicklungskrise vor, das sich vorwiegend mit der Persönlichkeits- und Identitätsentwicklung des Individuums beschäftigt. Erikson stellt fest, dass jeder Mensch während seines Lebens bestimmte kritische Phasen durchlebt, in denen er mit existenziellen, neuen Aufgaben konfrontiert wird. Nur eine erfolgreiche Bewältigung dieser Entwicklungsaufgaben ermöglicht Reifung und Wachstum (▶ Kap. 3.3.1).

Da Suizidalität neben Gewalthandlungen die dramatischste Zuspitzung von Krisen darstellt, waren Konzepte zur Suizidprävention von Beginn an mit denen der Krisenintervention verknüpft, wobei Einrichtungen zur Suizidprophylaxe lange vor den ersten Kriseninterventionszentren gegründet wurden. Diese wurden zunächst von nichtärztlichen, karitativen Einrichtungen betrieben. Die erste Telefonseelsorge entstand 1895 in London. 1906 richtete die Heilsarmee in London eine Stelle zur »Selbstmordbekämpfung« ein. In den USA gilt der New Yorker Pfarrer Warren als der erste, der zu Beginn des zwanzigsten Jahrhunderts einen Notruf für Suizidgefährdete gründete. 1927 wurden in Wien vom Fürsorgeamt der Wiener Polizeidirektion Maßnahmen für Menschen nach einem Suizidversuch entwickelt. Der Philanthrop Wilhelm Börner, Leiter der »Ethischen Gemeinde«, gründete kurz darauf ebenda eine Lebensmüdenstelle mit 60 ehrenamtlichen Mitgliedern (u. a. Viktor E. Frankl). Diese war Vorbild für ähnliche Einrichtungen in mehreren Ländern Mitteleuropas (Sonneck et al. 2008). 1938 verboten die Nationalsozialisten nach dem Anschluss Österreichs die Tätigkeit der Lebensmüdenstelle. In dieser Zeit galt der »Selbstmord« als »gesunder Reinigungsprozess des Volkes von minderwertigen Elementen«. Anstrengungen zur Suizidverhütung waren somit unerwünscht.

Erst 10 Jahre später (1948) wurde im Rahmen der Caritas der Erzdiözese Wien von Erwin Ringel wieder ein Selbstmordverhütungszentrum – »die Lebensmüdenfürsorge« – gegründet, die es sich zur Aufgabe machte, Personen nach einem Suizidversuch und Hinterbliebene von Menschen, die sich suizidiert hatten, zu betreuen. Ähnliche Einrichtungen folgten in ganz Europa. Chad Varah gründete 1953 in London »The Samaritans«, eine Organisation, die bis heute Suizidgefährdete telefonisch und persönlich unterstützt. In Deutschland richtete Pater Leppich 1954 eine telefonische Seelsorge in Nürnberg ein, deren Angebot auch für selbstmordgefährdete Personen gedacht war. 1956 wurde die ärztliche Lebensmüdenfürsorge Berlin (Klaus Thomas) gegründet und nach deren Vorbild in weiteren deutschen Städten telefonische Seelsorgedienste. In den USA entstand 1958 auf Initiative von N.S. Farberow das erste Suicide Prevention Centre in Los Angeles (Sonneck 2008).

Allmählich setzte sich die Erkenntnis durch, dass isolierte Suizidprävention zu kurz greift. Krisen stellen häufig Situationen dar, in denen Menschen aufgrund der emotionalen Zuspitzung suizidal werden. Somit war es naheliegend, Konzepte der Suizidprävention mit denen der Krisenintervention zu verbinden. Aus der Lebensmüdenvorsorge Wien ging das Kriseninterventionszentrum Wien (KIZ) hervor, eine der ersten derartigen Institutionen in Europa. Auch dieses verstand sich zunächst als Einrichtung, die ihre zentrale Aufgabe in der Suizidprävention bzw. der Nachbetreuung von Menschen nach Suizidversuchen sah. Erst nach und nach entwickelte sich daraus ein umfassenderes Verständnis von Krisenintervention mit einem präventiven psychotherapeutischen Ansatz.

Schließlich hat auch die sozialpsychiatrische Reformbewegung der 1970er Jahre wesentlich zur Entstehung der ersten Kriseninterventionszentren im deutschsprachigen Raum beigetragen. Das Verständnis, dass psychische Krisen eine zentrale Bedeutung bei der Entstehung psychischer Störungen haben, bzw. deren Verlauf beeinflussen, erforderte therapeutische Konzepte abseits der gängigen psychiatrischen Versorgungseinrichtungen, um durch rechtzeitige Intervention präventiv handeln zu können. Dies führte daher zur Gründung von Institutionen, die zwar eng mit ambulanten und stationären Einrichtungen der Psychiatrie vernetzt sind, aber aufgrund ihrer organisatorischen Unabhängigkeit ein niedrigschwelliges Angebot für jene Betroffenen darstellen, die nicht primär psychiatrischer Hilfe bedürfen. Die Abgrenzung von Krisenintervention und Notfallpsychiatrie bleibt allerdings ein bis heute noch nicht ganz befriedigend gelöstes sowohl theoretisches als auch behandlungsrelevantes Problem. Damit ist auch die Frage verbunden, ob eine Krise in gleicher Weise Folge innerer wie auch äußerer Belastungen sein kann. Die klassische Krisendefinition sieht primär äußere Belastungen als krisenauslösend an und schließt somit psychische Krankheit explizit als Krisenanlass aus. Gleichwohl ist die innere Reaktionsbereitschaft des Betroffenen von entscheidender Bedeutung dafür, ob eine Krise entsteht und welchen Verlauf sie nimmt. Klinische Erfahrungen zeigen, dass es zwar nicht immer einfach, aber dennoch sinnvoll ist, Krisenintervention und Notfallintervention auseinanderzuhalten, da die erforderlichen Interventionsstrategien deutlich voneinander abweichen (▶ Kap. 3.3.5). Klarerweise gibt es viele Überschneidungen. Krisen können eskalieren und sich zu Notfällen entwickeln und umgekehrt können psychiatrische Notfälle und ihre Folgen psychosoziale Krisen auslösen. Es ist wichtig, dass leidende Menschen im Sinne präziser Indikationsstellung die jeweils richtige, für sie passende Hilfe erhalten. Gleichzeitig ist aber eine enge Kooperation der mit diesen Aufgaben befassten Institutionen unerlässlich.

Tab. 1.1: Wurzeln der Krisenintervention

Trauer und Verlust	E. Lindemann G. Caplan	1942 Brandkatastrophe Coconut Grove 1961, 1964	(▶ Kap. 3.1; ▶ Kap. 4.5; ▶ Kap. 5.4.1
Traumatisierung			(▶ Kap. 3.3.2; ▶ Kap. 5.4.4)
Entwicklungskrise	E. Erikson	1959	(▶ Kap. 3.3.1)
Suizidverhütung		1895 erste Telefonseelsorge in London	(▶ Kap. 4.3; ▶ Kap. 5.4.7)
	W. Börner	1927 Lebensmüdenstelle Wien	
	E. Ringel	1948 Lebensmüdenfürsorge Wien 1977 Kriseninterventions- zentrum Wien	
	C. Varah	1953 The Samaritans	
	Pater Leppich	1954 Telefonische Seelsorge Nürnberg	
	Klaus Thomas	1956 Ärztliche Lebensmüdenvorsorge Berlin	
	N.S. Farberow	1958 Suicide Prevention Center Los Angeles	
Krise als Auslöser psychischer Störungen		Ab 1970 sozialpsychiatrische Reformbewegung	(▶ Kap. 3.3.5; ▶ Kap. 4.9)

Seit den 1970er Jahren haben sich im deutschsprachigen Raum erfreulicherweise in vielen Großstädten sowohl Kriseninterventionseinrichtungen wie auch rund um die Uhr erreichbare psychiatrische Notdienste als fixe Bestandteile psychosozialer Versorgungsnetze etabliert. In diesem Buch wird in weiterer Folge wiederholt Bezug auf diese fünf Entwicklungslinien genommen (▶ Tab. 1.1).

2 Definition psychosozialer Krisen

Krise ist ein produktiver Zustand. Man muss ihr nur den Beigeschmack der Katastrophe nehmen.« (Max Frisch 1979)

2.1 Einführung und Krisendefinition

»Warum fallen wir? – Damit wir lernen können, uns wieder aufzurichten« (»Batman begins«, Christopher Nolan 2005)

Krisen gehören selbstverständlich zum Leben. Jeder Mensch kann in jeder Lebensphase und in jedem Lebensalter von außergewöhnlichen Belastungen betroffen sein, die wesentliche Lebensziele in Frage stellen. Es kann sein, dass man nahestehende Personen durch Trennungen oder Tod verliert, dass man ernsthaft erkrankt oder seinen Arbeitsplatz verliert. Man muss sich den unausweichlichen Veränderungen des Lebens stellen und ist dazu manchmal besser und manchmal schlechter in der Lage. Belastungen und Herausforderungen führen nicht notwendigerweise zu Krisen. Erst der Verlust der inneren Überzeugung, dass die eigenen Fähigkeiten und Ressourcen ausreichen, um mit dem Problem in adäquater Weise umgehen zu können, lässt die Situation subjektiv so bedrohlich werden, dass es zu einer massiven innerpsychischen und sozialen Destabilisierung kommt. Dieses vorübergehende Ungleichgewicht zwischen äußeren belastenden Ereignissen oder Lebensumständen und den individuellen Problemlösungsstrategien und Ressourcen ist das zentrale Element der Krisenentstehung und führt in der Folge zu all den unangenehmen Gefühlen und Symptomen, die so charakteristisch für Krisen sind: Angst, Überforderung, Spannung, Verzweiflung und Hilflosigkeit. Der Betroffene hat den Eindruck, das eigene Leben nicht mehr unter Kontrolle zu haben. Man kann nicht schlafen, nicht essen, weiß weder ein noch aus, fühlt sich blockiert und antriebslos oder verfällt in hektische Betriebsamkeit. Viktor von Weizsäcker (1940) beschreibt die Krise als eine Unterbrechung der Ordnung. Die Fundamente werden erschüttert und das Selbstwertgefühl und Identitätserleben sind in Frage gestellt. Das normale psychische Funktionsniveau kann erheblich beeinträchtigt sein. Alle Lebensinhalte, die nicht mit der Krise zu tun haben, treten in den Hintergrund.

Eine psychosoziale Krise ist zeitlich begrenzt. Alle relevanten Theorien und die daraus abgeleiteten Interventionsstrategien gehen von einem Zeitraum von einigen Wochen bis maximal drei Monaten aus (z. B. Lindemann 1944, Jacobson 1974, Ulich 1987, Sonneck 2012, ▶ Kap. 5.1.3). Dies lässt sich so erklären, dass niemand einen derartigen emotionalen Ausnahmezustand und den massiven inneren und äußeren Druck über einen längeren Zeitraum ertragen kann. Betroffene unternehmen größte Anstrengungen, um diesen Zustand zu beenden und wieder ihr Gleichgewicht zu finden.

Wie man versucht, mit der Erschütterung umzugehen, stellt wichtige Weichen für die Zukunft. Die Bewältigungsstrategien, die dabei eingesetzt werden, können konstruktiv wie destruktiv sein. Oft ist die Bereitschaft, sich Unterstützung zu holen, Hilfe anzunehmen, über die Probleme zu sprechen und Neues auszuprobieren, hoch. Eine konstruktive Bewältigung stellt einen wichtigen Reifungsschritt dar, der den Betroffenen auch für spätere Anforderungen im Leben stärken kann. Man hat gelernt, »sich wiederaufzurichten«. Scheitern aber die Bewältigungsversuche oder überwiegen schädigende Copingstrategien, kann die Krise zum Auslöser für psychische und psychosomatische Störungen werden und so chronifizieren. »Man bleibt liegen, statt sich wieder aufzurichten.« Im schlimmsten Fall stellt sich ein Gefühl von Hoffnungs- und Aussichtslosigkeit ein und es kommt zu katastrophalen Zuspitzungen, suizidalen Entwicklungen oder Gewalthandlungen, die den Betroffenen unter Umständen noch »tiefer fallen lassen«.

Krisen stellen also gleichzeitig eine Gefahr und eine Chance für das Individuum dar. Die Dringlichkeit und Zuspitzung, die einerseits besonders unangenehm und bedrohlich ist, birgt auch die besondere Chance zur Veränderung. Ein sehr treffendes Symbol für diese Doppelgesichtigkeit ist der chinesische Begriff für Krise, der sich aus zwei Schriftzeichen Wei und Ji zusammensetzt. Wei steht für Gefahr, Ji für Chance (▶ Abb. 2.1).

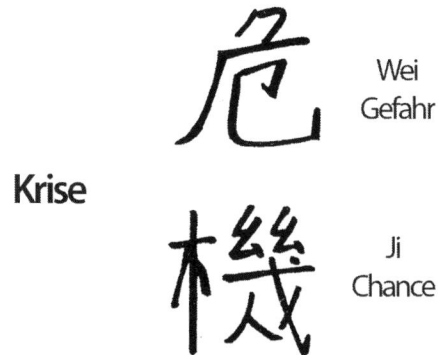

Abb. 2.1: Chinesisches Schriftzeichen für »Krise«

Das Wort *krisis* stammt aus dem Altgriechischen und bedeutet Wende, Höhepunkt, Umschlagpunkt oder Entscheidung. Genau genommen ist es der richtungsweisende Wendepunkt in einem Entscheidungsprozess.

In der somatischen Medizin beschreibt der Begriff den Wendepunkt im Verlauf einer Krankheit, an dem sich entscheidet, ob es zur Heilung oder zur Verschlechterung des Zustands kommt. Es handelt sich dabei um ein besonders heftiges, anfallsartiges Auftreten von Krankheitszeichen mit ungewissem Ausgang.

Eine psychosoziale Krise ist somit nicht primär ein pathologisches Geschehen, wenn sie auch Ausgangspunkt für eine Vielzahl von Fehlentwicklungen sein kann. Folglich findet sich der Begriff auch nicht in den gebräuchlichen psychiatrischen Diagnosemanualen (▶ Kap. 2.5). Natürlich treffen Krisen häufiger Menschen, die generell Schwierigkeiten haben, ihr Leben zufriedenstellend zu meistern, z. B. jene, die etwa durch psychische Störungen oder soziale Benachteiligung vorbelastet und daher verletzbarer sind. Aber auch Menschen, die üblicherweise gut mit sich und ihrer Umwelt zurechtkommen, können durch eine entsprechende Belastung in einen psychischen Ausnahmezustand geraten. Krisen stellen also ein Phänomen dar, das an der Nahtstelle zwischen Normalität und Krankheit liegt (Erikson 1966).

Leider ist die Verwendung des Begriffs »Krise« im psychotherapeutisch/psychiatrischen Kontext mitunter recht ungenau. Die Bezeichnung »psychosoziale Krise« stellt den Versuch einer Präzisierung und Eingrenzung dar, um so eine exaktere Indikationsstellung für psychosoziale Krisenintervention zu ermöglichen. Besonders die drohende Entwicklung oder Dekompensation schwerer psychischer Störungen, wie etwa einer Psychose (»psychotische Krise«) ist von psychosozialen Krisen zu unterscheiden. In diesem Fall ist es – auch im Hinblick auf die notwendigen Interventionsstrategien und Maßnahmen – sinnvoller, von einem psychiatrischen Notfall zu sprechen (▶ Kap. 3.3.5).

Mit Krise werden auch unterschiedlichste Ereignisse politischer, wirtschaftlicher oder gesellschaftlicher Natur beschrieben. Oft hat dies nichts mit einer Krise im beschriebenen Sinn zu tun. Tatsächlich gibt es aber gesellschaftliche Situationen, die zu Phänomenen und Zuspitzungen führen, wie man sie auch bei individuellen Krisen findet. So belastende äußere Ereignisse, wie Kriegshandlungen, Naturkatastrophen oder wirtschaftliche Krisen stellen die zentralen Übereinkünfte eines Gemeinwesens in Frage und häufig sind Gesellschaften in ihrer Gesamtheit dann zeitweise nicht mehr in der Lage, die damit verbundenen Probleme zu bewältigen. Solche Situationen haben natürlich erhebliche Auswirkungen auf das Individuum. Veränderungsprozesse erfahren unter Umständen im Individuum ihre krisenhafte Zuspitzung. Dessen Destabilisierung kann wiederum gesellschaftliche Verhältnisse sichtbar machen (Stromberger 1990) und hat dann Einfluss auf die Gesellschaft, wie z. B. in Zeiten von Massenarbeitslosigkeit.

Die an die Arbeiten von Caplan (1964) und Cullberg (1978) angelehnte klassische Definition psychosozialer Krisen von Sonneck (2000; S. 15) lautet:

> »Unter psychosozialen Krisen versteht man den Verlust des seelischen Gleichgewichtes, den ein Mensch verspürt, wenn er mit Ereignissen und Lebensumständen konfrontiert wird, die er im Augenblick nicht bewältigen kann, weil sie von der Art und dem Ausmaß her seine durch frühere Erfahrungen erworbenen Fähigkeiten und erprobten Hilfsmittel zur Erreichung wichtiger Lebensziele oder zur Bewältigung seiner Lebenssituation überfordern.«

In Erweiterung dieser Definition lassen sich zusammenfassend folgende allgemeine Charakteristika psychosozialer Krisen beschreiben (▶ Kasten 2.1).

Kasten 2.1: Charakteristika psychosozialer Krisen

- Der Betroffene wird mit belastenden Ereignissen oder neuen Lebensumständen konfrontiert, die wesentliche Lebensziele in Frage stellen.
- Gewohnte Problembewältigungsstrategien versagen.
- Dies macht die Situation rasch bedrohlich und führt zu einer massiven Störung des psychosozialen Gleichgewichts.
- Die emotionale Belastung ist hoch.
- Es kommt zu einer Beeinträchtigung des Selbstwertgefühls und des Identitätserlebens sowie zum Verlust des normalen psychosozialen Funktionsniveaus.
- Es können unterschiedlichste psychopathologische Symptome auftreten.
- Der Vorgang ist zeitlich begrenzt – es wird versucht, möglichst rasch ein neues Gleichgewicht herzustellen.
- Wichtige Weichenstellungen für die Zukunft:
Je nachdem ob konstruktive oder destruktive Bewältigungsschritte überwiegen, besteht die Chance zur Weiterentwicklung und Reifung. Ansonsten entstehen spezifische Gefährdungen und Fehlentwicklungen.

Fallbeispiel Luise

Eine 45-jährige Frau sucht das Kriseninterventionszentrum auf Empfehlung der Stationsschwester einer Entgiftungsstation auf. Wegen eines Suizidversuchs mit Medikamenten war sie dort stationär aufgenommen. Sie erzählt, dass ihre 15-jährige Tochter vor drei Wochen für sie ganz unerwartet zum Vater gezogen ist und seither jeden Kontakt zu ihr verweigert. Luise arbeitet als Sekretärin. Seit der Trennung von ihrem Ex-Mann vor vier Jahren dreht sich ihr Leben hauptsächlich um ihre Tochter, auch wenn sie ab und zu kurze Beziehungen hat. Sie ist vollkommen verzweifelt, fühlt sich hilflos und ohnmächtig und meint, ohne die Tochter hätte das Leben keinen Sinn mehr. Ihr Zustand ist in den drei Wochen immer schlechter geworden, sie konnte nicht mehr schlafen, da sie die ganze Nacht wach lag und darüber nachdachte, was sie falsch gemacht habe. Sie ist davon überzeugt, eine »miserable« Mutter zu sein.

Bisher hatte sie ihr Leben ganz gut gemeistert. Sie hat viele soziale Kontakte und redet gerne mit ihren Freundinnen. Derzeit ist sie aber völlig blockiert. Üblicherweise packt sie anstehende Probleme aktiv an. Gerade deshalb fühlt sie sich in der jetzigen Situation so hilflos. Sie hat mehrfach versucht, die Tochter zu kontaktieren, aber diese hat ihr Handy abgeschaltet. Da sie sich für ihr »Versagen« schämt, will sie mit niemandem über die Situation reden. Sie ist krankgemeldet und verbringt die ganze Zeit alleine zu Hause. Die Situation ist so unerträglich geworden, dass sie keinen anderen Ausweg mehr gesehen hat, als alle Tabletten, die ihr der Hausarzt verschrieben hatte, einzunehmen. Sie wollte einfach nur Ruhe von den quälenden Gedanken und Gefühlen haben.

Diskussion: Der vollkommen überraschende Auszug ihrer Tochter stellt für Luise einen subjektiv unerträglichen Verlust dar. Da die Tochter der Mittelpunkt ihres Lebens war und sie davon ausgegangen ist, auch die nächsten Jahre mit ihr zu verbringen, sind ihre derzeitigen Lebensziele erheblich in Frage gestellt. Sie ist sehr gekränkt und ohne Perspektive.

Ihre Problemlösungsstrategien versagen. Sie geht üblicherweise aktiv an Probleme heran, aber derzeit gibt es für sie keine Möglichkeit zu handeln. Infolgedessen fühlt sie sich ohnmächtig und ausgeliefert. Sie redet gerne und holt sich normalerweise auch Unterstützung von ihren Freundinnen. Da sie sich aber so schämt, will sie niemanden sehen und versucht alleine zurecht zu kommen. Ihre Situation spitzt sich während dieser drei Wochen gefährlich zu. Sie ist vollkommen verzweifelt, kann nicht schlafen, sie hat Schuldgefühle und ihr Selbstwert ist sehr beeinträchtigt. Sie weiß nicht mehr aus noch ein und schließlich kommt es zum Suizidversuch. Diese an sich destruktive Handlung eröffnet aber auch eine neue Perspektive, da sie erstmals Hilfe von außen erhält und sich ihr so die Möglichkeit bietet, über ihre Situation zu sprechen.

Intervention: Die Krisenintervention umfasst acht Stunden. Die Beziehung zum Berater ist sehr vertrauensvoll, dadurch ist es Luise möglich, offen über sich und ihre Gefühle zu sprechen. Es wird ihr klar, dass sie keine andere Wahl hat, als von der Beziehung zu ihrer Tochter in der bisherigen Form Abschied zu nehmen. In den Stunden weint sie viel, manchmal ist sie über das Verhalten ihrer Tochter auch verärgert. Sie beginnt aber auch zu verstehen, dass der Auszug für die Tochter wahrscheinlich einen wichtigen Ablösungsschritt darstellt, der aufgrund der sehr engen Beziehung vielleicht nicht anders zu bewerkstelligen war. Das relativiert Luises Schuld- und Schamgefühle.

Sie nimmt Kontakt zu den Freundinnen auf, die in der Folge sehr unterstützend sind. Sie geht wieder zur Arbeit und unternimmt Dinge, die ihr Spaß machen. Am Ende der Krisenintervention geht es ihr deutlich besser. Der Trauerprozess ist natürlich noch nicht abgeschlossen. Zusätzlich wird ihr der Zusammenhang mit ihrer eigenen schwierigen Erfahrungen in der Adoleszenz schmerzhaft bewusst. Sie hat im Alter von 15 Jahren ihre Mutter durch eine Krebserkrankung verloren. Viele Erinnerungen an die damalige Situation tauchen auf. Sie überlegt daher eine Psychotherapie zu beginnen.

2.2 Faktoren, die zur Entstehung und zum Verlauf einer Krise maßgeblich beitragen

Ob sich eine Krise entwickelt und wie sie verläuft, hängt von sehr unterschiedlichen Faktoren ab, die in einer komplexen Wechselwirkung zueinander stehen.

Im folgenden Kapitel werden diese Faktoren – Art und Schwere der Auslösesituation, subjektive Bedeutung des Geschehens, Krisenanfälligkeit, Reaktion der Umwelt, Problemlösungsstrategien, Abwehrmechanismen und Ressourcen erläutert (▶ Abb. 2.2). Die Kenntnis dieser Faktoren ist für die praktische Krisenintervention von großer diagnostischer wie auch therapeutischer Relevanz. Dies wird in Kapitel 5 weiter ausgeführt (▶ Kap. 5).

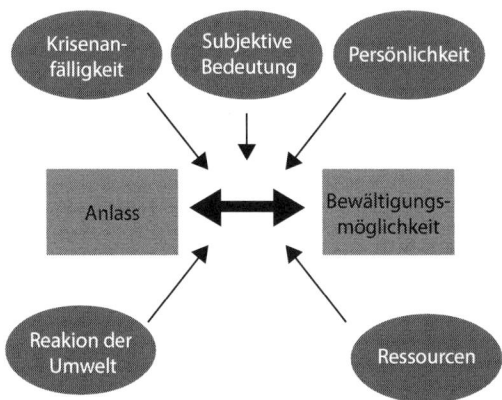

Abb. 2.2: Faktoren, die zur Entstehung und zum Verlauf einer Krise maßgeblich beitragen

2.2.1 Art und Schwere der Auslösesituation

Von wesentlicher Bedeutung ist selbstverständlich die Art und Schwere der Auslösesituation. Die klassischen Modelle unterscheiden je nach Plötzlichkeit des Auftretens und Bedeutung des Krisenanlasses zwischen traumatischen Krisen (Cullberg 1978) und Lebensveränderungskrisen (Caplan 1964). Da ich den Begriff der traumatischen Krise auch in Hinblick auf die Unterscheidung zu Posttraumatischen Belastungsreaktionen für missverständlich halte (▶ Kap. 3.1.2), erscheint es mir sinnvoller, Krisen, die durch irreversible Verluste ausgelöst werden, als Verlustkrisen (▶ Kap. 3.1) zu bezeichnen und von jenen zu unterscheiden, bei denen es eher um eine Form der tatsächlichen oder antizipierten Bedrohung oder Überforderung geht (vgl. Dross 2001). Diese ließen sich dann im weitesten Sinn als Krisen im Gefolge von einschneidenden Lebensveränderungen verstehen (▶ Kap. 3.2).

Die Schritte, die zu einer Restabilisierung führen, sind bei Verlust- und Lebensveränderungskrisen sehr verschieden und erfordern daher auch unterschiedliche Strategien der Unterstützung (▶ Kap. 5.2). Letztendlich entscheidet nicht nur der Anlass, sondern auch der Verarbeitungsmodus und die anderen in diesem Kapitel dargestellten Faktoren darüber, wie die Krise einzuordnen ist. Selbst ein zunächst eindeutiger Anlass, wie der Tod einer nahestehenden Person, kann zu gänzlich unterschiedlichen Krisenverläufen führen. So wird der unerwartete plötzliche Tod eines Ehepartners überwiegend Aspekte einer Verlustkrise haben. Konnte sich der Hinterbliebene hingegen nach längerer Krankheit auf den Tod eines Partners vorbereiten, ist es möglich, dass der Trauerprozess zwar »unkompliziert« verläuft, aber sich eine Krise entwickelt, weil die Schwierigkeiten, die bei der Neuorganisation des Lebens ohne den Partner entstehen, überfordernd sind. Dann finden sich unter Umständen mehr Elemente einer Lebensveränderungskrise. In beiden Fällen wird daher auch der Interventionsschwerpunkt unterschiedlich sein (▶ Kap. 5.2).

Fallbeispiel Anita

Eine 35-jährige Frau kommt ins Kriseninterventionszentrum, da ihr Mann wegen Unterschlagung seit vier Wochen in Untersuchungshaft ist. Sie beschreibt ihren Mann als liebevollen Partner und die Beziehung als harmonisch. Sie haben einen achtjährigen Sohn. Der Mann hatte eine leitende Position in einer Bank. Sie selbst übt eine Teilzeitbeschäftigung als Sekretärin aus. Wie sich jetzt herausgestellt hat, ist ihr Mann aufgrund einer Spielsucht hochverschuldet. Sie wusste zwar nichts von seinen Problemen, hatte sich in letzter Zeit allerdings über seine vielen Überstunden und die für ihn untypische Gereiztheit und abweisende Art ihr und dem Sohn gegenüber gewundert.

Nach seiner Verhaftung war sie zunächst mit der Bewältigung des Alltags beschäftigt und dadurch relativ gefasst. Jetzt wachsen ihr die Probleme aber über den Kopf. Die Bank macht Druck, da sie die Kreditraten für das gemeinsame Haus nicht mehr zahlen kann, ihr Sohn hat Schlafstörungen und ist ganz durcheinander, weil sein Vater nicht da ist. Die Besuche im Gefängnis sind eine Qual, sie sind bei den Gesprächen durch eine Glasscheibe getrennt. Auch wird ihr erst jetzt der ungeheuerliche Vertrauensbruch ihres Mannes bewusst. Sie ist zunehmend verzweifelt und weiß nicht mehr weiter.

Diskussion: Auslöser für die Krise ist natürlich die Verhaftung des Mannes und der damit verbundene Verlust. Belastend ist allerdings nicht nur die vorübergehende Trennung vom Partner, sondern vor allen Dingen auch der Vertrauensbruch, der für sie die Beziehung als Ganzes in Frage stellt. Gerade zum Zeitpunkt der Kontaktaufnahme finden sich aber auch einige Aspekte einer Lebensveränderungskrise, denn erst die zunehmenden Schwierigkeiten in der Bewältigung des Alltags führen zum endgültigen Zusammenbruch.

Auch bei akuten Traumatisierungen ist häufig eine modifizierte Form der Krisenintervention indiziert. Es gibt allerdings gute Gründe, traumatische Ereignisse und deren Folgen nicht unter dem Krisenbegriff zu subsumieren (▶ Kap. 3.3.2). Bei der Krisenintervention akuter Traumatisierungen sind daher spezifische Grundregeln zu beachten, die von denen psychosozialer Krisen abweichen (▶ Kap. 5.4.4).

2.2.2 Die subjektive Bedeutung des Geschehens

Krisenhaften Charakter bekommt eine äußere Belastung erst durch die subjektive Bedeutung, die Menschen ihr beimessen. Diese kann sowohl interindividuell als auch intraindividuell im Lauf eines Lebens erheblich variieren. Die Vorstellung über die Ursachen und die Funktion der Krise und deren Bedeutung kann dabei erheblich von den realen Hintergründen abweichen. Zum Verständnis, warum die subjektive Bewertung des Geschehens oft so unterschiedlich ausfällt, sind sowohl lerntheoretische Überlegungen, wie auch psychodynamische Theorien hilfreich.

Wie bedrohlich man eine Situation erlebt und ob das Gefühl entsteht, eine Belastung sei momentan nicht bewältigbar, hängt nicht nur mit der Intensität der Anforderung zusammen, sondern auch damit, wie man sie kognitiv begreift. Im transaktionalen Stress-Coping Modell (Lazarus und Folkman 1984) wird dies als »primary appraisal« bezeichnet. Als Folge der Belastung muss der Betroffene außerdem überprüfen, auf welche Ressourcen er aktuell zurückgreifen und über welche Bewältigungskompetenz er somit verfügen kann (»secondary appraisal«). Beides zusammen bestimmt dann darüber, ob durch ein momentanes Ungleichgewicht zwischen Belastung und Bewältigungsmöglichkeit Überforderung und unkontrollierbarer Stress entstehen und sich eine Krise entwickelt.

Wieso der Betroffene die Situation aber kognitiv genau so und nicht anders begreift, ist oft nur aus seiner Persönlichkeits- und Lebensentwicklung und der sich daraus ergebenden Psychodynamik nachvollziehbar und verstehbar. Diese wird noch durch eine ganze Reihe von zusätzlichen Faktoren beeinflusst. Dazu gehören die Bindungserfahrungen, die mit den wichtigsten Bezugspersonen in der Kindheit gemacht wurden, die aktuellen Lebensumstände, das Lebensalter, die Vulnerabilität durch psychische oder körperliche Krankheit (▶ Kap. 2.2.3) und die Lebenseinstellung im Allgemeinen (▶ Kap. 2.6). So wird in aller Regel der Verlust eines Elternteils in der Kindheit eine vollkommen andere Bedeutung haben als in einem späteren Lebensalter und folglich wird mit der eventuell entstehenden Krise auch sehr unterschiedlich umgegangen.

> **Fallbeispiel Anita**
>
> Für Anita stellt vor allen Dingen der Vertrauensbruch ihres Mannes, der ihr nichts von seinen Schwierigkeiten erzählt hatte, eine große Kränkung dar. Sein Verhalten ist ihr umso unverständlicher, da sie bisher immer sehr vertrauensvoll miteinander umgegangen waren und Ehrlichkeit und Offenheit auch in ihrer Herkunftsfamilie einen hohen Stellenwert haben. Sie fühlt sich von ihm im Stich gelassen und empfindet tiefe Verlassenheit. Dieses subjektive Erleben spiegelt nur teilweise die äußere Realität wider, denn sie erhält von ihrer Familie und ihren Freunden sehr viel Unterstützung. Vielmehr hängt diese spezifische Art der Verarbeitung auch damit zusammen, dass sie sich für die Situation als Ganzes außerordentlich schämt, insbesondere auch dafür, dass sie die Anzeichen der sich anbahnenden Katastrophe nicht wahrgenommen hat.

2.2.3 Krisenanfälligkeit

Frühere unbewältigte Krisen haben einen nicht zu unterschätzenden Einfluss darauf, welche Bedeutung Betroffene einer neuerlichen Krise geben und können dadurch die aktuellen Bewältigungsprozesse erheblich beeinträchtigen. Dies ist vor allem dann der Fall, wenn die neue Belastung mit einer ähnlichen Thematik zu tun hat wie die frühere Krise. Die Erfahrung, an der Lösung eines Problems bereits einmal gescheitert zu sein, stellt ein ernstes Hindernis für eine konstruktive Herangehensweise dar. Es kommt unter Umständen zur Aktivierung ungünstiger dysfunktionaler Grundmuster, die sich in der damaligen Situation entwickelt und verfestigt haben.

Fallbeispiel Luise (▶ Kap. 2.1)

Die Krise, die durch den Auszug der Tochter ausgelöst wird, aktiviert Erinnerungen und Gefühle, die mit dem frühen Verlust der Mutter zu tun haben. Erschwerend kommt hinzu, dass Luise damals im selben Alter wie die Tochter jetzt war. Diese Umstände stellen eine zusätzliche Erklärung dafür dar, warum die Reaktion auf die aktuelle Krise derart heftig ausfällt.

Ebenso problematisch ist die rasche zeitliche Aufeinanderfolge mehrerer Belastungen. Hat der Betroffene eine aktuelle Krise noch nicht abgeschlossen und folgt ein weiterer Schicksalsschlag, kann ein gerade mühsam hergestelltes Gleichgewicht rasch wieder verloren gehen.

2.2.4 Die Reaktion der Umwelt

Beziehungen als Ressource in der Krise

Ein tragfähiges soziales Netz wirkt sich üblicherweise äußerst positiv auf die Bewältigung einer Krise aus. Unterstützung durch Freunde und Angehörige trägt dazu bei, dass viele Krisen ganz ohne professionelle Hilfe gelöst werden können. Auch das zentrale Element professioneller Krisenintervention ist die Herstellung einer haltgebenden Beziehung (▶ Kap. 5.3.1).

Von einer Krise Betroffene sind aber nicht immer in der Lage, sich Unterstützung zu organisieren, bzw. diese entsprechend zu nutzen. Ein wesentlicher Faktor dafür sind die frühen Bindungserfahrungen eines Individuums. Konnte sich der Mensch in der Kindheit Schutz und Halt gebender Beziehungen sicher sein und sich in schwierigen Situation auf die Hilfe seiner wichtigsten Bezugspersonen verlassen, wird er auch im späteren Leben das Vertrauen haben, dass Probleme oft gemeinsam besser gelöst werden können. Haben ihn die Eltern gleichzeitig darin unterstützt, sich in einem für das jeweilige Alter adäquaten Ausmaß Problemen zu stellen und eigene Bewältigungsstrategien zu entwickeln, trägt dies auch später dazu bei, neue Lebenssituationen nicht als Bedrohung sondern als zum Leben gehörige Herausforderungen zu verstehen. So kann sich auch die

Metaressource der Selbstwirksamkeit herausbilden (▶ Kap. 2.3 und ▶ Kap. 2.6). Menschen, die derartige Erfahrungen von Gehaltenwerden und Sicherheit nicht gemacht haben, entwickeln oft ein Grundgefühl, dass sie ganz auf sich selbst gestellt sind und daher Probleme in jedem Fall allein lösen müssen. Sie erleben Beziehungen grundsätzlich als unzuverlässig. Eine zu protektive Haltung der Eltern wiederum behindert die Autonomieentwicklung, verhindert wichtige Lernerfahrungen und begünstigt später unter Umständen eine passiv-vermeidende Herangehensweise an Krisensituationen.

Fallbeispiel Anita

Anita erhält durch ihr Umfeld sehr viel Unterstützung. Anfänglich hat sie allerdings aufgrund ihrer Scham Schwierigkeiten, diese Hilfe anzunehmen. Ihre Kindheit war sehr behütet und die Beziehung zu ihren Eltern ist sehr gut. Sie borgen ihr Geld, damit sie die Kreditraten abdecken kann, und kümmern sich rührend um Anitas Sohn. Freundinnen betreuen den Jungen an jenen Nachmittagen, an denen bisher der Vater auf ihn aufgepasst hat. Luise kann sogar das Angebot ihres Chefs annehmen, mehr Stunden zu arbeiten, wodurch sich ihre finanzielle Situation etwas entspannt. Sehr kränkend ist, dass die Familie ihres Mannes sich distanziert, worunter auch er sehr leidet. Naturgemäß sind auch die Erfahrungen mit der Polizei unerfreulich. Die Beamten wollen ihr zunächst nicht glauben, dass sie nichts von den Problemen des Mannes wusste. Dies intensiviert ihre Schuldgefühle.

Verstrickungen des sozialen Umfelds in das Krisengeschehen

Häufig kommt es aber auch vor, dass die wesentlichen Bezugspersonen zu sehr in das Krisengeschehen verstrickt sind oder sich überfordert fühlen. Sie tragen dann eher zur Verschärfung der Situation bei. In solchen Situationen sollte der Krisenhelfer die Distanznahme fördern und gemeinsam mit den Betroffenen entsprechende entlastende Maßnahmen für alle Beteiligten erarbeiten.

Das soziale Umfeld als Auslöser einer Krise

Schließlich kann es vorkommen, dass Menschen durch ihre Handlungen gewollt oder ungewollt krisenauslösend für ihre Mitmenschen wirken. Im privaten Umfeld ist dies naturgemäß im Zuge von Trennungen der Fall. Im professionellen Kontext können z. B. die Mitteilung einer Krankheitsdiagnose durch einen behandelnden Arzt oder die Abnahme eines Kindes durch das Jugendamt Krisen auslösen. Krisenintervention durch eine an der Krisenentstehung mitbeteiligte Person ist meist sehr kompliziert, da die Herstellung einer vertrauensvollen Beziehung durch die Umstände erheblich erschwert wird. Es ist dann meist sinnvoller, eine klare Rollentrennung vorzunehmen und andere Berater zur Krisenhilfe beizuziehen.

2.2.5 Coping – Abwehr – Ressourcen

Von entscheidender Bedeutung für die Bewertung einer belastenden Situation und den Umgang mit dieser sind die Art und Effizienz der Bewältigungsstrategien, die verfügbaren Ressourcen und die spezifischen Abwehrmechanismen. Bewältigung und Abwehr beschreiben ähnliche und teilweise sogar identische Vorgänge. Während das Abwehrkonzept aus der Psychoanalyse stammt, wurde das Bewältigungskonzept in der Verhaltensmedizin entwickelt (vgl. Ermann 2007).

Coping

»Coping oder Bewältigung ist als das Bemühen zu verstehen, bereits bestehende oder zu erwartende Belastungen durch Krisen innerpsychisch (emotional/kognitiv) zu verarbeiten oder durch zielgerichtetes Handeln auszugleichen und zu meistern« (Heim 1993, S. 29).

Bewältigungsmechanismen sind mehr oder weniger bewusst eingesetzte Denk-, Empfindungs- und Verhaltensstrategien. Die verschiedenen Strategien lassen sich zu drei typischen Bewältigungsstilen zusammenfassen (▶ Kasten 2.2): Verleugnung, aktive Auseinandersetzung und depressiver Rückzug (Ermann 2007). Coping ist kein einmaliger sondern ein prozesshafter Vorgang, mit dem ein Betroffener versucht, sein inneres Gleichgewicht trotz einer andauernden Belastung zu erhalten oder wiederherzustellen und dadurch den inneren und äußeren Druck zu reduzieren. Jedes Individuum verfügt über ein bestimmtes Repertoire an Bewältigungsstrategien, aus denen es in einer Krisensituation, die ihm am sinnvollsten erscheinenden auswählt, um ein bestimmtes Ziel zu erreichen. Auf dieses Ziel ausgerichtet werden die Bewältigungsversuche erprobt und auf ihren Erfolg hin bewertet. Demgemäß gibt es nicht primär schlechtes oder gutes Coping, sondern es handelt sich um den mehr oder weniger geglückten Versuch der Neuanpassung mittels der individuell verfügbaren Problemlösungsstrategien. So sind in einer Krise neben aktiven Veränderungsbemühungen durchaus auch Episoden von Rückzug und Verleugnung sinnvoll, da eine ständige bewusste Auseinandersetzung auch überfordernd sein kann.

Kasten 2.2: Wichtige Bewältigungsformen (Ermann 2007)

- Verleugnung
- Sich ablenken
- Aktive Auseinandersetzung – Zupacken
- Schuldzuweisung an andere
- Problemanalyse
- Haltung bewahren
- Gefühlsisolation, Nichtwahrnehmen von Gefühlen

Unterschiedliche Krisen erfordern auch unterschiedliche Bewältigungsstrategien (▶ Kasten 2.3). Assimilierende Bewältigungsvorgänge sind aktive Veränderungsanstrengungen, bei denen das Ziel mehr oder weniger beibehalten wird. Bei den akkommodierenden Bewältigungsprozessen korrigiert das Individuum teils bewusst, teils unbewusst die ursprünglichen Ziele, ersetzt diese Ziele durch andere und passt sich einer als nicht veränderbar erlebten Realität an, wie dies bei de facto irreversiblen Verlusten sinnvoll ist (Rothermund und Brandstätter 1997).

Kasten 2.3: Bewältigungsprozesse (Rothermund und Brandstätter 1997)

- Assimilierende Prozesse – aktive Veränderungsanstrengungen – Ziel wird beibehalten
- Akkommodierende Prozesse – Korrektur der Ziele, Anpassung an nicht veränderbare Realität

Fallbeispiel Luise (▶ Kap. 2.1)

Luise muss lernen die Entscheidung ihrer Tochter zu akzeptieren und sich auf ein Leben ohne sie einzustellen. Dies erfordert zunächst akkommodierende Bewältigungsprozesse. Das bedeutet, Abschied zu nehmen und den Verlust zu betrauern (▶ Kap. 3.1.1).

Fallbeispiel Anita (▶ Kap. 2.2.1)

Anita benötigt für ihre Krisenbewältigung beide Strategien: Sie muss den vorübergehenden Verlust des Mannes betrauern und muss sich mit dem Vertrauensbruch auseinandersetzen (akkommodierend). Sie muss aber auch das Leben mit ihrem Sohn neu organisieren und versuchen ihre finanziellen Schwierigkeiten in den Griff zu bekommen. Sie nimmt Kontakt mit dem Jugendamt auf, organisiert einen Hortplatz und nimmt das Angebot ihres Chefs an mehr Stunden zu arbeiten. Sie verhandelt mit der Bank über die Modalitäten zur Kreditrückzahlung (assimilierend).

Abwehr

»Jeder psychische Vorgang und jedes Verhalten, welches das Ziel erreicht, etwas Gefürchtetes oder Verpöntes in Schach zu halten, kann zur Abwehr herangezogen werden« (Mentzos 2005, S. 59).

Abwehr ist von Coping zu unterscheiden. Gelegentlich bleibt die Abgrenzung wie beim Mechanismus der Verleugnung unscharf. Während Coping ein mehr oder weniger bewusster Prozess ist, stellt Abwehr einen überwiegend unbewussten Vorgang dar, der einsetzt, wenn ein Betroffener mit einem derzeit unlösbaren Konflikt konfrontiert ist, vor einer momentan unlösbaren Aufgabe steht oder überwältigende Erfahrungen macht. Abwehr stellt einen Versuch dar, die

2.2 Faktoren, die zur Entstehung und zum Verlauf einer Krise maßgeblich beitragen

dadurch entstehende Angst und seelische Spannung zu vermeiden (Mentzos 2005). Sie führt nicht zu einer bewussten Lösung des Problems, sondern dazu, dass Erinnerungen, Phantasien, Impulse, Gefühle und Konflikte aus der bewussten Wahrnehmung und Reflexion ausgeschlossen werden. Abwehr und Coping sind lebenswichtige Funktionen des »Ich« (Ermann 2007) und nicht primär pathologisch. Abwehr kommt ständig vor und ist teilweise zur Erhaltung der Ökonomie des täglichen Lebens unverzichtbar (Mentzos 2005). Sie hat somit eine wichtige Schutzfunktion. Bestimmte Formen finden sich mit großer Regelmäßigkeit wieder, sie sind offenbar besonders effektiv. Man spricht von Abwehrmechanismen (▶ Kasten 2.4).

Kasten 2.4: Wichtige Abwehrmechanismen (Ermann 2007, Mentzos 2005)

- *Verdrängung:* Vergessen, d. h. Unbewusstmachen von Affekten, Absichten, Vorstellungen, Impulsen oder Wahrnehmungen
- *Reaktionsbildung:* Ein verpönter Impuls wird durch sein Gegenteil ersetzt (»ich bin besonders freundlich zu jemandem, auf den ich eigentlich wütend bin«).
- *Intellektualisierung:* Der unerwünschte Impuls wird aus dem emotionalen Bereich in den intellektuell theoretischen verschoben (»ich habe keine Suizidimpulse, aber das Thema interessiert mich theoretisch«).
- *Identifikation:* Dies ist ein wichtiger Grundmechanismus der Entwicklung, der für die Aneignung von Eigenschaften und Modelllernen unerlässlich ist
- *Identifizierung mit dem Aggressor:* Um unerträgliche Angst erträglicher zu machen, stellt sich das Opfer quasi auf die Seite des Angreifers, z. B. bei andauernder Gewalt in Beziehungen: das Opfer quält sich mit Selbstanklagen, demütigt und entwertet sich oder verletzt sich selbst und behandelt sich gleichsam so wie es der Täter tat oder noch tut.
- *Gefühlsabspaltung:* Trennung von Erlebnis und begleitender emotionaler Tönung (jemand erzählt ganz nüchtern von einem schwerwiegenden Verlust ohne dass der Kummer spürbar wird)
- *Rationalisierung:* Das durch ein abgewehrtes Motiv veranlasste Handeln wird im Nachhinein durch eine andersartige Begründung ersetzt oder umgedeutet (»ich konnte mit dem Chef nicht über meine Überforderung sprechen, weil so viel zu tun war – nicht weil ich Angst vor ihm habe«)
- *Regression:* Einem Konflikt oder einem unlustvollen Impuls wird durch eine Wiederbelebung früherer Erlebnisweisen und Verhaltensmuster ausgewichen, man verhält sich wie ein Kind (z. B. Nägelbeißen während der Adoleszenzkrise)
- *Verleugnung:* Ein Konflikt, eine Bedrohung oder Beeinträchtigung wird einfach nicht anerkannt, obwohl der Betroffene darüber Bescheid weiß. Er verhält sich so, als ob er nichts davon wüsste.
- *Verschiebung von Bedeutendem auf weniger Bedeutendes:* Beispiel: Die Wut auf eine bestimmte Person (z. B. den Chef) wird auf andere (meist unterle-

gene) Personen verschoben, dies ist dann weniger bedrohlich und einfacher zu handhaben (z. B. Aggression im Straßenverkehr).
- *Wendung gegen das Selbst:* Ein aggressiver Impuls wird nicht auf eine andere Person sondern auf sich selbst gerichtet (Suizidimpuls in Trennungssituationen).
- *Spaltung:* Widersprüchliche Wahrnehmungen, Bewertungen und Erlebnisweisen wechseln einander ab und bilden polare Erlebnis- und Reaktionsmuster (»nur gut/nur schlecht«). Beide Pole können einander im Erleben abwechseln. An der Umschlagstelle steht meist ein starkes affektives Erleben, z. B. eine massive Kränkung (Narzisstische Krise, ▶ Kap. 3.3.4, Fall Christa). Eine Person wird also nicht mit ihren positiven und negativen Seiten als Ganzes wahrgenommen, sondern einmal als ein idealer Mensch ohne Fehler gesehen und dann z. B. in Folge einer Kränkung vollkommen abgelehnt.
- *Idealisierung / Entwertung:* Ähnlicher Mechanismus wie bei der Spaltung, aber weniger Polarisierung des ursprünglich ganzheitlichen Erlebens und weniger Realitätsverzerrung.
- *Projektion:* Ein unerwünschter eigener Impuls wird in die Außenwelt verschoben und einem anderen zugeschrieben (»nicht ich bin aggressiv, sondern du bedrohst mich ständig mit deiner Wut«)
- *Projektive Identifizierung:* Andere Personen werden durch manipulierendes Verhalten dazu gebracht, sich so zu fühlen, wie man sich selbst fühlt. Man kann sich damit von unerträglichen Gefühlen oder eigenen Anteilen distanzieren (z. B. durch Suiziddrohungen entstehen im Gegenüber Hilflosigkeit und Ohnmacht).

Abwehr beeinflusst auch den Bewältigungsprozess in einer Krise – manchmal durchaus in einer positiven Weise. So ist das Verdrängen oder Verleugnen der Realität in der Schockphase einer Verlustkrise (▶ Kap. 3.1.1 und ▶ Kap. 3.1.2) ein sinnvoller Mechanismus, um sich zunächst vor der momentan nicht verarbeitbaren Mitteilung oder Wahrnehmung und den damit verbundenen überwältigenden Gefühlen zu schützen. Durch Verleugnung wird die Bedrohung oder Beeinträchtigung einfach nicht anerkannt, obwohl der Betroffene darüber Bescheid weiß. Er verhält sich so, als ob er nichts davon wüsste.

Zum Problem wird nur der übermäßige Einsatz von Abwehr oder eine ausgeprägte Starre der Abwehrmechanismen. Auch die Folgen von Abwehrprozessen, meist in Form von Symptombildungen können schädlich für das Individuum sein. Das könnte z. B. heißen, dass nach einem schmerzhaften Verlust die Verleugnung beibehalten wird, dadurch eine depressive Entwicklung einsetzt und in der Folge den notwendigen Trauerprozess verunmöglicht.

In Krisen können aufgrund der massiven innerseelischen Labilisierung Abwehrmechanismen aller Strukturniveaus, also auch solche, die man normalerweise nur bei schweren psychischen Störungen findet, vorkommen.

Fallbeispiel Anita

Anita kann sich zu Beginn der Krise mit dem Aspekt des Vertrauensbruchs nicht auseinandersetzen, weil sie ihre Energie für die Organisation des äußerst schwierigen Alltags benötigt. Sie spaltet ihre Gefühle ab. Dies ist in dieser Situation ein sinnvoller Abwehrmechanismus, da sie sonst Gefahr läuft ihre Funktionsfähigkeit zu verlieren. Nach 4 Wochen ist die Überforderung aber so groß, dass die Abwehr zusammenbricht und sie professionelle Hilfe benötigt.

Erst im Laufe der Krisenintervention, zu einem Zeitpunkt, zu dem die gröbsten Probleme entschärft sind, kann sie sich eingestehen, wie enttäuscht und gekränkt sie ist und die Gefühle von Schmerz, Trauer und Wut zulassen. Deutlich wird auch, dass sie ihren Mann und ihre Beziehung lange Zeit idealisiert hat und dadurch Anzeichen für die Schwierigkeiten ihres Partners und entsprechende Alarmsignale (seine häufige Abwesenheit, seine zunehmende Gereiztheit und seinen Rückzug) verdrängt und verleugnet hat.

Ressourcen

Unter Ressourcen versteht man sowohl unspezifische allgemeine Kräfte, als auch individuelle Fähigkeiten des Menschen, die zur Bewältigung von Aufgaben und Anforderungen mobilisiert werden können. Soziale Ressourcen sind die allgemeinen sozioökonomischen Lebensbedingungen des Individuums, also seine finanziellen Möglichkeiten, das Vorhandensein von Arbeits- und Wohnmöglichkeiten, aber auch die Verfügbarkeit eines tragfähigen sozialen Netzes und mitmenschlicher Unterstützung. Persönliche Ressourcen hingegen haben individuellen und subjektiven Charakter. Dazu gehören Persönlichkeitsmerkmale und Fähigkeiten, wie Introspektionsfähigkeit, die Bereitschaft, sich anderen mitteilen zu können, Zugang zu den eigenen Emotionen, Realitätssinn, Selbstwirksamkeit, Optimismus und internale Kontrollüberzeugung. Als instrumentale Ressourcen bezeichnet man die Verfügbarkeit erworbener Problemlösungsstrategien. Können diese instrumentalen Ressourcen in Krisensituationen in zielorientierten Handlungen eingesetzt werden, hat das stabilisierende und bestärkende Effekte (vgl. Lorenz 2005).

Tab. 2.1: Ressourcen

Soziale Ressourcen	sozioökonomische Lebensbedingungen, soziales Netzwerk
Persönliche Ressourcen	Introspektionsfähigkeit, Realitätssinn, Kommunikationsfähigkeit, internale Kontrollüberzeugung, Selbstwirksamkeit
Instrumentale Ressourcen	Verfügbarkeit erworbener Copingstrategien

Fallbeispiel Anita

Anita verfügt über gute soziale Ressourcen, auch wenn die ökonomische Situation schwierig ist. Sie kann sowohl auf die praktische wie auch ideelle Unterstützung ihrer Umwelt zählen. Sie kann gut über sich und ihre Gefühle sprechen, ist reflexionsfähig und nach der ersten Schockphase (▶ Kap. 3.1.1) in der Lage, die Realität zu akzeptieren und sich an die veränderten Umstände anzupassen. Da sie all die Jahre zunächst im Elternhaus und dann in der Beziehung sehr behütet war, fällt es ihr zunächst schwer, eigenständig zu entscheiden und selbst aktiv zu handeln. Sie ist aber überraschend bald in der Lage, diese neue Rolle auszufüllen, was zeigt, dass sie über gute Metaressourcen (▶ Kap. 2.6) verfügt.

All die in diesem Kapitel beschriebenen Variablen tragen also dazu bei, ob es überhaupt zu einer Krise kommt und wie mit ihr umgegangen wird. Sie bestimmen den Grad der Erschütterung, der sich aus dem bedrohlichen Ereignis ergibt. Die Anpassung an die veränderte objektive und subjektive Situation erfolgt in mehreren Schritten bzw. Phasen und führt je nach Art und Gelingen der Bewältigungsversuche zu einer spezifischen mehr oder minder gesunden Form der Restabilisierung.

2.3 Neurobiologie, Stressforschung und Krise

»Menschen haben im Unterschied zu Tieren ganz besondere Fähigkeiten zur Stressbewältigung. Mit der enormen Ausdehnung der Hirnrinde geht die Fähigkeit zur Verknüpfung verschiedener Wahrnehmungen, zur Verankerung von Erfahrungen, zur Ausbildung eines enormen autographischen Gedächtnisses, zum Erlernen und Abspeichern von Sachwissen im expliziten Gedächtnis und zur Herausbildung sogenannter Metakompetenzen, wie Selbstwirksamkeitskonzept, Handlungsplanung, Impulskontrolle, Folgeabschätzung, Frustrationstoleranz und Metakognitionen, wie Vorstellungen, Ideen und Überzeugungen einher.« (Hüther und Sachsse 2007, S. 170)

2.3.1 Vorbemerkung

Neuere neurobiologische Forschungsergebnisse bestätigen das komplexe Zusammenspiel zwischen Stressor (bzw. Auslöser), Coping (Problembewältigungsstrategien), der subjektiven Bewertung eines Ereignisses und den Reaktionen der Umwelt und bestätigen somit wesentliche Elemente der Krisentheorie. Im Folgenden wird versucht, bezugnehmend auf die Forschungen von Hüther und Sachsse (2004, 2007), diese Zusammenhänge herauszuarbeiten.

Auch wenn die Ergebnisse neurobiologischer Untersuchungen für den klinischen Alltag von großem Wert sind, sollte man allerdings nicht vergessen, dass

»das Gehirn nicht der Ursprung oder der Ort«, sondern – wie der Neuropsychologe Alexander R. Lurija (1973, S. 12) deutlich hervorhebt – »das Organ des Psychischen« ist. »Das Psychische ist eine Funktion des Gehirns, dessen Gesetzmäßigkeiten in den psychischen Prozess eingehen, nicht aber gleich seine Gesetzmäßigkeiten sind, weil zugleich auch die Gesetzmäßigkeiten des gesellschaftlichen Lebens der Subjekte in den psychischen Prozess eingehen und diese sich mit jenen durchdringen und spezifische Gesetzmäßigkeiten hervorbringen, die allererst die Dignität der Wissenschaft der Psychologie begründen« (Soldt 2005, S. 14). Fast alle Forscher betonen, dass auch in der Neurobiologie die Erklärbarkeit menschlichen Denkens, Verhaltens und Fühlens an Grenzen stößt. Das Psychische ist nicht einfach eine Begleiterscheinung der Hirntätigkeit, sondern es ist davon auszugehen, dass beides in enger Wechselwirkung zueinander steht. Jeder Mensch verarbeitet Belastungen sehr unterschiedlich und verleiht ihnen auf dem Hintergrund der eigenen Lebenserfahrung sehr individuelle Bedeutungen.

2.3.2 Der Stress-Reaktionsprozess

Moderne bildgebende Verfahren ermöglichen es, Gehirnprozesse direkt zu beobachten. Besonders intensiv beforscht wurde die Frage, wie das Gehirn üblicherweise mit Stress umgeht und welche Auswirkungen extremer Stress als Folge traumatischer Erfahrungen auf die Hirnfunktion hat. Daraus abgeleitet wurde auch eine Vielzahl von Überlegungen zu Fragen eines sinnvollen therapeutischen Umgangs mit traumatisierten Menschen. Viele dieser Anregungen lassen sich auch für die Krisenintervention in psychosozialen Krisen nutzen.

Störungen in der äußeren Welt, die die innere Organisation eines Individuums bedrohen, werden als Kaskaden von Störsignalen in die Innenwelt und damit auch zum Gehirn weitergeleitet. Die Alarmreaktion löst nun wiederum Kaskaden von Bewältigungsreaktionen aus, um die Bedrohung abzuwenden. Alarmreaktion und Bewältigungsreaktion sind eng miteinander verbunden (Hüther 2002). Die Intensität der Aktivierung der Alarmreaktionen im Gehirn hängt nicht nur vom Ausmaß der wahrgenommenen Störung (Auslöser), sondern auch von den dem Gehirn aufgrund von Vorerfahrungen zur Verfügung stehenden Bewältigungsmöglichkeiten ab. Diese bestimmen letztendlich darüber, wie die eingetretene Störung bewertet wird. Die Bewertung spielt für das Ausmaß der subjektiv empfundenen Bedrohung eine ausschlaggebende Rolle (▶ Kap. 2.2.2). Das heißt, dass für das Ausmaß der Alarmreaktion nicht nur die objektive Qualität und Quantität der Gefahr, sondern auch die subjektive Bewertung derselben erheblichen Einfluss hat (Hüther und Sachsse 2007).

Diese Befunde zeigen also, dass erst das Ungleichgewicht zwischen äußerer Belastung und den im Moment zur Verfügung stehenden Bewältigungsmöglichkeiten und die daraus resultierende subjektive Bewertung der Situation für die Krisenentstehung und den Krisenverlauf ausschlaggebend sind.

Auch der Einfluss der Umweltreaktion auf die Krisenbewältigung lässt sich auf dieser Basis gut verstehen. Sicherheit bietende Bindungsbeziehungen werden in der frühen Kindheit aufgrund starker emotionaler Aktivierung besonders intensiv im Gehirn gebahnt. Darauf aufbauend können eigene, Sicherheit bietende Bewältigungsstrategien entwickelt werden. Beides stellt eine besonders wichtige Ressource der Stress- und somit auch der Krisenbewältigung dar (vgl. Hüther und Sachsse 2007)

2.3.3 Panik- und Furchtsystem

Das menschliche Gehirn verfügt über zwei Systeme, um auf eine tatsächliche oder vermeintliche Gefahr zu reagieren: Das Panik- und das Furchtsystem. Das Paniksystem reagiert, wenn man sich hilflos und ohnmächtig wie ein Säugling fühlt. Der Säugling aktiviert in diesen Fällen mittels Schreiens seine Bezugspersonen, meist die Mutter, die im günstigsten Fall durch Anwesenheit, Körperkontakt, Nähe und Wärme den Säugling beruhigen kann. Dies ist eine äußerst befriedigende und folglich bindungsfördernde Erfahrung, die – wie bereits erwähnt – sehr prägend für den späteren Umgang mit Belastungen ist. Im Laufe der Entwicklung wird das Paniksystem, da es natürlich immer weniger Sinn macht in Gefahrensituationen nach der Mutter zu rufen, zunehmend von anderen Vernetzungen überlagert. Eine weitere Reaktion, die jungen Tieren, analog aber auch Menschen in höchster Gefahr im Rahmen des Paniksystems zur Verfügung steht, ist die sogenannte »Freeze-Reaktion«, bzw. der »Totstellreflex«. Tiere können in bedrohlichen Situationen äußerlich total erstarren, das Laut-/Sprachzentrum ist abgeschaltet, gleichzeitig sind sie innerlich in einem Zustand höchster Erregung, der sogenannten »Hyperarousal«. Das Paniksystem ist eng mit dem Parasympathicus des vegetativen Nervensystems verbunden. Ist er aktiviert, spürt man die vegetativen Symptome der Angst: Kloß im Hals, Druck auf der Brust, Harndrang, Durchfall und weiche Knie. Menschen, die extremem traumatischem Stress ausgesetzt sind, aber auch Menschen, die Panikattacken haben, oder Menschen in Krisen beschreiben solche Zustände von Ohnmacht und Ausgeliefertsein (Sachsse 2004).

Das zweite System ist das Furchtsystem. Es basiert auf dem einfachen Prinzip von Kampf und/oder Flucht (»fight or flight«). Dieses System hat eine zentrale Funktion in Hinblick auf das Lernen. Das Furchtsystem ist an den Sympathicus des vegetativen Nervensystems gebunden. Ist dieser aktiviert, steigen der Blutdruck und die Herzfrequenz, die Muskeln sind angespannt und man ist höchst konzentriert.

Eine zentrale Funktion für die Emotionsentstehung im Gehirn und somit sowohl für das Panik- wie auch das Furchtsystem hat das limbische Areal und hier speziell der sogenannte Mandelkern (»Amygdala«). Die an das Gehirn kommenden zunächst neutralen Informationen werden vom Mandelkern mit Emotionen versehen. Er ist sowohl für angeborene als auch für konditionierte Furcht und die Verbindung zwischen beiden, aber auch für aversive Alarmreaktionen zuständig und fungiert quasi als »Rauchmelder des Gehirns« (Sachsse 2004. Eng damit verbunden ist die Region des Hippocampus, der hilft, sich zu orientieren, die Gefahr einzuordnen und zu bewerten und somit beruhigend auf den Mandelkern wirkt. Gleichzeitig leitet er Informationen, die als wichtig bewertet werden, an jene Regionen der Hirnrinde (Cortex) weiter, deren Funktionen zum Umgang mit einer Gefahr benötigt werden. Das Zusammenspiel dieser Hirnregionen ermöglicht Lernprozesse. Kontrollierbare Herausforderungen sind gedächtnisfördernd. Besonders gut werden jene Erfahrungen verankert, die unter Beteiligung emotionaler Reaktionen, also mit Hilfe der Amygdala gebahnt werden. Gleichzeitig werden Botenstoffe, die Katecholamine Adrenalin und Noradrenalin ausgeschüttet, die die Wachsamkeit (»Vigilianz«) erhöhen. Man sucht in den bereits verfügbaren Erfahrungsprogrammen nach Lösungen. Wenn es gelingt durch Flucht, Kampf oder Reflexion eine Gefahr abzuwenden bzw. Stress zu bewältigen, fühlt man sich erleichtert. Die Hormonausschüttung, speziell die Ausschüttung von Cortisol über die Nebennierenrinde geht durch Selbstregulation zurück.

Ist die Belastung aber zu überfordernd, bzw. wird sie als zu intensiv erlebt und bleibt dadurch das Furchtsystem zu lange aktiviert, rückt der Lernprozess in den Hintergrund und man richtet sein Handeln hauptsächlich darauf aus, eine Möglichkeit zu finden, den massiven Stress zu reduzieren. Auch tendenziell schädigende Mechanismen, wie Suchtmittelgebrauch oder Essattacken stellen eine solche Möglichkeit dar. Wie schon erwähnt verselbständigen sich stressreduzierende Verhaltensweisen gerade in Krisen bei anhaltend hohem Stresspegel besonders rasch, gleichgültig, ob sie konstruktiver oder destruktiver Natur sind. Man greift dann in ähnlichen Situationen immer wieder auf jene Lösungsstrategien zurück, mit denen man quasi gute Erfahrungen gemacht hat.

Furcht- und Paniksystem stehen vermutlich in enger Beziehung zueinander. Das Furchtsystem kann zur Beruhigung des Paniksystems beitragen. Reflexion, Einsicht und Lernen helfen im günstigsten Fall die diffuse Panik zu beenden.

Menschen bewerten viele der im Gehirn eintreffenden Wahrnehmungen, die beim Tier eine Alarmreaktion auslösen, zunächst als gefahrlos. Wir haben im Unterschied zu Tieren ganz besondere Fähigkeiten zur Stressbewältigung. Was von Panik und Furcht übrig bleibt, ist zunächst Beunruhigung oder Irritation: Beunruhigung stellt sich ein, wenn man spürt, dass man nicht weiß, ob und wie man reagieren soll. Irritation, wenn man spürt, dass das, was man denkt oder spürt, nicht zum gewünschten Resultat führt. Durch entsprechende Bewertung kann man versuchen, die Panik unter Kontrolle zu halten. Dies ist insofern sinnvoll als man dann das Großhirn benutzen kann, um vorausschauend und planend eine Lösung für ein Problem zu finden. Erst wenn es nicht gelingt durch Erfahrungen, Erinnerungen, Vorstellungen, aber auch Hoffnung und Zuversicht die sich ausbreitende Beunruhigung zu kontrollieren, also wenn unsere üblichen Bewältigungsmöglichkeiten erschöpft sind, wird das unter der Hirnrinde gelegene Alarmsystem aktiviert (Sachsse 2004). Das wäre in etwa der Punkt, an dem das Vollbild der Krise entsteht. Damit ist auch erklärbar, warum Menschen so unterschiedlich auf Krisenanlässe reagieren, bzw. manche eine Situation als Herausforderung betrachten, die bei anderen Menschen bereits Furcht und Panik auslöst. Es wird auch erklärbar, welche große Bedeutung es für die Krisenentstehung und den Krisenverlauf hat, wie gelernt wurde mit schwierigen Lebenssituationen umzugehen.

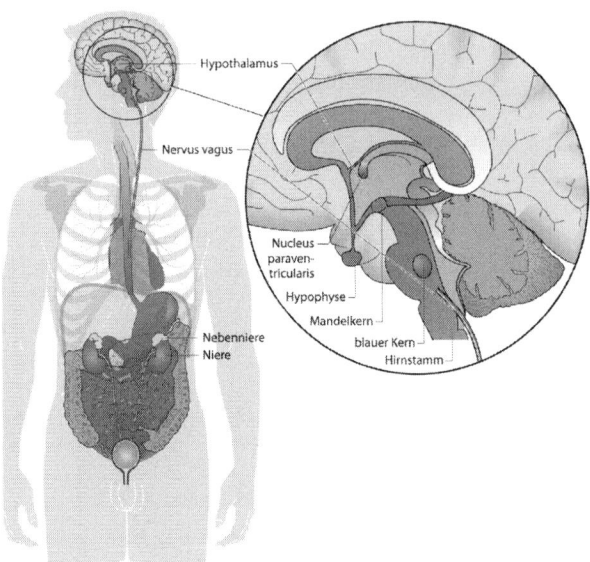

Abb. 2.3: Paniksystem versus Furchtsystem

Krisen sind Situationen, in denen das Paniksystem in Wechselwirkung mit dem Furchtsystem aktiviert wird. Zunächst erleben betroffene Menschen den durch die äußere Belastung entstandenen Stress als zu massiv und nicht bewältigbar. Sie reagieren panisch und fühlen sich ohnmächtig. Sie stellen sich quasi tot und erstarren. Sie benötigen dringend Hilfe, sind aber unter Umständen gar nicht in der Lage, diese anzunehmen. Dabei wirken sie nach außen hin vielleicht ganz normal, sind aber innerlich in höchstem Maße erregt. In solchen Situationen kann man nicht in Ruhe nachdenken und reflektieren und schon gar nicht gezielt handeln. Das Fühlen, Denken und Handeln ist darauf ausgerichtet, diesen Zustand zu beenden. Man spricht in der Krisentheorie von einer Schockphase. Im günstigen Fall weicht die Panik der Furcht, die Situation wird handhabbarer, man ist phasenweise in der Lage, Konstruktives zu tun. Krisen sind Situationen, in denen man besonders offen ist für Veränderungen, sofern die Intensität des Stresses eine gewisse, individuell sehr variable Grenze nicht überschreitet. Wenn man auf gute Bindungserfahrungen zurückgreifen kann, ist man eher bereit, Hilfe anzunehmen und Neues auszuprobieren, d. h. man lernt dann oft überraschend schnell hinzu. Der Chancencharakter der Krise wird genutzt. In den Phasen, in denen der Stress wieder zu groß wird und Bewältigungsversuche fehlschlagen, kann es sein, dass der Überblick abermals verloren geht, die Symptome wieder zunehmen und man unter Umständen auch wieder auf destruktive Bewältigungsstrategien zurückgreift. In diesen Phasen lernt man nichts Konstruktives, unter Umständen sogar falsche Dinge. Man hat es in Krisen also mit einer Abfolge von unterschiedlichen Episoden mit variablem Belastungsgrad zu tun, die allerdings nicht linear, sondern eher immer wieder durchlaufen werden und mit immer neuen Versuchen der Bewältigung einhergehen. Sind diese erfolglos, ist es möglich, dass wichtige Ziele aufgegeben werden. Im schlimmsten Fall entwickelt sich ein ausgeprägtes Vermeidungsverhalten und damit die Tendenz, bestimmten Herausforderungen aus dem Weg zu gehen. Damit bringt man sich aber um die Chance, zu reifen und sich weiter zu entwickeln.

2.3.4 Das Beziehungsangebot in der Krisenintervention aus neurowissenschaftlicher Sicht

Menschen neigen in Krisen dazu aus Angst, Verzweiflung oder Wut spontan zu agieren. Daran sind vor allen Dingen die tiefen limbischen Hirnareale beteiligt. Es wird schnell, aber unreflektiert entschieden. Das rationale Denken ist lahmgelegt. Man ist am Höhepunkt einer Krise oft geradezu unfähig, vernünftig zu reagieren und konstruktive Bewältigungsstrategien zu aktivieren. In einer solch verzweifelten Situation suchen viele ein Gegenüber, mit dem sie in Beziehung treten können und das in der Lage ist, Emotionen und Vernunft zu integrieren. Der Neurowissenschaftler Joachim Bauer (persönliche Mitteilung 2018) definiert Akzeptanz, Zugehörigkeit, Fairness und Gehört-Werden als neuronal verankerte Grundbedürfnisse des Menschen. Durch interpersonelle Resonanz wird das Selbst gestärkt. Er meint, dass auch aus neurobiologischer Sicht das Zuhören, die Möglichkeit, sich auszudrücken, achtsames Sprechen und das Erkunden, woran Menschen im tiefsten Herzen glauben (»self affirmation«), entscheidend für eine konstruktive Krisenbewältigung sind. Das bestätigt also, von welch entscheidender Bedeutung ein tragfähiges Beziehungsangebot in der Krisenintervention ist.

2.4 Symptome

Typischerweise ist eine Krise auch ein komplexes psychosomatisches Geschehen. Symptome können als Anpassungsversuche an eine subjektiv unerträgliche Situation verstanden werden. Die psychische Symptomatik kann die gesamte Psychopathologie umfassen, vom neurotischen Pol bis hin zu psychotischen Erscheinungen. Grundsätzlich lassen sich auch letztere als Zeichen der Überforderung eines verletzbaren Verarbeitungssystems verstehen (Ciompi 1993). Besonders häufig finden sich Angst-, Erregungs- und Spannungszustände, sowie depressive Verstimmungen (▶ Kap. 4.6 und ▶ Kap. 4.7).

Ebenso vielschichtig können die somatischen Begleitsymptome sein. Diese reichen von Schlafstörungen über gastrointestinale Probleme bis hin zu dermatologischen Leiden und sind nicht selten der primäre Grund, weshalb Menschen Hilfe suchen (▶ Kap. 4.10).

Kasten 2.6: Psychische Symptome von Krisen, nach Schweregrad hierarchisch geordnet (vgl. Ciompi 1993)

- Erhöhte Spannung, Nervosität, Aufregung
- Unsicherheit, Ängstlichkeit, Erregung
- Irritation, Aggressivität oder Autoaggressivität, Depressivität
- Verwirrtheit, zunehmend inadäquates Verhalten
- Depersonalisations- und Derealisationserscheinungen
- Wahn, Beziehungs- und Verfolgungsideen
- Halluzinationen

2.5 Diagnostik

Eine akute psychosoziale Krise ist primär kein krankhafter Zustand. Daher findet sich der Begriff auch nicht in den gängigen Diagnosemanualen, wie dem ICD-10 (Dilling et al. 1993) oder dem DSM IV. Auf der deskriptiven Diagnoseebene im ICD-10 werden krisenhafte Zustände noch am ehesten durch die Kategorien akute Belastungsreaktion (F43.0) und Anpassungsstörung (F43.2) erfasst. Entscheidend für die Diagnosestellung ist der zeitliche Zusammenhang zwischen einem außergewöhnlich belastenden Lebensereignis oder einer besonderen Veränderung im Leben und der Symptomentstehung. Unter belastenden Lebensereignissen werden neben Verlusten auch überwältigende traumatische Erlebnisse subsumiert. Die Diagnosekriterien für die Posttraumatische Störung werden in Kapitel 3.3.2 beschrieben (▶ Kap. 3.3.2). Die Autoren des ICD weisen auch auf die Bedeutung von individueller Vulnerabilität und den zur Verfügung stehenden Copingstrategien für das Auftreten und den Schweregrad der Belastungsreaktion hin. Deutlich abweichend von der Krisentheorie ist der enge zeitliche Rahmen, der für das Abklingen der Symptome mit maximal drei Tagen angenommen wird. Hier lässt sich am ehesten eine Parallele zur Schockphase, wie wir sie bei der Verlustkrise und nach akuter Traumatisierung finden, herstellen (Krisenmodelle ▶ Kap. 3).

Kasten 2.7: Akute Belastungsreaktion F 43.0 (ICD-10 1993)

- Es muss ein unmittelbarer und klarer zeitlicher Zusammenhang zwischen einer ungewöhnlichen Belastung und dem Beginn der Symptome vorliegen. Die Reaktion beginnt innerhalb weniger Minuten, wenn nicht sofort.
- Es tritt ein gemischtes und gewöhnlich wechselndes Bild auf; nach dem anfänglichen Zustand von »Betäubung« werden Depression, Angst, Ärger, Verzweiflung, Überaktivität und Rückzug beobachtet. Kein Symptom ist längere Zeit vorherrschend.

- Die Symptome sind rasch rückläufig, längstens innerhalb von wenigen Stunden, wenn eine Entfernung aus der belastenden Umgebung möglich ist. In den Fällen, in denen die Belastung weiter besteht, oder in denen sie naturgemäß nicht reversibel ist, beginnen die Symptome in der Regel nach 24 bis 48 Stunden abzuklingen und sind gewöhnlich nach 3 Tagen nur noch minimal vorhanden.

Auch für die Anpassungsstörung gilt, dass es einen nachvollziehbaren Grund für die Annahme geben muss, dass die Störung ohne äußere Belastung nicht aufgetreten wäre. Der Beginn der Störung sollte definitionsgemäß innerhalb eines Monats nach dem belastenden Ereignis liegen. Die Symptome sind vielfältig, je nach vorherrschendem klinischem Bild werden Unterkategorien beschrieben (z. B. kurze depressive Reaktion F 43.20).

Kasten 2.8: Anpassungsstörung F 43.2 (ICD-10 1993)

- Hier handelt es sich um Zustände von subjektivem Leiden und emotionaler Beeinträchtigung, die soziale Funktionen und Leistungen behindern und während des Anpassungsprozesses nach einer entscheidenden Lebensveränderung, nach einem belastenden Lebensereignis oder auch nach schwerer körperlicher Krankheit auftreten.
- Die Belastung kann die Unversehrtheit des sozialen Netzes betroffen haben (bei einem Trauerfall oder Trennungserlebnis), das weitere Umfeld sozialer Unterstützung oder sozialer Werte (wie bei Emigration oder nach Flucht).
- Die individuelle Disposition oder Vulnerabilität spielt bei dem möglichen Auftreten und bei der Form der Anpassungsstörung eine größere Rolle als bei den anderen Krankheitsbildern von F43; es ist aber dennoch davon auszugehen, dass das Krankheitsbild ohne die Belastung nicht entstanden wäre. Die Anzeichen sind unterschiedlich und umfassen depressive Stimmung, Angst, Besorgnis (oder eine Mischung von diesen), ein Gefühl, unmöglich zurechtzukommen, vorauszuplanen oder in der gegenwärtigen Situation fortfahren zu können, ferner eine Einschränkung bei der Bewältigung der alltäglichen Routine. Der Betreffende kann sich so fühlen als stehe er kurz vor darmatischem Verhalten oder Gewaltausbrüchen, wozu es aber selten kommt.
- Die Störung beginnt im Allgemeinen innerhalb eines Monats nach dem belastenden Ereignis oder der Lebensveränderung. Die Symptome halten meist nicht länger als sechs Monate an, außer bei der längeren depressiven Reaktion« (F43.21).

Ergänzend zu diesen Diagnosen sind die Kategorisierungen von psychosozialen Problemstellungen nach Kapitel XXI des ICD-10 zu sehen: »Faktoren, die den Gesundheitszustand beeinflussen und zur Inanspruchnahme von Gesundheitsdiensten führen (Z-Diagnosen)« (Dilling et al. 1993, S.339) Dabei werden verschiedenste Belastungssituationen wie z. B. normale Trauerreaktionen (Z 63.4 Verschwinden oder Tod eines Familienmitgliedes) erfasst, die zu Kontakten mit Kriseninterventionseinrichtungen oder anderen medizinischen Diensten führen können.

Möglich ist natürlich auch, dass sich in Folge einer unbewältigten Krise sowohl psychische als auch psychosomatische krankheitswertige Störungen entwickeln. Die Diagnose ist dann in Übereinstimmung mit dem klinischen Bild zu ändern. Etwas willkürlich wird dabei für das Andauern der Symptome eine zeitliche Grenze von sechs Monaten festgelegt.

Das grundsätzliche Problem, die Abgrenzung zwischen der normalen Reaktion auf außergewöhnliche Ereignisse und dem Übergang in ein psychisches Störungsbild, wird auch im ICD-10 nicht gelöst. Es bleibt dabei, dass sich der Mensch in der Krise letztlich an einer nicht exakt festzulegenden Grenze zwischen Gesundheit und Krankheit bewegt. Die Übergänge sind fließend und selten genau definierbar. Vielfältige Faktoren bestimmen darüber, auf welcher Seite der Grenze sich der Betroffene nach der Krise wiederfindet.

2.6 Salutogenese und Metaressourcen

>»Ich bin überzeugt, dass wir uns alle im gefährlichen Fluss des Lebens befinden und niemals sicher am Ufer stehen.« (Antonovsky 1993, S. 7)

Bezug nehmend auf dieses Zitat stellt sich unweigerlich die Frage, was Menschen überhaupt dazu befähigt, sich in diesem gefährlichen Fluss fortzubewegen. Speziell im Kontext der Krisenintervention ist die Beschäftigung mit den Themen Ressourcen, Coping und Bewältigung insbesondere im Hinblick auf die Entwicklung geeigneter Interventionsstrategien von größter Bedeutung.

In diesem Sinne hat sich in den letzten Jahrzehnten der Forschungszweig der Salutogenese entwickelt. Damit verbunden ist ein Paradigmenwechsel. Dieser führt ein Stück weg von Überlegungen, welche Defizite Krankheit bzw. psychische Störungen entstehen lassen hin zu Konzepten, die sich mit den Bedingungen von Gesundheit und wie diese aufrechterhalten werden kann, beschäftigen. Gerade in Hinblick auf die Bewältigung von Krisen stellt sich die Frage, was bestimmte Menschen dazu befähigt, besonders gut mit Stressoren fertig zu werden. Denn selbst bei Extremtraumatisierungen sind nicht alle Menschen gleichermaßen von Traumafolgestörungen betroffen und einigen gelingt es sogar, derart massive Belastungen ohne erkennbare Schäden zu überstehen. Wie an anderer Stelle bereits ausgeführt (▶ Kap. 2.3) hat die konstruktive Auseinandersetzung mit Stress und Belastung, sofern diese ein gewisses Maß nicht überschreiten, ein bedeutendes Wachstumspotenzial. Umso wichtiger ist es, sich mit den adaptiven Strategien, die Menschen im Umgang mit Stress und Belastung zur Verfügung stehen, zu beschäftigen. »Bewältigungsverhalten ist Teil des ganz normalen, immer präsenten täglichen Anpassungsprozesses« (Costa et al. 1996) und Haan (1982) meint: »Belastung bringt dem Menschen Gewinn, weil Belastungen einen weicher, bescheidener und widerstandsfähiger machen« (S.255). Einschränkend muss man allerdings feststellen, dass es natürlich keine Selbstverständlichkeit ist, dass Menschen Gewinn aus Belastungen ziehen und sich die Frage stellen, warum dies in manchen Situationen möglich ist und in anderen nicht und weshalb manche Menschen besonders gut in der Lage sind, den Chancencharakter von Krisen für sich zu nutzen. Gute »coper« sind demnach Personen, die darauf vertrauen eine Lösung für ihr Problem finden zu können und sich daher auch aktiv und überlegt mit einer Belastung auseinandersetzen. Meist werden sie zusätzlich von einem stabilen, sozialen Netz getragen. Neue Situationen begreifen sie als Herausforderung, denen man sich zu stellen hat. Jene Menschen hingegen, die sich in schwierigen Situation rasch hilflos ausgeliefert fühlen, die schuldhaft in Bezug auf sich und andere reagieren, die passiv-resignativ an ein Problem herangehen und sich auch schwertun, soziale Unterstützung zu mobilisieren, scheitern häufiger an der Krisenbewältigung (»bad coper«) (vgl. Heim 1993).

Dies führt uns direkt zum Begriff der Metaressourcen. Manche Menschen sind also besonders gut in der Lage, gerade in Belastungssituationen die Gesamtheit ihrer Ressourcen zu aktivieren. »Metaressourcen sind solche inneren Fähigkeiten eines Menschen, welche die Nutzung sämtlicher anderer, innerer und äußerer Ressourcen erleichtern, es ist eine Art übergeordnete Zugangs-Ressource zu den vielfältigen Einzel-Ressourcen« (Rösing 2003, S. 171). In der Stress- und Copingforschung werden insbesondere drei Konzepte von Metaressourcen diskutiert.

Kasten 2.9: Metaressourcen

Self-efficacy (Bandura 1982)
Hardiness (Kobasa 1979)
Sense of Coherence (Antonovsky 1988, 1993)

Self Efficacy (Bandura 1982)

Man kann diesen Begriff mit »allgemeiner Selbstwirksamkeit« übersetzen. Darunter versteht man die Selbstwahrnehmung, die durch das Gefühl geprägt ist, die Dinge »im Griff zu haben«, also in Belastungssituationen aufgrund der eigenen Kompetenz handlungsfähig zu sein und mit unterschiedlichen Problemen erfolgreich umgehen zu können« (vgl. Jerusalem 1990, S. 51). Kann man jene Probleme, die zur Lösung anstehen, bewältigen, entsteht auch ein Gefühl von Kontrolle über das eigene Leben.

Hardiness (Kobasa 1979)

Unter *hardiness*, übersetzbar mit »Belastbarkeit« oder »Widerstandskraft«, versteht man eine hohe innere Überzeugung der Kontrolle über alle Lagen des Lebens, die Fähigkeit sich auf das Leben einlassen zu können und belastende Erfahrungen zum Positiven wenden zu können. Menschen, die diese Fähigkeit haben, sind engagiert, sehen belastende Situationen eher als Herausforderung und suchen aktive Lösungen, Veränderungen und Wachstum.

Sense of Coherence, Koheränzsinn (Antonovsky 1988, 1993)

Antonovsky hat sein Konzept des Kohärenzgefühls auf Basis seiner Forschung zu den Folgen des Holocaust entwickelt. Das Koheränzgefühl ist eigentlich mehr als eine Metaressource. Man könnte es als eine übergeordnete Zusammenfassung einer ganzen Reihe von Copingstrategien und Ressourcen und somit als einen Überbegriff der Salutogeneseforschung verstehen. Dementsprechend definierte Antonovsky den Kohärenzsinn als eine generelle Lebenseinstellung (1993).

Das Kohärenzgefühl besteht in einer »Grundorientierung, die das Ausmaß eines umfassenden, dauerhaften und gleichzeitig dynamischen Gefühls des Vertrauens ausdrückt, sodass

- die Stimuli aus der äußeren und inneren Umgebung des Lebens strukturiert, vorhersehbar und erklärbar sind,
- die Ressourcen verfügbar sind, um den durch die Stimuli gestellten Anforderungen gerecht zu werden,
- diese Anforderungen Herausforderungen sind, die ein inneres und äußeres Engagement lohnen (Antonovsky 1993, S. 127)«.

Es wird damit eine Einstellung beschrieben, die drei Komponenten umfasst: Die Vorhersehbarkeit (comprehensibility), die Handhabbarkeit (manageability) und die Sinnhaftigkeit (meaningfulness) der Welt.

Verstehbarkeit und Vorhersehbarkeit (comprehensibility) resultieren aus unserer jeweils subjektiven Bewertung und Probleminterpretation. Die Fähigkeit, das Problem sachlich zu analysieren und zu definieren und eine klare Vorstellung der Krise zu erarbeiten, führt dazu, dass eine Belastung nicht als zufällig und willkürlich interpretiert werden muss. Dies schafft die Basis für eine konstruktive Bewältigung.

Handhabbarkeit (manageability) heißt Vertrauen zu haben, dass ein Problem lösbar ist und die Möglichkeiten zu seiner Bewältigung zur Verfügung stehen. Dies hängt einerseits von den Fähigkeiten und Ressourcen und andererseits von der Unterstützung durch das soziale Umfeld ab.

Sinnhaftigkeit oder Bedeutsamkeit (meaningfulness) sieht Antonovsky als die wesentlichste Komponente an. Im Gegensatz zu den kognitiven Komponenten geht es darum, der Krise einen tieferliegenden emotionalen Sinn zu geben. Sinnhaftigkeit beschreibt das Grundgefühl, dass das Leben auch in schwierigen Phasen lebenswert ist, bzw. die Einstellung, dass Schwierigkeiten selbstverständlich zu unserer Existenz gehören und Herausforderungen darstellen, die bewältigbar sind und die Möglichkeit zur Reifung bieten.

Natürlich sind Belastungen, wie z. B. Verlust oder Krankheit oft nicht vorhersehbar. Entscheidend ist, wie es gelingt, mit den Belastungen umzugehen und wie weit sich das Kohärenzgefühl auch in nicht vorhersehbaren Situationen aufrechterhalten oder rasch wiederherstellen lässt. Dies hängt davon ab, wie weit es Teil der Identität ist und damit Kontinuität im Leben hat.

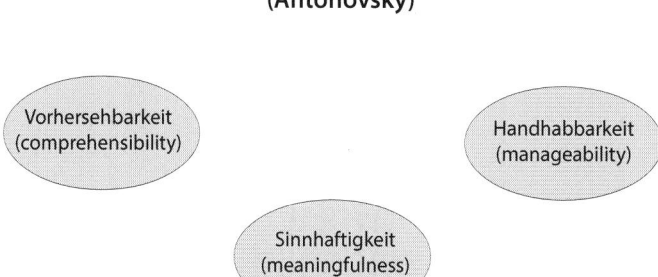

Abb. 2.4: Eigenschaften des Kohärenzsinns

Abschließend sei auf den vom französischen Philosophen Michel Foucault (1986) geprägten Begriff »Le Souci de Soi« zu übersetzen mit »Die Sorge um sich« hingewiesen. Er bezeichnet damit die Haltung und das Verhalten eines Menschen, der versucht, das eigene Leben zu gestalten, um ihm eine unverwechselbare eigene ästhetische Form zu geben. Dazu ist es notwendig, die eigene Existenz als Prozess zu begreifen und immer wieder die Perspektive zu wechseln. Man nimmt eine Haltung der Achtsamkeit der eigenen Person gegenüber ein und gestaltet und entwickelt beständig einen eigenen Lebensstil. Dies scheint mir eine Einstellung zu sein, die es ermöglicht auch mit den gefährlichen Strömungen des Lebensflusses fertig zu werden.

3 Krisenmodelle

Wie wir im vorhergehenden Kapitel gesehen haben, sind Krisen äußerst vielschichtig. Mit monokausalen Erklärungen ist das Geschehen in seiner ganzen Komplexität daher selten zu erfassen. Im Folgenden wird ein Überblick über die gängigsten Krisenmodelle und die angrenzenden Fachgebiete gegeben. Es ist ein Versuch, ein wenig Ordnung in die theoretische Vielfalt zu bringen und diese Modelle einer kritischen Sichtung zu unterziehen. Auf der Basis der im vorhergehenden Kapitel beschriebenen Krisentheorien haben die Pioniere der Krisenintervention und ihre Nachfolger (Lindemann 1944, Caplan 1964, Cullberg 1978, Sonneck 2012) Modelle und Phasenkonzepte entwickelt. In letzter Zeit haben einige Autoren (Dross 2001, Müller 2004) diese Klassifizierungsversuche kritisiert. Dross (2001) meint sogar: »Die Forderung, eine theoretisch und empirisch begründete Kriseneinteilung zu entwickeln, aus der sich an angemessener Bewältigung orientierte Indikationen für das Vorgehen bei bestimmten Krisentypen ableiten ließen, ist gegenwärtig (und wahrscheinlich auch prinzipiell) unerfüllbar« (S. 19). Diese Kritik hat zweifellos ihre Berechtigung. Aber viele Überlegungen, die man in den klassischen Konzepten findet, haben durchaus auch heute noch praktische Relevanz. Verfolgt man das Ziel, Behandlungsmöglichkeiten in der Krisenintervention zu verfeinern, erscheint der Versuch einer Weiterentwicklung zu integrativen und differenzierteren Modellen durchaus sinnvoll, sofern man keinen unrealistischen Absolutheitsanspruch stellt. Wesentlich ist, dass Krisen prozesshaft (und nicht linear) verlaufen und immer einen sehr individuellen und subjektiven Charakter haben.

Ausgehend von meinen klinischen Erfahrungen und angelehnt an die klassischen Modelle, aber auch an die weiterführenden Überlegungen von Dross (2001), bleibe ich zunächst bei der grundsätzlichen Einteilung von psychosozialen Krisen. Jene, die durch irreversible Verluste (▶ Kap. 3.1) ausgelöst werden, bezeichne ich in der Folge als Verlustkrisen. Ein Verlust führt nicht notwendigerweise zu einer Krise, sondern erfordert zunächst einen Trauerprozess (▶ Kap. 3.1.1). Dieser kann sich aber jederzeit krisenhaft zuspitzen. Den Begriff der traumatischen Krise (▶ Kap. 3.1.2) halte ich, wie bereits ausgeführt, insbesondere in Hinblick auf die Abgrenzung zu posttraumatischen Reaktionen für missverständlich und überholt. Einige der von Cullberg angestellten Überlegungen sind aber nach wie vor für das Verständnis der inneren und äußeren Prozesse, die Betroffene nach Verlusten durchleben, und der Frage, welche Aufgabenstellungen dabei zu bewältigen sind, sehr hilfreich. Jene Krisen, bei denen es eher um eine Form der tatsächlichen oder antizipierten Bedrohung oder Überforderung geht (Dross 2001), ordne ich im weitesten Sinn den Lebensveränderungskrisen zu (▶ Kap.

3.2). Von diesen beiden Krisenmodellen abzugrenzen sind vor allen Dingen die Probleme, die im Gefolge akuter Traumatisierungen auftreten (▶ Kap. 3.3.2). Posttraumatische Belastungsreaktionen und -störungen sind mittlerweile viel differenzierter konzeptualisiert worden und daher aus den bereits erläuterten Gründen (▶ Kap. 2.2.1) keinesfalls mehr den traumatischen Krisen zuzuordnen. Bei den Entwicklungskrisen (▶ Kap. 3.3.1) stehen entwicklungspsychologische Aspekte im Vordergrund. Erikson (1973) beschreibt mit diesem Begriff Lebensabschnitte, in denen die Gefahr, dass sich als Folge von Verlusten und Lebensveränderungen akute psychosoziale Krisen entwickeln, deutlich größer ist. Burnout (▶ Kap. 3.3.3) tritt im Gefolge länger andauernder chronischer Belastung auf. Die damit verbundenen Entwicklungen spitzen sich aber oft so dramatisch zu, dass wir dann Ähnlichkeiten mit den psychosozialen Krisen finden. Bei all diesen Problemen kann Krisenintervention indiziert sein. Grundsätzlich anders gelagert ist die Dynamik narzisstischer Krisen (▶ Kap. 3.3.4). Sie finden sich meist bei Menschen, die aufgrund schwerwiegender Fehlentwicklungen in der Kindheit und Jugend an Persönlichkeitsstörungen leiden. Diesen Menschen kann mit Krisenintervention meist nur sehr kurzfristig im Sinne einer Stabilisierung geholfen werden, sie benötigen fast immer längerfristige Behandlung. Psychiatrische Notfälle (▶ Kap. 3.3.5) schließlich sind durch eine unmittelbare vitale Bedrohung charakterisiert und machen notfallpsychiatrische Interventionen notwendig, die sich ganz grundsätzlich von psychosozialer Krisenintervention unterscheiden.

Bei den geläufigsten Phasenkonzepten handelt es sich um idealtypische Konzepte. Die beschriebenen linearen Verläufe kommen in dieser Eindeutigkeit kaum vor. Krisen entstehen unter den unterschiedlichsten Bedingungen und haben die vielfältigsten Erscheinungs- und Verlaufsformen. Kognitive, emotionale und handelnde Elemente wechseln sich ständig sowohl auf der Reaktions- als auch der Verarbeitungsebene ab. Phasen werden immer wieder spiralförmig und in Schleifen durchlaufen (Ulich 1987, Dross 2001). Die beschriebenen allgemeinen Merkmale von Krisen dürfen nicht den Blick darauf verstellen, dass sie bei jedem Betroffenen in einzigartiger Weise ausgeprägt sind und intraindividuell auch sehr unterschiedlich erlebt werden. Selbst die Frage, wie eine erfolgreich bewältigte Krise zu definieren ist, muss in letzter Konsequenz offenbleiben. Die unterschiedlichsten Ausgänge sind möglich und letztendlich kann nur der Betroffene selbst entscheiden, ob der eingeschlagene Weg für ihn konstruktiv und zufriedenstellend ist.

Folglich schließen einander die unterschiedlichen Konzepte von Krisen nicht aus. Oft hat man es in der Realität vielmehr mit komplexen Mischformen zu tun und ist mit zahlreichen Überschneidungen und fließenden Grenzen konfrontiert. Grundlegend ist aber die Frage, bei welchen Problemstellungen eine Indikation für professionelle psychosoziale Krisenintervention (▶ Tab. 3.1) überhaupt gegeben ist und wo andere Behandlungsformen vorzuziehen sind. Diesbezüglich plädiere ich daher auch für eine Schärfung des diagnostischen Blicks, um beiden wichtigen Grundsätzen von Krisenintervention gerecht werden zu können: Flexibilität und Prozessorientierung einerseits und exakter Indikationsstellung andererseits (▶ Kap. 5).

Tab. 3.1: Indikation für psychosoziale Krisenintervention und Abgrenzung zu Nachbargebieten (in Klammer jeweils ein Hinweis auf die Kapitel dieses Buches, in denen das Thema behandelt wird)

Problemstellung	Indikation für
Verlustkrisen (▶ Kap. 3.1)	Krisenintervention (▶ Kap. 5.3; ▶ Kap. 5.4.1)
Lebensveränderungskrisen (▶ Kap. 3.2)	Krisenintervention (▶ Kap. 5.3)
Akute Traumatisierungen (▶ Kap. 3.3.2)	Notfallpsychologische Intervention (▶ Kap. 5.4.4), danach Krisenintervention (▶ Kap. 5.4.4)
Akute Posttraumatische Belastungsstörungen (▶ Kap. 3.3.2)	Traumatherapie (▶ Kap. 5.4.4)
Entwicklungskrisen (▶ Kap. 3.3.1)	Kurz- oder Fokalpsychotherapie
Burnout (▶ Kap. 3.3.3)	in akuten Phasen Krisenintervention (▶ Kap. 5.4.5) Kurz- und Fokalpsychotherapie oder Langzeitpsychotherapie
Narzisstische Krisen bei Persönlichkeitsstörungen (▶ Kap. 3.3.4)	Krisenintervention nur zur unmittelbaren Stabilisierung geeignet Langzeitpsychotherapie und/oder psychiatrische Behandlung
Psychiatrischer Notfall (▶ Kap. 3.3.5)	Notfallpsychiatrische Intervention (▶ Kap. 3.3.5), danach psychiatrische Behandlung

3.1 Verlust

Viele Krisen werden durch unterschiedliche Formen von Verlust ausgelöst. Verlusterlebnisse sind Teil des Lebens, denn beinahe jeder Mensch wird früher oder später mit solchen Ereignissen konfrontiert und sie gehören zu den schmerzlichsten Erfahrungen, die Menschen machen müssen. Ein Verlust trifft uns oft plötzlich und unvorhergesehen. Eine krisenhafte Entwicklung in Folge eines erlittenen Verlusts ist für die Umwelt der Betroffenen meist gut nachvollzieh- und verstehbar. Daher kann die Person, sofern es ein tragfähiges soziales Netz gibt, zunächst meist mit viel Unterstützung rechnen. Verlustkrisen können durch den Tod nahestehender Personen, durch Trennungen, aber auch durch den Verlust körperlicher Unversehrtheit (nach Unfällen), der körperlichen Gesundheit (Diagnose einer schweren Krankheit) oder durch symbolische Verluste von Lebenszielen bzw. zentralen Werten ausgelöst werden. In der Regel sind dies Ereignisse, deren Bewältigung einen Trauerprozess erforderlich macht. Sie müssen aber nicht notwendigerweise Krisen auslösen, d. h. eine Gleichsetzung von Trauerprozess und Verlustkrise wäre unzulässig. Dies betrifft auch die zeitliche Dimension. Trauerprozesse brauchen viel Zeit, manchmal sogar Jahre. Demgegenüber ist eine Krise, wie bereits festgestellt, zeitlich begrenzt.

Zu einer krisenhaften Zuspitzung kommt es erst dann, wenn im Laufe eines Trauerprozesses die persönlichen Problembewältigungsstrategien und Verarbeitungsmodi massiv überfordert werden. Dies kann der Fall sein, wenn Art und Umstände des Verlustes besonders dramatisch sind oder die Art der Beziehung zum verlorenen Menschen schwierig und ambivalent war, ebenso wenn die trauernde Person isoliert ist und keine Unterstützung erfährt, sekundäre Verluste nicht bewältigt werden können, man durch einen frühen Verlust im Leben besonders vulnerabel ist oder andere zusätzliche Belastungen den Trauerprozess erschweren (▶ Kasten 3.1). Eine derartige Zuspitzung ist in jeder Phase möglich. Nach Abklingen der akuten Krise ist es meist notwendig, den »normalen« Trauerprozess fortzusetzen.

In der Folge soll nun zunächst ein Überblick zum Thema Trauer gegeben werden und anschließend das Konzept der »traumatischen Krise« vorgestellt und kritisch gewürdigt werden. Ich werde auch nochmals Bezug darauf nehmen, welche Gründe es gibt, den Begriff der Verlustkrise dem der traumatischen Krise vorzuziehen. Trauerprozesse werden vor allen Dingen im Zusammenhang mit Todesfällen beschrieben. Die theoretischen Ausführungen gelten aber in ähnlicher Weise auch für andere Verluste (z. B. Trennungen).

3.1.1 Trauer und Verlust

> »Ich warte nicht länger. Ich hebe alles, was auf dem Fußboden liegt, hoch und durchsuche das ganze Schlafzimmer. Es gibt keine Nachricht, und es gibt keine Hoffnung mehr, und da haben die Angst, der Schmerz, die grenzenlose Panik, das Entsetzen und die Verzweiflung freie Bahn.
> Ja genau, es ist die absolute Verzweiflung, das vollkommen wirkliche und begründete Abhandensein jeder Hoffnung. Nun, da ich das weiß, weine ich, und ich höre zwölf Monate nicht mehr damit auf.« (Connie Palmen 1999)

Diese Sequenz aus der Erzählung »I.M.«, in der die Schriftstellerin über ihre Liebe zu dem Journalisten Ischa Meijer und dessen plötzlichen Tod erzählt, lässt die Intensität des Schmerzes erahnen, die Menschen erleben, wenn sie geliebte Personen verlieren. Es zeigt uns auch, dass es nicht nur schmerzlich ist, selbst einen Verlust zu erleben, sondern dass wir auch als Zeugen eines Verlustes intensiven Gefühlen ausgesetzt sind. Man fühlt sich vom Schmerz angesteckt und gleichzeitig hilflos und ohnmächtig, weil man dem Trauernden zunächst nur wenig helfen kann. Das Einzige, das ihn wirklich trösten könnte, ist ja die Wiederkehr des verlorenen Menschen und eben diese ist nicht möglich. Ähnlich wie das Kleinkind, das von seiner Mutter verlassen wurde und sich von keiner anderen Person trösten lässt, verhält sich auch der trauernde Erwachsene. Er vermittelt zunächst, dass es unmöglich ist, ihn in seinem grenzenlosen Kummer zu verstehen.

Definition

Freud weist in seiner Arbeit über Trauer und Melancholie (1917) darauf hin, dass Trauer eine normale Reaktion auf den Verlust eines nahestehenden Menschen ist. Er stellt darüber hinaus fest, dass auch ein symbolischer Verlust Trauerprozesse in Gang setzen kann. Trauer ist notwendig, um sich von dem verlorenen Objekt lösen zu können. Freud und später auch Bowlby (2006) meinen, dass ein Mensch selten freiwillig eine intensive emotionale Bindung aufgibt. Er tut dies nur, wenn er erkennen muss, dass die geliebte Person endgültig verloren ist. Ein gelingender Trauerprozess benötigt viel Energie und kann nur schrittweise vollzogen werden. Er beinhaltet den Rückblick auf die verlorene Beziehung, auf Erinnerungen und Erwartungen an den Verstorbenen und auf das gemeinsame Leben und schließt das Erleben aller Gefühle ein, die an das verlorene Objekt gebunden sind.

Bowlby (2006) schlägt vor, den Begriff Trauer für alle bewussten und unbewussten Prozesse zu verwenden, die durch den Verlust ausgelöst werden, und bezeichnet demgegenüber mit Kummer den Schmerz über den Verlust und den dadurch bewirkten Entzug (▶ Tab. 3.2). Dies ist eine sehr hilfreiche Unterscheidung. Kummer (englisch: *grief*) steht am Beginn der Trauer: Er hilft den Verlust zu erkennen und bereitet den Menschen auf die späteren Vorgänge des Trauerns vor. In unkomplizierten Fällen dauert der Kummer einige Monate bis zu einem Jahr. Trauer (englisch: *mourning*) hingegen kann Jahre, wenn nicht ein Leben lang dauern. Trauer umfasst also mehr als Kummer. Auch dann, wenn der Kummer abklingt, muss der Trauernde noch viele Integrationsleistungen erbringen, bis eine endgültige Anpassung an das Leben ohne den Verstorbenen erfolgt ist. Die reale Beziehung soll durch eine symbolische ersetzt werden, das neue Leben muss entsprechend eingerichtet werden, um letztendlich frei zu werden für neue, andere Bindungen. Nicht selten erlebt ein Witwer oder eine Witwe nach dem ersten Jahr der Trauer kaum mehr akuten Kummer, kann sich aber erst nach mehreren Jahren vorstellen, eine neue Beziehung einzugehen. Erfahrungsgemäß finden Menschen oft viel Unterstützung und Verständnis, wenn der akute Kummer im Vordergrund steht, weniger aber bei den ebenso wichtigen späteren Prozessen der Neuorientierung.

Tab. 3.2: Vergleich Trauer und Kummer

Kummer (*grief*)	Trauer (*mourning*)
Der Schmerz über den Verlust und den dadurch bewirkten Entzug.	Alle bewussten und unbewussten Prozesse, die durch den Verlust ausgelöst werden.

Trauerphasen

Viele Autoren betonen den phasenhaften Verlauf des Trauerprozesses. An dieser Stelle wird insbesondere auf die Konzepte von Bowlby (2006) und Verena Kast

(2015) Bezug genommen. Auch dabei handelt es sich um idealtypische Modelle. Die Realität der betroffenen Menschen wird durch diese meist nur unvollständig erfasst. Phasen werden immer wieder spiralförmig oder in Schleifen durchlaufen. Auch wenn es allgemeine Merkmale gibt, die sich bei vielen Trauernden finden, ist doch der Trauerprozess bei jedem Betroffenen in einzigartiger Weise ausgeprägt und wird subjektiv sehr unterschiedlich erlebt. Zusätzlich bestimmt eine Reihe von Determinanten den Verlauf des Trauerprozesses (▶ Kasten 3.1). Dazu gehören Art, Schwere, Ursache und Umstände des Verlustes, die Art der Beziehung zum Verstorbenen, die sekundären Verluste wie z. B. eine Einbuße von Status oder ökonomischer Sicherheit, das Lebensalter und Geschlecht des Hinterbliebenen, die Krisenanfälligkeit und Vulnerabilität, die Reaktion der Umwelt bzw. die soziale Unterstützung, die Hinterbliebene erfahren, und die inneren und äußeren Ressourcen und Problembewältigungsstrategien, die ihnen zur Verfügung stehen. Diese Faktoren haben, wie bereits erwähnt, auch Einfluss darauf, ob sich ein Trauerprozess krisenhaft zuspitzt.

Kasten 3.1: Faktoren, die den Verlauf von Trauerprozessen beeinflussen

- Art, Schwere, Ursache und Umstände des Verlustes
- Art der Beziehung zum Verstorbenen
- Sekundäre Verluste
- Lebensalter und Geschlecht des Hinterbliebenen
- Vulnerabilität
- Soziale Unterstützung
- Innere und äußere Ressourcen und Problembewältigungsstrategien

Sowohl das Konzept Bowlbys als auch das von Kast gehen von vier Phasen des Trauerprozesses aus (▶ Tab. 3.3). Während Bowlby die erste Phase als Phase der Betäubung bezeichnet, nennt sie Kast die Phase des Nicht-Wahrhaben-Wollens. Diese dauert einige Tage bis zu einer Woche. Die betroffenen Menschen versuchen, die Auseinandersetzung mit der schmerzlichen Realität zu vermeiden, da sie die mit dem erlittenen Verlust verbundenen Gefühle zu überwältigen drohen. Sie fühlen sich wie betäubt. Manchmal versuchen Betroffene fast so weiterzuleben als gäbe es den Verlust nicht. Oft können sich Trauernde an die Erlebnisse dieser Zeit nicht erinnern. Nach dieser Phase der Betäubung setzt Negation ein. Die Vermeidung hat zunächst eine sinnvolle Funktion, sie stellt gleichsam einen Schutz gegen das innere Chaos dar. Es kann für Außenstehende sonderbar wirken, wie gefasst einige Betroffene sind. Manchmal aber sind die heftigen Gefühle, wie Angst, Verzweiflung oder Wut nicht mehr zu kontrollieren, dann kommt es zu dramatischen und wechselnden Erscheinungsbildern, z. B. zu Wut- und Verzweiflungsausbrüchen oder zu panischer Betriebsamkeit. Öfter verharren die Menschen aber im Zustand der Starre. Meist ist das Begräbnis eine Zäsur, die es nun nicht mehr länger möglich macht, die Realität des Todes ganz zu leugnen.

> **Fallbeispiel Angelika**
>
> Eine 22-jährige Frau, die ihre Schwester Barbara durch einen Suizid verloren hatte, schildert diese erste Zeit folgendermaßen: »Ich konnte nicht akzeptieren, dass meine Schwester tot ist, und war mir sicher, dass sie bald zurückkehren würde. Ich fühlte mich eiskalt und wie erstarrt. Ich kann mich kaum daran erinnern, was in dieser Zeit wirklich passiert ist.«

Während Kast zunächst von der Phase der aufbrechenden chaotischen Emotionen und danach von einer Phase des Suchens, Findens und sich Trennens spricht, ist im Konzept Bowlbys die Aufeinanderfolge umgekehrt. Er sieht zunächst die Phase der Sehnsucht und Suche nach der verlorenen Person und danach eine Phase der Desorganisation und Verzweiflung. Dies bestätigt nur, dass wir es nicht mit Phasen zu tun haben, die regelhaft aneinander anschließen, sondern dass die unterschiedlichen Aspekte des Trauerprozesses immer wieder durchlaufen werden, einander ablösen und wiederkehren. Zunächst ist jedenfalls die Konfrontation mit der schmerzhaften und bedrohlichen Realität des Verlustes unvermeidlich. Kummer wird in dieser Phase am intensivsten erlebt. Der Trauernde befindet sich in einem inneren Alarmzustand mit erhöhtem autonomem Erregungsniveau. Die Folge können quälende Ruhelosigkeit und Schlaflosigkeit sein. Der Hinterbliebene beschäftigt sich jetzt ständig mit dem verstorbenen Menschen und entwickelt oft das starke Verlangen ihn zu suchen und wiederzufinden. Dabei helfen Träume, Phantasien, das Betrachten von Fotografien, Erzählungen oder das Aufsuchen von geliebten Orten, an denen man mit dem verlorenen Menschen war. Betroffene sagen: »Ich kann an nichts anderes denken als an den Verstorbenen«. Immer wieder kann das Gefühl entstehen, er sei tatsächlich anwesend. Signale oder Geräusche werden als Anzeichen dafür interpretiert, dass der Verstorbene endlich zurückgekehrt sei. Manchmal finden sich sogar halluzinationsähnliche Zustände, meist aber Trugbilder und lebhafte Träume, in denen der Verlorene am Leben ist. Oft wird die Beziehung in dieser Phase idealisiert.

> **Fallbeispiel Angelika**
>
> Angelika träumt mehrfach, ihrer Schwester auf der Straße zu begegnen. Barbara erzählt ihr davon, wie es ist, tot zu sein und wie schön sie die Wiederauferstehung erlebt hätte. Auch in der Realität, z. B. beim täglichen Spaziergang mit dem Hund, glaubt sie immer wieder, ihre Schwester auf der Straße zu erkennen. Diese Vorstellungen sind einerseits mit großem Kummer verbunden, andererseits aber auch tröstlich, sie fühlt sich ihrer Schwester dann sehr nahe und verbunden.

Zorn ist ein häufig auftretendes Gefühl in dieser Phase, Zorn in Form von Reizbarkeit und Bitterkeit, Zorn auf jene, die man für den Tod verantwortlich macht, Zorn auch auf die verstorbene Person, von der man sich verlassen fühlt und der man vielleicht vorwirft, nicht besser für sich gesorgt zu haben oder den

Tod verschuldet zu haben. Diese Vorwürfe an den Verstorbenen sind nachvollziehbarerweise gerade nach Suiziden sehr intensiv, werden dann aber oft auch schnell wieder zurückgenommen, weil Wut auf einen Toten so befremdlich erscheint.

Bei normaler Trauer weniger ausgeprägt, aber dennoch oft vorhanden sind Selbstvorwürfe und Schuldgefühle, die sich häufig an geringfügigen Handlungen oder Unterlassungen festmachen. Hingegen werden bei der Trauerarbeit nach Suizid Schuld- und Schamgefühle oft zu zentralen Themen. Der vorschnelle Versuch Schuldgefühle zu entkräften ist selten hilfreich. Die Betroffenen spüren meist selbst, wenn Selbstvorwürfe übertrieben sind Oft handelt es sich aber um den momentan durchaus sinnvollen Versuch, die unerträglichen Gefühle von Ohnmacht und Hilflosigkeit abzuwehren. Durch die Vorstellung, sich falsch verhalten zu haben, kann der Hinterbliebene das Gefühl aufrecht halten, er hätte einen gewissen Einfluss auf die Situation gehabt. Schamgefühle führen oft dazu, dass man versucht die Ursache des Todes zu vertuschen. Das macht es für Betroffene schwierig, sich Unterstützung zu holen und über das Geschehene offen zu sprechen. Diese Art der Verleugnung ist ein hoher Risikofaktor für die spätere Entwicklung pathologischer Trauer.

Fallbeispiel Angelika

Beim Begräbnis kommt es zu einer heftigen Auseinandersetzung zwischen den geschiedenen Eltern, die sich gegenseitig beschuldigen, Verantwortung für den Tod ihrer Tochter zu tragen. Angelika ist darüber sehr wütend. Sie macht sich aber auch heftige Selbstvorwürfe, weil sie meint, nicht gut genug auf Barbara aufgepasst zu haben. Am Tag des Suizids hätte sie ihre Schwester keinesfalls alleine lassen dürfen (Barbara war mit dem Hund weggegangen). Angelika ist in dieser Zeit oft verzweifelt und fühlt sich ohnmächtig. Sie möchte ihrer Schwester so gerne helfen und weiß doch, dass dies nicht mehr möglich ist.

Auch Ablehnung, manchmal sogar Feindseligkeit Helfern gegenüber ist möglich. Da das Erleben am Beginn des Trauerprozesses immer wieder von der Hoffnung geprägt ist, die Trennung sei nur vorübergehend, richtet sich der Zorn vor allen Dingen gegen jene, die scheinbar oder tatsächlich fordern, den Verlust zu akzeptieren.

Fallbeispiel Angelika

Angelika stellt immer wieder die Sinnhaftigkeit des therapeutischen Prozesses in Frage. Sie wirft dem Therapeuten vor, dass das Gerede auch nichts helfe, schließlich bringe das ihre Schwester nicht zurück.

Die vergeblichen Versuche, die Person zurück zu erlangen, führen zu einer allmählichen Abnahme von Ungläubigkeit und Negation. Bowlby bezeichnet die jetzt folgenden Abschnitte als die Phase der Desorganisation und Verzweiflung und die Phase der Reorganisation, Kast als die Phase des Suchens und Trennens und des neuen Selbst- und Weltbezugs. Am Beginn dieser Abschnitte steht oft intensive Verzweiflung. Die Erkenntnis, dass der Verlust endgültig und von Dauer ist, wird manchmal als so bedrohlich erlebt, dass eine Zeit der Depression und Apathie folgen kann. Der trauernde Mensch hat das Gefühl, dass nun alles verloren sei.

Bei gelungenen Trauerprozessen wird die Vergeblichkeit des Suchens erkannt und der Betroffene beginnt, den Verlust zu akzeptieren. Allerdings kann es an Gedenktagen, wie dem Geburtstag des Verstorbenen, dem Todestag oder an Familienfesten, die gemeinsam gefeiert wurden, immer wieder Episoden heftiger Gefühlsausbrüche geben. Das sogenannte »Trauerjahr« lässt sich auch so erklären, dass erst das Durchleben eines ganzen Jahres mit all seinen wichtigen Ereignissen ohne den Verstorbenen eine Neudefinition des Selbst und des Lebens ermöglicht. »Erst müssen einmal alle Jahreszeiten darüber hinweggehen (Palmen 1998).« Grundsätzlich nehmen die Symptome und die Intensität der Emotionen ab und im Vordergrund steht jetzt ein kognitiver Prozess, dessen Ziel die Rückkehr in die Alltagswelt und eine Neuorientierung ist. Dazu müssen Veränderungen vorgenommen werden, um die Abwesenheit des Verstorbenen zu kompensieren. Die Beziehung muss aus einer gegenwärtigen in eine auf symbolischer Interaktion begründete übergeführt werden. Nur so kann sie lebendig erhalten werden. Kast (2000) beschreibt, dass die Lösung von drei zentralen Aufgaben das Gelingen dieses Prozesses bestimmt. Das Zurücknehmen von Delegation heißt, jene Aufgaben im Leben, die der Verstorbene übernommen hatte, nun selbst in die Hand zu nehmen. Die Rücknahme der Projektion ist verbunden mit der Frage, was man am Verstorbenen geliebt bzw. nicht gemocht oder gar gehasst hat und mit welchen eigenen Persönlichkeitsanteilen dies zu tun hat. Schließlich gilt es zu erkennen, welche Eigenschaften der Verstorbene in uns geweckt, belebt und »herausgeliebt« hat. Denn diese bleiben bestehen und verschwinden nicht mit dem Tod des geliebten Menschen. Damit werden Lebensmöglichkeiten, Werte und Ziele, die gemeinsam mit der verlorenen Person in der und /durch die Beziehung gelebt wurden, zu eigenen. Parallel zu diesen Prozessen können sich neue Interessen entwickeln und erste Zukunftspläne gemacht werden.

Fallbeispiel Angelika

Angelika, die noch bei ihrer Mutter wohnt, plant mit ihrem Freund zusammenzuziehen. Diese Perspektive ist sehr positiv für sie. In der Zeit um Weihnachten ist sie allerdings wieder sehr traurig und voller Kummer. Sie schildert, dass sie eine schreckliche Leere in sich spürt, weil sie sich ihrer Schwester jetzt nicht mehr so nahe fühlt. Sie meint, sie könne sie nicht mehr finden. Sie geht nach längerer Zeit auch wieder zum Grab der Schwester. Dieser Besuch macht den Verlust realer und gibt ihm etwas Endgültiges. Davor war sie überzeugt, dass Barbara nicht auf den Friedhof gehöre, da sie ja nicht wirklich tot sei. Sie schreibt an ihre Schwester und erzählt ihr, wie verloren sie seit ihrem Tod ist und dass sie sich von ihr im Stich gelassen fühlt. Angelika träumt bald darauf, dass sie schwer krank sei und sich daher das Leben nehmen wolle. Alle Menschen, die ihr wichtig sind, versammeln sich um ihr Krankenbett. Sie bittet sie, ihre freie Entscheidung zu respektieren und sie sterben zu lassen. In dieser Traumsequenz identifiziert sie sich offenbar sehr stark mit der toten Schwester. Schließlich entscheidet sie sich aber für eine rettende Operation und damit anders als ihre Schwester für das Weiterleben.

Anpassung bedeutet folglich, dass der Trauernde nicht länger gegen den Verlust ankämpfen muss, sondern gelernt hat, mit ihm als einer unausweichlichen Tatsache zu leben. Bowlby (2006, S. 96) sagt über diese Phase: »Es sollte dem Trauernden möglich geworden sein, eine Unterscheidung zu treffen zwischen Denk-, Fühl- und Verhaltensmustern, die eindeutig nicht mehr angebracht sind, und anderen, die mit gutem Recht beibehalten werden können.« Und weiter: »Zur zweiten Gruppe gehört besonders auch das Festhalten an Werten und das Weiterverfolgen von Zielen, die gemeinsam mit der verlorenen Person entwickelt worden waren.«

Tab. 3.3: Phasen der Trauer

	Bowlby	Kast
1. Phase	Betäubung	Nicht-Wahrhaben-Wollen
2. Phase	Sehnsucht und Suche	aufbrechende Emotionen
3. Phase	Desorganisation und Verzweiflung	Suchen und Trennen
4. Phase	Reorganisation	neuer Selbst- und Weltbezug

Die R-Prozesse des Trauerns

Dieses Modell von Rando (2003) stellt noch deutlicher das Prozesshafte der Trauer in den Vordergrund. Sie unterteilt den Trauerprozess in drei große Phasen: Vermeidung, Konfrontation und Anpassung. Während dieser Phasen sind sechs von ihr sogenannte R-Prozesse der Trauer zu bewältigen, um den Verlust in gesunder Weise verarbeiten zu können (▶ Tab. 3.4). Diese Prozesse bedingen einander teilweise, verlaufen aber auch parallel und wiederholen sich. Trauernde bewegen sich zwischen den Prozessen vor und zurück, was wiederum den nichtlinearen fluktuierenden Verlauf der Trauer bestätigt.

Zunächst ist es notwendig, dass der Betroffene »den Verlust erkennt«. Er muss sowohl kognitiv als auch emotional erfassen, dass der Tod stattgefunden hat, um überhaupt mit dem Trauern beginnen zu können. Wenn die Realität des Todes anerkannt ist, muss der Trauernde »auf die Trennung reagieren und sie bewältigen«. Er erlebt den Schmerz, spürt, identifiziert, akzeptiert und drückt alle psychischen Reaktionen aus, die der Verlust hervorruft, und identifiziert und betrauert schließlich auch sekundäre Verluste. Ein nächster Schritt ist die »Rückbesinnung auf den Verstorbenen und das Nachempfinden der Beziehung«, um schließlich »die alten Bindungen an den Verstorbenen und an die alte angenommene Welt preisgeben zu können«. Dadurch wird es möglich, »sich neu zu ordnen, um sich anpassungsfähig in die neue Welt zu begeben, ohne die alte zu vergessen«. Anpassung muss in vier Bereichen erfolgen: Die bisher angenommene Welt ist durch den Verlust beschädigt und muss daher revidiert werden, es muss eine andere, eine symbolische Beziehung zum Verstorbenen entwickelt werden und es bedarf neuer Daseinsstrategien. Schließlich sollte es möglich werden, das Selbstbild an die veränderte Realität anzupassen. Ist der Trauerprozess geglückt, kann die emotionale Energie, die in der Beziehung mit dem Verstorbenen gebunden war, in andere Bindungen »neu investiert« werden (Rando 2003, S. 187ff.).

Trauerprozesse können sich in jeder Phase krisenhaft zuspitzen. Sei es, weil man durch bestimmte Aspekte des Trauerprozesses überfordert ist oder weil man die zusätzlichen Anforderungen und Belastungen zu einem bestimmten Zeitpunkt nicht bewältigen kann. Diese Situationen stellen dann die Indikation für Krisenintervention dar.

Tab. 3.4: Die R-Prozesse der Trauer (nach Rando 2003)

Vermeidung	
Konfrontation	• Verlust erkennen • Auf die Trennung reagieren • Rückbesinnung auf den Verstorbenen • Nachempfinden der Beziehung
Anpassung	• Alte Bindungen an den Verstorbenen aufgeben • Sich neu ordnen, sich in die neue Welt begeben, ohne die alte zu vergessen • Neu investieren

3.1.2 Traumatische Krise

Durch Verluste ausgelöste Krisen wurden erstmals von Cullberg (1978) beschrieben und als traumatische Krisen bezeichnet. Er definiert sie folgendermaßen: »Die traumatische Krise ist eine durch einen Krisenanlass mit subjektiver Wertigkeit plötzlich aufkommende Situation von allgemein schmerzlicher Natur, die auf einmal die psychische Existenz, die soziale Identität und Sicherheit und die fundamentalen Befriedigungsmöglichkeiten bedroht.«

Zunächst möchte ich nochmals darlegen, warum ich den Begriff »traumatische Krise« für grundsätzlich missverständlich halte. Die Bezeichnung legt nahe, alle Ereignisse traumatischer Qualität darunter zu subsumieren (z.B. Schmidt 2004). In weiterer Folge soll aber dargelegt werden, dass es sich bei Posttraumatischen Belastungsreaktionen und den Krisen, die nach Verlusten entstehen, grundsätzlich um sehr unterschiedliche Vorgänge handelt, auch wenn es einige Parallelen gibt (▶ Kap. 2.2.1, ▶ Kap. 3.3.2). Dies ist insbesondere in Hinblick auf die passende Art der Intervention von großer Bedeutung (▶ Kap. 5.2). Daher scheint es sinnvoll, von Verlustkrisen zu sprechen und sie von Posttraumatischen Belastungsreaktionen abzugrenzen. Diese sind mittlerweile auch wesentlich differenzierter beschrieben worden. Es wird nun kurz das mit dem Begriff der traumatischen Krise verbundene Phasenkonzept dargestellt und anschließend einer kritischen Würdigung unterzogen (▶ Kasten 3.2).

1. Phase – Schockphase

Die Beschreibung der Schockphase findet sich in ähnlicher Form in den Konzepten über Trauer bei Bowlby (»Betäubung«) bzw. Kast (»Nicht-Wahrhaben-Wollen«). Auch Cullberg meint, dass die Überwältigung durch den intensiven Schmerz dazu führt, dass intrapsychische Vorgänge in Gang gesetzt werden, deren Ziel es ist, die unerträgliche Wirklichkeit als Ganzes von sich fernzuhalten. So dienen z.B. Bewusstseinseinengung und Betäubung dazu, die momentan überwältigenden Gefühle nicht an sich heranzulassen. Äußerlich erscheint der Mensch unter Umständen sogar ruhig und gefasst, das innere Erleben ist aber chaotisch und von Desorientierung geprägt. Später wechseln Betäubung und heftige Gefühlsausbrüche, wie Weinkrämpfe, verbunden mit körperlichen Zeichen panischer Angst, einander ab. Manchmal verharren die Betroffenen auch im Zustand der Erstarrung. Normalerweise dauert die Schockphase nicht länger als wenige Tage bis zu maximal zwei Wochen.

2. Phase – Reaktionsphase

In dieser Phase ist die Konfrontation mit der schmerzhaften und bedrohlichen Realität unvermeidlich. Emotionen wie Trauer, Angst, Wut und Schuldgefühle sind nicht mehr vollständig zu unterdrücken. Der Betroffene versucht, die schmerzliche Wirklichkeit unter zeitweiligem Einsatz seiner gewohnten Abwehrmechanismen und Bewältigungsstrategien (▶ Kap. 2.2.5) so schonend wie möglich zu verarbeiten.

Im ungünstigsten Fall wird der schmerzende Teil der Persönlichkeit gleichsam stillgelegt. Dadurch wird viel seelische Energie gebunden, die nicht mehr zur Bewältigung des Alltags herangezogen werden kann. Vorübergehender sozialer Rückzug kann zwar sinnvoll sein, wenn Beziehungen aber über einen längeren Zeitraum vernachlässigt werden, besteht die Gefahr der Isolation. Überwiegen dysfunktionale oder passiv-resignative Copingstrategien wie z.B. dauerhafte Verleugnung, Abspaltung der Gefühle oder Alkoholmissbrauch, kann es zu Fixierungen oder Chronifizierungen kommen, die letztendlich in psychische oder psychosomatische Störungen münden. Spätere neue Belastungen können die Wunde wieder aufbrechen lassen und zu abermaligen heftigen Reaktionen führen, die dann für die Umgebung oft nicht nachvollziehbar sind. Scheitern alle Bewältigungsversuche, schildern Betroffene charakteristischerweise, dass sie nicht mehr weiterwissen, am Ende sind und diesen Zustand nicht länger ertragen können. Eine suizidale Handlung kann dann ebenso wie eine Gewalttat als letzter Ausweg erscheinen.

Der Betroffene soll in dieser Phase möglichst viel über den Verlust sprechen und die Möglichkeit haben, den oft intensiven und sich manchmal auch widersprechenden Gefühlen Ausdruck zu geben. Wenn es gelingt, dass der Betroffene seine Emotionen und Symptome als adäquaten Ausdruck seiner Krise verstehen und Schritt für Schritt durchleben kann, verlieren sie für ihn an Bedrohlichkeit. Die Konfrontation mit der Realität sollte jedenfalls behutsam erfolgen.

3. Phase – Bearbeitungsphase

Es erfolgt nun eine allmähliche Loslösung vom Verlorenen und eine Ausrichtung auf Gegenwart und Zukunft. Das Ereignis wird kognitiv bewertet, Lösungsschritte werden unternommen, Gefühle werden fassbarer. Das Erlebte wird langsam integriert. Es kommt aber auch während der Bearbeitung immer wieder zu Episoden, in denen Verzweiflung, Ungewissheit und Chaos im Vordergrund stehen können. Ebenso wechseln Zeiten des Rückzugs mit solchen, in denen das Bedürfnis nach Kontakt und Gespräch groß ist.

4. Phase – Neuorientierung

Das verlorene Selbstwertgefühl sollte wiederhergestellt sein und im günstigsten Fall hat man neue Lebensbewältigungsstrategien entwickelt. Beim Betroffenen entsteht das Gefühl, durch das Durchleben und Bearbeiten des schmerzlichen Ereignisses, Lebenserfahrung gewonnen zu haben. Das Leben kann wieder aus einer anderen Perspektive betrachtet werden. Neue Beziehungen können aufgenommen werden.

Kasten 3.2: Phasen der traumatischen Krise (nach Cullberg 1978)

> 1. Phase – Schockphase → 2. Phase – Reaktionsphase → 3. Phase – Bearbeitungsphase → 4. Phase – Neuorientierung

Auch wenn dieses Phasenkonzept aus heutiger Sicht etwas überholt scheinen mag, gibt es doch einige Aspekte an Cullbergs Arbeit, die nach wie vor große Relevanz haben. Er hat erstmals beschrieben, dass Menschen Krisen in sehr individueller Art verarbeiten und unterschiedlichste Abwehrmechanismen und Problemlösungsstrategien verwenden und dass die meisten Betroffenen, bevor sie Neues ausprobieren, zunächst auf Vertrautes zurückgreifen. Ebenfalls zentral ist die Feststellung, dass Menschen bei der Krisenbewältigung immer wieder zwischen konstruktiven und tendenziell eher schädigenden Verhaltensweisen wechseln. Verschiedenste Faktoren tragen dazu bei, welche Problemlösungsstrategien letztendlich überwiegen und bestimmen damit Verlauf und Ausgang der Krise. Aus diesen Überlegungen lassen sich wertvolle Rückschlüsse auf prozessorientierte Interventionsstrategien ziehen (▶ Kap. 5). Vor allen Dingen das Wissen um die Schockphase mit ihren Implikationen und Gefahren als unmittelbare Reaktion auf den Verlust ist im klinischen Alltag von Bedeutung und stellt die Grundlage für notfallpsychologische Interventionen dar.

Die Art, wie Menschen mit Verlusten umgehen, unterliegt nicht nur von Person zu Person erheblichen Unterschieden, sondern kann auch intraindividuell im Laufe eines Lebens stark variieren. Episoden forcierter Problemlösungsversuche wechseln mit solchen verstärkter Abwehr ab. Copingstrategien werden immer wieder im Sinne von Erprobung und Neubewertung eingesetzt. Darüber hinaus erwecken zu starre Konzepte unter Umständen ungeeignete normative Erwartungen, wie ein »richtiger« Bewältigungsprozess abzulaufen hat, und können damit Betroffene wie Angehörige zusätzlich verunsichern.

Fallbeispiel Angelika

Angelika durchlebte während des Trauerprozesses mehrere krisenhafte Episoden. Unmittelbar nach dem Suizid – in der Schockphase und in den ersten Wochen nach dem Begräbnis – war sie voller Verzweiflung und massiv überfordert. In dieser Zeit hatte sie selbst sehr ernste Suizidgedanken. Um Weihnachten (etwa sieben Monate nach dem Tod) gab es nochmals eine krisenhafte Zuspitzung, als sie die immer deutlicher werdende Realität des Verlustes und die damit verbundenen Verlassenheitsgefühle kaum ertragen konnte (so wie es Bowlby für die Phase der Desorganisation und Verzweiflung beschreibt). Sie beschäftigte sich in der Folge sehr intensiv mit ihren Schuldgefühlen und ihrer Wut. Auch zum damaligen Zeitpunkt entwickelte sie nochmals Suizidgedanken, wie auch im Traum von ihrer unheilbaren Krankheit deutlich wird.

3.2 Lebensveränderungen

3.2.1 Definition

Man spricht von Lebensveränderungskrisen, wenn Ereignisse des üblichen Lebensverlaufes wie das Verlassen des Elternhauses, Umzug, Arbeitsplatzwechsel, Heirat oder die Geburt eines Kindes zum Krisenauslöser werden. Ein solches Ereignis kann aus realen Gründen eine Überforderung oder Bedrohung darstellen. Es kann aber auch sein, dass die Befürchtungen und Ängste, die eine solche Situation mit sich bringt, die Betroffenen so verunsichern, dass es zu krisenhaften Zuspitzungen kommt. Lebensveränderungskrisen entwickeln sich oft an den Übergängen von einer in die nächste Lebensphase, wenn gewohnte Abläufe sich ändern, Entwicklungsaufgaben (▶ Kap. 3.3.1) zu lösen sind und Neuanpassung notwendig wird. Am größten ist die Gefahr der Überforderung natürlich dann, wenn sich Zielsetzungen widersprechen und motivationale Konflikte entstehen (Dross 2001). Welcher Anlass zur Krise geführt hat, ist für die Umwelt aber oft auch für den Betroffenen zunächst nicht immer nachvollziehbar, umso mehr, wenn es sich, wie in dem weiter unten folgenden Fallbeispiel, um ein zunächst eher positives Ereignis handelt. Diese Unklarheit verstärkt Angst und Unbehagen. Lebensveränderungskrisen beginnen schleichend, entwickeln sich langsam, oft über Wochen und eskalieren charakteristischerweise dann, wenn bereits alle Bewältigungsversuche erschöpft sind. Ob solch ein Ereignis überhaupt zu einer vollausgebildeten Krise führt, hängt also deutlich mehr als bei den Verlustkrisen von subjektiver Bedeutung, Krisenanfälligkeit und Persönlichkeit ab. Dies macht auch die psychopathologische Differenzialdiagnose schwierig. Oft lässt sich erst retrospektiv beurteilen, ob nicht doch eine psychische Störung für die Dekompensation verantwortlich war.

3.2.2 Phasen der Lebensveränderungskrise

Auch bei diesem erstmals von Caplan (1964) beschriebenen Phasenmodell (▶ Kasten 3.3) handelt es sich um ein idealtypisches Konzept, dem aber doch bei allen bereits erwähnten einschränkenden Überlegungen ein gewisser Nutzen für das Verständnis von Entstehung und Verlauf psychosozialer Krisen nicht abzusprechen ist. Die krisenhafte Entwicklung kann in jedem Stadium zu Ende gehen, wenn die Bewältigungsversuche erfolgreich sind oder aber das Ziel aufgegeben wird.

Gewisse Parallelen lassen sich auch in der Life-event-Forschung finden, die sich mit den Folgen von Zäsuren, die durch »kritische Lebensereignisse« im Lebensverlauf verursacht werden, beschäftigt. Diese beeinträchtigen häufig das seelische Gleichgewicht und erfordern Veränderungs- und Anpassungsleistungen. Die meisten Autoren vermuten einen Zusammenhang zwischen plötzlichen Veränderungen im Lebensverlauf und psychophysischer Gesundheit. Die Feststellung, dass sich kritische Lebensereignisse oft im Vorfeld psychischer Störungen finden lassen (Brown und Harris 1978, Pearlin 1989, Filipp 1993), korreliert mit unseren Annahmen bezüglich des Gefährdungspotenzials von Krisen. Zu Recht wird allerdings kritisiert, dass in diesen Untersuchungen die Frage vernachlässigt wird, welche Faktoren ein solches Ereignis eigentlich erst zum Stressor bzw. Krisenauslöser machen (Katschnig 2001). Auf die zentrale Bedeutung subjektiver Einschätzung und persönlicher Involviertheit (▶ Kap. 2.2.2) wurde diesbezüglich an anderer Stelle bereits hingewiesen.

1. Phase – Konfrontation

Die krisenhafte Entwicklung beginnt mit der Konfrontation mit einem lebensverändernden Ereignis. Dieses wird unter Umständen zunächst gar nicht als übermäßig belastend wahrgenommen. Bleibt aber das übliche Problemlösungsverhalten, das von den persönlichen Fähigkeiten, Strategien und gewohnten Hilfsmitteln geprägt ist, wirkungslos, entstehen Spannung und Unbehagen. Die eigene Aktivität wird gesteigert und intensivierte Problemlösungsversuche werden unternommen. Unter Umständen sucht man auch verstärkt Unterstützung bei Freunden und Angehörigen.

Fallbeispiel Kurt

Ein 35-jähriger Angestellter sucht aufgrund einer ausgeprägten depressiven Verstimmung und panikartiger Angstzustände das Kriseninterventionszentrum auf. Er berichtet, dass er sich schon seit etwa zwei Monaten ziemlich unbehaglich fühle. Auf Nachfrage berichtet er, dass er zu diesem Zeitpunkt die Leitung seiner Abteilung übertragen bekam. Er meint, er sei damit sozusagen am Ziel seiner Wünsche angelangt. Unerklärlicherweise habe sich aber danach sein Zustand ständig verschlechtert. Die berufliche Karriere steht im Mittelpunkt seines Lebens. Alles andere wurde dem untergeordnet. Im letzten Jahr hat er »leider« auch seine Familie vernachlässigt. Seit der Übernahme der Leitung sieht er sich mit einigen Schwierigkeiten konfrontiert. Er ist z. B. für die Implementierung eines neuen EDV-Systems verantwortlich, obwohl er keine einschlägige Qualifikation hat. Er arbeitet Nächte durch und hat einen Freund um Hilfe gebeten. Dieser ist mittlerweile aber auch überfordert. Zunehmend hat er die Freude an der Arbeit verloren. Dies ist ganz untypisch für ihn. Er beschreibt sich als fleißigen, strebsamen Menschen, der sich unter schwierigsten Bedingungen hochgearbeitet hat, was ihn mit großem Stolz erfüllt.

2. Phase – Versagen

Wenn die Belastung nicht bewältigt werden kann, entstehen zunehmend Versagensgefühle: Langsam entsteht der Eindruck, man hätte sein Leben nicht mehr unter Kontrolle. Die Spannung steigt, Angst und Hilflosigkeit nehmen zu. Der Selbstwert sinkt. Das Denken, Fühlen, Wahrnehmen und Handeln ist eingeengt und wird ausschließlich auf die Bewältigung des Problems ausgerichtet. Manche Betroffene halten in dieser Phase starr an destruktiven und nicht erfolgversprechenden Problemlösungsstrategien fest.

Fallbeispiel Kurt

Kurt wird in dieser Phase zunehmend depressiv, kommt morgens kaum mehr aus dem Bett. Er leidet an für ihn unerklärlichen Panikzuständen. Dennoch intensiviert er seinen Arbeitseinsatz, um die Situation doch noch unter Kontrolle zu bekommen. Er verbringt auch die Wochenenden in der Firma. Letztendlich führt aber auch dies nicht zum gewünschten Erfolg.

3. Phase – Mobilisierung

Wenn der innere und äußere Druck weiter zunimmt, führt dies zur Mobilisierung aller verfügbaren inneren und äußeren Bewältigungskapazitäten. Die eigene Situation wird überdacht und anders eingeschätzt, Ungewohntes und Neues wird ausprobiert. Entweder sind diese neuen Anstrengungen erfolgreich und die Probleme werden bewältigt oder aber resignative Tendenzen und dysfunktionale Lösungsversuche wie Rückzug oder Suchtmittelmissbrauch überwiegen und führen zur Aufgabe wichtiger Ziele. Manchmal entlädt sich die Spannung bereits in dieser Phase in selbst- oder fremddestruktivem Verhalten.

Fallbeispiel Kurt

Zunächst spricht Kurt mit seinem Chef über die aus seiner Sicht verfahrene Situation. Die Erkenntnis, dass nicht alles machbar ist, und das damit verbundene Eingeständnis, die Situation alleine nicht bewältigen zu können, stellt einen konstruktiven Versuch dar, sich aus einer Sackgasse zu befreien. Der Chef sieht allerdings keinen Handlungsbedarf. Kurzfristig versucht Kurt Distanz zu bekommen, indem er sich krankmeldet. Die Schuldgefühle werden aber so stark, dass er sich nach wenigen Tagen dazu zwingt, wieder arbeiten zu gehen. Er überlegt, sich an seinen früheren Arbeitsplatz versetzen zu lassen oder gar zu kündigen.

4. Phase – Vollbild der Krise

Wenn weder Bewältigung noch Rückzug möglich sind, kann nach einer längeren Phase von seelischer Zermürbung eine Kleinigkeit die Situation zum Eskalieren bringen. Die seelische Verzweiflung wird sichtbar, aber erscheint, wenn man die vorangegangene lange Belastungsphase außer Acht lässt, unangemessen. Die Krise erreicht ihren Höhepunkt. Der Betroffene ist desorientiert und hilflos, Verhalten und Äußerungen sind ungesteuert. Im ungünstigsten Fall bei plötzlichem Verlust der Impulskontrolle und des Realitätsbewusstseins und/oder wenn die Belastbarkeit der Umgebung erschöpft ist und dies zusätzliche Konflikte verursacht, entwickelt sich eine Dynamik, die ohne äußere Hilfe zur Katastrophe führt.

Fallbeispiel Kurt

Nach einer belanglosen Auseinandersetzung mit dem Chef verlässt Kurt seinen Arbeitsplatz. Er geht nicht mehr zur Arbeit, irrt in der Stadt umher, ohne mit jemandem über seine verzweifelte Situation zu sprechen. Er kann keinen klaren Gedanken mehr fassen. Die Situation erscheint ihm ausweglos, sodass er überlegt mit dem Auto gegen einen Baum zu fahren.

5. und 6. Phase – Bearbeitung und Neuorientierung

In dieser zugespitzten Situation kann es also unter Umständen zu dramatischen Entwicklungen kommen, die scheinbar in keinem Verhältnis zu den Ursachen stehen. Überwiegen defensive Bewältigungsversuche kann es zu einer Stabilisierung auf niedrigerem psychosozialen Niveau kommen, wichtige Lebensziele werden aufgegeben. Im günstigsten Fall kommt es nach der Eskalationsphase meist mit entsprechender Unterstützung von außen zu einem Prozess, der in mehreren Schritten eine Bearbeitung und Neuanpassung ermöglicht.

Fallbeispiel Kurt

Auf Anregung eines Freundes, der bemerkt, wie schlecht es Kurt geht, sucht er professionelle Hilfe auf. Gleich zu Beginn sagt er, dass er sich selbst nicht mehr verstehe und Angst hätte, verrückt zu werden. Er kann im Gespräch Verzweiflung, Angst und Wut äußern und es gelingt, einen Zusammenhang zwischen seinem schlechten Zustand und der Arbeitssituation herzustellen. Das entlastet ihn deutlich. Er meldet sich abermals krank. Im Mittelpunkt der Krisenintervention steht zunächst die Klärung der familiären Situation. Er hat seiner Frau noch nicht von der schwierigen Situation und seiner Verzweiflung erzählt, da er befürchtet, sie würde ihn für einen Versager halten. Es lässt sich klären, dass es sich dabei um einen projektiven Vorgang handelt. Er verlagert seine eigenen Insuffizienzgefühle nach außen. Bisher hat ihn seine Frau eigentlich immer bestätigt und jedenfalls nie auf die von ihm befürchtete Weise entwertet. Durch diese Einsicht ermutigt, spricht er mit ihr. Sie reagiert sehr verständnisvoll und unterstützend, die Familie wird damit zu einer wichtigen Ressource. Nach dem Krankenstand bewirbt er sich bei einer anderen Firma. Gestärkt durch den positiven Verlauf des Vorstellungsgesprächs, versucht er nochmals eine Klärung mit seinem Chef. Dieser möchte auf jeden Fall, dass er im Unternehmen bleibt. Es wird vereinbart, dass eine EDV-Fachkraft zur Unterstützung beigezogen wird und die Firma eine Weiterbildung für ihn bezahlt. Bei Beendigung der Krisenintervention ist eine deutliche Stabilisierung des psychischen Zustands feststellbar, er blickt vorsichtig optimistisch in die Zukunft. Zur Eskalation der Krise trugen allerdings Persönlichkeitsanteile bei, die nunmehr auch dem Klienten selbst als problematisch erscheinen. Nach Beendigung der Krisenintervention macht er daher eine Psychotherapie, um die unrealistisch hohen Leistungsansprüche und die mangelhafte Fähigkeit zur Abgrenzung zu bearbeiten.

Kasten 3.3: Lebensveränderungskrise (nach Caplan 1964)

> Konfrontation → Versagen → Mobilisierung → Vollbild der Krise → Bearbeitung → Neuorientierung

3.3 Angrenzende Gebiete – Differenzierungen – Überschneidungen

3.3.1 Entwicklungskrisen

»Wenn wir nur lernen, leben zu lassen; der Wachstumsplan ist schon vorhanden.« (Erikson 1973, S. 122)

Das Konzept der Entwicklungskrisen nach Erikson (1973) unterscheidet sich in einigen grundsätzlichen Annahmen von jenen Krisenmodellen, bei denen primär das Missverhältnis von äußeren Belastungen und verfügbaren Problembewältigungsstrategien als krisenauslösend gilt. Erikson stellt die Persönlichkeits- und Identitätsentwicklung in den Vordergrund seiner Überlegungen. Demnach durchlebt jeder Mensch während seines Lebens bestimmte kritische Phasen, in denen er mit existenziellen, neuen Aufgaben konfrontiert wird. Dabei dominiert jeweils ein zu lösender phasenspezifischer Grundkonflikt, der an Hand zweier Pole beschrieben wird. Eine geglückte Bewältigung ermöglicht das Erreichen einer neuen Stufe der Identitätsentwicklung.

Die acht Entwicklungsstufen und die dazu gehörigen Konflikte werden in der Folge kurz beschrieben. Weitergehende entwicklungspsychologische Überlegungen überschreiten allerdings den Rahmen dieses Buches.

Säuglingsalter: Ur-Vertrauen gegen Ur-Misstrauen

Im ersten Lebenshalbjahr ist die psychische Entwicklung des Menschen von der Aufgabe bestimmt Kommunikation herzustellen und Nähe und Distanz zu regulieren (Ermann 2007). Aufgabe der primären Bezugspersonen ist es nicht nur, den Säugling zu versorgen, sondern auch ein ausreichendes Maß an Nähe herzustellen und die notwendigen Trennungsschritte empathisch zu begleiten. Mit Vertrauen beschreibt Erikson (1973, S. 62) »das Gefühl des Sich-Verlassen-Dürfens und zwar in Bezug auf die Glaubwürdigkeit anderer wie der Zuverlässigkeit seiner selbst«. Dieses Vertrauen kann der Säugling nur dann erwerben, wenn er sich auf seine wichtigsten, ihn versorgenden Bezugspersonen verlassen kann. Die Identitätsentwicklung lässt sich mit dem Satz »Ich bin, was man mir gibt« beschreiben. Erfahrungen von Vernachlässigung, Inkonstanz oder Desinteresse und übermäßiger Frustration von Bedürfnissen können zu ernsthaften Entwicklungsstörungen führen. Das Erleben ist von Ur-Misstrauen geprägt und dies hat in der Regel schwere psychische Störungen zur Folge.

Kleinkindalter: Autonomie gegen Scham und Zweifel

Der Autonomie-Abhängigkeits-Konflikt entspringt dem Wunsch des Kindes, sich immer stärker zu verselbständigen und sich von den Bezugspersonen (»Objekten«) zu lösen. Erikson beschreibt dies mit dem Satz: »Ich bin, was ich will«.

Dem Trennungswunsch steht aber die Trennungsangst gegenüber, die Befürchtung vom Objekt fallengelassen zu werden bzw. es unwiederbringlich zu verlieren. Die wichtigsten psychosozialen Modalitäten sind Festhalten und Loslassen. Das Kleinkind gewinnt Kontrolle über seine Muskeln und damit ein dauerndes Gefühl von Autonomie. Können die Bezugspersonen die Ambivalenz des Verselbständigungsprozesses nicht tolerieren, sind sie übervorsichtig und ängstlich. Vermitteln sie, dass das Kind nicht leistet, was man von ihm verlangt, stehen Scham, Zweifel und Versagensängste im Vordergrund und nicht die Freude am Selbständig-Werden.

Spielalter: Initiative gegen Schuldgefühl

Im Mittelpunkt der Entwicklung im vierten und fünften Lebensjahr steht zunächst der Triangulierungs- und anschließend der ödipale Konflikt. Die Sicherheit und Beschränkung der dyadischen (»Zweier-«)Beziehung zur Mutter soll zugunsten einer Hinwendung zum Vater mit allen Chancen und Risiken der triadischen (»Dreier-«)Beziehung aufgegeben werden. Diese Entwicklung wird durch das Bedürfnis des Kindes, seine eigene Identität zu leben und eigenständige Wege zu gehen, gefördert. »Ich bin, was ich mir zu werden vorstelle« (Erikson 1973). Die sich entwickelnde Angst vor Liebesverlust geht mit der Gefahr einer, Bedürfnisse nach Selbständigkeit mit Schuldgefühlen zu beantworten. Durch die erfolgreiche Lösung dieses Konfliktes erwirbt das Kind die Fähigkeit zu mehreren Menschen gleichwertige Beziehungen herstellen zu können und entwickelt damit die Vorstellung, eine Beziehung auch durch eine andere ersetzen zu können. Damit kann es die Verbindung zur Mutter lockern und erlebt sich in die Beziehung der Eltern einbezogen.

Der nun folgende ödipale Konflikt entsteht, weil das triebhafte Begehren auf den gegengeschlechtlichen Elternteil gerichtet wird. Rivalität, Spannung und Aggression müssen in der Dreiecksbeziehung ausgehalten werden. In Folge der Erfahrung, dass der begehrte Elternteil unerreichbar bleibt, identifiziert sich das Kind mit dem gleichgeschlechtlichen Elternteil. Ziel ist das Erreichen einer reifen Genitalität. Dies bedeutet, dass das Kind in der Lage ist, liebende Objektbeziehungen einzugehen, seine Geschlechtsidentität zu entwickeln und ein Gewissen auszubilden.

Schulalter: Werksinn gegen Minderwertigkeitsgefühl

Aufgabe dieser Phase ist es, die erworbene Autonomie zu bewahren und Herausforderungen außerhalb der Familie allein zu meistern. Es soll möglich werden, konstruktive Beziehungen in der Sekundärgruppe einzugehen. Das Kind erlernt neue Fertigkeiten, erbringt Leistungen in der Schule und verschafft sich so Anerkennung. »Ich bin, was ich lerne« (Erikson 1973).

Jugendalter: Identität gegen Identitätsdiffusion

Die Adoleszenzkrise hat aufgrund der Fülle von Entwicklungsaufgaben eine besondere Stellung unter den Entwicklungskrisen (▶ Kap. 5.4. 10). »Ich bin einer, aus dem etwas wird« (Erikson 1973). Wichtige Entwicklungsschritte in der Adoleszenz sind der sexuelle Reifungsschub der Pubertät, die Loslösung von den Eltern, die Integration in die Gruppe Gleichaltriger, die Festigung der Geschlechtsidentität und die Integration des sexuell reifen Körpers in das Selbstbild, die Suche nach den eigenen Werten und die Auseinandersetzung mit gesellschaftlichen Normen. Viele dieser Aufgaben bedeuten eine Neuauflage des Autonomie-Abhängigkeitskonfliktes der frühen Kindheit. Der Individuationsprozess erfordert ein Abschiednehmen von den wichtigen Beziehungen in der bisherigen Form und ist oft mit einem schmerzhaften Trauerprozess verbunden (▶ Kap. 5.4.10).

Frühes Erwachsenenalter: Intimität und Distanzierung gegen Selbstbezogenheit

In den Vordergrund tritt nunmehr das Bedürfnis die eigene Individualität zu entwickeln. Die Festigung und Etablierung der Identität ist die Voraussetzung dafür, Intimität in der Beziehung mit einem Partner leben zu können. Sind die eigenen Grenzen unsicher, weil die Identität instabil ist, wird die Nähe zu anderen Menschen bedrohlich für die eigene Person erlebt. Unter Umständen verunmöglicht dies nahe Beziehungen und führt in die Isolation. Es ist aber auch notwendig, die Fähigkeit zur Distanzierung zu entwickeln, also in der Lage zu sein, Einflüsse und Menschen von sich fernzuhalten, die einem schaden könnten. Zwischen diesen beiden Polen muss eine Balance gefunden werden. Zentrale Aufgaben dieses Lebensabschnitts sind Partner- und Berufswahl und die Festigung von Zielen und Werten.

Erwachsenenalter: Generativität gegen Stagnierung

Das mittlere Erwachsenenalter ist mit vielfältigen Aufgabenstellungen in Beziehungen und Beruf verbunden. Es gilt ein Gleichgewicht zu finden zwischen verschiedensten Ansprüchen von außen und innen. Mit Generativität meint Erikson (1973, S. 117) »das Interesse an der Erzeugung und Erziehung der nächsten Generation«, wobei er ergänzt, dass dieser »Trieb« sich auch auf eine andere schöpferische Leistung richten kann.

Diese Phase ist, so wie sie Erikson beschreibt, nicht ganz gleichzusetzen mit der oft beschriebenen Krise des mittleren Lebensalters, der sogenannten »Midlife-Crisis«. Mit der Lebensmitte ist oft der Höhepunkt der Phase des Aufbaus überschritten. Es geht also um Bewahren und Neubestimmung. Kinder verlassen das Elternhaus und dies erfordert Abschiednahme und eine Neudefinition der Partnerschaft. Berufliche Ziele sind erreicht oder werden zurückgenommen und damit verbunden stellt sich die Frage nach der Zukunft und dem Lebenssinn.

Dies kann zu kreativen Lösungen und Wandlungen der bisherigen Lebensform führen, birgt aber bei Menschen, deren Selbstwertgefühl sehr an Erfolg und Anerkennung gebunden ist, die Gefahr, in narzisstische Krisen (▶ Kap. 3.3.4) zu geraten (Ermann 2007).

Höheres Erwachsenenalter: Integrität gegen Lebensekel

Zentrale Aufgabe dieses Lebensabschnitts ist das Annehmen des Alters und der damit verbundenen Einschränkungen und Verluste, das Erreichen von Ausgeglichenheit und einem Lebensgefühl, das man als »Alterswürde« bezeichnen könnte. Misslingt dieser Integrationsprozess kann das weitere Leben von Unzufriedenheit, Lebensekel, Todesangst, Selbstverachtung und Lebensüberdruss dominiert sein (▶ Kap. 5.4.9).

Wir können feststellen, dass die Entwicklungsaufgaben, denen sich das Individuum gegenübersieht, im Vergleich zu der Zeit als Erikson sein Konzept entwickelt hat, zugenommen haben, und dass auch die Phasen der Stabilität zwischen den kritischen Entwicklungsschritten kürzer werden. Entwicklungspsychologen (Seiffge-Krenke 2014) stellen fest, dass sich einerseits die Dauer der Kindheit verkürzt, jene der Adoleszenz hingegen verlängert hat, und dass wir es zwischen 18 und 30 mit einer neuen veränderten Entwicklungsperiode zu tun haben, die von Jeffrey Arnett (2000) als Emerging Adulthood bezeichnet wird. Diese Zeit zeichnet sich durch einen starken Selbstfokus aus, er bezeichnet es als eine Phase des In-Between, vieles ist noch nicht gefestigt, vieles wird ausprobiert. Wichtige Wegmarkierungen wie der Auszug aus dem Elternhaus, der Übergang zwischen Ausbildung und Beruf und Heirat finden später statt. Nicht wenige junge Menschen geraten an diesen Übergängen in eine Identitätskrise und folglich wird die Identitätsentwicklung auch deutlich später abgeschlossen, oft erst jenseits des 30.Lebensjahres.

Auch die mittleren Lebensjahre sind durch die Infragestellung klassischer Rollenbilder und der Unsicherheit am Arbeitsmarkt bei weitem weniger stabil als vor 50 Jahren. Die Zeit der nachelterlichen Gefährtenschaft hat sich auf einen Zeitraum von bis zu 40 Jahren ausgedehnt und erfordert von den Beziehungspartnern einiges an Anstrengungen, um sich in der Partnerschaft neu zu orientieren. Folgerichtig sind die Scheidungsraten nach langjährigen Beziehungen im Steigen begriffen. Schließlich lässt sich auch das höhere Lebensalter in mehrere Phasen differenzieren. Kruse (2009) spricht in diesem Zusammenhang vom 4. Lebensalter, das uns ab 75 mit immer mehr Verlusten und Einschränkungen konfrontiert (▶ Kap. 5.4.9.). In der Regel können all diese Entwicklungsaufgaben ganz ohne therapeutische Hilfe bewältigt werden. Allerdings sind Menschen in diesen kritischen Lebensabschnitten, die mit tiefgreifenden Veränderungen im Selbst- und Identitätserleben und in den Beziehungen verbunden sind, oft verunsichert und reagieren daher deutlich empfindlicher auf äußere Belastungen. Aufgrund dieser erhöhten Vulnerabilität geraten Menschen häufiger als in anderen Lebensphasen in akute psychosoziale Krisen. Dann benötigen sie in vielen Fällen eine Unterstützung in Form von Krisenintervention (▶ Kap. 3.3.2, Fallbeispiel Anna; ▶ Kap.

5.4.9, Fallbeispiel Alfred). Eine misslingende Bewältigung der Grundkonflikte hingegen führt meist zu länger dauernden Problemen und Störungen. Für diese sind andere therapeutische Zugänge wie z. B. Fokalpsychotherapie sinnvoller als Krisenintervention.

3.3.2 Akute Traumatisierung

» [...] Posttraumatische Belastungsstörung – eine denkbar antiseptische Bezeichnung für das, was einem Menschen passieren kann, wenn er etwas erlebt, wofür es keine Worte gibt. [...] Ein Trauma ist nicht Bestandteil einer Geschichte, es steht außerhalb der Geschichte. Es ist das, was wir nicht in unserer Geschichte haben wollen.« (Siri Hustved 2008)

Historischer Hintergrund

Seit dem 19. Jahrhundert wird über die Folgen von Traumatisierungen auf die menschliche Psyche diskutiert. Sigmund Freud (1896) und Pierre Janet (1889) haben etwa zur gleichen Zeit die Hypothese entwickelt, dass die Hysterie eine Folge von sexuellem Missbrauch in der Kindheit sei. Freud verließ diese Theorie später teilweise (1905). Janet vertrat hingegen weiterhin die Auffassung, hysterische Symptome seien dissoziierte Erinnerungen an sexuellen Missbrauch. Seine Theorien wurden von der wissenschaftlichen Öffentlichkeit bedauerlicherweise lange Zeit ignoriert. Als sich gegen Ende des 19. Jahrhunderts nach schweren Eisenbahnunfällen bei manchen Verunglückten eine heftige psychische Symptomatik entwickelte, führte dies zu einer neuerlichen Auseinandersetzung mit dem Thema. Erstmals wurde von einer »traumatischen Neurose« gesprochen. Im Mittelpunkt standen damals wie heute zwei zentrale Fragen: handelt es sich bei Traumafolgestörungen überhaupt um Krankheiten und wenn ja, sind es organische oder psychische Störungen?

Auch das massenhafte Auftreten von Kriegszittern bei Soldaten, Folge des mörderischen Schützengrabenkrieges im ersten Weltkrieg, wurde immer wieder als vorgetäuscht denunziert. Zu Beginn des Zweiten Weltkriegs versuchte der amerikanische Psychiater Abram Kardiner, angeregt durch seine Arbeit mit traumatisierten Veteranen aus dem ersten Weltkrieg, die Symptomatik seiner Patienten sowohl mit organischen wie auch psychologischen Gründen zu erklären, und prägte den Begriff der »Physioneurose« (Kardiner 1941).

Nach 1945 wurden die schrecklichen Folgen des Holocaust zum Anlass genommen, sich neuerlich mit den Folgen von Extrembelastungen zu beschäftigen. Das Konzept von der unbegrenzten Belastungsfähigkeit des Menschen wurde in diesem Zusammenhang durch eine umfassende gutachterliche und wissenschaftliche Arbeit widerlegt (vgl. Niederland 1980), gleichwohl fand dies nur wenig Niederschlag im klinischen Alltag der Psychiatrie.

Bahnbrechend für die Konzeptualisierung der Posttraumatischen Belastungsstörung war die Beschäftigung mit den Folgen des Vietnamkrieges in den USA. Tausende von scheinbar gesunden amerikanischen Soldaten waren mit massiven psychischen Symptomen aus dem Krieg zurückgekehrt. In den 1980er Jahren führte die Enttabuisierung der innergesellschaftlichen Gewalt an Frauen durch die Frauenrechtsbewegung zu einer weiteren intensiven Beschäftigung mit Traumafolgen, die bis heute anhält. Seit den 90er Jahren des vorigen Jahrhunderts wurde die traumatische Reaktion als ein spezifisches Syndrom anerkannt. Dies stellt einen entscheidenden Paradigmenwechsel dar. Verschiedenste Krankheitsbilder werden heute zumindest zum Teil als Folge von Traumatisierungen anerkannt. Diese Entwicklung entzog der lange Zeit ablehnenden Haltung gegenüber Traumaopfern die Legitimation.

Heute besteht ein Konsens darüber, dass die Genese der Posttraumatischen Belastungsstörung (PTBS) organisch und psychisch ist und von physiologischen wie psychologischen Prozessen bestimmt wird. »Technologie, Fortschritte der Neurowissenschaften und in der Psychopharmakologie haben es der heutigen Traumaforschung möglich gemacht, ein tieferes Verständnis der physiologischen Grundlagen der ›traumatischen Neurose‹ zu gewinnen. Im Zuge dieses Prozesses ist der cartesianische Dualismus, der die Trauma-Debatte im letzten Jahrhundert weitgehend beherrschte, praktisch von der Bildfläche verschwunden« (van der Kolk et al. 2000, S. 90).

Seit Anfang der 1990er Jahre hat sich aus diesen Erkenntnissen auch ein intensiver fachlicher Diskurs über Behandlungsfragen entwickelt. Das Wissen um die physiologischen Grundlagen von Traumafolgestörungen hat es ermöglicht, immer differenziertere Methoden der therapeutischen Begleitung zu entwickeln. Nichtsdestotrotz stellt die Behandlung nach wie vor große Anforderungen an professionelle Helfer. Dies betrifft sowohl die sofortige Hilfe nach dem Ereignis (Notfallintervention) und die Nachbetreuung jener Klienten, deren Symptome nicht sofort nach dem Trauma abklingen (Krisenintervention), als auch die langfristige Behandlung komplex traumatisierter Menschen. Die unauslöschliche Prägung durch das Trauma konstituiert in einer oft sehr belastenden Art und Weise die Beziehung zwischen Helfer und Klient. Ein Verständnis für diese Schwierigkeiten ist davon abhängig, ob sich der Helfer einfühlen kann, in welch dramatischer Art und Weise Selbst- und Weltverständnis, Vertrauen und Sicherheit des Betroffenen durch ein Trauma erschüttert werden können.

Definition und Diagnostik

Bei Traumatisierungen handelt es sich um schwere psychische und physische Belastungen, die außerhalb der üblichen Erfahrung liegen. Diese haben oft besonders tiefgreifende Folgen, da sie in beinahe jedem Fall die normalen Anpassungsstrategien des Menschen überfordern. Im Allgemeinen bedeuten solch überwältigende Ereignisse – Naturkatastrophen, schwere Unfälle und vor allen Dingen Gewalterlebnisse, wie Folter oder Vergewaltigung – eine Bedrohung für das Leben oder die körperliche Unversehrtheit des Betroffenen oder einer geliebten Person. Die Folgen seelischer und körperlicher Verletzungen, die absichtlich durch Andere – evtl. sogar durch Vertrauenspersonen – zugefügt werden, sind besonders schwerwiegend.

Üblicherweise löst ein massiver Stressor auf neuronalem und hormonellem Weg die Fähigkeit zur Stressbewältigung durch Flucht oder Kampf aus (▶ Abb. 3.1). Kann der betroffene Mensch nicht in adäquater Weise auf die Gefahr reagieren, ist er Erfahrungen von extremer Angst, Kontrollverlust, Ohnmacht und Hilflosigkeit ausgesetzt. Im Tierreich wird diese Situation »inescapable shock« genannt und ist potenziell lebensbedrohlich. Auch die meisten Menschen sind zunächst kaum in der Lage, solche Situationen extremer Hilflosigkeit zu verarbeiten.

Die meisten Menschen erleben in der traumatisierenden Situation eine akute peritraumatische Schreckreaktion, die innerhalb von Stunden oder Tagen abklingt. Die Autoren des ICD-10 sprechen von einer akuten Belastungsreaktion (Dilling et al. 1993, F43.0). Daraus kann sich sofort oder mit Latenz eine akute Traumareaktion entwickeln. Hält die Störung über vier Wochen an bzw. ist die Reaktion verzögert, hat sich definitionsgemäß eine Posttraumatische Belastungsstörung entwickelt (Dilling et al. 1993, F43.1). Dieser Zeitraum scheint aus klinischer Sicht sehr eng gefasst. Symptome, die bis zu acht Wochen andauern und erst dann abklingen, sind keine Seltenheit und können noch als im Rahmen der Norm betrachtet werden (vgl. Sachsse 2004). Dies ist auch der Zeitraum, in dem eine klare Indikation für Krisenintervention besteht, während danach spezifische traumatherapeutische Maßnahmen erforderlich werden. Eine Schwierigkeit der Diagnostik liegt darin, dass der berechtigten Forderung nach möglichst geringer Pathologisierung die Notwendigkeit gegenüber steht, die Behandlungsbedürftigkeit traumatisierter Menschen gegenüber den Kostenträgern zu dokumentieren.

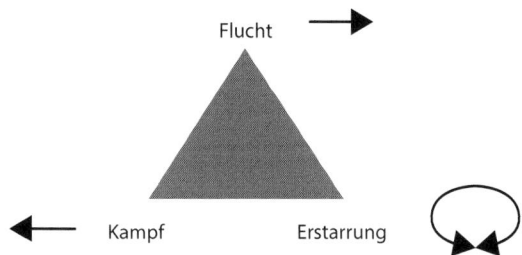

Abb. 3.1: Flucht und Kampf

Nimmt die Störung über Jahre einen chronischen Verlauf, geht sie in eine andauernde Persönlichkeitsveränderung durch Extrembelastung über (Dilling et al. 1993, F62.0). Diese Kategorie wird allerdings der Komplexität von Entwicklungsbeeinträchtigungen durch frühe Traumata in der Kindheit, deren Auswirkungen natürlich meist besonders dramatisch sind, ebenso wenig gerecht wie den Folgen fortgesetzter langandauernder Traumatisierungen. Herman schlägt daher die Bezeichnung komplexe Posttraumatische Störung vor (Herman 1993, S. 165f.):

»Der Patient war über einen längeren Zeitraum (Monate bis Jahre) totalitärer Herrschaft unterworfen, wie zum Beispiel Geiseln, Kriegsgefangene, Überlebende von Konzentrationslagern oder Aussteiger aus religiösen Sekten, aber auch Menschen, die in familiären Beziehungen totale Unterdrückung erlebten, beispielsweise von Familienangehörigen geschlagen, als Kinder physisch misshandelt oder sexuell missbraucht wurden oder von organisierten Banden sexuell ausgebeutet wurden. In der Folge entstehen Symptome in folgenden Bereichen: Störungen der Affektregulation, Bewusstseinsveränderungen, gestörte Selbstwahrnehmung, gestörte Wahrnehmung des Täters, Beziehungsprobleme und Veränderung des Wertesystems.«

Zieht man die Einwirkungsdauer des traumatischen Ereignisses zur Definition heran, kann man zwischen sogenannten Typ-1-Traumen als Folge plötzlicher kurzdauernder traumatischer Ereignisse (Naturkatastrophen – Unfälle – Kriminelle Gewalttaten) und Typ-2-Traumen als länger dauernde, wiederholte Traumen (Geiselhaft – Folter – KZ-Haft – wiederholte sexuelle und/oder körperliche Gewalt) unterscheiden. Krisenintervention ist naturgemäß primär bei Typ-1-Traumen indiziert. Typ-3-Traumen schließlich entstehen indirekt durch das Miterleben der Traumatisierung anderer (nicht selten auch bei Helfern). Bis zu 50 % aller Menschen sind in ihrem Leben mit Situationen konfrontiert, die Stressorkriterien der Posttraumatischen Belastungsstörung (PTBS) erfüllen (Langkafel 2000, S. 3). Die meisten überstehen das Ereignis aber ohne zu erkranken und nur 20 % entwickeln das Vollbild einer PTBS. Es müssen also noch andere Faktoren zum Entstehen und dem Schweregrad der PTBS beitragen. Dabei spielt natürlich die Art, die Dauer und die Intensität des traumatischen Ereignisses eine wesentliche Rolle. Die Erkrankungsrate bei Vergewaltigung beträgt bis zu 55 % (Kessler et al. 1995), bei politischen Flüchtlingen zwischen 50 % und 70 % (McFarlane et al. 1997), bei Gewalttaten etwa 25 % (Ramsay et al. 1993), bei Verkehrsunfällen 18 % (Frommberger et al. 1998) und bei Naturkatastrophen nur 4,5 % (Kessler et al. 1995) (▶ Kasten 3.4).

Kasten 3.4: Erkrankungsrate an PTBS

Politische Flüchtlinge	50–70 %
Vergewaltigung	55 %
Gewalttaten	25 %
Verkehrsunfälle	18 %
Naturkatastrophen	4,5 %

Wie bei den psychosozialen Krisen spielen eben auch bei der Entwicklung von PTBS Persönlichkeitsfaktoren und Bindungsmuster, das Lebensalter, die Vulnerabilität der betroffenen Person, z. B. durch etwaige frühere Traumatisierungen, die zur Verfügung stehenden Copingstrategien. Ressourcen und Abwehrmechanismen sowie spezifische protektive Faktoren, die sogenannten Metaressourcen (▶ Kap. 2.6) und die Reaktion der Umwelt eine Rolle (▶ Kasten 3.5). Schutz, Verständnis und Solidarität bei jenen Menschen zu finden, die einem nahe stehen, scheint ein besonders wichtiger Faktor bei der Verarbeitung des Traumas zu sein.

Kasten 3.5: Faktoren, die Entstehung und Verlauf der Posttraumatischen Belastungsstörung beeinflussen

- Intensität und Dauer der traumatischen Erfahrung
- Persönlichkeitsfaktoren
- Vulnerabilität
- Reaktion der Umwelt – Art der Hilfestellung
- Copingstrategien, Ressourcen und Abwehrmechanismen
- protektive Faktoren (Kohereänzsinn)

Fallbeispiel Anna

Anna, eine 24-jährige Studentin, die Opfer eines nächtlichen Überfalls wurde, erzählt, dass ihre Mutter, zu der sie üblicherweise ein sehr vertrauensvolles Verhältnis hat, gemeint hat, sie solle sich doch zusammenreißen, so schlimm werde das alles wohl nicht sein. Obwohl die Mutter sich danach sehr intensiv um sie kümmert, verunsichert und kränkt sie diese Bemerkung zutiefst.

Symptome

Die zahlreichen, teils sehr unterschiedlichen Symptome, die als Folge von Traumatisierungen auftreten, können zunächst als eine normale Reaktion auf eine extrem belastende Situation und als Anpassungsversuche oder Copingstrategien zur Bewältigung des Traumas verstanden werden. Es handelt sich um biologisch sinnvolle Abläufe, die uns helfen zu überleben (Sachsse 2004, S. 53). Grundsätzlich unterscheidet man drei charakteristische Symptomgruppen (▶ Kasten 3.6).

Symptome von Übererregung (Hyperarousal)

Aufgrund der massiven Ausschüttung von Stresshormonen und durch die nachfolgenden Prozesse in den Regelkreisen des stressverarbeitenden Systems, verharrt der Betroffene, auch nachdem das Ereignis vorüber ist, in der ständigen Erwartung einer Gefahr. Das heißt, für ihn ist die Bedrohung nicht vorüber. Er gerät in einen Zustand von seelisch-körperlicher Alarmierung, verbunden mit Schlafstörungen, Reizbarkeit, Konzentrationsstörungen und übertriebenen Schreckreaktionen. Manchmal kommt es zu unkontrollierten Aggressionsdurchbrüchen, die sich auch gegen Helfer richten können und die nicht als persönlicher Angriff missverstanden werden sollten. Es handelt sich dabei um den Versuch, sich gegen eine subjektiv empfundene diffuse Bedrohung zur Wehr zu setzen. Helfer sollten daher im Umgang mit Opfern akuter Traumatisierungen besonders behutsam sein (▶ Kap. 5.4.4).

Intrusive Symptome

Mit dem Begriff Intrusionen werden die Flashbacks und Albträume, von denen fast alle Traumaopfer berichten, beschrieben. Der Traumatisierte wird durch auslösende Reize, sogenannte Trigger, die oft nur in minimalen Details mit dem traumatischen Ereignis zu tun haben, von quälenden Erinnerungsfragmenten und Bildern überflutet. Da eine zusammenhängende Erinnerung fehlt, ist es nicht möglich vom Trauma in seiner Ganzheit zu erzählen. Stattdessen sind die Erlebnisse in Form von Körpersensationen, intensiven Gefühlen und deutlichen Bildern abgespeichert, die scheinbar in keinem Zusammenhang zueinander stehen. Dies ist eine Folge der gestörten Verarbeitung der Sinneseindrücke durch die massive Überlastung des stressverarbeitenden Systems (▶ Kap. 2.3). Das Trauma wird ständig innerlich wiederbelebt. Für die Betroffenen ist es, als ob sie sich unmittelbar wieder in der traumatischen Szene befinden würden. Viele Menschen fühlen sich den Flashbacks und Albträumen, von denen sie plötzlich und gänzlich unerwartet »überfallen« werden, hilflos ausgeliefert. Dies führt zu oft erheblichen Beeinträchtigungen im Alltagsleben. Traumatisierte Menschen wünschen sich nichts sehnlicher, als wieder Kontrolle über ihr inneres Erleben zu gewinnen, also wieder »Herr im eigenen Haus« zu sein.

Konstriktive Symptome

Als Reaktion auf die überaus unangenehmen intrusiven Symptome kann sich ein ausgeprägtes Vermeidungsverhalten entwickeln. Psychische Erstarrung, Stumpfheit und Freudlosigkeit können dazu dienen, sich nicht den quälenden Gefühlen aussetzen zu müssen, die mit Erinnerungen an das Trauma verbunden sind. Wenn es nicht rasch gelingt, die intrusiven Symptome zu mildern, beginnen Betroffene alle Gedanken, Gefühle und Reize, die auch nur entfernt mit dem traumatischen Geschehen zu tun haben, zu vermeiden. Dies kann bedeuten, dass sie jeglichen Kontakt und/oder jede Aktivität meiden oder ganze Erinnerungssequenzen ausblenden, bis hin zu einer vollständigen Amnesie.

Depressive Verstimmungen sind häufig. Die Betäubung durch Alkohol- und Drogenmissbrauch hilft dabei, Gefühle von Isolation, Entfremdung, Lähmung ebenso wie Schuld- und Schamgefühle nicht spüren zu müssen. Selbstverletzendes Verhalten und Suizidgedanken oder -handlungen können als Versuch verstanden werden, dem subjektiv unerträglichen Zustand ein Ende zu setzen.

In Beziehungen dominiert die Angst vor Kontrollverlust und damit verbunden die Unfähigkeit, sich vertrauensvoll an Mitmenschen wenden zu können. Dies führt dazu, dass häufig jeglichem nahen Kontakt aus dem Weg gegangen wird. Gleichzeitig haben traumatisierte Menschen oft auch Schwierigkeiten, Grenzen zu setzen und auf sich zu achten und geraten daher unter Umständen in Situationen, in denen sie neuerlich zu Opfern werden (Viktimisierung).

Kasten 3.6: Symptomgruppen der Posttraumatischen Belastungsstörung

- *Übererregung* – seelisch-körperliche Alarmierung:
  Schlafstörungen, Reizbarkeit, Konzentrationsstörungen, Wutausbrüche, übertriebene Schreckreaktionen
- *Intrusion* – ständiges inneres Wiedererleben des Traumas:
  Flash-backs, Albträume
- *Konstriktion* – anhaltendes Vermeidungsverhalten bis hin zur Vermeidung jeden Kontaktes oder jeder Aktivität:
  depressive Verstimmung, Suizidgedanken oder Suizidversuche, Gefühle von Isolation,
  Schuld- und Schamgefühle, Angst, sich vertrauensvoll an jemanden zu wenden,
  Vermeiden von Nähe, Viktimisierung, Alkohol- und Drogenmissbrauch, selbstverletzendes Verhalten

Phasen der traumatischen Verarbeitung

Der Verlauf und die Dauer der in der Folge beschriebenen Phasen sind regelhafter als die der psychosozialen Krisen, unterliegt aber dennoch, ebenso wie die Art und Ausprägung der Symptomatik, gewissen Variationen (▶ Tab. 3.5). Die Intervention muss sich primär an den individuellen Bedürfnissen und Notwendigkeiten des Betroffenen orientieren. Die üblicherweise für die Posttraumatische Belastungsreaktion angenommene Dauer von bis zu vier Wochen ist wie bereits festgestellt zu kurz gegriffen. Eine Gesamtdauer von bis zu acht Wochen erscheint durchaus noch im Bereich der Norm. Dies relativiert die in den Diagnosemanualen für die einzelnen Phasen definierten Zeitspannen.

Schockphase

Ähnlich wie bei den Verlustkrisen beginnt der unmittelbare Verarbeitungsprozess mit einer Schockphase, deren Dauer im Regelfall zwischen einigen Stunden, wenigen Tagen und maximal einer Woche schwankt. Betroffene befinden sich in einem Zustand der Betäubung bei gleichzeitiger innerer Alarmierung und Verwirrtheit. Nach außen hin erwecken sie den Eindruck von Erstarrung, manchmal sogar von unangemessener Gefasstheit. Andere befinden sich in einem Zustand der Übererregung mit überschießenden Reaktionen wie scheinbar übertriebenen Schreckreaktionen und Wutausbrüchen. Besonders bedrohlich sind dissoziative Zustände, wie Depersonalisations- und Derealisationserscheinungen. Es handelt sich dabei um Wahrnehmungsveränderungen, die in Situationen, denen Menschen vollkommen hilflos ausgeliefert sind, die Funktion haben, das Überleben zu sichern. Durch Depersonalisation kann der eigene Körper, durch Derealisation die äußere Realität verlassen werden. Betroffene haben das Gefühl, sie seien nicht mehr sie selbst, ihr Körper gehöre nicht zu ihnen und die äußere Realität erscheint ihnen vollkommen unwirklich. Damit ist der neurophysiologische Weiterverarbeitungsprozess fundamental blockiert. Es werden Körpersensationen und Gefühle gespeichert, für die es keine Worte und Bilder gibt, die also ihren Sinnzusammenhang verloren haben. Gleichzeitig überlagern die von Gefühlen und Körpersensationen abgespaltenen Bilder immer wieder die aktuelle Realität. Das Auftreten dissoziativer Zustände in der peritraumatischen Phase ist ein Risikofaktor für die spätere Entwicklung einer Posttraumatischen Störung.

Einwirkphase

Diese dauert in der Regel zwei bis vier Wochen. Die intensivste Erregung sollte zwar abgeklungen sein, die Betroffenen sind aber weiterhin innerlich vollkommen von dem Ereignis in Anspruch genommen. Die gesamte Posttraumatische Symptomatik, wie oben beschrieben, kann sich jetzt in unterschiedlicher Ausprägung zeigen. Viele Personen werden von Flashbacks und Albträumen gequält und müssen wie unter einem inneren Zwang immer wieder von dem Ereignis berichten. Bei anderen dominieren Gefühle von Hoffnungslosigkeit, Ohnmacht und Depression. Schuldgefühle und Selbstvorwürfe über das »eigene Versagen« wechseln mit heftigen Anklagen und Wut gegen tatsächliche oder vermeintliche Verursacher.

Erholungsphase

Nach etwa drei bis vier Wochen, manchmal aber auch später, beginnen sich Betroffene von den Folgen des Traumas zu erholen. Die Dauererregung klingt ab und es kann an das traumatische Geschehen gedacht werden, ohne dass die vollständige Intensität des Schreckens wieder präsent ist. Damit wird eine Rückkehr ins Alltagsleben möglich. Das Interesse am »normalen« Leben und an anderen Menschen sollte zurückkehren. Zukunftsperspektiven tauchen auf. Es kann aber noch länger dauern bis eine vollständige Integration des Erlebten möglich wird. Die oft »unauslöschliche Prägung« durch das Trauma macht Anpassungsprozesse nötig, die vor allen Dingen die veränderte Sicht der Welt und das veränderte Selbstverständnis betreffen. Für traumatisierte Menschen ist die grundsätzliche Annahme von Sicherheit und Vertrauen außer Kraft gesetzt. Sie haben das Grundgefühl verloren, das eigene Leben zu kontrollieren, und es braucht Zeit, das Gefühl des Vertrauens in sich und andere wiederherzustellen. Gelingen die Anpassungsschritte nicht und halten die Symptome länger an, bildet sich das Vollbild einer PTBS aus.

Tab. 3.5: Phasen der traumatischen Verarbeitung

1. Schockphase	Stunden bis zu maximal einer Woche
2. Einwirkungsphase	bis zu maximal zwei Monaten
3. Erholungsphase	überschneidend mit bzw. anschließend an die Einwirkphase

Psychodynamische Überlegungen

Die hier angestellten Überlegungen zur Psychodynamik beschränken sich auf Hinweise, die Relevanz für die Krisenintervention von Menschen nach Traumatisierungen haben. Weitergehende Ausführungen würden den Rahmen dieses Buches sprengen.

Für viele traumatisierte Personen sind Schuld- und Schamgefühle zentrale Themen. Schuldgefühle gipfeln in Selbstvorwürfen und Selbstanklagen. Man kann dies besser verstehen, wenn man die Funktion der Schuldgefühle näher betrachtet. Paradoxerweise kann es eine tröstende Vorstellung sein, dass man das traumatische Ereignis verändern oder vermeiden hätte können, wenn man sich nur »richtig« verhalten hätte. Diese Vorstellung dient der Abwehr und scheint erträglicher als das Gefühl, einer lebensbedrohlichen Situation hilflos und ohnmächtig ausgeliefert gewesen zu sein. Daher macht es wenig Sinn, Schuldgefühle frühzeitig »auszureden«. Es soll aber versucht werden, sie in einen realistischeren Kontext einzuordnen.

Fallbeispiel Emma

Eine 35-jährige Frau, Opfer einer Gewalttat ihres Lebensgefährten, durch die sie beinahe ums Leben gekommen wäre, glaubt, sie hätte Mitschuld an dem, was passiert ist. Sie ist der Überzeugung, dass sie den Mann in dieser Nacht provoziert hätte, weil sie seinen Wünschen nicht nachgekommen sei. Erst nach einer längeren Stabilisierungsphase wird versucht, eine realistischere Einschätzung der eigenen Verantwortung zu entwickeln. Vor allen Dingen kann sie nun verstehen, dass sie sich nach vorangegangenen Misshandlungen besser hätte schützen sollen.

»Scham ist ein affektiver Zustand, welcher mit einem negativen Selbstbild, schlecht und minderwertig zu sein, verbunden ist« (Saupe und Berger 2004). Betroffene von Gewalthandlungen haben oft das Gefühl, sich dem Täter unterworfen und ausgeliefert und sich selbst zum Opfer gemacht zu haben. Sie erleben das Trauma als Niederlage. Es ist sehr beschämend, die eigene Hilflosigkeit auf diese Art wahrnehmen zu müssen. Solche Gefühle treten verstärkt auf, wenn eine nahe Beziehung zum Täter bestand. Scham erschwert es auch erheblich, über das Trauma zu sprechen. In diesem Zusammenhang ist auch der Mechanismus der Identifikation mit dem Aggressor zu beachten. Dieser kann dazu führen, dass das Opfer sich selbst so schlecht behandelt wie der Täter, sich etwa demütigt, entwertet oder selbst verletzt.

Fallbeispiel Emma

Sie berichtet davon, dass sie das Gefühl hätte, »jeder könne sehen, was ihr zugestoßen sei, sie trage das wie ein Mal auf der Stirn«.

Schuldgefühle, die einen realen Hintergrund haben, erschweren erfahrungsgemäß die Verarbeitung erheblich (z. B. Schuldtragende an Autounfällen, bei denen andere zu Schaden kamen). Aufgabe in der Krisenintervention ist es, sie in einer realistischen und ehrlichen Weise zu besprechen, ohne die Person als Ganzes zu verurteilen.

Trauma als »Physioneurose«

Im Englischen spricht man nicht von einer Belastungsstörung sondern von einer »Posttraumatic Stressdisorder«, d. h. einer Störung der Stressverarbeitung. Üblicherweise werden in Stresssituationen Stresshormone ausgeschüttet, die den Betroffenen in die Lage versetzen, mit »Kampf oder Flucht« zu reagieren. Nach Beendigung der Situation normalisiert sich die Aktivität jener Hirnregionen wieder, die an der Stressregulation beteiligt sind (▶ Kap. 2.3).

Durch die Massivität des traumatischen Stresses mit der charakteristischen Trias – überflutende Angst, Ausgeliefertsein, Ohnmacht – werden diese hirnphysiologischen Regelkreise verändert und es kommt zur Blockierung der Informationsverarbeitung und -speicherung. Die Weiterverarbeitung ist wie eingefroren. Die mit dem Trauma in Verbindung stehenden Sinneseindrücke, Körpersensationen und Gefühle können nicht als komplettes Ganzes aufgenommen und gespeichert werden. Sie zerfallen wie die Splitter eines zerbrochenen Spiegels in viele Einzelteile und können nicht mehr als sinnvoll Zusammenhängendes wahrgenommen und zugeordnet werden und daher auch nicht als zukünftig nutzbare Lernerfahrung in die Persönlichkeit integriert werden. Die Reizschwelle gegenüber potenziell bedrohlichen Außenreizen ist dadurch deutlich erniedrigt. Die Fragmente beginnen ein Eigenleben und können auf allen Sinneskanälen als Intrusionen wiederkehren. Sie überlagern die aktuelle Realität. Im Flashback mit Hyperarousal werden zusätzlich einzelne Hirnfunktionen unterdrückt, z. B. ist das Broca'sche Sprachzentrum nicht mehr arbeitsfähig. Damit fehlen die Worte, um das Erlebte auszudrücken (Sachsse 2004).

Menschen, die traumatischen Stress erlebt haben, befinden sich gleichsam in einem permanenten Horrorfilm (Sachsse 2004). Bestimmte Signale lösen neue Stressreaktionen aus und dauernd werden Stresshormone ausgeschüttet. Ein Teufelskreis beginnt: Die Reizschwelle wird immer niedriger, es kommt zu einer ständigen Überflutung mit traumatischen Erinnerungen und der Körper befindet sich in einem andauernden Alarmzustand. Das erklärt, warum viele Betroffene versuchen, alles zu vermeiden, was sie an das Trauma erinnern könnte.

Ist Vermeidung nicht möglich, werden auch die Affektwahrnehmung und -differenzierung beeinträchtigt. Es ergeben sich Impulssteuerungsprobleme, d. h. man reagiert scheinbar überschießend und inadäquat auf Kleinigkeiten und wird reizbar und jähzornig. Der Betroffene leidet unter einer dauernden quälenden Unsicherheit, ob er überhaupt noch die Kontrolle über das eigene Leben hat. Das traumatische Erleben kann also nicht im Sinne »es ist vorbei« abgeschlossen werden.

Dieser Teufelskreis muss unterbrochen werden, um eine Chronifizierung zu verhindern. Für die Unterstützung Betroffener bedeutet das, alles zu unterlassen, was die Fähigkeit zur Selbstkontrolle einschränken könnte und möglichst frühzeitig alles zu unternehmen, damit die Ausschüttung der Stresshormone reduziert wird und die Informationsverarbeitung wieder in Gang kommen kann (▶ Kap. 5.4.4). Nur so kann das Erlebnis im Sinne einer vollständigen Erinnerung integriert werden und sich in der Folge auch die Symptomatik zurückbilden.

Fallbeispiel Anna

Eine 24-jährige Frau kommt zur Beratung, nachdem sie telefonisch einen Termin vereinbart hatte. Sie wurde vor einer Woche in der Nacht von einem Mann überfallen, der versuchte ihr die Handtasche zu entreißen. Sie konnte sich zur Wehr setzen und den Täter in die Flucht schlagen. Zunächst lief sie nach Hause, wo sich ihre Mitbewohnerinnen sehr liebevoll um sie kümmerten. Am nächsten Tag meldete sie sich bei der Polizei. Vom zuständigen Beamten erhält sie die Adresse des Kriseninterventionszentrums.

Anna studiert in Wien Rechtswissenschaften. Ihre Familie und ihr Freund leben in Innsbruck. Am Wochenende vor dem Erstkontakt war sie zu Hause. Dort ging es ihr wesentlich besser, da sie sich in Innsbruck generell sicherer fühlt. Allerdings ist das Verhältnis zu ihrer Mutter aufgrund der weiter oben geschilderten Auseinandersetzung belastet. Ihr Vater ist zwar liebevoll, aber selbst sehr verunsichert. Die größte Unterstützung erhält sie von ihrem Freund, bei dem sie sich geborgen und geschützt fühlt.

Seit Anna wieder in Wien ist, kommt sie nicht mehr zur Ruhe, Albträume reißen sie aus dem Schlaf. Sie hat Angst auf die Straße zu gehen. Auch während des Tages hat sie ständig das Bild des Überfalls vor Augen. Am meisten macht ihr Angst, dass sie sich nicht mehr an das Gesicht des Mannes erinnern kann. Jeder Mann auf der Straße könnte der potenzielle Täter sein. Sie ist total erschöpft und kann sich nicht konzentrieren. Am liebsten würde sie sich in ihrem Bett verkriechen. Sie muss aber unbedingt für eine Prüfung lernen. Anna ist eine sehr leistungsbewusste Frau, die bisher in ihrem Studium rasch vorangekommen ist. Sie ist von sich selbst enttäuscht. Sie fühlt sich perspektivlos und nichts macht ihr Freude. Sie zieht sich immer mehr zurück. Im Zentrum der Krisenintervention steht zunächst die Stabilisierung mit Hilfe von Imaginationen. Die Symptomatik bessert sich nur langsam, aber nach zwei Monaten sind die intrusiven Symptome weitestgehend abgeklungen, allerdings bleibt die Klientin ängstlich und zurückgezogen. Die Stimmung ist subdepressiv und auch die Leistungsfähigkeit ist weiter eingeschränkt. Trotzdem gelingt es ihr, die unbedingt notwendigen Prüfungen zu absolvieren. In den Sommerferien arbeitet die Klientin in Tirol. Es wird vereinbart, dass sie sich nach den Sommerferien nochmals meldet. Bei diesem Nachsorgetermin wird deutlich, dass noch andere Faktoren für den nach wie vor beeinträchtigten Zustand verantwortlich sind.

Diskussion: Anna hat bei Beginn der Intervention die typischen Symptome einer Posttraumatischen Belastungsreaktion. Mehrere Umstände, nicht nur das traumatische Ereignis selbst, tragen dazu bei, dass Anna sehr lange Zeit benötigt, um sich zu stabilisieren. Sie war mit großen Ambitionen und Hoffnungen nach Wien gekommen, fühlte sich aber von Beginn an nicht wirklich wohl in der Großstadt. Sie wurde mehrmals in öffentlichen Verkehrsmitteln belästigt. Das hat sie, auch wenn sie die Situationen gut meistern konnte, sehr vorsichtig gemacht und sie erlebt es umso verunsichernder, dass ihr trotzdem dieser Überfall »passiert ist« (erhöhte Vulnerabilität). Sie fühlt sich durch bestimmte Reaktionen der Umwelt verunsichert. Sie ist besonders von ihren Eltern enttäuscht, die in dieser Situation keine wirkliche Stütze darstellen. Ihre üblichen Bewältigungsstrategien sind diesmal nur begrenzt hilfreich, obwohl sie sich beim Überfall zur Wehr setzen konnte, erlebte sie sich in der Situation ausgeliefert und hilflos. Aufgrund der Symptomatik kann sie im Studium nicht die Leistungen erbringen, die sie von sich erwartet. Das macht es ihr auch unmöglich, sich die nötige Ruhe zu gönnen (Persönlichkeitsfaktoren). Ein baldiges Studienende hat für Anna auch insofern eine große Bedeutung, als sie rasch von Wien weg will. Es ist ihr wichtig, möglichst bald finanziell unabhängig von den Eltern zu werden, um ihnen wie sie sagt »nicht mehr zur Last« zu fallen. Zusätzlich erzählt sie von Konflikten in der Wohngemeinschaft und dass sie eigentlich ausziehen wolle. Alle diese Pläne hängen aber vom Studienerfolg ab (Ressourcen). Ihre Weltsicht ist massiv verändert und alle positiven Zukunftsperspektiven sind in weite Ferne gerückt.

Es wird deutlich, dass dieses Erlebnis eine bislang verdrängte Ablösungsproblematik aktiviert hat. Anna war sehr behütet und das Verlassen ihres Elternhauses war daher von großer Ambivalenz begleitet, die sie sich aber zunächst nicht eingestehen konnte. Somit kann angenommen werden, dass das traumatische Erlebnis die Entwicklungskrise des frühen Erwachsenenalters (»Emerging Adulthood«) und den damit verbundenen Autonomie-Abhängigkeitskonflikt aktualisiert hat und dies der Grund ist, weswegen die Angstsymptomatik persistiert. Es wird daher eine Fokalpsychotherapie angeschlossen, in deren Mittelpunkt die Ablösungsproblematik steht.

3.3.3 Das Burnout-Syndrom

»Ausgebrannt ist jeder, der, wenn man ihn fragen würde, was er davon hielte, in 10 Jahren noch dieselbe Arbeit zu machen, antwortet, eher würde ich sterben.« (Edelwich und Brodsky 1980, S. 11)

Definition von Burnout

Definitionsgemäß entsteht ein Burnout-Syndrom durch eine multifaktorielle, langanhaltende Belastung bzw. Überlastung eines personalen oder sozialen Systems bis zur völligen Erschöpfung der Ressourcen. Dazu trägt ein komplexes Zusammenspiel von gesellschaftlichen Faktoren, institutionellen Rahmenbedingungen, spezifischen Arbeitsbedingungen, Persönlichkeitsfaktoren und aktuellen Belastungen bei (▶ Kasten 3.7). Wenn es nicht gelingt, die Stressoren zu beseitigen und Entlastung zu schaffen, tritt bei Fehlen entsprechender protektiver Faktoren das typische Störungsbild auf. Es handelt sich um ein Reaktionssyndrom, das ähnlich wie Verlust- und Lebensveränderungskrisen durch das Missverhältnis von äußeren Belastungen und Bewältigungsmöglichkeiten gekennzeichnet ist. Allerdings handelt es sich oft um eine schleichende Entwicklung über einen längeren Zeitraum. Die Problematik lässt sich auch nicht immer klar einem äußeren Anlass zuordnen. Persönlichkeitsfaktoren spielen meist eine wesentliche Rolle. Wenn es auch einige Überschneidungen gibt, lässt sich Burnout somit nicht den psychosozialen Krisen zuordnen. Eine Burnout-Entwicklung kann sich aber so zuspitzen, dass sich viele Merkmale und Symptome einer akuten Krise zeigen. Unter diesen Umständen ist dann eine Indikation für Krisenintervention gegeben (▶ Kap. 5.4.5).

Kasten 3.7: Entstehung des Burnout

- multifaktorielle, langanhaltende Belastung bzw. Überlastung eines personalen oder sozialen Systems bis zur völligen Erschöpfung der Ressourcen
- Fehlen schützender Faktoren
- bereits vorhandene Verletzbarkeit – Persönlichkeitsfaktoren spielen eine wichtige Rolle bei der Entstehung
- gelingt es nicht die Stressoren zu beseitigen und Entlastung zu schaffen, entwickeln sich typische Störungen
- prozesshaftes Geschehen
- Gefahr der Chronifizierung

Die Entstehungsbedingungen von Burnout sind vielschichtig. Gesellschaftliche, institutionelle und interpersonelle Rahmenbedingungen spielen dabei eine ebenso große Rolle wie individuelle Faktoren. Dementsprechend sollte eine nachhaltige Hilfestellung auf verschiedenen Ebenen erfolgen, wovon die individuelle, beratende oder psychotherapeutische Unterstützung nur ein Teil ist.

In der Burnout-Forschung überwiegt noch immer die Tendenz, jene Probleme, die mit erhöhtem Arbeitsdruck in Folge der Verschärfung von gesellschaftlichen Rahmenbedingungen verbunden sind, zu individualisieren: Eine Tendenz, die Ina Rösing in einer sehr pointierten Kritik an der Burnout-Forschung die »Pathologisierung« des Problems nennt (Rösing 2003, S. 156). In manchen Kontexten wird Burnout tatsächlich nur als ein im Prinzip vom Individuum selbst zu verantwortender Zustand einer fehlangepassten Persönlichkeit gesehen.

Die erste, allerdings literarische Erwähnung des Begriffs findet man schon 1961 in der Erzählung »A burnt-out case« von Graham Greene. Mittlerweile hat der Burnout-Begriff Einzug in die Alltagssprache gehalten und seine Verwendung wurde erheblich ausgeweitet und damit noch unschärfer – man spricht mittlerweile auch von Beziehungs-Burnout oder Burnout im Leben schlechthin. Dies erschwert eine exakte Definition. Ich halte es daher für sinnvoll, den Begriff weiterhin im beruflichen Kontext zu verwenden und den Fokus der Überlegungen in erster Linie auf den psychosozialen beruflichen Bereich zu richten, also auf jene Arbeitsfelder, in denen Kontakt zu Klienten und Patienten, verbunden mit der Erwartung an emotionales Engagement und Zuwendung, im Vordergrund stehen. Darunter fällt natürlich auch die Pflege kranker Angehöriger oder die Doppelbelastung durch Erziehung und Beruf.

Freudenberger (1974), dem die wissenschaftliche Begriffsbildung zu verdanken ist, beschreibt das Syndrom so: »Burnout ist ein Zustand, der sich langsam, über einen Zeitraum von andauerndem Stress und Energieeinsatz entwickelt. Es ist ein Energieverschleiß, eine Erschöpfung aufgrund von Überforderungen, die von innen oder von außen kommen kann und einer Person Energie, Bewältigungsmechanismen und innere Kraft raubt. Burnout ist ein Gefühlzustand, der begleitet ist von übermäßigem Stress, und der schließlich persönliche Motivation, Einstellungen und Verhalten beeinträchtigt« (Freudenberger und Richelson 1980, S. 26f.). Zentral an dieser Definition ist die Feststellung, dass es sich um ein multifaktorielles Geschehen handelt und dass ein Ungleichgewicht zwischen einer Belastung durch die gesellschaftlichen und institutionellen Rahmenbedingungen und die spezifischen Arbeitsbedingungen einerseits und der inneren Reaktion auf diese Belastungen, sowie den vorhandenen Bewältigungsmöglichkeiten andererseits besteht.

Ein weiterer wichtiger Aspekt des Burnouts wird durch den Satz »Nur wer gebrannt hat, kann auch ausbrennen« beschrieben. Damit soll ausgedrückt werden, dass nur besonders engagierte Menschen, die hohe Erwartungen an den Beruf haben und viel Idealismus mitbringen, Gefahr laufen sich bis zur Erschöpfung zu überfordern. Freudenberger sagt dazu: »Gerade weil wir engagiert sind, fallen wir in die Burnout-Falle. Wir arbeiten zu viel, zu lange und zu intensiv. Wir fühlen einen inneren Druck zu arbeiten und zu helfen und wir spüren einen äußeren Druck zu geben […]« (Freudenberger 1974, S. 161).

Allen Definitionsversuchen zum Trotz bleibt der Begriff schwammig, ein »fuzzy set«, eine »randunscharfe Menge« wie Burisch es bezeichnet (Burisch 1994, S. 79). Gerade deshalb eignet er sich gut, widersprüchlich Erscheinendes auf einen Nenner zu bringen.

Burnout ist jedenfalls leicht von einfacher Arbeitsunzufriedenheit abzugrenzen, die nicht primär mit Erschöpfung, sondern im Gegenteil häufiger mit Wut und Aktivität einhergeht. Arbeitsstress ist zeitlich begrenzt. Vor allen Dingen fehlt dabei das Gefühl massiver Überforderung. In fortgeschrittenen Stadien von Burnout ist die Abgrenzung zu depressiven Episoden oft schwierig, allerdings korreliert Depression nicht mit Depersonalisation (siehe weiter unten) und der depressive Mensch hat ein allgemein niedriges Selbstwertgefühl, nicht nur eine reduzierte arbeitsbezogene Selbstbewertung. Die dysphorische Einstellung der Depression ist nicht nur berufsbezogen, sondern durchdringt alle Lebensbereiche. Burnout bezieht sich überwiegend auf den Beruf, auch wenn die Probleme sich manchmal negativ auf das Privatleben auswirken. In fortgeschrittenen Stadien wird die Abgrenzung zu anderen Störungsbildern allerdings immer schwieriger.

Symptome und Warnsignale

Die Symptomatik des Burnouts ist äußerst vielgestaltig. Alleine bei Burisch (1994, S. 18f.) findet sich eine Symptomliste über zwei Seiten und nicht umsonst schlägt Fengler (2001) vor, Burnout als deskriptive Klammer für die große Vielfalt von subjektiven Erlebnisweisen und Symptomen zu sehen, die im Zusammenhang mit berufsbezogenen Erschöpfungszuständen beschrieben werden.

Einige Theorien gehen davon aus, dass Menschen, die später von Burnout betroffen werden, in ihrem Beruf zunächst besonders aktiv und dynamisch, oft sogar hyperaktiv und überengagiert sind. Sie zeigen großen Einsatz für ein Ziel, für Klienten oder Patienten. Es sind Menschen, die ihren Lebensinhalt im Beruf finden. Sie entwickeln das subjektive Gefühl, unentbehrlich zu sein, eigene Bedürfnisse werden verleugnet, Misserfolg und Enttäuschung verdrängt, soziale Kontakte beschränken sich auf Klienten. Ob diese »dynamische« Anfangsphase immer Voraussetzung des weiteren Burnout-Prozesses ist und wann der Umschlag vom normalen in pathologisches Verhalten erfolgt, ist allerdings nicht eindeutig zu beantworten.

Allgemein gelten drei Symptomgruppen als typisch für die Burnout-Entwicklung (▶ Kasten 3.8).

Emotionale Erschöpfung

Sie ist durch chronische Müdigkeit und Müdigkeit schon beim Gedanken an Arbeit gekennzeichnet. Betroffene sind nicht mehr in der Lage sich zu entspannen und zu erholen. Die hohe Spannung geht mit Schlafstörungen, Krankheitsanfälligkeit und diffusen körperlichen Beschwerden einher. Charakteristisch ist, dass man »müde, matt und abgeschlagen« nach außen, innerlich aber unruhig, nervös und gespannt ist, ein für den Betroffenen unerklärlicher Zustand.

Depersonalisierung – Dehumanisierung – Selbstentfremdung

Die Einstellung ist pessimistisch und durch Negativismus geprägt. Das Verhalten Kollegen und Klienten gegenüber wird negativ und zynisch bis hin zu ausgeprägt aggressivem Auftreten. Gleichzeitig entwickeln sich Schuldgefühle und Enttäuschung über das eigene Verhalten. Das Selbstwertgefühl ist erschüttert. Betroffene ziehen sich zurück und vermeiden Kontakt. Die Arbeit wird auf das Allernötigste beschränkt.

Leistungsunzufriedenheit und Leistungseinbuße

Betroffene sind unzufrieden mit dem, was sie zu leisten vermögen. Auch in der Realität nimmt die Leistungsfähigkeit ab. Die subjektiv wahrgenommene, ebenso wie die reale Erfahrung von Erfolg- und Machtlosigkeit, begleitet von fehlender Anerkennung führen zu ausgeprägten Insuffizienzgefühlen und Gefühlen von Überforderung und Versagen.

Zusätzlich zu den drei Hauptgruppen findet sich eine Vielzahl unterschiedlichster psychischer und körperlicher Symptome, vor allen Dingen Angst, depressive Verstimmungen und psychosomatische Probleme.

Kasten 3.8: Symptome des Burnout

- *emotionale Erschöpfung:* Chronische Müdigkeit, Müdigkeit schon beim Gedanken an Arbeit, Schlafstörungen, Krankheitsanfälligkeit, diffuse körperliche Beschwerden
- *Depersonalisierung – Dehumanisierung*: Negative zynische Einstellung zu Kollegen und Klienten, aggressiver Umgang mit Klienten, Schuldgefühle, erschüttertes Selbstwertgefühl, Rückzug, Vermeidungsverhalten, Reduzierung der Arbeit
- *Leistungseinbuße*: Erfahrung von Erfolg- und Machtlosigkeit, fehlende Anerkennung, Insuffizienzgefühle, Überforderung
- *psychische und körperliche Symptomatik*: Depression, Angst, psychosomatische Symptome

Die Symptomgruppen zeigen sich sowohl interindividuell als auch bei verschiedenen Berufsgruppen in sehr unterschiedlicher Ausprägung. Laut Sonneck (2012) haben z. B. Lehrer sehr früh Leistungseinbußen, Ärzte bleiben hingegen noch lange arbeitsfähig, allerdings mit einem hohen Grad an Depersonalisierung. Bei Sozialarbeitern und Angehörigen chronisch Kranker ist die Erschöpfung besonders ausgeprägt.

Belastungen, die zu Burnout führen können

Wie wir bereits gesehen haben, sind es komplexe multifaktorielle Entstehungsbedingungen, die letztendlich zum Vollbild des Burnout führten (▶ Kasten 3.9).

Die transaktionale Definition von Cherniss (1980) interpretiert Burnout als defensive Copingstrategie, die von dem Betroffenen bei starkem, als übermäßige Belastung empfundenem beruflichen Stress eingesetzt wird. Je nach Grad der Kontrollierbarkeit wird in der Stressforschung zwischen herausforderndem und belastendem Stress – Eustress und Distress – unterschieden (▶ Kap. 2.3.2). Bei subjektiv als unkontrollierbar erlebtem Stress entsteht ein Ungleichgewicht zwischen Anforderung und den Fähigkeiten und Ressourcen der betroffenen Person. Cherniss unterscheidet dabei zwischen externen (unmittelbar aus der Arbeit kommenden) und internen (selbstgewählten Zielen und Werten) Anforderungen. Ähnlich wie in Krisen unternehmen Individuen in solch einer Situation große Anstrengungen einen Ausgleich zu schaffen, um das erschütterte innere Gleichgewicht wiederherzustellen. Gelingt dies nicht, weil die Erschöpfung bereits zu groß ist, entsteht das Gefühl dem Problem hilflos ausgeliefert zu sein und nichts mehr tun zu können. In der Folge werden zunehmend defensive, oft selbstschädigende Strategien eingesetzt. Die Erschöpfung und die Symptome des Burnouts werden verstärkt. Der sogenannte Teufelskreis des Burnouts, ein sich selbst perpetuierender Prozess, beginnt. Die Symptome können demnach als Ausdruck eines missglückenden Selbstheilungsversuches verstanden werden.

Gesellschaftliche und berufliche Faktoren

In einer sich stetig und immer rascher verändernden Gesellschaft unterliegen auch die Arbeitsbedingungen einem massiven Wandel. Durch den wettbewerbsorientierten Individualismus, die verstärkte Leistungsorientierung und eine ständige Erreichbarkeit erhöhen sich die Anforderungen an das Individuum. Arbeitsstress und Druck wachsen. Gleichzeitig verschärfen prekäre und unterbezahlte Arbeitsverhältnisse, die dazu führen, dass Menschen gleichzeitig mehrere Jobs annehmen müssen, drohende Arbeitslosigkeit und Entsolidarisierung die Situation. Das gesellschaftliche Ansehen nimmt mit hoher Leistungsbereitschaft und Erfolg zu. Für viele Menschen wird die Arbeit daher zur wichtigsten Befriedigungsquelle. Dies begünstigt aber auch Enttäuschungen, wenn es zu Problemen kommt.

Burnout kommt in allen Berufsgruppen vor, besonders gefährdet aber sind Menschen in sozialen bzw. helfenden Berufen. Eine Untersuchung (Raquepaw und Miller 1989) zeigt interessanterweise, dass Angestellte eine größere Anzahl von Burnout-Indikatoren aufweisen als Freiberufler. Die Freiberufler litten weniger unter Stress, Gesundheitsproblemen und seelischen Belastungen. Möglicherweise spielen dabei Selbstbestimmung und der größere Gestaltungsspielraum eine Rolle. Dass die Burnout-Gefährdung von Frauen besonders hoch ist, lässt sich aufgrund der häufigen Mehrfachbelastungen durch Beruf, Familie und Haushalt leicht erklären.

Institutionelle und Teamfaktoren

Gerade in psychosozialen Institutionen tragen Faktoren wie Personalknappheit, zunehmende Klientenzahlen aufgrund hohen ökonomischen Drucks und Verknappung öffentlicher Mittel, fehlende institutionelle Unterstützung bei der Arbeit, z. B. durch erhöhte Bürokratie und unklare Kompetenzverteilung, erheblich zur Burnout-Gefährdung bei. Auch Schicht- und Wechseldienst stellen Risikofaktoren dar.

In Teams können Generationenkonflikte, Rivalität, Neid, Machtkämpfe und Mobbing zu einer problematischen Gruppendynamik führen, die sich auf alle Teammitglieder negativ auswirkt. Fehlen Teamsupervision und fachlicher Austausch bzw. gegenseitiges Feedback und Anerkennung, erschwert dies die Zusammenarbeit erheblich und belastet den Einzelnen.

Klientenfaktoren

So wie bestimmte Gruppen von Klienten außergewöhnlich hohe Anforderungen an professionelle Helfer stellen, gibt es auch bestimmte Arbeitsbereiche, die besonders belastend sind. Die Problemlage verschärft sich, wenn diese Faktoren mit den oben beschriebenen ungünstigen institutionellen und Teamfaktoren kombiniert sind.

Erwähnenswert sind der Pflegebereich, die Arbeit auf Intensivstationen oder mit unheilbar kranken Menschen, sowie die Arbeit mit Patienten mit schweren psychischen Störungen. Auch die ständige Konfrontation mit traumatisierenden oder potenziell lebensbedrohlichen Situationen wie im Polizei-, Feuerwehr- oder Rettungsdienst ist höchst belastend.

Individuelle Faktoren und psychodynamische Überlegungen

Die entscheidende Frage, die sich bei der Untersuchung der individuellen Entstehungsbedingungen stellt, ist, wie weit Persönlichkeitsfaktoren mit Störungscharakter dafür verantwortlich sind, dass Personen ein Burnout entwickeln, oder ob vielmehr unter bestimmten Bedingungen jeder Mensch ausbrennen kann. Schmidbauer (1992) hat den Begriff des »Helfer-Syndroms« geprägt und auf die Selbstwertproblematik von Menschen, die in helfenden Berufen tätig sind, hingewiesen. Auch andere Autoren sprechen von einer narzisstischen (Selbstwert-)Problematik bei gefährdeten Helfern, die mit Introvertiertheit und großer Bedürftigkeit nach Lob und Bestätigung verbunden ist. Aus dieser Persönlichkeitsproblematik resultieren zwangsläufig Enttäuschungen, die wiederum massive Wut verursachen, die oft gehemmt ist und gegen die eigene Person gerichtet wird (▶ Kap. 3.3.4). Diese Menschen orientieren sich an hohen Idealen und erleben sich in der Realität des Berufsalltags als unzulänglich. Mangelnde Selbstabgrenzung führt zu Instabilität und die Betroffenen können in der Folge zusätzliche Belastungen nicht mehr bewältigen. Die vorherrschenden Copingstrategien dieser Menschen sind eher emotional vermeidend, ausweichend und zudeckend statt problemorientiert, aktiv und konfrontierend. Da ab einem gewissen Punkt des Burnout-Teufelskreises die innere Rückmeldung fehlt, werden Warnsignale ignoriert.

Legt man den Fokus allerdings zu sehr auf die individuelle Problematik, besteht die Gefahr, dass Betroffene stigmatisiert werden. Es liegen auch Untersuchungen vor, die feststellen, dass sich die Gruppe der Personen, die im psychosozialen Feld arbeiten, in ihrer Persönlichkeitsstruktur nicht wesentlich vom Rest der Bevölkerung unterscheidet (Brunner et al. 1978). Dies bestätigt, dass es in Bezug auf die Entstehungsbedingungen unerlässlich ist, sowohl die individuellen Faktoren, wie auch jene Umstände, die mit äußeren Bedingungen der Arbeit zu tun haben (Desillusionierung, Verlust von Idealen und existenziellem Sinn), zu berücksichtigen. Dies hat natürlich auch wichtige Konsequenzen für die Behandlung des Burnouts (▶ Kap. 5.4.5). Als Phase, in der Menschen besonders gefährdet sind, gilt der Berufseinstieg. Freudenberger bezeichnet Burnout als »disease of over-commitment« (Freudenberger und Richelson 1980), also eine Krankheit, die besonders engagierte Personen betrifft. Gefährdet sind demnach jene Menschen, die in ihrer Arbeit den eigentlichen Sinn des Lebens suchen, aber enttäuscht werden. Intrapsychische Dissonanzen, Nichtstimmigkeiten zwischen beruflichem Selbstbild und Selbstanspruch auf der einen und erfahrener und/oder wahrgenommener beruflicher Realität auf der anderen Seite belasten diese Personen. Problematisch wird es, wenn diese Dissonanzen nicht im Sinne einer Selbstbildkorrektur bewältigt werden können, sei es aufgrund der eigenen Problematik oder aufgrund der schwierigen Rahmenbedingungen (Fischer 1983).

Kasten 3.9: Belastungen, die zu Burnout führen

- Gesellschaftliche Faktoren
- Berufliche Faktoren
- Institutionelle Faktoren
- Team-Faktoren
- Klienten-Faktoren
- Individuelle Faktoren

Der Burnout-Zyklus

Der von Herbert Freudenberger und Gail North (1992) beschriebene Burnout-Zyklus verdeutlicht die große Gefahr, dass sich aus einer anfänglich durchaus noch handhabbaren Belastung ein Teufelskreis entwickelt, aus dem der Betroffene nicht mehr alleine herausfinden kann. Die Theorie erscheint aus heutiger Sicht eher schematisch, veranschaulicht aber den grundsätzlich schleichenden und prozesshaften Verlauf des Burnouts. Die individuellen Verläufe variieren erheblich (vgl. Petzold 1993). Einige der Bewältigungsversuche können, wenn sie vom Betroffenen bewusst wahrgenommen werden, durchaus gesunde Reaktionen auf bestimmte belastende Ereignisse sein. Die Stadien sind meist nicht klar voneinander abgrenzbar, sondern vermischen und überlagern sich in der Praxis. Sie müssen auch nicht alle durchlaufen werden. Abgesehen davon, kann die Entwicklung an jeder Stelle des Prozesses durch geeignete Bewältigungsmaßnahmen unterbrochen werden.

Am Ende des Prozesses zeigt sich oft eine ausgeprägte Depression mit Verzweiflung, Erschöpfung, innerer Leere, Perspektivlosigkeit bis hin zu Suizidgedanken. Dann benötigt der Betroffene intensive ambulante oder sogar stationäre Krisenintervention evtl. mit begleitender Medikation. Zusätzlich auftretende somatische Symptome müssen unbedingt abgeklärt werden.

Zusammenfassend soll nochmals darauf hingewiesen werden, dass gerade bei einem so komplexen Störungsbild wie dem Burnout-Syndrom, das von zahlreichen individuellen wie gesellschaftlichen und institutionellen Faktoren mitbestimmt wird, jede Situation, sei es die einer Einzelperson oder die eines Teams, ganz speziell untersucht werden sollte und dementsprechend die Hilfestellung jeweils mit größtmöglicher Flexibilität an die individuelle Situation angepasst werden muss.

Das folgende Fallbeispiel zeigt exemplarisch das Zusammenwirken dieser verschiedenen Faktoren:

Fallbeispiel Magda

Eine 28-jährige Krankenschwester sucht das Kriseninterventionszentrum auf, da sie sich seit einigen Monaten zunehmend niedergeschlagen und erschöpft fühlt. Sie hat sich wegen ihrer starken Magenschmerzen immer wieder einige Tage krankgemeldet, ohne dass es zu einer Besserung kam. Verschärfend entwickelte die Klientin in der Zeit vor dem Erstkontakt zusätzlich ernste Suizidgedanken. Sie arbeitet seit vier Jahren auf einer internen Intensivstation. Diese Tätigkeit belastet sie sehr. Sie schildert sich selbst als perfektionistisch und pflichtbewusst, daher ging sie auch arbeiten, obwohl die Erschöpfung und das Gefühl, sie könne die Arbeit nicht mehr bewältigen, immer schlimmer wurden. Sie neigt dazu, sehr viel Verantwortung zu übernehmen, das macht sie beliebt auf der Station. Auch die Stationsschwester, zu der sie ein fast töchterliches Verhältnis hat, schätzt sie aufgrund ihres Einsatzes sehr. Dadurch fällt es ihr aber noch schwerer, sich gegen die hohen Anforderungen abzugrenzen. Sie will die Kolleginnen, besonders aber ihre Chefin keinesfalls enttäuschen. Sie hat schon seit einiger Zeit das Ziel, sich für die Stelle der stellvertretenden Stationsschwester zu bewerben.

Magda lebt bei ihren Eltern, die beide körperlich behindert sind. Sie musste sehr früh in der Familie Verantwortung übernehmen. Sie erzählt, dass das Verhältnis zu den Eltern gut sei. Sie ist gläubig und hat in der Kirchengemeinde einige Freundinnen. In letzter Zeit war sie aber sehr zurückgezogen. Über das aktuelle Problem hat sie bis jetzt mit niemandem gesprochen.

Diskussion: Es handelte sich eindeutig um ein Burnout-Syndrom mit schwerer depressiver Symptomatik und psychosomatischen Begleiterscheinungen. Einerseits war die Klientin aufgrund ihrer überhöhten Ich-Ideal-Vorstellungen nicht in der Lage, sich durch einen längeren Krankenstand Entlastung zu verschaffen und ihre berufliche Situation mit Abstand zu überdenken. Andererseits wurden ihr Enthusiasmus und ihr Pflichtbewusstsein von den Kolleginnen ausgenützt. Es ist auch nachvollziehbar, dass vier Jahre Arbeit auf einer Intensivstation mit unregelmäßigem Schichtdienst eine große Belastung darstellen. Auf dieser Abteilung wurde keine Supervision angeboten. Die Personalsituation war zum Zeitpunkt des Erstkontakts – Sommer mit Urlaubszeiten – sehr angespannt. Kolleginnen mit Kindern wurden bezüglich der Urlaubseinteilung bevorzugt (Verlauf der Intervention ▶ Kap. 5.4.5).

3.3.4 Narzisstische Krise

Der Begriff narzisstische Krise wurde von Henseler (1984) im Zusammenhang mit seinen Überlegungen zur Psychodynamik der Suizidalität geprägt. Wenn man die Krise als ein Missverhältnis zwischen äußerer Belastung und den dem Betroffenen zur Verfügung stehenden Bewältigungsstrategien betrachtet, wird man feststellen, dass man es mit einem Kontinuum mit vielen Zwischenstufen zu tun hat. Dieses reicht von jenen Belastungen, die sehr viele Menschen überfordern (Ereignisse traumatischen Charakters, schwerwiegende Verluste) und durch die auch zuvor stabile und psychisch gesunde Individuen rasch in ihren Bewältigungsmöglichkeiten überfordert sind, hin zu jenen Belastungen, die zum normalen Leben dazugehören und den Betroffenen aufgrund aktueller Umstände oder einer speziellen Disposition (Vulnerabilität) in eine Krise stürzen. Die narzisstischen Krisen passen nun insofern in dieses Kontinuum, als hier die Persönlichkeitsstruktur und die Lebensgeschichte und weniger die aktuellen äußeren Umstände maßgeblich für den Ausbruch der Krise sind (▶ Tab. 3.6). Narzisstische Krisen betreffen meist Menschen, die unter schwerwiegenden psychischen Fehlentwicklungen leiden, die mit länger zurückliegenden Belastungen wie Traumatisierungen in der Kindheit, frühen Verlusten oder Vernachlässigung im Zusammenhang stehen. Meist handelt es sich diagnostisch um Persönlichkeitsstörungen. Diese Personen geraten häufig durch geringfügige tatsächliche oder auch nur phantasierte oder antizipierte Kränkungen in schwerste Ausnahmesituationen, die dann vom Erscheinungsbild von anderen krisenhaften Verläufen kaum zu unterscheiden sind. Da es sich häufig um Menschen handelt, die Probleme mit der Kontrolle der eigenen Impulse und der Realitätsprüfung haben, sind narzisstische Krisen oft mit sehr ernsthaften Gefährdungen der eigenen (Selbstverletzendes Verhalten, Suizidalität) oder fremder Personen (Gewaltdrohung oder -handlung) verbunden.

Tab. 3.6: Krisenentstehung als Ungleichgewicht von Belastung und Bewältigungsmöglichkeit
(++++ hohes Gewicht, + niedriges Gewicht)

Bedeutung der Faktoren für Krisenentstehung und -verlauf	Akute Traumatisierung	Verlustkrise	Lebensveränderungskrise	Narzisstische Krise
Belastung	++++	+++	++	+
Subjektive Bedeutung, Persönlichkeitsfaktoren, Vulnerabilität, Coping und Abwehr	+	++	+++	++++

Die Übergänge sind fließend und eine eindeutige Abgrenzung ist nicht immer möglich, denn das narzisstische Gleichgewicht, also der Selbstwert und das Identitätserleben auch zuvor psychisch unauffälliger Personen sind bei vielen psychosozialen Krisen ernsthaft beeinträchtigt.

Selbstkonzept und Selbstwert

Die Fähigkeit, von der eigenen Existenz zu wissen und über sich selbst nachzudenken, also die Fähigkeit zur Selbstreflexion, ist ein zentrales Kennzeichen des Menschseins. Das Selbst ist ein dynamisches System und steht in ständiger Wechselwirkung mit der Umwelt. Es setzt sich aus einer kognitiven (Selbstkonzept), einer affektiven (Selbstwert) und einer konativen (Selbstwirksamkeitserwartungen, Selbstregulationskompetenzen, Stil der Selbstdarstellung) Komponente zusammen (vgl. Schröder-Abé und Schütz 2007, S. 4). Der Selbstwert entsteht aus der kognitiven und affektiven Bewertung der eigenen Person, aus der sich dann das emotionale Konstrukt des Selbstwertgefühls entwickelt. Eine gesunde Form der Selbstbewertung als Ausdruck eines guten Selbstwertgefühles könnte folgendermaßen lauten: »Ich bin ein abgegrenztes, auf andere bezogenes Wesen mit individuellen Gefühlen, Empfindungen und Reaktionen«. Ritter und Lammers (2007) unterscheiden das globale Selbstwertgefühl, eine umfassende allgemeine Selbstbewertung der gesamten Person vom spezifischen Selbstwertgefühl, das die Selbstbewertung in einzelnen Lebensbereichen (z. B. Arbeit, Beziehungen, Freizeit) charakterisiert. Für manche Menschen ist der Erfolg in der Arbeit von größter Bedeutung für den Selbstwert, für andere die physische Attraktivität oder die Art der Beziehungen, die sie zu ihren Mitmenschen haben. Fahrenberg et al. (2000) sprechen in diesem Zusammenhang von der Selbstzufriedenheit, die ein wesentlicher Bestandteil der Lebenszufriedenheit und damit der psychischen Gesundheit ist. Ein niedriges Selbstwertgefühl stellt somit einen Risikofaktor für die Entstehung psychischer Störungen, aber auch eine häufige Begleiterscheinung derselben dar. Klarerweise spielt die Stabilität des Selbstwertgefühls aber auch bei der Entstehung bzw. der Bewältigung einer Krise eine wichtige Rolle. Ebenso stellt der Vergleich von realem Selbst (»So bin ich«) und idealem Selbst (»So möchte/sollte ich sein«), bzw. das Ausmaß der Differenz zwischen diesen beiden eine wichtige Komponente bei der subjektiven Bewertung eines Krisenanlasses dar.

Der Selbstwert ist aber nicht immer gleichmäßig stabil. Kurzfristige Fluktuationen treten bei fast allen Menschen auf und sind oft abhängig von äußeren Umständen. Im Rahmen psychosozialer Krisen kann es zu erheblichen Schwankungen kommen. Das »State-trait-Modell« (Rubin und Hewstone, 1998) nimmt den Selbstwert einerseits als Zustandsmerkmal (»state«) und andererseits als Persönlichkeitsmerkmal (»trait«) an. Das heißt nicht nur die Selbstwerthöhe, sondern auch die Selbstwertstabilität entscheidet, wie sich menschliches Verhalten äußert. Diese Überlegungen verdeutlichen die Schwierigkeiten, die sich ergeben können, wenn man einschätzen muss, ob in einer aktuellen Krise die Reaktion dem Anlass angemessen scheint oder eher die Dekompensation einer Persönlichkeitsstörung im Vordergrund steht, es sich also um eine narzisstische Krise handelt. Dies beeinflusst natürlich auch die Einschätzung des Gefährdungspotenzials (Suizidalität, Gewaltdrohung), das aufgrund der Impulskontrollstörung bei manchen Menschen mit Persönlichkeitsstörungen oft noch ernster zu nehmen ist.

Psychodynamik der narzisstischen Krise (Henseler 1984)

Charakteristisch für Menschen, die eine Unsicherheit dem eigenen Selbst gegenüber haben, ist, dass sie eine unrealistische Einschätzung der eigenen Person mit einem ständigen Schwanken zwischen Größen- und Allmachtsphantasien und Minderwertigkeitsgefühlen sowie eine unrealistische Einschätzung der Objekte, also ihrer zwischenmenschlichen Beziehungen, mit einer Tendenz zu Idealisierung und Entwertung haben. Das zentrale Problem ist dabei eine große Verletzlichkeit. Kränkungen können nicht in reifer Art und Weise verarbeitet werden. Partner werden gebraucht um das Selbst zu stützen und zu befriedigen. Der Partner hat damit eine äußerst wichtige Funktion für das Selbsterleben und wird als Teil des eigenen Selbst erlebt. Man spricht von einem »Selbstobjekt« (Kohut 1973) und einer narzisstischen Objektwahl. Diese Art der Beziehungsgestaltung ist äußerst störungsanfällig.

Narzisstische Krisen werden durch tatsächliche oder phantasierte Verlusterlebnisse ausgelöst. Die Kränkungen können Folge eines Versagens des Selbstobjektes sein, aber auch durch einen Verlust an Status und Macht, z. B. durch berufliche Misserfolge oder durch die Einschränkungen und Bedrohungen, die manche Menschen im Zuge des Älterwerdens erleben, verursacht werden. Dadurch werden belastende Erfahrungen mit den frühen Bezugspersonen wiederbelebt. Subjektiv sind es Erlebnisse übermächtiger Bedrohung, die zu Gefühlen von intensiver Abhängigkeit, Hilflosigkeit und ohnmächtiger Wut führen. Die Heftigkeit dieser Reaktionen steht oft in keiner Relation zur realen Bedeutung des Anlasses und ist daher nur bei Kenntnis der lebensgeschichtlichen Zusammenhänge nachvollziehbar. Dieser Bedrohung kann nur mit in dieser Situation meist dysfunktionalen Abwehrprozessen wie Verleugnung, Projektion, Spaltung oder Idealisierung (▶ Kap. 2.2.5) entgegengetreten werden. Reicht dies nicht aus, kommt es zu noch destruktiveren Entwicklungen, wie Suizidalität, Selbstverletzung, Fremdaggression oder Substanzmissbrauch. In solchen Situationen kann durch eine Krisenintervention im Sinne einer Stabilisierung nur begrenzt geholfen werden. Nur eine langfristige Psychotherapie kann die notwendigen tiefgreifenden Veränderungen herbeiführen.

Fallbeispiel Christa

Eine 35-jährige Frau sucht das Krisenintervtionszentrum auf, da sie sich seit dem Morgen ganz furchtbar fühlt und nahe daran war, alle verfügbaren Tabletten zu schlucken. Auf Nachfragen erzählt sie, dass sie beim Frühstück erfahren hatte, dass ihr Freund heute nicht mit ihr zur Paartherapie gehen werde, da er einen wichtigen beruflichen Termin hat. Sie ist total verzweifelt. Sie hat das Gefühl, ihm liege nichts mehr an der Beziehung und ihr Leben habe daher keinen Sinn mehr. Sie fühlt sich ohnmächtig und ausgeliefert. In einem längeren Gespräch gelingt es, die Kränkung soweit zu relativieren, dass die akute Suizidalität abklingt. Ganz offenbar lag der tiefere Grund für die Suizidalität weniger im äußeren Ereignis als in der hohen Kränkbarkeit der Klientin, die mit ihrer schwierigen Lebensgeschichte (früher Verlust des Vaters, depressive Erkrankung der Mutter) zu tun hat.

3.3.5 Psychiatrischer Notfall

Der Begriff der Krise wird häufig auch im Zusammenhang mit notfallpsychiatrischen Geschehnissen verwendet. So wird z. B. von psychotischer Krise gesprochen. Dazu ist zu sagen, dass schon in Hinblick auf eine adäquate Intervention eine möglichst präzise Abgrenzung zwischen psychosozialer Krise und psychiatrischem Notfall sinnvoll ist (▶ Tab. 3.7). Beim Notfall besteht entweder Lebensgefahr oder es droht eine akute Verschlechterung des Zustandsbildes mit unter Umständen nicht wieder rückgängig zu machenden Folgen. Bewusstseinsstörungen und Verwirrung, psychotische wahnhafte Dekompensationen, akute suizidale Einengung, eskalierte Gewalt, Rauschzustände oder Entzugssymptomatiken müssen daher zunächst auf ihre vitale Gefährdung hin überprüft werden. Eine Lebensbedrohung muss natürlich so rasch wie möglich abgewendet werden, daher ist sofortiges Handeln oft unter Zeitdruck notwendig. Die Situation kann auch dadurch verschärft werden, dass Familie, Freunde, aber auch professionelle Helfer überfordert sind und nicht mehr ausreichend für den Betroffenen sorgen können. All diese Umstände machen üblicherweise eine medizinisch-psychiatrische Intervention notwendig.

In der Mehrzahl der Fälle wird der Notfall durch eine psychiatrische Krankheit oder chronisch psychische Störungen verursacht. Es handelt sich also um eine objektive medizinische Notfallsituation. Ziel der Intervention ist eine rasche symptomatische Behebung des bedrohlichen Zustandes. Dies geschieht durch handelndes Eingreifen, das oft ohne genauere Kenntnisse der Ursachen der seelischen Notlage erfolgen muss. Gelegentlich erfordert die Situation sehr entschiedenes Vorgehen auch gegen den Willen Betroffener. Das beinhaltet auch gesetzliche Zwangsmaßnahmen und das Hinzuziehen der Polizei, um schweren und irreversiblen Schaden abzuwenden. Dies unterscheidet die Notfallintervention wesentlich vom Interventionsstil und den Zielsetzungen der psychosozialen Krisenintervention. Krisen können sich zu Notfällen entwickeln, z. B. im Zusammenhang mit zunehmender suizidaler Einengung oder Gewalteskalation, aber auch Notfälle können in der Folge Krisen auslösen, z. B. wenn eine notwendig gewordene Intervention durch die Polizei gravierende Folgen für den Betroffenen hat, wie eine Wegweisung aus der eigenen Wohnung nach Gewalthandlungen oder eine Zwangseinweisung bei akuter Suizidgefährdung.

Falls keine unmittelbaren Schutzmaßnahmen notwendig sind und der Klient kooperationsfähig ist, ist eine Krisenintervention die richtige Hilfestellung. Bei der akuten Krise steht der Zusammenbruch der Hilfspotenziale und Bewältigungsstrategien in Folge schwerer belastender, lebensverändernder Ereignisse im Vordergrund. Es handelt sich um eine subjektive Notlage. Wie später noch ausgeführt wird, steht im Vordergrund der Krisenintervention daher die Beziehungsaufnahme und das Bemühen, ein gemeinsames Verständnis für die Probleme des Klienten zu entwickeln. Zu den Grundprinzipien gehören außerdem Lösungs- und Ressourcenorientierung. Es geht um eine ursächliche Behandlung und damit um die Prävention von Eskalationen oder Chronifizierungen. Die aktuelle Krise kann in einem Sinnzusammenhang gesehen werden und bietet bei richtiger Unterstützung eine Chance zur raschen Veränderung. Die Intervention ist weniger dringlich (24–48 Stunden).

Tab. 3.7: Unterscheidung von psychiatrischem Notfall und psychosozialer Krise

	Psychiatrischer Notfall	Akute psychosoziale Krise
Anlass	Objektive medizinische Notfallsituation	Schwere subjektive Notlage
Ursache	Vitale Gefährdung meist im Rahmen einer psychiatrischen Krankheit oder chronischen psychischen Störung	Zusammenbruch der Hilfspotentiale und Bewältigungsstrategien in Folge schwerer belastender, lebensverändernder Ereignisse
Zeitliche Perspektive	Unmittelbarer Handlungsbedarf unter Zeitdruck	Intervention innerhalb von 24–48 Stunden
Wer interveniert?	Medizinisch-psychiatrische Beurteilung oder Kooperation mit anderen Institutionen (z. B. Polizei) fast immer notwendig	Multidisziplinäre Zusammenarbeit sinnvoll, aber nicht unbedingt notwendig
Ziel	Rasche symptomatische Behebung des bedrohlichen Zustandes, Herstellen von Schutz und Sicherheit	Herstellen einer tragfähigen Beziehung, kausale Behandlung (Krisenanlass), Prävention
Intervention	Handelndes Eingreifen	Beziehungsaufnahme, Lösungs- und Ressourcenorientierung

Schlüsselsyndrome

In Anlehnung an Manuel Rupp (2004a) lassen sich Schlüsselsyndrome beschreiben, die eine provisorische Beurteilung, ob es sich um einen psychiatrischen Notfall handelt, ermöglichen (▶ Kasten 3.10).

Bewusstseinsstörung und Verwirrung sind gekennzeichnet durch verminderte Ansprechbarkeit, Desorientierung, Einschränkung der Wachheit, Benommenheit bis hin zu komatösen Zuständen. Sie lassen sich meist auf hirnorganische, körperliche Ursachen zurückführen. Von Laien wird beschrieben, dass die Person schläfrig, kaum oder gar nicht weckbar ist oder nicht weiß, wo sie ist, wirr redet oder immer die gleichen Fragen stellt. Ursachen können Tumore, Entzündungen, Gefäßstörungen, Infektionen, Stoffwechselstörungen und Überdosierung von Alkohol, Drogen oder Beruhigungsmitteln sein. Die Alarmierung medizinisch somatischer Dienste ist in den allermeisten Fällen angezeigt.

Psychotische Dekompensation und Wahn: Psychotische Symptome sind gekennzeichnet durch formale Denkstörungen (Zerfahrenheit, Begriffsverschiebung, Konkretismus, Abreißen von Gedanken), Störungen der Affektivität (inadäquate Gefühle, Ambivalenz, instabile Stimmungslage, Verflachung der Gefühle, Verlust der emotionalen Schwingungsfähigkeit, ekstatische Stimmung, Ratlosigkeit, depressive Verstimmung) und Ich-Störungen (Desintegration von Denken, Fühlen, Wollen, Handeln, Entfremdungserlebnisse, Gefühl der Beeinflussung von Außen, Halluzinationen, Wahn). Die Personen werden von ihrer Umgebung als wirr, nicht verstehbar, seltsam, unberechenbar oder verrückt beschrieben, sie finden sich in der gewohnten Umgebung nicht mehr zurecht oder fühlen sich verfolgt. Psychiatrisch versierte Helfer sind beizuziehen.

Erregungszustände sind gekennzeichnet durch Steigerung von Antrieb und Psychomotorik, durch affektive Enthemmung, Kontrollverlust, Gereiztheit bis hin zu plötzlicher Gewalttätigkeit. Sie können im Rahmen der meisten psychischen Störungen (manische, schizophrene und agitiert-depressive Psychosen, Persönlichkeitsstörungen), bei akuten Belastungsreaktionen (Schockphase von Verlustkrisen oder nach akuter Traumatisierung), aber auch bei vielen organischen Grunderkrankungen oder bei Minderbegabungen vorkommen. Auch hier sind psychiatrisch versierte Helfer beizuziehen.

Verzweiflung und Suizidalität: Die Beurteilung der suizidalen Einengung wird in Kapitel 4.3.3 ausführlich dargestellt (▶ Kap. 4.3.3). Allerdings ist die Einschätzung, wann die Suizidgefährdung als psychiatrischer Notfall zu bewerten ist und somit das Hinzuziehen ärztlicher Kollegen notwendig wird, nicht letztgültig zu beantworten. Dies hängt auch von der Erfahrung des Helfers und der Belastbarkeit des sozialen Umfeldes ab.

Gewalt: Die Einschätzung der Bedrohlichkeit von Feindseligkeit, Gewaltankündigungen oder Tätlichkeit wird in Kapitel 4.4 dargestellt (▶ Kap. 4.4). Das Beiziehen der Polizei muss jedenfalls erwogen werden. Auf die eigene Sicherheit des Helfers ist unbedingt zu achten.

Suchtmittelmissbrauch, delirante Syndrome: Desorientierung, Bewusstseinstrübung, Verkennung der Umgebung, halluzinatorische Erlebnisse (optisch) und starke Unruhe können auch ein Hinweis auf Entzugserscheinungen bei Alkohol- oder Drogenmissbrauch sein. Auch diese Zustände können lebensbedrohlich sein und erfordern eine medizinische Intervention.

Angst und Panik können sowohl psychische als auch körperliche Ursachen haben. Die Person schildert panische Angst oft mit Herzrasen, Atemnot, dem Gefühl den Boden unter den Füßen zu verlieren und anderen körperlichen Symptomen. Bei Erstauftreten, besonders in Kombination mit Brustschmerz muss in jedem Fall eine medizinische Begutachtung erfolgen (Ausschluss einer Herzerkrankung).

Kasten 3.10: Schlüsselsyndrome (Rupp 2004a)

- Bewusstseinsstörung, Verwirrung
- Wahn, Erregung
- Verzweiflung, Suizidalität
- Aggression, Gewalt
- Suchtmittelmissbrauch, delirante Syndrome
- Angst und Panik

Zusammenfassung

Erregung, Verzweiflung und Suizidalität, Gewaltgefahr und Angstzustände kommen auch bei Krisen vor. Sofern diese jedoch erhebliches Ausmaß annehmen bzw. die Kommunikation mit dem Betroffenen unmöglich machen, sollte man an einen Notfall denken. Am Beginn der Notfallintervention steht demnach die Beurteilung der Situation, also die Klärung, ob überhaupt ein Notfall vorliegt und dementsprechend die Entscheidung, welche Art der Intervention sinnvoll ist. Zentrale Aufgabe ist die Abwendung akuter Gefahr für den Betroffenen und seine unmittelbare Umgebung. Liegt kein Notfall vor, ist auch eine notfallmäßige Behandlung nicht sinnvoll. Die Indikationsstellung ist allerdings nicht immer einfach. Im Zweifelsfall sollte man sich nicht scheuen, notwendig erscheinende Maßnahmen rasch in die Wege zu leiten. Unnötige Risiken sind zu vermeiden. Die Vorgangsweise ist realitätsbezogen, dabei aber immer flexibel an die Situation anzupassen. Die grundsätzliche Haltung sollte vom Verständnis für die Notlage getragen sein. Die Kommunikation mit dem Patienten findet unter dem Aspekt der Deeskalation statt, daher ist immer das gelindeste Mittel der Intervention zu wählen. In der Einschätzung der Situation sollte nach Möglichkeit ein Konsens mit dem Patienten und seinen Angehörigen gefunden werden.

Liegt ein Notfall vor, ist die Rollenverteilung klar. Die Verantwortung für die Behandlung liegt beim Arzt, dieser ist aktiv, wenn notwendig direktiv. Bei fehlender Kooperation ist eine Behandlung gegen den Willen des Betroffenen (Zwangsbehandlung) manchmal unvermeidbar. Dazu gehören z. B. deutliche suizidale Einengung, psychotische Verkennung der äußeren Realität und massive Fremdgefährdung. Sollte sich im Verlauf der Intervention die Situation beruhigen, kann aber versucht werden, dem Patienten wieder schrittweise Verantwortung zu überlassen (z. B. Umwandlung einer Zwangseinweisung in eine freiwillige Aufnahme an einer psychiatrischen Abteilung).

In einer akuten Krise geht es hingegen darum, sich ein Bild über die Problemlösungskapazitäten und Ressourcen des Betroffenen zu machen, eine voreilige Übernahme von Verantwortung zu vermeiden und den Klienten zur aktiven Mitarbeit zu gewinnen. Eine Krisenintervention ist, wie wir später sehen werden, ausschließlich in Kooperation mit dem Klienten möglich.

4 Krisen und Gefährdungen

»Im Gang der Entwicklung heißt Krisis der Augenblick, in dem das Ganze einem Umschlag unterliegt, aus dem der Mensch als ein Verwandelter hervorgeht, sei es mit neuem Ursprung eines Entschlusses, sei es im Verfallensein.« (Verena Kast 1987, S. 20)

4.1 Vorbemerkung

Krisen stellen Situationen dar, in denen die affektive Belastung sehr hoch ist. Während der relativ kurzen Zeitspanne einer Krise werden oft Weichen gestellt, die bedeutende positive wie negative Folgen für das künftige Leben des Betroffenen haben können. Krisen sind gefährlich, sie bieten aber auch die große Chance zu Veränderung und Wandel.

In einer Krise ist das Abwehrsystem des Betroffenen labilisiert (▶ Kap. 2.2.5), Ressourcen scheinen nicht verfügbar und ein Ausweg ist momentan nicht in Sicht. Menschen in Krisen sind verzweifelt und desorganisiert. In einer derart angespannten Situation ist man leicht beeinflussbar. Es besteht ein hohes Risiko, dass es zu inadäquaten, manchmal auch destruktiven, irreversiblen Handlungen kommt oder ein wichtiges Ziel aufgegeben wird, Herausforderungen umgangen werden und krankhafte Entwicklungen beginnen. Das bedeutet dann, dass man das Leben nach der Krise nur mit diversen Einschränkungen weiterführen kann.

Aufgrund der großen inneren Not spitzt sich die Situation oft rasch zu und wird subjektiv unerträglich. Alles Denken, Fühlen und Handeln wird darauf ausgerichtet, diesen belastenden Zustand so rasch wie möglich zu erleichtern oder zu beenden. Dabei spielt es für den Betroffenen zunächst keine große Rolle, welche Strategien dabei helfen, Spannung, Angst und andere unangenehme Symptome zu reduzieren. Leider verfestigen sich auch schädigende Verhaltensweisen in der Krise sehr rasch und haben dann unter Umständen langwierige Fehlentwicklungen zur Folge. Dies hängt auch mit den bereits beschriebenen neurobiologischen Vorgängen im Gehirn zusammen (▶ Kap. 2.3). Aus der Sicht des Krisenhelfers ist es trotzdem sinnvoll, auch jene Gedanken oder Handlungen, die für die Umgebung zunächst schädlich erscheinen, als (wenn auch dysfunktionalen) Bewältigungsversuch zu verstehen. Sogar destruktive Handlungen können im weiteren Krisenverlauf positive Folgen zeitigen. So wird durch einen Suizidversuch häufig das soziale Umfeld mobilisiert und der Mensch erhält unter Umständen erst dann jene Unterstützung, die ihm zuvor gefehlt hat.

Handlungen, die zu einer akuten Gefährdung führen, können geplant und beabsichtigt sein, wie es häufig bei Suizidversuchen oder bei Racheakten der Fall ist (▶ Kasten 4.1). Dramatische Zuspitzungen können aber auch Folge eines plötzlichen Kontrollverlusts sein. Eine deutlich herabgesetzte Selbstkontrolle findet man oft in der Schockphase einer Verlustkrise, unmittelbar nach einer akuten Traumatisierung oder wenn eine Lebensveränderungskrise nach mehreren fehlgeschlagenen Bewältigungsversuchen ihren Höhepunkt erreicht. Durch Drogen-, Medikamenten- oder Alkoholeinfluss besteht immer die Gefahr herabgesetzter Impulskontrolle, ebenso im Rahmen bestimmter, schon vor der Krise bestehender psychischer Erkrankungen (z. B. Psychosen oder Borderline-Persönlichkeitsstörungen).

Kasten 4.1: Wie kommt es zu akuten Gefährdungen in der Krise?

- Gefährdungen als Folge geplanter und beabsichtigter Handlungen
- Gefährdungen durch Handlungen in Folge eines Kontrollverlusts
  - in der Schockphase einer Krise oder einer akuten Traumatisierung
  - durch Drogen-, Medikamenten- oder Alkoholeinfluss
  - durch Impulskontrollstörungen bei bestimmten psychischen Erkrankungen

Die richtige Einschätzung des Gefährdungspotenzials und in der Folge die Einleitung der richtigen Hilfsmaßnahmen zählen zu den schwierigsten und verantwortungsvollsten Aufgaben von Krisenhelfern. Das vordringlichste Ziel ist dabei immer, zusätzliche Schäden und Probleme von Betroffenen und ihrem sozialen Umfeld abzuwenden. Übergänge von der Krise zum psychiatrischen Notfall sind nicht selten und oft fließend. Hinweise zur richtigen Einschätzung des Gefährdungspotenzials werden in den folgenden Kapiteln beim jeweiligen spezifischen Themenbereich gegeben. Eine endgültige Sicherheit gibt es allerdings nicht.

Es ist sinnvoll, Drohungen und Handlungen, die eine akute Gefahr darstellen, von mittel- bis längerfristigen Gefährdungen zu unterscheiden (▶ Kasten 4.2). Während im ersten Fall sehr rasches Handeln inklusive der Einbeziehung anderer Berufsgruppen wie psychiatrischer Dienste und Polizei gefordert ist (▶ Kap. 3.3.5), ist bei Entwicklungen, bei denen die Gefahr einer Chronifizierung besteht, keine sofortige Intervention notwendig. Helfer sollten sich aber eines solchen Risikos bewusst sein und diesbezügliche Hinweise nicht übersehen.

Zu den akuten Gefährdungen gehören natürlich insbesondere Suizid- und Gewaltdrohungen und -handlungen (▶ Kap. 4.3 und ▶ Kap. 4.4). Wie bereits festgestellt, sollte immer das gelindeste Mittel der Intervention gewählt und versucht werden, einen größtmöglichen Konsens mit den Betroffenen und ihrem Umfeld herzustellen. Eine nicht zu unterschätzende Rolle bei der Wahl der adäquaten Vorgangsweise spielen die Erfahrung des Helfers und der institutionelle Rahmen, in dem die Intervention stattfindet. Keinesfalls sollte man sich selbst in Gefahr bringen oder unnötige Risiken in Kauf nehmen. Die emotionale Belastung von Helfern in solchen Situationen ist ohnehin äußerst hoch, insbesondere dann, wenn bereits destruktive Handlungen stattgefunden haben. Umso weniger ist es empfehlenswert, sich über klare institutionelle Vorgaben und Regeln hinwegzusetzen und sich somit zusätzlich der Gefahr erheblicher beruflicher Nachteile auszusetzen. In diesem Zusammenhang kann man sich an der Empfehlung des amerikanischen Psychiaters und Psychoanalytikers Otto Kernberg orientieren, die er in Hinblick auf den Umgang mit ernsten suizidalen Entwicklungen von Klienten gibt: »Der Arzt darf keine Vereinbarungen treffen, die ungewöhnliche Anstrengungen oder heroische Maßnahmen notwendig machen, die ihn in der Folge überfordern« (1989, S. 378). Das Wissen um eigene Grenzen und die Fähigkeit, diese auch in schwierigen Situationen wahren zu können, gehört zu den wichtigsten Voraussetzungen erfolgreicher Krisenintervention.

Zu den akuten Gefährdungen in psychosozialen Krisen mit dem Risiko der Entwicklung eines psychiatrischen Notfalls kann auch die Verschlechterung einer bereits vor der Krise bestehenden psychischen Erkrankung gerechnet werden. Hier muss man besonders auf die Entwicklung eines psychotischen Schubes oder einer akuten Manie achten, die unbedingt eine psychiatrische Behandlung erforderlich machen (▶ Kap. 4.9).

Kasten 4.2: Gefährdungen in Krisen

Akute Gefährdungen mit unmittelbaren (unter Umständen auch längerfristigen) Folgen

- Selbstgefährdung – Suizidalität, Selbstverletzung, selbst verschuldete Unfälle (▶ Kap. 4.3)
- Fremdgefährdung – Gewaltdrohungen und -handlungen (▶ Kap. 4.4)
- akute Verschlechterung einer bestehenden psychischen Störung (▶ Kap. 4.9)

Gefährdungen mit längerfristigen Folgen:

- Pathologische Trauerreaktionen (▶ Kap. 4.5)
- Beginn einer psychischen Erkrankung – z. B. Depression (▶ Kap. 4.6), Angststörung (▶ Kap. 4.7), Posttraumatische Belastungsstörung (▶ Kap. 3.3.2)
- Beginn von Medikamenten- oder Alkoholmissbrauch (▶ Kap. 4.8)
- Beginn somatischer oder psychosomatischer Erkrankungen (▶ Kap. 4.10)
- Verschlechterung einer vorbestehenden psychischen oder psychosomatischen Erkrankung (▶ Kap. 4.9)
- Verlust sozialer Sicherheit (▶ Kap. 4.11)
- Verlust von Beziehungen – soziale Isolation

4.2 Warnsignale

Im Folgenden werden allgemeine Warnsignale (▶ Kasten 4.3) beschrieben, die einen Hinweis darauf geben, dass das Gefährdungspotenzial in einer Krise zunimmt. Der klarste und eindeutigste Hinweis auf eine Gefährdung ist selbstverständlich die Ankündigung von selbst- oder fremdgefährdenden Verhaltens. Jede diesbezügliche Äußerung muss ernst genommen werden. Bedauerlicherweise besteht immer noch das Vorurteil »wer darüber (über Suizid, Gewalt) spricht, tut es nicht«. Es kann nicht genug oft darauf hingewiesen werden, dass dies schlichtweg falsch ist. Je systematischer und realistischer solche Androhungen sind, je weniger Alternativen erwogen werden, desto gefährlicher ist die Situation. Sich dem Betroffenen aufdrängende Phantasien sind bedrohlicher einzuschätzen als aktiv herbeigeführte. Ebenso ist der leichte Zugriff auf tödliche Mittel, insbesondere auf Schusswaffen gefährlich.

> **Fall Rudolf**
>
> *Ein 65-jähriger Klient, ehemaliger Polizist, der nach seiner Pensionierung eine schwere depressive Phase mit sehr ernsthafter Suizidalität durchlebt, erklärte dem Therapeuten beim Erstkontakt, er hätte seinen geladenen Revolver schon auf dem Nachtkästchen bereitgelegt. Dies ist natürlich eine sehr ernstzunehmende Drohung.*

Im Zusammenhang mit der Verfügbarkeit tödlicher Mittel ist ein Kontrollverlust über die eigenen Handlungen bzw. die deutliche Herabsetzung der Selbstkontrolle, die zu impulsivem Verhalten führen können, besonders gefährlich. Umstände, die Kontrollverlust begünstigen, sind in Kasten 4.1 aufgelistet (▶ Kasten 4.1). Wenn die Eigenverantwortlichkeit eingeschränkt ist, weil der Betroffene nicht mehr steuern kann, was er tut, ist der Helfer gefordert, mehr Verantwortung zu übernehmen. Dies kann unter Umständen sogar Maßnahmen gegen den Willen des Betroffenen erforderlich machen.

Ähnlich verhält es sich, wenn der Bezug zur Realität verloren geht. Damit ist »die krankhaft reduzierte Fähigkeit, die Wirklichkeit wahrzunehmen, situationsbezogen mit Gefühlen zu reagieren, eine nachvollziehbare Einschätzung der Lage vorzunehmen, eine sinnvolle Handlung auszuführen und einen einfühlbaren Kontakt zu Mitmenschen aufzunehmen« (Rupp 1996, S. 241) gemeint. Es macht für die Einschätzung der Situation einen großen Unterschied, ob sich ein Mensch, der fremdaggressives Verhalten ankündigt, mit den realen Folgen seines Handelns auseinandersetzen kann oder aber vernünftigen Argumenten nicht mehr zugänglich ist.

Von fehlender Distanzierungsmöglichkeit spricht man dann, wenn die Gefühle in der Krise so überwältigend sind, dass der Klient sich ohne Hilfe nicht aus seiner Einengung lösen kann und dadurch nicht mehr in der Lage ist, sich einen Überblick über die Situation zu verschaffen. Der Klient ist von seinen Affekten überwältigt und vom Krisengeschehen quasi gefangen genommen. Da Vergangenheit und Zukunft davon überschattet sind, fehlen positive Perspektiven. Kognitive Prozesse, also »vernünftiges« Nachdenken und Reflektieren, sind nur sehr eingeschränkt möglich.

Fallbeispiel Friedrich

Ein 60-jähriger Mann, der von einer Praktikantin in seiner Firma der sexuellen Belästigung beschuldigt wird, beteuert seine Unschuld. Er wird trotzdem gekündigt und vom Vater des Mädchens angezeigt. Er ist voller Wut über die vermeintliche Ungerechtigkeit. Vor der Gerichtsverhandlung spricht er davon, dem Vater des Mädchens etwas antun zu wollen. Er besitzt eine Jagdwaffe. Gleichzeitig ist er sich der Konsequenzen für sich und seine Familie voll bewusst und kann sich rasch wieder von diesen Ideen distanzieren. Später meint er, es habe ihm in seiner verzweifelten Situation sehr geholfen, jemandem diese Gedanken anvertrauen zu können.

Eine Einschätzung des Gefährdungspotenzials ist auch immer dann schwierig, wenn während eines Gesprächs bzw. einer Intervention innerhalb kurzer Zeit die Gefühlslage sehr instabil ist und rasch schwankt. Dies betrifft z. B. Krisengespräche, in denen nach einer Phase der Erleichterung die Verzweiflung plötzlich wieder sehr deutlich spürbar wird, wenn das Ende des Gesprächs naht.

Fallbeispiel Erika

Eine 35-jährige Frau, die Opfer massiver ehelicher Gewalt wurde, kommt voller Verzweiflung und Angst mit sehr ernsten Suizidgedanken zu einem Erstgespräch. Während des Gesprächs beruhigt sie sich zunächst, es werden konkrete Überlegungen zur Übersiedlung in ein Frauenhaus besprochen. Am Ende des Gesprächs wird sie aber wieder sehr panisch und droht damit, alle Medikamente, die sie zu Hause hat, einzunehmen. Die Beraterin ist nun der Meinung, dass die Situation so ernst ist, dass eine stationäre Einweisung erforderlich ist. Es gelingt, die Klientin von der Notwendigkeit eines Krankenhausaufenthalts zu überzeugen.

Auffallende Verhaltensweisen und Funktionsausfälle müssen immer im Vergleich zum Verhalten vor der Krise gesehen werden. Z. B. kann ein vernachlässigtes äußeres Erscheinungsbild ein Hinweis darauf sein, dass jemand nicht mehr ausreichend in der Lage ist für sich selbst zu sorgen.

Fallbeispiel Kurt (▶ Kap. 3.2.2)

Kurt berichtet, dass er von seinen Kollegen auf sein vernachlässigtes Äußeres aufmerksam gemacht wurde. Ihm war korrekte Kleidung immer sehr wichtig, aber im Verlauf der Krise hat ihn sein Aussehen immer weniger interessiert. Er berichtet, dass er nicht einmal mehr ein Frühstück zu sich nimmt, obwohl er normalerweise gerne isst. Vor Kurzem war er nicht mehr in der Lage, einen einfachen Geschäftsbrief zu diktieren.

Es stellt immer ein ernstes Alarmsignal dar, wenn sich der Kontakt zu einem Menschen in der Krise nicht oder nur schwer herstellen lässt, sich das Gefühl von emotionaler Nichterreichbarkeit einstellt oder der Eindruck entsteht, jemand sei nicht bereit, ehrlich über sich und seine Gefühle zu sprechen. Gegenübertragungsgefühle, also jene Gefühle, die aufgrund der Interaktion mit Klienten im Berater entstehen, können ein überaus wichtiges diagnostisches und therapeutisches Instrument darstellen. (▶ Kap. 4.3.3).

Auch mangelnde Vertragsbereitschaft und/oder -fähigkeit ist ein Hinweis darauf, dass der Klient möglicherweise nicht mehr in der Lage ist, ausreichend eigenverantwortlich zu handeln.

Fallbeispiel Rudolf

Mit Rudolf wird genau besprochen, wie er sich besser gegen die Suizidimpulse schützen könnte. Er ist bereit, seine Waffe einem ehemaligen Kollegen zur Verwahrung zu geben. Da die Kontaktaufnahme gut gelungen ist, ist diese Zusicherung für den Therapeuten glaubhaft und nachvollziehbar.

Kasten 4.3: Warnsignale

- Ankündigung selbst- oder fremdgefährdenden Verhaltens
- Leichter Zugriff auf tödliche Mittel, insbesondere Schusswaffen
- Kontrollverlust bzw. deutliche Herabsetzung der Selbstkontrolle
- Mangelnder oder fehlender Realitätsbezug
- Fehlen von Distanzierungsmöglichkeiten
- Starke Schwankungen der Gefühlslage
- Auffällige Verhaltensweisen
- Funktionsausfälle
- Kontaktaufnahme zum Klienten schwierig oder unmöglich, Gefühl der Unerreichbarkeit
- Mangelnde Vertragsbereitschaft und -fähigkeit

4.3 Suizidalität

4.3.1 Grundsätzliche Überlegungen

>»Wer abspringt ist nicht notwendigerweise dem Wahnsinn verfallen, ist nicht einmal unter allen Umständen gestört oder verstört. Der Hang zum Freitod ist keine Krankheit, von der man geheilt werden muss wie von den Masern. Der Freitod ist ein Privileg des Humanen.« (Jean Améry 1976)

>»Menschen, die sich umbringen, halten den Feind für den Freund, sie sind Verräter an der Vernunft.« (Shneidman 1982)

Eine Beschäftigung mit dem Thema Suizid aus rein psychiatrischer oder psychotherapeutischer Sicht wird diesem Phänomen nicht ausreichend gerecht. Philosophische, religiöse, gesellschaftliche und ethische Fragen weisen über eine rein klinische Betrachtungsweise hinaus. J. Améry hat in seinem bemerkenswerten Buch »Hand an sich legen« (1976) radikal und kompromisslos das Recht des Menschen auf Freitod gefordert und den Akt der Selbsttötung als letzte Freiheit des modernen Menschen bezeichnet. Demgegenüber muss man feststellen, dass suizidale Menschen, die sich an professionelle Helfer wenden oder von deren Suizidalität man indirekt erfährt, dringend Unterstützung benötigen, sie schreien um Hilfe (»Cry for help«), wie Farberow und Shneidman (1961) meinen, und dieser Hilferuf darf unter keinen Umständen überhört werden. Bei allen Maßnahmen, die dann notwendig erscheinen, sollten aber Würde und Autonomie der Betroffenen respektiert werden. »Die Aufmerksamkeit dafür, dass Menschen Hilfe benötigen, löst den Konflikt zwischen Freiheit und Verantwortung und stellt eine tragfähige Legitimation für Suizidprävention dar« (Pohlmeier 1983, S. 28). Die meisten Menschen, die sich das Leben nehmen wollten, sind jedenfalls nachträglich mit ihrer Rettung einverstanden.

Prinzipiell kann jeder Mensch Suizidgedanken entwickeln und suizidale Handlungen setzen. Es scheint oft nicht möglich, eindeutig zu entscheiden, ob ein Suizid Endpunkt einer krankhaften Entwicklung ist oder als letzter und schmerzlicher Ausdruck persönlicher Freiheit eine Reaktion auf subjektiv »aussichtslose und unwürdige« Lebensbedingungen darstellt. Suizidales Verhalten ist immer als das Ergebnis einer komplexen Interaktion neurobiologischer, psychologischer und sozialer Faktoren zu verstehen.

Die meisten Kenntnisse über Suizidalität resultieren aus der Beschäftigung mit Menschen, die Suizidgedanken haben oder Suizidversuche überlebt haben. Es gibt natürlich wenig Wissen darüber, was in Menschen vorging, die sich tatsächlich suizidiert haben. Psychologische Autopsien durch die Befragung der Hinterbliebenen und die Analyse von Abschiedsbriefen können hier Hinweise geben.

Um den Umfang des Problems ermessen zu können, werden hier einige statistische Daten angeführt. In Österreich nahmen sich 2017 1.224 Menschen das Leben. Das entspricht einer Suizidrate (Anzahl der Suizide pro 100.000 der Gesamtbevölkerung) von 14,6/100.000. Davon waren 964 Männer (23,7/100.000) und 260 Frauen (5,5/100.000). In Deutschland gab es 2017 9.241 Suizide (Suizidrate

11,2/100.000), davon 2.223 Frauen (6,5) und 7.018 Männer (16,5). Auffallend ist also, dass Männer deutlich häufiger Suizide begehen als Frauen (etwa im Verhältnis 3:1). Außerdem nehmen sich deutlich mehr alte als junge Menschen das Leben. Mehr als ein Drittel aller Suizide (2016) in Österreich (420 Personen), in Deutschland sogar 45 % (4.537 Personen), entfallen auf Menschen im Alter über 65 Jahren. Bei Jugendlichen und jungen Erwachsenen zwischen 15 und 24 ist Suizid allerdings die zweithäufigste Todesursache. Bei den Methoden steht an erster Stelle das Erhängen. Bei Männern folgen Schusswaffensuizide an zweiter Stelle, bei Frauen Vergiftungen.

2016 gab es laut dem Global Burden of Disease Bericht der WHO weltweit ca. 817.000 Suizide. Suizid war somit bei etwa 1,3 % der Sterbefälle die Todesursache. Die Länder mit den höchsten Suizidraten 2012 waren Südkorea, Litauen, Sri Lanka, Ungarn, Kasachstan, Japan, Russland, Weißrussland und Lettland (Naghavi Global Burden of Disease 2019). Laut Eurostat haben sich 2014 58.000 Menschen In der Europäischen Union das Leben genommen, das waren 1,2 % aller Todesfälle.

Auch wenn die Zahl der Suizide in Deutschland und Österreich in den letzten Jahren deutlich zurückgegangen ist, sind es noch immer sehr viele Menschen, die ihrem Leben ein Ende setzen. Es sind jedenfalls deutlich mehr Todesfälle als im Straßenverkehr. Zusätzlich schätzt man, dass etwa 10 bis 25 Suizidversuche (mit hohen Dunkelziffern) auf einen vollzogenen Suizid kommen. Dabei fällt auf, dass sich die Geschlechts- und Altersverhältnisse im Vergleich zum Suizid umkehren. Deutlich mehr Frauen und junge Menschen begehen Suizidversuche. Dies ist ein Hinweis darauf, dass sich die Psychodynamik bei einem vollzogenen Suizid in einigen Aspekten von jener der Suizidversuche unterscheidet (▶ Kap. 4.3.4).

4.3.2 Ursachen und Motivstruktur von Suizidalität

> »Dem, der ihn beging, wird der Selbstmord als die letzte und beste von vielen schlechten Möglichkeiten erschienen sein und jeder Versuch der Lebenden, diesen Grenzbereich zu erkunden, kann nur eine Ahnung liefern und zum Verrücktwerden lückenhaft sein.« (Kay Redfield Jamison 1999, S. 75)

Suizidalität ist begrifflich durch wissenschaftlich scharf definierte Kategorien kaum zu fassen. Man kann darunter »alle Gedanken und Phantasien verstehen, die sich mit der Möglichkeit der Selbsttötung befassen, sowie alle Handlungen, die bewusst oder unbewusst die Herbeiführung des eigenen Todes in Kauf nehmen« (Stein 2000, S. 679).

Viele Menschen in akuten psychosozialen Krisensituationen werden ernsthaft suizidal (▶ Kasten 4.5). Wie bereits deutlich wurde, verschlechtert sich das Befinden in Krisen durch den massiven inneren und äußeren Druck oft sehr rasch. Die Situation spitzt sich zu und es entwickeln sich Gefühle von Verzweiflung und Hoffnungslosigkeit. Die Betroffenen schildern charakteristischerweise, dass sie nicht mehr weiterwissen, am Ende sind und diesen Zustand nicht länger ertragen können. Eine suizidale Handlung kann dann als letzter Ausweg erscheinen. Wird die Krise bewältigt, bleibt diese Form der Suizidalität häufig die einzige suizidale Episode im Leben (ca. 70 % aller Suizidversuche bleiben einmalige Ereignisse).

Anders verhält es sich bei Suizidversuchen und Suiziden, die auf dem Hintergrund psychischer Störungen stattfinden (▶ Kasten 4.5). Etwa 30 % jener Menschen, die einen Suizidversuch unternommen haben, geraten wiederholt in suizidale Krisen. Man spricht von chronischer Suizidalität. Das Suizidrisiko von Menschen, die bereits einen oder mehrere Suizidversuche unternommen haben, ist vierzig Mal höher als in der Normalbevölkerung (▶ Kasten 4.4). Ca. 5–10 % sterben innerhalb von 10 Jahren nach dem ersten Versuch durch Suizid. Je mehr Suizidversuche es in der Vorgeschichte gibt, desto höher wird das Risiko. Man kann sich dies mit den spezifischen Störungsbildern und der damit verbundenen Psychodynamik erklären. Eine weitere Rolle dürfte aber auch eine gewisse Erschöpfung der Bezugspersonen spielen, die nach dem ersten Suizidversuch oft bemüht und hilfreich sind, im weiteren Verlauf aber auf jeden weiteren Versuch mit Überforderung und Rückzug reagieren. Hinzu kommt, dass für manche Menschen durch einen Suizidversuch eine Grenze überschritten wird und bei neuerlichen Belastungen die Suizidfantasien subjektiv eine bereits »erprobte« Problemlösungsvariante darstellen. Bei schweren psychischen Erkrankungen spielen auch die Vorstellungen und Befürchtungen bzgl. des weiteren Krankheitsverlaufs und der damit antizipierten eingeschränkten Lebensmöglichkeiten eine große Rolle (siehe weiter unten).

Besonders ausgeprägte Zusammenhänge zwischen Suizid und psychischer Störung gibt es bei Stimmungsstörungen (Depression und manische Depression), bei Schizophrenie, Borderline- und antisozialen Persönlichkeitsstörungen, bei Alkohol-, Drogen- und Medikamentenmissbrauch und bei Essstörungen. Auch bei Anpassungsstörungen, deren Diagnose häufig im Zusammenahng mit psychosozialen Krisen steht, finden sich deutlich erhöhte Suizidraten.

Kasten 4.4: Suizidraten bei verschiedenen Störungsbildern (das Vielfache der Durchschnittsrate in der Gesamtbevölkerung), nach Harris and Barraclough 1997

- Affektive Erkrankungen (Depression 20.4, Bipolare Störung 15.1, Dysthymie 12.1)
- Drogenabhängigkeit (14.0 30 % der Drogentoten = Suizide)
- Anpassungsstörung (13.8)
- Angststörungen (10.0)
- Schizophrenie (8.5)
- Persönlichkeitsstörungen (7.1)
- Alkoholabhängigkeit (5.9)

Es gibt keine Krankheit und keine Umstände, die zwangsläufig zum Suizid führen, aber es gibt Anfälligkeiten, Krankheiten und belastende Ereignisse, die manche Menschen mehr als andere an Selbsttötung denken lassen.

Menschen mit Depressionen weisen eine zwanzigmal höhere Suizidrate auf als der Durchschnitt der Bevölkerung (▶ Kasten 4.4). Das Suizidrisiko von Menschen, die Alkohol- oder Drogenprobleme haben, ist ebenfalls hoch, wobei wiederum die Kombination von Depression und Suchtmittelmissbrauch eine besondere Bedrohung darstellt. Oft geht dabei die depressive Störung dem Substanzmissbrauch voran. Nicht selten werden Alkohol und Drogen dazu verwendet, die quälenden Gefühle von Verzweiflung und Hoffnungslosigkeit im Sinne einer Selbstbehandlung zu dämpfen (Selbstheilungskonzept der Sucht, Rost 2001). Dieser »Problemlösungsversuch« gelingt aber nur über einen begrenzten Zeitraum. In der Folge verstärken sich die Störungen wechselseitig. Irgendeine Form von Depression findet sich bei sehr vielen suizidalen Menschen. Verschiedenen Untersuchungen zufolge beträgt der Anteil zwischen 30 und 70 % – je nachdem, ob man Depression nur im engen Sinne der psychiatrischen Krankheitslehre versteht oder auch als einen unspezifischen affektiven Gefühlszustand (Sonneck 2012; ▶ Kap. 4.6). Etwa 20 % der Kranken mit schweren Depressionen und etwa die Hälfte der Patienten mit bipolaren Störungen versuchen zumindest einmal im Leben sich zu suizidieren. Außerdem sind die Suizidversuche dieser Menschen ernsthafter, genauer geplant und man könnte daraus einen stärkeren Wunsch ablesen, der Suizidversuch möge tödlich enden. Je schwerer die Depression, desto höher ist das Suizidrisiko, besonders dann, wenn eine Einweisung ins Krankenhaus notwendig ist und/oder bereits ein Suizidversuch unternommen wurde und/oder zusätzlich eine psychosoziale Krise vorliegt. Viele Suizide depressiver Menschen finden in frühen Perioden der Krankheit statt, oft nach einer ersten Episode, nicht selten auch in der Zeit der Erholung nach einer schweren Depression oder nach der Entlassung aus dem Krankenhaus. Das ist vermutlich darauf zurückzuführen, dass es sehr viel Unsicherheit und Unwissen über den weiteren Verlauf der Krankheit gibt. Der Einbruch einer depressiven Episode in das »normale« Leben ist offenbar sehr bedrohlich und erzeugt erhebliche Zukunftsängste bezüglich der privaten und beruflichen Auswirkungen der Krankheit. Das Bewusstsein, dass eine schwere psychische Erkrankung gravierende Folgen haben kann, nicht nur für den Kranken selbst, sondern auch für sein Umfeld, und die Befürchtung, dass sie jederzeit wiederkommen kann, spielen offensichtlich bei einigen Suiziden eine wichtige Rolle. Man kann dies durchaus analog zum Ausbruch einer schweren körperlichen Erkrankung verstehen. Auch hier ist die Diagnosemitteilung eine besonders krisenhafte Phase, in der sich deutlich mehr Suizide und Suizidversuche ereignen als im späteren Verlauf der Erkrankung. Durch den Ausbruch der psychischen oder somatischen Krankheit gehen tatsächlich oder vermeintlich wesentliche Ziele und positive Vorstellungen vom zukünftigen eigenen Leben verloren. Auch in Zeiten, in denen sich die Krankheit verschlechtert, ist das Suizidrisiko höher. Bei depressiven Erkrankungen sind zusätzlich die Abschnitte des Übergangs oder der Erholung, wenn eine schwere Depression sich zu bessern beginnt oder in eine manische Phase übergeht, gefährlich. Die Wiederkehr von Vitalität und Willensstärke als erstes Zeichen einer Besserung bei gleichzeitig noch bedrückter Stimmung können zum Auslöser für das Ausagieren suizidaler Pläne werden.

Bei Menschen mit Psychosen spielt die Art der Symptomatik eine große Rolle. Halluzinationen und Wahnvorstellungen begünstigen Suizide, besonders wenn innere Stimmen den Suizid befehlen. Aber auch bei Menschen mit psychotischen Erkrankungen finden sich einige Suizide in Remissionsphasen, also dann, wenn es den Betroffenen eigentlich besser gehen sollte. Hier dürften ähnliche Mechanismen eine Rolle spielen, wie sie weiter oben für Depressionen oder körperliche Erkrankungen beschrieben wurden.

Bei Menschen mit einer Borderline-Persönlichkeitsstörung oder einer antisozialen Persönlichkeitsstörung stellt insbesondere die Impulskontrollstörung, also die mangelhafte Fähigkeit innere affektive Zustände regulieren zu können, ein erhebliches Problem dar. Diese Menschen können mit Kränkungen nicht in reifer Weise umgehen, das seelische Gleichgewicht gerät derartig aus den Fugen, dass sich narzisstische Krisen (▶ Kap. 3.3.4) entwickeln, in denen es sehr schnell zu einer suizidalen Handlung kommen kann.

Es liegen nach wie vor keine eindeutigen Befunde darüber vor, ob unabhängig vom Vorliegen einer schweren psychischen Störung genetische Faktoren bei manchen Suiziden eine Rolle spielen könnten. Es gibt Hinweise darauf, dass neurobiologische bzw. neuropathologische Faktoren, wie z. B. ein niedriger Serotoninspiegel, suizidale Handlungen begünstigen und dass gewalttätiges, aggressives und impulsives Verhalten bei ausreichender Verfügbarkeit des Botenstoffes Serotonin im Gehirn seltener vorkommt. Man muss aber sicherlich vorsichtig sein, dies im Sinne einer Kausalität zu interpretieren. Wie bereits im Abschnitt über Neurobiologie und Krise ausgeführt, gibt es offensichtlich eine enge und komplexe Wechselwirkung zwischen neurobiologischen und psychischen Vorgängen. Genetische und/oder neurobiologische Disposition zum Suizid würde außerdem keinesfalls bedeuten, dass ein Suizid unvermeidlich ist. Bei sich häufenden Belastungen oder in einer verheerenden akuten Stresssituation könnte allerdings die Selbsttötung für diese Menschen eher zur Option werden (Jamison 2000).

Bei manchen Formen körperlicher Erkrankungen finden sich ebenfalls, wenn auch deutlich weniger ausgeprägt, erhöhte Suizidraten. So bei Aidserkrankten, bei Menschen mit Nierenerkrankungen, insbesondere bei Dialysepflichtigkeit und bei schweren neurologischen Erkrankungen (Chorea Huntington, Multiple Sklerose). Hier spielen verschiedene Umstände eine Rolle. Ein wesentlicher Faktor dürfte die krisenhafte Entwicklung nach einer Diagnosemitteilung mit den Folgeerscheinungen Ungewissheit, Zukunftsangst, Angst vor Abhängigkeit und Phantasien über Leid und Schmerz oder über die Tödlichkeit der Erkrankung sein. Im weiteren Verlauf können sich Menschen oft erstaunlich gut an auch schwierigste Lebensumstände adaptieren. Außerdem haben einige dieser Erkrankungen ihren Ursprung in Fehlfunktionen des Gehirns und des übrigen Nervensystems oder beeinflussen dieses stark im Sinne sekundärer psychische Veränderungen (organisches Psychosyndrom, Durchgangssyndrom). Dies kann dann erhebliche Stimmungsschwankungen verursachen und zur Entwicklung depressiver Störungen führen. Auch misslingende Krankheitsverarbeitung kann depressive Episoden und in Folge Suizidalität auslösen.

Einen Bilanzsuizid findet man definitionsgemäß bei Menschen, »deren Lebensbedingungen so aussichtslos und unwürdig geworden sind, dass sie deshalb mit dem Leben Schluss machen. Der Suizid oder Suizidversuch kann dann zum letzten und schmerzlichen Ausdruck persönlicher Freiheit werden, ohne dass eine psychosoziale Fehlentwicklung oder eine körperliche Erkrankung vorgelegen hat« (Scobel 1981). Wichtig ist festzustellen, dass es dabei primär um die subjektive Einschätzung des Betroffenen geht. Pohlmeier (1983) spricht von einer Selbsttötung aus freier Entscheidung als das Ergebnis abwägender Kalkulation. Ob es einen Bilanzsuizid in dieser gleichsam reinen Form gibt, ist schlussendlich nicht zu beantworten. Jean Améry, der sehr radikal für das Recht auf Selbsttötung eingetreten ist, hat sich tatsächlich das Leben genommen. Es stellt sich allerdings die Frage, ob ein Mensch, der – in welcher Form auch immer – leidet, in seinem Willen vollkommen frei sein kann. Andererseits finden wir auch bei vielen Suiziden im Rahmen von Krisen oder eindeutig diagnostizierten psychischen Erkrankungen mehr oder weniger stark ausgeprägte bilanzierende Elemente, wenn eben die zunehmende Einschränkung der Lebensperspektive durch die Krankheit oder im Rahmen des Krisengeschehens antizipiert wird.

Im Diathese-Stressmodell, das eine Forschergruppe um John Mann (1999) entwickelt hat, wird postuliert, dass Personen, die suizidales Verhalten zeigen, durch eine spezifische Vulnerabilität gekennzeichnet sind. Sie reagieren, wenn sie Stressoren ausgesetzt sind – gemeint sind kritische Lebensereignisse oder das Einsetzen objektiv klassifizierter psychischer Störungen – eher mit Hoffnungslosigkeit, Depressivität und Suizidgedanken als andere Menschen. Eine höhere Impulsivität und Aggression im Sinne einer manifesten Persönlichkeitseigenschaft, die durch eine spezifische Dysfunktion im serotonergen System begünstigt wird (niedriger CSF5-HIAA Gehalt), führt dann eher zur Umsetzung der Pläne. Diese Vulnerabilität steht laut Mann häufig im Zusammenhang mit Suiziden und Suizidversuchen in der Familie oder mit einer Geschichte von Misshandlung und Vernachlässigung in der Kindheit (Mann et al. 1999).

Zusammenfassend lässt sich feststellen, dass man sich als Helfer jedes Mal aufs Neue darauf einlassen muss, gemeinsam mit dem Betroffenen die Bedeutung der suizidalen Phantasien und Handlungen zu ergründen und daraus das richtige therapeutische Handeln abzuleiten. Nicht mehr weiterleben zu wollen soll jedenfalls zunächst als möglicher und einsehbarer Impuls der menschlichen Psyche akzeptiert und nicht tabuisiert oder diskriminiert werden (Scobel 1981).

Kasten 4.5: Formen von Suizidalität

- Suizidalität im Rahmen psychosozialer Fehlentwicklungen
    - Suizidalität im Rahmen akuter psychosozialer Krisen und als Folge akuter Traumatisierungen
    - Suizidalität im Zusammenhang mit psychischen Störungen
        - Depressionen
        - Suchterkrankungen
        - Persönlichkeitsstörungen
        - Psychosen
- Suizid im Zusammenhang mit körperlich bedingten Erkrankungen
- Bilanzsuizid

Die Motivstruktur suizidalen Denkens und Handelns wird immer durch ein sehr komplexes Zusammenspiel vieler Faktoren bestimmt (▶ Kasten 4.6). Dabei stellt das bewusst angegebene Suizidmotiv in aller Regel einen Anlass dar, an dem sich eine längst vorhandene unbewusste Konfliktthematik neu entzündet (Henseler 1981).

Dieser Komplexität muss auch bei der Krisenintervention in suizidalen Krisen Rechnung getragen werden. Gemeinsam mit dem Klienten ist den jeweiligen bewussten wie unbewussten Motiven und Konflikten auf den Grund zu gehen, um die Funktion der Suizidalität verständlich werden zu lassen (▶ Kap. 4.3.4). Daraus ergeben sich therapeutische Ansatzpunkte und mögliche Zielsetzungen für die Behandlung. Außerdem geben sie gemeinsam mit den weiter unten angeführten Faktoren auch Aufschluss über das Ausmaß einer eventuell weiterbestehenden Suizidgefährdung.

Fast immer spielt der dringende »Wunsch nach Hilfe« eine Rolle (»Cry for help«). Viele Betroffene berichten von ihrem Bedürfnis, in einer Situation, in der sie nicht ein noch aus wissen, Ruhe zu finden, ernst genommen zu werden und/oder auf ihre verzweifelte Situation aufmerksam zu machen.

Häufig spielen bei einer suizidalen Entwicklung Konflikte in den aktuell wichtigen Beziehungen eine große Rolle. In diesem Fall kann der Wunsch, durch eine Suiziddrohung in dieser Beziehung etwas zu verändern oder zu erreichen, im Vordergrund stehen. Dazu gehört z. B. die Vorstellung, den Partner, der sich trennen möchte, auf diese Art von seinem Vorhaben abbringen zu können. Gelegentlich geht es dabei auch um Rachegedanken. Grundsätzlich besteht die Gefahr, solch ein Verhalten ausschließlich als eine Erpressung, die man nicht ernstnehmen muss, abzutun. Hinter den Drohungen verbirgt sich aber immer große innere Not. Natürlich kann ein adäquater Umgang mit dieser »manipulativen« Art der Suizidalität (Kind 1992) nicht darin bestehen, den Forderungen des Betroffenen nachzugeben. Im therapeutischen Kontext muss aber versucht werden, die dahinter liegende innere Dynamik zu verstehen und bewusst zu machen.

Fallbeispiel Ida und Otto

Das Paar kommt zur Beratung ins Kriseninterventionszentrum. Er ist 55, sie 45 Jahre alt. Ida ist fest entschlossen, die Beziehung zu beenden. Otto droht ernsthaft mit Suizid. Ein Jahr zuvor war der Mann in einer ähnlichen Situation stationär aufgenommen worden. Ida behauptet, dass der behandelnde Arzt damals gemeint hatte, sie könne Otto jetzt, da es ihm so schlecht gehe, nicht verlassen. Ein Jahr später ist die Situation für sie unerträglicher denn je. Die suizidale Einengung von Otto ist äußerst bedrohlich, nach einem sehr langen Gespräch wird eine stationäre Aufnahme vereinbart. Ida erhält Unterstützung von einer Kollegin und trennt sich endgültig.

In Abschiedsbriefen, aber auch in der Art und den Umständen vieler Suizide findet sich häufig noch eine letzte schmerzliche Botschaft an die Hinterbliebenen. So scheint dies auch bei einem besonders tragischen Ereignis, das sich vor einiger

Zeit in Wien ereignet hat, der Fall gewesen zu sein. Der Mann, der zunächst seine zweijährige Tochter tötete und dann sich selbst, hinterließ seiner Frau einen Abschiedsbrief: »Bis die Rose verwelkt und bis ich sterbe, werde ich dich lieben. Meine Jacqueline (die Tochter) und mich wirst du bis zum Tod nicht vergessen (zitiert aus der Tageszeitung ›Der Standard‹).« Hier scheint es sich einerseits um einen furchtbaren Akt der Rache dieses schon vorher gewalttätigen Mannes gehandelt zu haben und gleichzeitig um die Phantasie, im Tod mit den Menschen vereint zu sein, die im Leben scheinbar nichts mehr mit ihm zu tun haben wollten.

Relativ selten steht der explizite Wunsch »tot zu sein« im Vordergrund der Suizidphantasien. In solchen Fällen muss man immer von massiver Hoffnungslosigkeit und Ausweglosigkeit ausgehen. Dies ist dann ein deutliches Alarmsignal. Motive mit politischem oder religiösem Hintergrund (»Opfer sein«) scheinen einer grundsätzlich anderen Dynamik zu folgen. Diese auszuführen würde den Rahmen des Buches überschreiten.

Einen Sonderfall stellen wahnhafte Motivationen dar. Ein 50-jähriger schizophrener Patient sagte zu mir: »Stimmen befahlen mir aus dem Fenster zu springen, weil ich so ein schlechter Mensch bin.« Solche Situationen erfordern beinahe immer eine stationäre Aufnahme, jedenfalls aber psychiatrische Diagnostik und Behandlung.

Kasten 4.6: Motivstruktur suizidalen Denkens und Handelns

- Appell – »Cry for help«
- Flucht/Pause/Zäsur
- Ernst genommen werden
- Manipulation – »etwas erreichen wollen«
- Rache
- Hoffnungslosigkeit
- Todeswunsch
- Psychotische Motivation (Wahn, psychotische Angst, Halluzination)
- Opfer – »für etwas sterben wollen« – politischer und religiöser Suizid

4.3.3 Einschätzung der Suizidalität

Erst wenn geklärt ist, wie ernsthaft Suizidgedanken oder -handlungen sind, kann ein sinnvolles Behandlungskonzept erstellt und umgesetzt werden (▶ Tab. 4.3).

Entgegen mancher Vorurteile teilen die meisten Menschen, die Suizid begehen, diese Absicht ihrer Umgebung ausdrücklich mit, viele auch wiederholt. Daraus kann man schließen, dass es sich in der Mehrzahl der Fälle um einen vorsätzlichen Akt handelt, vor dem die Betroffenen warnen, und seltener um eine völlig überraschende Impulshandlung. Gelegentlich sind die Hinweise aber auch sehr versteckt und im schlimmsten Fall erst nach dem vollzogenen Suizid zu verstehen.

4.3 Suizidalität

Fallbeispiel aus einem Seminar

Eine 63-jährige Frau beginnt ohne ersichtlichen äußeren Anlass Trauerkleidung zu tragen. 6 Monate später nimmt sie sich das Leben.

Die Einschätzung des Suizidrisikos gehört zu den verantwortungsvollsten Aufgaben des Behandlers. Eine restlose Sicherheit gibt es allerdings nicht. Jeder Mensch kann suizidale Phantasien und Phasen entwickeln. Der Gedanke an Suizid alleine weist noch nicht auf eine unmittelbare Selbsttötungsbereitschaft hin. Jede Suizidankündigung ist allerdings unbedingt ernst zu nehmen.

Unter basaler Suizidalität versteht man allgemeine Faktoren, wie die Zugehörigkeit zu einer Risikogruppe (▶ Kasten 4.7), Umfang, Art und Schwere von Psychopathologien, gewalttätiges oder impulsives Verhalten in der Vorgeschichte und Suizide in der Familiengeschichte, die isoliert für sich genommen allerdings keinen Aufschluss über eine aktuelle Suizidalität geben.

Zu den Risikofaktoren gehören auch sogenannte Imitationseffekte. Es ist wissenschaftlich eindeutig nachgewiesen, dass eine bestimmte Art und Weise der medialen Berichterstattung über Suizide weitere Suizide provozieren kann – als sogenannte Nachahmungs- oder Imitationshandlungen (Etzersdorfer et al. 2001, Niederkrotenthaler und Sonneck 2007). Dieses Phänomen wurde ursprünglich auch als »Werther-Effekt« bezeichnet, da es nach dem Erscheinen von J.W.Goethes »Die Leiden des jungen Werthers« eine Reihe von Suiziden junger Männer durch die gleiche Suizidmethode gegeben haben soll. Nachahmungssuizide sind aber auch in anderen Zusammenhängen und zu anderen Zeitpunkten beobachtet worden. Daher charakterisiert die allgemeine Bezeichnung »Imitationseffekt« das Phänomen einer medieninduzierten Suizidhandlung besser.

Kasten 4.7: Risikogruppen

- Menschen mit Suizidversuchen in der Vorgeschichte
- Menschen, die Suizide ankündigen
- Depressive Menschen (Depressionen und Manisch-depressive Erkrankungen)
- Alkohol-, drogen- und medikamentenabhängige Menschen
- Alte und vereinsamte Menschen
- Menschen mit Persönlichkeitsstörungen (Borderline- und antisoziale Persönlichkeitsstörungen)
- Schizophrene Menschen
- Menschen mit schweren körperlichen Erkrankungen

Erst das Zusammentreffen dieser allgemeinen Risikofaktoren mit konkreten Suizidgedanken, -phantasien und -ankündigungen, unter Umständen in einer aktuellen Belastungssituation oder kombiniert mit Angst-, Erregungs-, Unruhezuständen und Schlafstörungen lassen auf eine akute Suizidalität schließen. In jedem Fall ist die direkte Frage nach Suizidgedanken und -plänen auch bei nur vagem Verdacht von größter Bedeutung. Man muss sich ein möglichst konkretes Bild über die Situation machen, dabei sollte aber die Art der Nachfrage möglichst einfühlsam und schonend sein (▶ Kap. 5.4.7). Je systematischer und realistischer Suizidgedanken sind, je weniger Alternativen erwogen werden, desto gefährlicher ist die Situation. Sich dem Betroffenen aufdrängende Suizidphantasien sind bedrohlicher einzuschätzen als aktiv herbeigeführte.

Fallbeispiel Erwin

Ein 35-jähriger Mann in einer Trennungssituation fährt mit seinem Auto immer wieder eine bestimmte Strecke in der Umgebung Wiens ab, um die geeignetste Stelle für den von ihm geplanten Autounfall zu finden. Er berichtet davon, dass die Vorstellung, wie er gegen einen Baum rast, ständig präsent ist und er sich kaum davon distanzieren kann. Das ängstigt ihn. Es wird vereinbart, dass er vorübergehend bei einem Freund wohnen soll. Er erzählt beim zweiten Kontakt, dass er in Gesellschaft seines Freundes viel seltener an Suizid denkt und die Vorstellungen erst zurückkehren, wenn er alleine ist.

Ebenso ist der leichte Zugriff auf tödliche Mittel, besonders auf Schusswaffen oder Medikamente, gefährlich. Dies begünstigt impulsive Handlungen. Diese Einschätzung wird durch die Ergebnisse einer Studie über Suizide in der österreichischen Sicherheitsexekutive (Stein und Kapusta 2008) bestätigt. Als bedeutender Risikofaktor für Suizide von Exekutivbeamten ließ sich die leichte Verfügbarkeit von Schusswaffen identifizieren. 78 % aller Suizide wurden mit einer Waffe begangen. Zum Vergleich waren nur 22,3 % der Suizide der männlichen Bevölkerung in Gesamtösterreich Schusswaffensuizide. Wo bei anderen Menschen schon aufgrund der notwendigen Vorbereitung Zeit zwischen Entschluss und Ausführung vergeht, in der auch andere Problemlösungsmöglichkeiten erwogen werden können, eine emotionale Entspannung eintreten und vielleicht auch Hilfe erfolgen kann oder Suizidmittel gewählt werden, die den Ausgang der Tat offen lassen und somit oft nochmals die zwiespältigen Tendenzen zwischen »nicht mehr weiter können« und dem Wunsch »anders weiterzuleben« widerspiegeln, lässt die rasche Verfügbarkeit einer Waffe und die fast immer tödlich ausgehende Handlung diesbezüglich wenig Spielraum.

Fallbeispiel Ida und Otto

Otto hat als Stationspfleger auf einer Intensivstation problemlosen Zugang zu Medikamenten. Außerdem hat er sich im Internet genaue Informationen darüber beschafft, welche Dosierungen tödlich sind.

Soziale Isolation und das Fehlen von tragfähigen Beziehungen können eine ambulante Betreuung erheblich erschweren. So verwundert es auch nicht, dass gerade alte Menschen und hier wiederum besonders alte Männer deutlich höhere Suizidraten haben, denn je mehr jemand den Suizid »für sich« unternimmt und je weniger Kommunikationsangebot an andere dahintersteckt (z. B. im Sinne eines Hilfsappells oder eines Manipulationsversuchs), desto wahrscheinlicher wird die Selbsttötung (zur Problematik des Alterssuizids ▶ Kap. 5.4.9).

Zusammengefasst: Nicht ein einzelner Hinweis gibt also Aufschluss über die Bedrohlichkeit der Situation, sondern nur das Zusammentreffen mehrerer Faktoren ermöglicht eine realistische Einschätzung (▶ Tab. 4.3).

Die meisten Suizidversuche und Suizide sind also geplante Handlungen, es geht ihnen eine mehr oder weniger lange Entwicklung voraus. »Spontane« Suizide, ganz ohne jedes Vorzeichen, sind selten. Wie weit unmittelbar vor der Suizidhandlung der Verlust der Impulskontrolle eine Rolle spielt, ist nicht letztgültig zu klären (vgl. Mann et al. 1999). Einige Untersuchungen legen aber nahe, dass es häufig kurz vor einer Suizidhandlung zu starkem Alkoholkonsum kommt (Conwell et al. 2002), was die Kontrolle über die eigenen Handlungen natürlich erheblich reduziert. Nach wie vor hat daher das Konzept der suizidalen Entwicklung (▶ Tab. 4.1) von Pöldinger (1968) eine gewisse Relevanz für die Einschätzung der Suizidgefahr. Er beschreibt drei Phasen, die einer suizidalen Handlung in den meisten Fällen vorangehen. Er trifft allerdings keine Aussage über die Dauer der einzelnen Stadien. Es ist möglich, dass sich dieser Prozess über Wochen zieht, aber auch nur wenige Stunden dauert. Die suizidale Einengung kann sich in jedem Stadium auflösen. Die Entwicklung beginnt mit einer Phase der Erwägung. Der Suizid wird als mögliche Problemlösung in Betracht gezogen. Die Suizidgedanken sind vage und eher unkonkret. Sie können sich z. B. in einer verstärkten theoretischen Beschäftigung mit dem Thema zeigen, wie man sie bei adoleszenten Jugendlichen häufig findet. Zunehmende soziale Isolation, Aggressionshemmung und suggestive Elemente (Imitationseffekte) begünstigen in dieser Situation eine weitere suizidale Entwicklung. Dann folgt das Stadium der Abwägung. Der innere Konflikt zwischen selbsterhaltenden und selbstzerstörenden Tendenzen erreicht den Höhepunkt und wird oft ausagiert. Suizidmittel werden beschafft. Die massive Spannung entlädt sich in direkten Suizidankündigungen, konkreten Drohungen und Suizidversuchen. Die Zuspitzung der Situation erhöht aber auch die Chance, dass der Betroffene Hilfe sucht. Grundsätzlich ist die Verzweiflung der Betroffenen zu diesem Zeitpunkt der Entwicklung groß und sie sind daher eher bereit Unterstützung und professionelle Hilfe anzunehmen. Im Stadium des Entschlusses tritt eine scheinbare Beruhigung ein, die unglücklicherweise von der Umgebung oft falsch interpretiert wird. Manche Suizidanten täuschen ihre Mitmenschen geradezu, um sich ungestört auf den Suizid vorbereiten zu können. Die Spannungen, hervorgerufen durch die starke Ambivalenz, die Angst und Qual, die mit dem Gedanken an ein Weiterleben verbunden sind, fallen weg. Der Psychoanalytiker Jürgen Kind bezeichnet dies als die »Ruhe nach dem Sturm« (Kind 1992, S. 184). »Das Schwinden der Suizidalität ohne ersichtlichen Grund, das scheinbar gelöste Verhalten eines zuvor depressiv-suizidalen Klienten muss als Alarmzeichen gelten (Kind 1992, S. 181).« Suizidankündigungen – so es überhaupt noch welche gibt – sind dann meist indirekt. Dagegen werden konkrete vorbereitende Handlungen gesetzt, z. B. der Nachlass geordnet.

Suizide im stationären Bereich ereignen sich oft nach Perioden, in denen es Patienten sehr schlecht ging, also in einer Situation, in der sich der Zustand scheinbar gebessert hatte. Diese Suizide sind für die betreuenden Personen daher oft besonders überraschend und erschreckend. Es gibt Studien, in denen Patienten, die sich suizidierten, mit Patienten desselben Alters und der gleichen Diagnose, die sich aber nicht das Leben nahmen, verglichen wurden. Die Patienten, die sich suizidiert hatten, waren vor dem Suizid von ihren Ärzten fast alle als ruhiger und in einer besseren Verfassung beschrieben worden.

Tab. 4.1: Stadien der Suizidalen Entwicklung (Pöldinger 1968)

Stadium der Erwägung	Stadium der Abwägung	Stadium des Entschlusses
Allgemeine Beschäftigung mit dem Thema Suizid, vage Gedanken, dass Suizid eine mögliche Problemlösung wäre, indirekte Suizidäußerungen	Hilferuf, direkte Suizidankündigung, Unterstützung wird oft gesucht und meist angenommen	indirekte Suizidankündigung, konkrete Vorbereitung, »Ruhe nach dem Sturm«, Suizidhandlung

Das Präsuizidale Syndrom (Ringel 1953) geht vielen suizidalen Handlungen voraus und stellt somit nach wie vor ein wichtiges diagnostisches und prognostisches Hilfsmittel dar (▶ Kasten 4.8). Es ist charakterisiert durch Aggressionsumkehr, Suizidphantasien und zunehmende Einengung. Die Einengung hat eine Reihe von unterschiedlichen Facetten. Situative Einengung bedeutet, dass die persönlichen Handlungsmöglichkeiten als Folge äußerer Umstände oder aufgrund eigenen Verhaltens zunehmend eingeschränkt werden.

Fallbeispiel Richard

Ein 43-jähriger Mann hatte zunächst durch einen Konkurs seine Firma aufgeben müssen, in der Folge lebte er sich immer mehr mit seiner Lebensgefährtin auseinander, die schließlich mit ihrem gemeinsamen fünfjährigen Sohn in ein anderes Bundesland zog. Zum Zeitpunkt des Erstkontakts hat er kaum mehr soziale Kontakte. Weil er über keinerlei finanzielle Mittel verfügt, kann er die Miete nicht mehr bezahlen und muss seine Wohnung aufgeben. Er weiß nicht einmal, was er am nächsten Tag essen soll. Richard hat sehr ernsthafte Suizidgedanken. Er ist verzweifelt und sieht keinen Sinn mehr in seinem Leben. Er besitzt eine Waffe.

Dynamische Einengung heißt, dass sich die Wahrnehmung der Welt und die Assoziationen nur in eine negative Richtung bewegen. Es dominieren Gefühle von Angst, Verzweiflung und Hoffnungslosigkeit, man spricht von affektiver Einengung. Das Ausmaß von Hoffnungslosigkeit und Verzweiflung ist ein besonders wichtiger Hinweis darauf, wie gefährlich die Situation aktuell ist. Abrahamson et al. (1989) beschreiben Hoffnungslosigkeit als die Erwartung, dass Positives ausbleibt und/oder Negatives eintritt. Durch den ausschließlich pessimistischen Blick auf die Welt und das Fehlen positiver Zukunftsperspektiven, auch charakteristisch für Menschen mit Depressionen, erscheint dem Betroffenen der Suizid als einziger Ausweg. Die suizidale Person hat das Gefühl, niemand könne ihr helfen. Wenn sich im Gespräch mit einem verzweifelten Menschen also keinerlei Perspektiven eröffnen und Hoffnungslosigkeit und Verzweiflung trotz des Beziehungsangebotes unverändert bleiben, ist das ein Alarmsignal. Eine Einengung der zwischenmenschlichen Beziehungen entsteht, weil der Betroffene sich zurückzieht, aber auch weil die Menschen in der unmittelbaren Umgebung überfordert sind und in der Folge die reale Wertschätzung durch die Anderen abnimmt. Für viele Menschen gibt es zentrale Werte im Leben, wie Familie, Religion oder Beziehungen, die sie von einer Selbsttötung abhalten. Werden diese zentralen Werte in Frage gestellt, kann dies ein sehr ernster letzter Schritt in Richtung einer suizidalen Handlung sein. Wesentlich für die weitere Planung der Intervention ist also, ob sich im Gespräch (auch kurzfristige) Zukunftsperspektiven entwickeln lassen. Dies ist meist dann der Fall, wenn ein guter tragfähiger Kontakt entstanden ist und der Betroffene sich dadurch entlastet fühlt.

Fallbeispiel Brigitte

Eine 25-jährige Klientin muss sich einer gynäkologischen Operation unterziehen und hat große Befürchtungen, dass sie unfruchtbar werden könnte. Der Kinderwunsch hat für sie eine enorm hohe Bedeutung. Sie meint, eine Schwangerschaft würde sie in ihrer Weiblichkeit bestätigen und außerdem verbindet sie damit ihre große Sehnsucht nach einem harmonischen Familienleben. All das wäre in Frage gestellt. Für den Fall, dass sich ihre Befürchtungen bestätigen, äußert sie sehr ernste Suizidgedanken. Sollten sich die Befürchtungen von Brigitte bestätigen und sich dann die suizidale Entwicklung verstärken, könnte man von einer Einengung der Werte sprechen.

Kasten 4.8: Das Präsuizidale Syndrom (Ringel 1953)

- Gehemmte und gegen die eigene Person gerichtete Aggression
- Suizidphantasien
- Einengung
  - Situative Einengung
  - Affektive Einengung
  - Dynamische Einengung
  - Einengung der zwischenmenschlichen Beziehungen
  - Einengung der Werte

Die Interaktion mit dem suizidalen Menschen

Bei vermuteter oder bekannter Suizidalität stellt es immer ein Alarmsignal dar, wenn sich der Kontakt zum Betroffenen nicht oder nur schwer herstellen lässt, sich das Gefühl von emotionaler Nichterreichbarkeit einstellt oder der Eindruck entsteht, jemand sei nicht bereit, ehrlich über sich und seine Gefühle zu sprechen. Gegenübertragungsgefühle, also jene Gefühle, die aufgrund der Interaktion mit dem Klienten im Therapeuten entstehen, können ein überaus wichtiges diagnostisches und therapeutisches Instrument darstellen. Dabei muss aber differenziert werden, ob diese Gefühle eine adäquate emotionale Reaktion auf das Beziehungsgeschehen darstellen oder eher ein Ausdruck von Schwierigkeiten sind, die beim Helfer liegen, z. B. ein unvollständig bearbeiteter früherer Verlust eines Angehörigen durch Suizid, aber auch eigene unbearbeitete Suizidalität. Kind (1992, S. 178–185) unterscheidet drei mögliche Interaktionsformen, die sich zwischen dem suizidalen Menschen und dem Therapeuten entwickeln können (▶ Tab. 4.2, ▶ Abb. 4.1).

Die interaktionsreiche Form stellt vermutlich die häufigste Form der Suizidalität dar. Kind spricht von einem Kampf des Klienten mit und um den Therapeuten. In der Gegenübertragung entsteht das Gefühl manipuliert zu werden, begleitet von Ohnmacht, Hass, Wut, Schuld, Angst und Sorge. Diese Gefühle finden meist ihre Entsprechung im Erleben des Klienten. Auch er empfindet Verzweiflung, Enttäuschungswut, Ohnmacht und Rachegefühle. Der Grad der Suizidalität ist ernst, aber meist noch handhabbar. Die Suizidalität ist dyston, wird also vom Betroffenen als fremd erlebt und es überwiegt der Wunsch weiterzuleben, wenn auch unter anderen Umständen.

Fallbeispiel Ruth

Eine 35-jährige Klientin mit der Diagnose Borderline-Persönlichkeitsstörung verstrickt ihren Therapeuten immer wieder in sehr heftige Konflikte über das Setting. Sie will ihn unbedingt duzen und außerhalb der Therapie im Kaffeehaus treffen. Sie glaubt, dass nur die Aufgabe der Rahmenbedingungen einen ausreichenden Beweis für sein Interesse und seine Wertschätzung darstellen würde. Mehrfach verlässt sie die Therapiestunde mit einer versteckten Drohung. Sie meint dann: »Sie wissen, heute fahre ich wieder mit dem Auto nach Hause.« Die Klientin wohnt außerhalb Wiens, anamnestisch ist bekannt, dass sie bereits einmal einen fast tödlichen Autounfall hatte und mehrfach hat sie geschildert, wie sie bei Rot über die Ampel gefahren ist. Der Therapeut macht sich nach diesen Stunden große Sorgen um sie, fühlt sich ohnmächtig und hilflos und ist gleichzeitig sehr wütend.

Paradoxerweise scheint dies die relativ ungefährlichste Interaktionsform bei akuter Suizidalität zu sein. Solange der Klient in der Beziehung etwas erreichen will, besteht auch Hoffnung, die zugrunde liegenden inneren Konflikte verstehen, bearbeiten und damit entschärfen zu können.

Führt die heftige Interaktion hingegen nicht zum gewünschten Ziel, kann die Suizidalität in die interaktionsarme Form übergehen. Der Patient resigniert, es dominieren Leere und Sinnlosigkeit und die Überzeugung, die Anderen mit den eigenen Wünschen und Bedürfnissen nicht mehr erreichen zu können. In der Gegenübertragung entsteht das Gefühl, überflüssig und nutzlos für den Klienten zu sein. Man macht sich Sorgen. In diesem Fall liegt die Aufgabe, den Patienten zu halten explizit beim Therapeuten. Der Grad der Suizidalität ist bedrohlich. Die dystone geht in eine syntone Suizidalität über, d. h. langsam wird der Suizid subjektiv als »vernünftige« Lösung für das eigene Problem betrachtet.

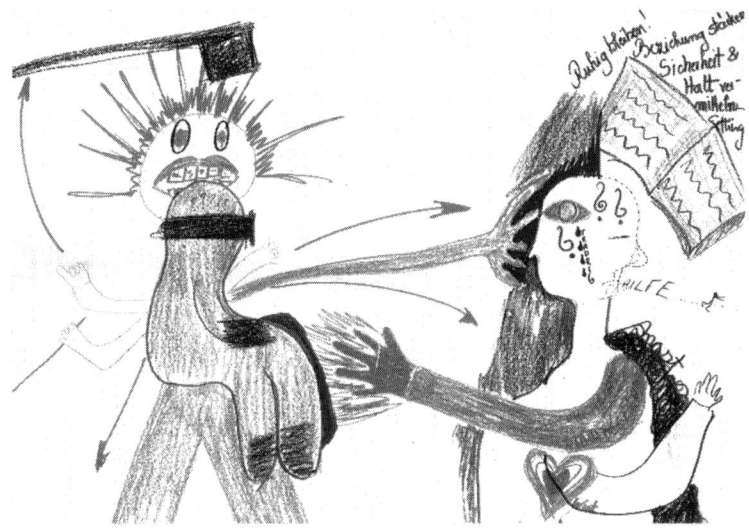

Abb. 4.1: Interaktionsformen der Suizidalität
In dieser Zeichnung, die von einer Gruppe in einem Weiterbildungsseminar zur Suizidalität gemalt wurde, ist links der Klient, rechts der Therapeut zu sehen. Der Klient hat zwei Aspekte: Einmal bedroht er sich mit dem Beil und damit indirekt auch den Therapeuten, der sich dementsprechend gegen die Attacken zu schützen versucht, es geht um die interaktionsreiche Form der Suizidalität. Der andere Anteil sieht und hört nichts mehr, ist nicht mehr in der Lage, das Gegenüber zu erreichen, es handelt sich also um die interaktionsarme Form, der Therapeut muss dem Klienten die Hand reichen, um Kontakt zu halten.

Fallbeispiel Wilhelmine

Eine 55-jährige Frau, die durch die Pflege ihres nach einem Schlaganfall geistig stark behinderten Mannes sehr überfordert ist, entwickelt eine massive depressive Symptomatik. Durch Gespräche, antidepressive Medikation und soziale Maßnahmen wird versucht, die Patientin zu entlasten. Nach sechs Monaten regelmäßiger Kontakte erscheint sie nicht zur vereinbarten Stunde. Obwohl sie nie von Suizid gesprochen hatte, macht sich der Therapeut große Sorgen. Er schreibt ihr einen Brief, in dem er ihr einen neuen Termin anbietet. Sie ist sehr überrascht von dieser Kontaktaufnahme und nimmt das Angebot an. Erst später erzählt sie, dass sie zu diesem Zeitpunkt sehr ernsthaft erwogen hatte, sich und ihren Mann durch einen Sprung aus dem Fenster zu töten.

Die *pseudostabile* Form der Suizidalität entspricht in etwa dem Stadium des Entschlusses bei Pöldinger. Die Interaktion ist scheinbar ungetrübt. Beim Therapeuten entsteht ein Gefühl der Erleichterung, bestenfalls stellt sich eine gewisse Skepsis ein. Der Klient ist gelassen und erleichtert, er betrachtet den Entschluss zum Suizid als eine rationale Entscheidung. Die suizidale Handlung ist somit synton und kaum mehr abzuwenden.

Tab. 4.2: Interaktionsformen der Suizidalität (Kind 1995)

	Interaktionsreiche Form	Interaktionsarme Form	Pseudostabile Form der Suizidalität
Interaktion	Heftige Interaktion Kampf des Klienten mit und um den Therapeuten	Geringe Interaktion Kampf des Therapeuten um den Klienten	Interaktion ist scheinbar ungetrübt
Gegenübertragung	Gefühl des Manipuliertwerdens, Ohnmacht, Hass, Wut, Schuld, Angst und Sorge	Gefühl überflüssig zu sein, sowie Sorge und Angst	Gefühl der Erleichterung, bestenfalls Skepsis
Affekte des Klienten	Verzweiflung, Enttäuschungswut, Ohnmacht und Rache	Apathie, Resignation und innere Leere	Klient ist gelassen, der Tod wird als eine rationale Entscheidung betrachtet, »Ruhe nach dem Sturm«
Grad der Suizidalität	Ernst, aber meist noch handhabbar, die Suizidalität ist dyston	Bedrohlich, Übergang von der dystonen zur syntonen Suizidalität	Die suizidale Handlung ist synton und kaum mehr abzuwenden

Tab. 4.3: Einschätzung der Suizidgefährdung: Zusammenfassung aller Aspekte, die zu einer Risikoeinschätzung beitragen. Ausgangspunkt ist die Suizidankündigung oder ein sonstiger (indirekter) Hinweis auf Suizidalität. Basale Suizidalität liefert allgemeine Informationen, ohne dass eine unmittelbare Gefahr vorliegen muss. Das Ausmaß der aktuellen Suizidalität wird durch das Zusammenspiel sämtlicher Faktoren auf der rechten Seite beurteilt.

	Basale Suizidalität	Risikogruppen	• Suizidversuch in der Vorgeschichte • Psychopathologie • Alte, vereinsamte Menschen
Suizidankündigung Suizidhinweis liegt vor.		allgemeine Risikofaktoren	• Leichter Zugriff auf tödliche Mittel • Imitationseffekte • Gewalttätiges und impulsives Verhalten • Suizide in der Familie • Soziale Isolation

Tab. 4.3: Einschätzung der Suizidgefährdung: Zusammenfassung aller Aspekte, die zu einer Risikoeinschätzung beitragen. Ausgangspunkt ist die Suizidankündigung oder ein sonstiger (indirekter) Hinweis auf Suizidalität. Basale Suizidalität liefert allgemeine Informationen, ohne dass eine unmittelbare Gefahr vorliegen muss. Das Ausmaß der aktuellen Suizidalität wird durch das Zusammenspiel sämtlicher Faktoren auf der rechten Seite beurteilt. – Fortsetzung

	Aktuelle Suizidalität	Vorliegen einer akuten Krise oder eines akuten Traumas	
		Affekte	Es dominieren: • Angst • Verzweiflung • Hoffnungslosigkeit
		Suizidale Entwicklung	Erwägung → Abwägung → Entschluss
Suizidankündigung Suizidhinweis liegt vor.		Präsuizidales Syndrom	• Einengung • Aggressionsumkehr • Suizidphantasien
		Beziehungsgestaltung	Große Gefahr bei: • Unerreichbarkeit • Unehrlichkeit • Dissimulation • Fehlender Vertragsfähigkeit bzw. -bereitschaft
		Interaktion	Interaktionsreich → Interaktionsarm → Pseudostabil

4.3.4 Psychodynamik

»An Selbstmord denkt man, wenn man mit seiner Angst und Aggression die ganze Welt bereist hat und wieder bei sich selbst ankommt.« (Cees Nooteboom 1980)

Suizidalität wird in den meisten der tiefenpsychologischen Theorien nicht nur als ein Zeichen seelischer Dekompensation, sondern darüber hinaus als eine psychische Funktion aufgefasst. Diese wird dann eingesetzt, wenn intrapsychische oder interpersonelle Krisen nicht anders handhabbar scheinen, wenn sich andere Problemlösungsstrategien als unzureichend erwiesen haben und seelischer Schmerz und Hoffnungslosigkeit unerträglich werden. So gesehen kann Suizidalität eine regulierende, manchmal auch stabilisierende Funktion haben. In der Beziehung zu suizidalen Klienten ist es daher von entscheidender Bedeutung, nicht nur die aktuelle suizidale Krise zu sehen, sondern auch das hinter der Suizidankündigung verborgene Kommunikationsangebot, die Mitteilung, die der Klient dem Helfer und seiner Umgebung zu machen versucht. Suizidale Phantasien und Ankündigungen und die dadurch ausgelösten Gegenübertragungsgefühle stellen dabei eine bedeutsame Hilfe dar. Sie geben oft wertvolle Hinweise auf bewusste wie unbewusste Motive und Konflikte, die sich hinter der Suiziddrohung verbergen. Kind sagt dazu: »Erst spät begriff ich, dass all diese teilweise so schwer zu ertragenden Gefühle und Handlungsimpulse etwas sehr Wertvolles darstellen, dass in ihnen, soweit es in der Therapie gelingt, sie in sich zur Entfaltung kommen zu lassen, der Schlüssel zum Verständnis der Beziehung zwischen Patient und Therapeut und damit der Schlüssel zum Verständnis des suizidalen Patienten liegen kann« (Kind 1992, S. 9).

Es gibt keine einheitliche psychodynamische Theorie der Suizidalität. Suizidales Verhalten ist immer das Ergebnis eines komplexen Zusammenspiels neurobiologischer, psychologischer und sozialer Faktoren und kann nur unter Berücksichtigung der Gesamtpersönlichkeit und der jeweils individuellen psychosozialen Situation und Belastung verstanden werden. Die zentralen konflikthaften Themen des suizidalen Menschen sind der Umgang mit Aggression, die Selbstwertregulation und der Umgang mit nahen Beziehungen. Ein umfassendes psychodynamisches Verständnis kann also nur durch ein Zusammenführen konflikt-, selbst- und objektbeziehungs-psychologischer Suizidtheorien erreicht werden. Die im Weiteren vorgestellten Theorien wurden primär in Bezug auf chronisch suizidale Klienten bzw. Klienten mit psychischen Störungsbildern entwickelt. Sie sind aber auch für das Verständnis von Suizidalität als Begleiterscheinung akuter psychosozialer Krisen hilfreich, da man es z. B. in Beziehungskrisen aufgrund der beschriebenen spezifischen Krisendynamik (▶ Kap. 2.1, ▶ Kap. 2.2) mit ähnlichen, allerdings oft einmaligen vorübergehenden innerpsychischen Vorgängen zu tun hat.

Die gemeinsame Ausgangshypothese der tiefenpsychologischen Theorie formuliert Freud 1917 in »Trauer und Melancholie«: »Kein Neurotiker verspürt Selbstmordabsichten, der solche nicht von einem Mordimpuls gegen andere auf sich zurückwendet (Freud 1917, S. 205).« Er postuliert also einen Aggressionskonflikt und deutet die Suizidhandlung als Wendung der Aggression gegen die eigene Person. Diesen Konflikt versteht er als eine Reaktion auf den subjektiv unerträglichen Verlust eines realen oder phantasierten, emotional als unverzichtbar erlebten Objekts.

Fallbeispiel Stefan

Ein 25-jähriger Student mit einer ausgeprägten narzisstischen Problematik durchlebt nach einer unglücklichen Liebe eine schwere depressive Phase mit ernsten Suizidgedanken. Er überlegt sehr konkret, von einem hohen Gebäude zu springen. Einerseits meint er ohne dieses Mädchen könne er nicht leben, denn sie sei die Liebe seines Lebens, andererseits berichtet er von einem kaum beherrschbaren Hass mit Gewaltphantasien ihr gegenüber.

Die Phantasien dieses Klienten werden durch die Theorie der narzisstischen Krise (Henseler 1981) noch verständlicher (▶ Kap. 3.3.4).

Für Menschen mit einer ausgeprägten Selbstwertproblematik (▶ Kap. 3.3.4.) können Enttäuschungen und Kränkungen durch für sie wichtige Objekte das Gefühl eines unwiederbringlichen und daher unerträglichen Verlustes darstellen.

Narzisstische Krisen können aber nicht nur durch ein vermeintliches Versagen des geliebten Menschen ausgelöst werden, sondern z. B. auch durch berufliche Misserfolge oder durch die Einschränkungen und Bedrohungen des Älterwerdens. Dabei geht es immer um erhebliche Verletzungen, die zu einer Schwächung des Selbstwerterlebens führen. Diese sind meist eine Wiederbelebung von Erfahrungen von Minderwertigkeit, übermächtiger Bedrohung, katastrophaler Abhängigkeit und Verlassenheit in frühen Entwicklungsphasen, die Gefühle von Enttäuschung, Ohnmacht, Hilflosigkeit und intensiver Wut auslösen. Der Zusammenbruch des Selbstwertgefühls wird zunächst durch andere psychische Mechanismen verhindert. Die Konfrontation mit einer unerträglichen Realität wird z. B. durch Verleugnung vermieden. Ist das Selbstgefühl aber nicht mehr anders zu schützen, kann es zur Suizidhandlung kommen. Man kann sie als eine Art innerer Konfliktlösung verstehen. Die vermeintliche Rettung der psychischen Existenz gelingt durch den phantasierten oder agierten Rückzug auf einen harmonischen und unaggressiv erlebten Primärzustand, der vielleicht einer vagen Erinnerung an die intrauterine Einheit mit der Mutter entspricht. So können durch die suizidale Phantasie Wohlbehagen, Wärme und Geborgenheit zurückgewonnen und das Selbstgefühl wiederhergestellt werden.

Ergänzend ermöglicht das auf der Objektbeziehungstheorie basierende Konzept des Psychoanalytikers Jürgen Kind (1992) ein umfassendes Verständnis der unterschiedlichen Bedeutungen, die Suizidalität im interpersonellen Geschehen haben kann. Er sieht die Beziehungen des Suizidanten und speziell dessen Beziehung zum Therapeuten als eine Reinszenierung pathogener frühkindlicher Objektbeziehungen. So spricht Kind im Zusammenhang mit den zuvor geschilderten Suizidphantasien von einer »fusionären Suizidalität« (Kind 1992, S. 36). Die Wut wird abgespalten und gegen die eigene Person gerichtet. Die objektive Gefährlichkeit der Suizidhandlung wird subjektiv nicht erlebt.

Fallbeispiel Brigitte

Brigitte hat in ihrer Kindheit schwerwiegende traumatische Erfahrungen machen müssen. Kurz vor der Operation träumt sie, dass sie durch eine endlose Wüste laufen muss. Ihr geliebter, vor langer Zeit verstorbener Großvater sagt zu ihr, dass er auf sie warte, falls sie den Weg nicht bewältigen könne. Sie meint, ihr Leben sei wie dieser Weg durch die Wüste. Wenn sie das Gefühl haben sollte, sie würde es nicht mehr schaffen, könne sie sich ja umbringen. Dann wäre sie in einer anderen, gerechteren und schöneren Welt und dort könnte sie mit ihrem Großvater zusammen sein. Diese Vorstellung macht sie glücklich.

Umgekehrt können derartige Verschmelzungsphantasien auch als eine Bedrohung der Selbstgrenzen und der Autonomie erlebt werden. Es ist möglich, dass z. B. mit der Intensivierung einer therapeutischen Beziehung Ängste vor zu großer Nähe auftauchen. Suizidphantasien oder Suizidhandlungen dienen dann der Verteidigung der Ich-Autonomie. Sie stellen eine Möglichkeit dar, Getrenntsein wahrzunehmen. Diese Menschen phantasieren den Suizid gleichsam als eine vollkommen autonome Handlung, über die ausschließlich sie selbst bestimmen. Kind (1992) nennt dies die »antifusionäre« Funktion von Suizidalität.

Fallbeispiel Magda

Eine 35-jährige Klientin kommt aufgrund einer schweren Ehekrise in das Kriseninterventionszentrum. Sie fühlt sich leer, nichts macht ihr Freude, sie kann in ihrem Leben keinen Sinn mehr sehen und hat sehr ernsthafte Suizidpläne. Anamnestisch ist bekannt, dass sie bis zu ihrem fünften Lebensjahr in einem Heim aufwuchs, danach kam sie zu einer Pflegefamilie, von der sie sich aber nie angenommen fühlte. Außerdem kam es zu Misshandlungen durch den Stiefvater. Immer, wenn sich das Leben von Magda krisenhaft zuspitzt, fährt sie nächtelang mit ihrem Auto durch die Gegend. Dies vermittelt ihr dann das Gefühl von Unabhängigkeit und Autonomie. Das Auto wird für sie zu einem Symbol für Geborgenheit und Eigenständigkeit. Es bietet ihr die Möglichkeit allein zu sein und der Kontrolle anderer entzogen, eigenverantwortlich dorthin zu gehen, wohin sie möchte und sei es auch – alkoholisiert oder unter Medikamenteneinfluss – in den Tod.

Diese Form der Suizidalität dient also der Abwehr von Gefühlen von drohender Abhängigkeit und Minderwertigkeit. Man erlebt eine derartige Dynamik oft auch bei der Begleitung suizidaler älterer Menschen, meist Männer. Gerade im Alter muss zunehmend mit der Einschränkung von Möglichkeiten und Fähigkeiten gerechnet werden. Der tatsächliche oder vermeintliche Verlust der Selbständigkeit wird als Kränkung erlebt und stellt die eigene Identität in Frage und führt dann zu den beschriebenen Suizidphantasien.

Manipulative Suizidalität entsteht, wenn Klienten sich von einer wichtigen Bezugsperson tatsächlich oder vermeintlich enttäuscht oder verlassen fühlen. Sie werden dann von unerträglichen Verlustängsten überwältigt und versuchen den Anderen mittels Suiziddrohung an sich zu binden oder ihn dazu zu bringen, sich in einer bestimmten von ihnen gewünschten Weise zu verhalten, z. B. eine angedrohte Trennung nicht umzusetzen. Unbewusst verschärfen oder lockern Klienten durch den Grad der Suizidalität die Kontrolle. Es ist ganz wichtig, diese der Sicherung der Beziehung dienenden manipulativen Aktivitäten nicht misszuverstehen. Sie entstehen aufgrund großer innerer Not. Der Helfer muss in der Lage sein, den Klienten zu halten, darf dabei aber nicht erpressbar werden. Wenn es gelingt, unter Wahrung eigener Grenzen Konstanz, empathische Wärme, Wertschätzung und Akzeptanz zu vermitteln, kann ein Verständnis für die zugrundeliegenden Verletzungen entwickelt werden und der Klient kann dem Zwang entgehen, immer wieder dieselbe kränkende Beziehungskonstellation herzustellen. Dann kann die Therapie zu einem konstruktiven Ende kommen.

4.4 Fremdgefährdung und Gewalt

»Ich habe eine Gewalt in mir, wild wie das Blut des Todes. Ich kann mich selbst umbringen – das weiß ich jetzt – und kann sogar andere umbringen. Ich könnte eine Frau umbringen oder einen Mann verwunden, ich glaube das könnte ich. Ich biss die Zähne zusammen, um meine Hände unter Kontrolle zu halten, aber als ich dieses unverschämte Mädchen anstarrte, blitzten blutige Sterne auf in meinem Kopf, und blutrünstig wollte ich mich auf sie stürzen und in blutige Fetzen reißen.« (Silvia Plath 1997)

4.4.1 Definition und grundsätzliche Überlegungen

Grundsätzlich ist zu unterscheiden zwischen Problemen, die als Folge von Gewaltanwendung zu Posttraumatischen Belastungsreaktionen oder zu Verlustkrisen führen, und jenen Situationen, in denen es zu Fremdgefährdung und Gewalt als letzter Eskalationsstufe einer Beziehungskrise kommt. Dieses Kapitel behandelt das Thema Gewalt als Gefährdungsszenario im Rahmen einer bereits bestehenden Krise.

Nach wie vor sind es in den allermeisten Fällen Männer, die Gewalt anwenden, während Frauen ganz überwiegend in der Opferrolle sind. Man findet aktive Gewaltausübung von Frauen am ehesten im Zusammenhang mit der Kindererziehung. Diesem Umstand wird in den betreffenden Kapiteln auch durch die entsprechende Wahl der Geschlechtsbezeichnung Rechnung getragen.

Wenn man vom Begriff »Gewalt« spricht, muss man zunächst zwischen einer legitimierten (z. B. staatlichen) und einer missbräuchlichen Anwendung von psychischen, physischen und strukturellen Machtmitteln unterscheiden (Rupp 2004b). Dadurch sollen jedenfalls Ziele gegen den Willen anderer Personen durchgesetzt werden, die nach Einschätzung desjenigen, der Gewalt anwendet, anders, jedenfalls nicht auf kommunikativem Wege zu erreichen sind. Zu unterscheiden ist dabei zwischen einer erstmaligen Gewalthandlung und wiederholter und chronischer Gewaltanwendung. Solche Situationen imponieren zunächst auch wie akute Krisen, meist handelt es sich aber um komplexe Täter-Opferbeziehungen mit einer charakteristischen Gewaltdynamik. Dabei besteht die Gefahr, dass mit jedem neuen Konflikt noch häufiger und massiver Gewalt eingesetzt wird. Diese Situationen sind mittels Krisenintervention nur sehr begrenzt zu entschärfen und benötigen unbedingt längerfristige Betreuungssettings. Die Folge der Drohung mit oder Anwendung von Gewalt ist meist eine körperliche und/oder seelische Schädigung anderer Personen (▶ Kap. 3.3.2 Posttraumatische Belastungen).

Besonders bedrohlich sind jene Krisen, in denen es zu einer Verknüpfung von Suizidalität und Gewalt gegen Familienangehörige, also zu einer Verknüpfung von Selbst- und Fremdgefährdung kommt, z. B. Drohungen, die Partnerin und danach sich selbst umzubringen.

Gewalttätigkeit entsteht hauptsächlich zwischen Menschen, die in realen nahen Beziehungen zueinander stehen. Damit richten sich aggressive Handlungen meist gegen Angehörige (Partnerinnen, Kinder) und seltener gegen öffentliche

Personen, wie Vorgesetzte. Von Bedeutung für die Einschätzung der Gefährdung ist das Ausmaß der Abhängigkeit der bedrohten Person.

Andere Formen der Gewaltanwendung z. B. im Kontext eines fantasierten oder gar aufgrund einer Psychose halluzinierten Bezuges zu jener Person oder Personengruppe, gegen die sich die Gewalt richtet, kommen eher im Rahmen psychiatrischer Erkrankungen vor und nicht im Zusammenhang mit psychosozialen Krisen. Diesbezüglich gilt aber, dass bei äußerer Belastung immer die Gefahr besteht, dass sich psychiatrische Symptome verschlechtern. So neigen Menschen mit Persönlichkeitsstörungen und vorbestehender Impulskontrollstörung in einer zugespitzten Beziehungskrise eher zu Gewalt.

Die physische oder psychische Bedrohung anderer Personen kann zu einer sofortigen Verschärfung der Krise für alle Beteiligten – Täter wie Opfer – führen (z. B. Folgen einer polizeilichen Anzeige, Krankenhauseinweisung der misshandelten Person, Wegweisung des Täters). Möglich ist aber auch eine scheinbare Entschärfung der Krise. Die bedrohte Person fügt sich und unterlässt in der Folge die vom Täter unerwünschten Handlungen (z. B. Vollzug einer Trennung). Dadurch kann er es für überflüssig halten, sich mit dem Konflikt weiter auseinander zu setzen. Ein an sich unerträglicher Zustand wird beibehalten. Solche Situationen bergen das große Risiko einer Chronifizierung in sich, die zu immer neuen Eskalationen führt.

4.4.2 Entstehung von Gewalt

Gewalt entsteht fast immer in Folge eines komplexen Zusammenspiels vieler Faktoren. Die Gewalthandlung passiert selten plötzlich, meist geht ihr eine stufenweise Eskalation mit einer fortwährend steigenden aggressiven Spannung voraus (▶ Kasten 4.9). Ausnahmen gibt es bei hirnorganisch beeinträchtigten oder wahnhaften Personen. Die typische Entwicklung einer Krise mit zunehmender Belastung, Erschöpfung von Ressourcen, Rat- und Hilflosigkeit bis hin zum Gefühl der Ausweglosigkeit und des Nicht-Mehr-Weiterwissens führen in Kombination mit ohnmächtiger Wut und verminderter Problemlösungs- und Kommunikationskompetenz oft über einen Zeitraum von Tagen zu einer extrem zugespitzten Beziehungssituation. Meist fühlt sich eine der beteiligten Personen unterlegen (z. B. geringere Sozial- oder Kommunikationskompetenz von Männern gegenüber Frauen) und diese neigt dann dazu, schrittweise Spielregeln zu verletzen und Grenzen zu überschreiten.

Kasten 4.9: Eskalation (Quelle: Rupp 1996, 2004b)

> Zunahme emotionaler Spannung → Grenzüberschreitendes Denken → Allmähliche Verletzung von Spielregeln des Kontaktes – verbale Gewalt → Entwicklung einer feindseligen Stimmung → Drohung → Gewalt gegen Sachen → Gewalt gegen andere Personen → Gewalt gegen Autoritäten (z. B. Polizei)

Wenn sich die Situation nicht beruhigt, entsteht eine Konstellation der Verstrickung (▶ Kasten 4.10) (Rupp 1996, 2004b). Diese ist dadurch gekennzeichnet, dass trotz seelischer Distanzierung oder gar Entfremdung und Feindseligkeit zwischen den betroffenen Partnern eine große räumliche Nähe aufrechterhalten wird und die Betroffenen damit eingeengt aufeinander bezogen bleiben. Man kann sich nicht aus dem Weg gehen. Wahrnehmung, Denken und Fühlen entdifferenzieren sich (Rupp 1996, 2004b). In dieser Situation werden Entspannungssignale, wie z. B. ein Entgegenkommen der Partnerin nicht mehr wahrgenommen, die Atmosphäre wird immer feindseliger. Das Gegenüber wird dämonisiert und damit die Verletzung seiner Integrität gerechtfertigt. Es entsteht eine »Schwarz-Weiß-Perspektive«, in der es nur entweder »gut« oder »böse« und keine Zwischentöne mehr gibt. Misstrauen herrscht vor, die Wut steigert sich bis hin zu Hassgefühlen. Im sozialen Umfeld findet ein wechselweiser Rückzug statt. Es kommt zu immer massiverer Spannung und zu einer affektiven Zuspitzung, in der die Impulskontrolle deutlich herabgesetzt ist. Andere Mittel der Einflussnahme stehen scheinbar nicht mehr zur Verfügung und die Gewalttat stellt dann einen Ausbruchsversuch oder vermeintlichen Ausweg aus dieser subjektiv unerträglichen und festgefahrenen Situation dar.

Kasten 4.10: Gewaltentstehung (Rupp 1996, 2004b)

- Verstrickte Situationen gekennzeichnet durch: Grenzüberschreitung, Verklammerung zu zweit, Rückzug des sozialen Umfeldes und polarisierte Denkprozesse (»Schwarz-Weiß-Denken«)
- Entwertung oder Dämonisierung des Gegenübers (Gewaltanwendung erscheint moralisch gerechtfertigt)
- Bedingung von phantasierter oder tatsächlicher Übermacht
- Tatsächliche oder vermeintliche Verletzung der Integrität des Betroffenen
- Andere Mittel der Einflussnahme stehen subjektiv nicht mehr zur Verfügung

4.4.3 Einschätzung der Gewaltgefahr

Auch bei Gewaltgefahr gilt, dass nicht ein Hinweis alleine Aufschluss über die unmittelbare Gefährdung gibt, sondern nur das Erfassen vieler unterschiedlicher Faktoren eine realistische Einschätzung ermöglicht (▶ Tab. 4.4).

Allgemeine Risikofaktoren sagen zunächst noch nichts über das momentane Gefährdungspotenzial aus. Erst das Zusammenspiel mit einer akuten äußeren Belastung bzw. Krise und dem Vorliegen aktueller Hinweise ermöglicht die konkrete Einschätzung der Situation. Bei Menschen mit bestimmten psychiatrischen Störungsbildern, wie dissozialen Persönlichkeitsstörungen, paranoiden Psychosen und bei manchen organischen Hirnveränderungen besteht häufig eine deutliche Einschränkung der Impulskontrolle. Selbstkritik und Frustrationstoleranz fehlen und können dazu führen, dass man sich der Unrechtmäßigkeit des Handelns nicht bewusst ist. Wenn sich solche Personen tatsächlich oder vermeintlich bedroht fühlen, kann es sehr rasch zu Gewalteskalationen kommen.

Persönlichkeitsfaktoren, wie man sie bei Menschen mit Borderline-Persönlichkeitsstörungen oder narzisstischer Problematik (▶ Kap. 3.3.4) findet, können ebenfalls dazu beitragen, dass Menschen rascher gewalttätig werden. Oft handelt es sich um Menschen, die selbst Gewalterfahrungen in der Kindheit oder Jugend machen mussten. Zu solchen Persönlichkeitsfaktoren gehört ein sehr labiles Selbstwertgefühl verbunden mit großer Verletzlichkeit (▶ Kap. 3.3.4), Überempfindlichkeit gegen Kritik, erhöhte Reizbarkeit, eine Tendenz zu plötzlichem Stimmungswechsel und eine Neigung, den Realitätsbezug zu verlieren. Kränkungen können nicht in reifer Art und Weise verarbeitet werden. Außerdem neigen diese Personen dazu, wie weiter oben beschrieben, verstrickte Beziehungen herzustellen. Partnerinnen werden zunächst idealisiert, in Folge von Enttäuschungen, die aufgrund der hohen Ansprüche unausweichlich sind, rasch entwertet und dämonisiert. Solche Personen geraten im Zuge von narzisstischen Krisen leicht in einen Zustand, in dem sie sich ohnmächtig, hilflos und verlassen fühlen. Die Gefahr von selbst- oder fremdgefährdendem Verhalten, das eine Abnahme dieser Spannung ermöglicht, ist groß.

Bei an sich »psychisch gesunden« Personen können diese Faktoren auch einzeln oder in Kombination gefunden werden, wenn diese sich in einer zugespitzten psychosozialen Krise befinden, die mit massiver Überforderung, Erschöpfung und dem Gefühl der Ausweglosigkeit einhergeht. Ist die Stimmung entsprechend feindselig, kann nicht ausgeschlossen werden, dass es zu Gewalthandlungen kommt. Eine eingeschränkte Impulskontrolle findet sich naturgemäß auch bei Rauschzuständen. Gerade in eskalierten Situationen besteht die Tendenz, Alkohol oder Drogen zum Spannungsabbau zu verwenden. Dies setzt die Hemmschwelle oftmals deutlich herab. Die Gefahrenabwägung wird dadurch besonders schwierig. Im Zweifelsfall ist große Vorsicht geboten. Wie bereits erwähnt tendieren Menschen, deren Kommunikationskompetenz eingeschränkt ist und die sich dann einer Gesprächspartnerin schnell unterlegen fühlen, eher dazu, eigene Wünsche und Interessen mit Gewalt durchzusetzen. Schließlich stellt auch eine Vorgeschichte, in der es bereits zu aktiven Gewalthandlungen gekommen ist, einen Risikofaktor dar.

Jede Gewaltandrohung ist ernst zu nehmen! Wie schon ausgeführt, entsteht Gewalt seltener unmittelbar und spontan, sondern die Situation spitzt sich meist über einen gewissen Zeitraum zu, in dem die Gewalthandlung auch direkt oder indirekt angekündigt wird. Wie bei Suiziddrohungen gilt, je konkreter die Drohung ist und je weniger Alternativen erwogen werden, desto gefährlicher ist die Situation. Ein deutlicher Hinweis ist natürlich eine unmittelbar vorangegangene Gewalthandlung. Oft folgt nach dem Gewaltausbruch eine Phase von Erschöpfung, in welcher aufgrund der hohen seelischen Labilität aber nach wie vor große Gefahr neuerlicher Gewalttätigkeit besteht (Rupp 1996). Wie auch bei einer Suizidgefährdung ist die unmittelbare Verfügbarkeit von Waffen besonders bedrohlich. Im Sinne des weiter oben beschriebenen Eskalationsszenarios sind die zunehmende Feindseligkeit zwischen Partnern, eine gewalttätige Sprache, die kränkend und entwertend ist, und zunehmende Grenzverletzungen ein Hinweis

Tab. 4.4: Risikofaktoren für Gewaltanwendung

Ankündigung von Gewalt Unmittelbar vorangegangene Gewalthandlung		
Allgemeine Risikofaktoren		**Aktuelle Risikofaktoren**

• Psychopathologie
• Persönlichkeitsfaktoren
  – Impulskontrollstörung
  – hohe Kränkbarkeit
• Anamnese von Gewalt oder sexualisierter Gewalt in der Kindheit oder Jugend
• Gewalttätiges und impulsives Verhalten in der Vorgeschichte
• Soziale Isolation
	Äußere Belastung
	
	• Akute Krise
	• Akutes Trauma
	• Aktuelle Kränkung
		Stufenweise Eskalation
		Feindseligkeit → Gewalttätige Sprache → Grenzverletzung → Gewalt gegen Sachen → Gewalt gegen Personen

Situative Faktoren • Waffen vorhanden • Rauschzustand	*Affekte* • Erschöpfung • Überforderung • Ausweglosigkeit • Verzweiflung • Wut und Hass	*Verstrickung* • Grenzüberschreitung • enge Bezogenheit der Partner aufeinander bei hohem Konfliktpotential • Rückzug der Umwelt • »Schwarz-Weiß-Denken«
		Interaktion • Auseinanderlaufende Interessen der Partner (Trennungswunsch) bei gleichzeitiger Verstrickung und räumlicher Nähe • Geringe Kommunikations-kompetenz eines Partners, Feindseligkeit

darauf, dass eine vorübergehende räumliche Trennung zur Verhinderung einer Gewalthandlung auch gegen den Willen der Betroffenen unerlässlich ist. Bei dieser Entscheidung spielt die Frage, wie zugänglich die Betroffenen einer Gesprächsintervention sind und ob und wie rasch sich die Situation durch eine ruhige, taktvolle Grenzsetzung oder vorübergehende räumliche Trennung entspannen lässt, eine große Rolle.

Besonders bei einer Krisenintervention in Beziehungskrisen sollte auch bei nur vagem Verdacht eine Exploration von Gewalterleben stattfinden, auch wenn keine unmittelbare Gefährdung vorliegt. Da Gewalterleben und Gewalterfahrung für die Betroffenen meist schambesetzt sind, wird in einem Gespräch oft nicht explizit auf sie eingegangen. Gerade Gegenübertragungsgefühle von Beunruhigung oder der Eindruck, nicht zu verstehen, was wirklich los ist, liefern einen

4.5 Komplizierte Trauerprozesse

> »Die Tage zogen sich hin: Ich muss mir wohl irgendwelche Gedanken gemacht haben, aber ich erinnere mich nicht daran. Meist saß ich einfach nur da. Ich las nicht, weinte nicht, wiegte mich nicht, rührte mich nicht [...] und dann, nachdem ich stundenlang dort gesessen hatte, ging ich in Matthews Zimmer und befühlte seine Sachen. Nie nahm ich etwas in die Hand [...]. Ich berührte seine T-Shirts in der Schublade. Ich legte meine Hände auf seinen Rucksack, in dem noch immer die Schmutzwäsche vom Camp war. Ich betastete sein ungemachtes Bett. Wir machten es den ganzen langen Sommer nicht und rührten keinen einzigen Gegenstand in seinem Zimmer an. Wenn der Morgen kam, lag Erica oft in Matthews Bett. Manchmal erinnerte sie sich daran, sich mitten in der Nacht hineingelegt zu haben, manchmal auch nicht.« (Siri Hustved 2004)

Diese Sequenz aus dem Roman »Was ich liebte«, in dem die Protagonisten ihren zehn Jahre alten Sohn durch einen Unfall verlieren, beschreibt den intensiven und langandauernden Trauerprozess des Elternpaares.

Die sich im Zusammenhang mit einem derart schmerzhaften Verlust aufdrängende Frage, unter welchen Umständen man überhaupt von pathologischer Trauer sprechen muss, bzw. wann normale Trauer in pathologische Trauer übergeht, lässt sich nicht eindeutig beantworten. Erschwerend kommt hinzu dass sich pathologische Trauer – sieht man von dem kausalen Zusammenhang mit einem Verlust ab – in der Folge nicht immer leicht von anderen Störungsbildern, wie depressiven Episoden oder Angststörungen, abgrenzen lässt. Am ehesten wird der Begriff »komplizierte Trauer« (Horowitz et al. 1997) dem Umstand gerecht, dass man es nicht mit scharfen Grenzen, sondern mit einem Kontinuum zu tun hat.

Charakteristisch für alle Formen komplizierter Trauer ist, dass der Betroffene einen oder mehrere Aspekte des Verlustes, des Schmerzes und seiner Implikationen verneint, unterdrückt oder vermeidet und an der verlorenen Person festhält bzw. sie nicht loslässt. Letztendlich findet man viele der damit im Zusammenhang beschriebenen Symptome allerdings auch bei normaler Trauer. Das betrifft das Vermeiden der Erinnerung an den Verstorbenen und das Nicht-zur-Kenntnis-Nehmen des Todes, wie auch Gefühle von Taubheit, Gleichgültigkeit, Lähmung, Benommenheit und Sinnlosigkeit. Ein Leben ohne den Verstorbenen ist unvorstellbar und erscheint leer. Der Trauernde hat das Gefühl, ein Teil von ihm selbst sei gestorben. Die Weltsicht ist zutiefst erschüttert. Unterschiede zwischen komplizierter und normaler Trauer bestehen weniger in der Art als vielmehr im Ausprägungsgrad und der Dauer der Probleme. Die bei unkomplizierter Trauer vorkommenden Phasen von Erholung fehlen. Pridgerson und Kollegen (1999) sprechen von traumatischer Trauer, wenn mehrere dieser Symptome in hoher Intensität über einen Zeitraum von zwei Monaten andauern. Nach allem, was man über normale Trauerprozesse weiß (▶ Kap. 3.1.1), erscheint diese Zeitspanne allerdings als viel zu kurz bemessen.

In der Literatur finden sich unterschiedlichste Konzepte pathologischer Trauer (▶ Kasten 4.11). Chronische Trauer (Raphael und Minkov 1999, Bowlby 2006) bezeichnet ein hohes und anhaltendes Niveau trauerspezifischer Beeinträchtigung. Wut, Reizbarkeit, Bitterkeit und Selbstvorwürfe sind dabei oft dominierend, während der Kummer im Hintergrund bleibt. Ähnlich verhält es sich beim verzerrten, wütenden Trauern aufgrund hoher Ambivalenz in der Beziehung zum Verstorbenen. Der Trauernde ist unfähig, ein neues Leben zu planen. In der Folge wird Depression – häufig kombiniert mit Angst – zum Hauptsymptom. Die Konzepte von traumatischer Trauer (Pridgerson et al. 1999) bzw. komplizierter Trauer (Horowitz et al. 1997) wiederum spiegeln hohe Ausprägungsgrade anhaltenden trauerspezifischen Kummers wider. Manche Hinterbliebene sind nicht in der Lage, den Trauerprozess abzuschließen, damit bleiben bestimmte Aspekte der eigenen Existenz ungelebt, z. B. wird es unmöglich, eine neue intime Beziehung einzugehen.

Genau entgegengesetzt verhält es sich, wenn bewusster Kummer dauerhaft fehlt. Zunächst scheinen diese Personen unauffällig zu sein. Einige von ihnen sind in der Folge aber anfällig für eine Vielzahl psychischer, psychosozialer oder somatischer Probleme und Symptome. Die Zusammenbrüche, die oft zu einer ausgeprägten depressiven Symptomatik führen, stehen im Zusammenhang mit Jahrestagen, neuerlichen Verlusten scheinbar geringfügiger Art, dem Erreichen jenes Lebensalter, in dem z. B. ein Elternteil verstarb oder dem Verlusterlebnis einer anderen Person, um die sich der Nicht-Trauernde sorgt und mit der er sich möglicherweise identifiziert (Bowlby 2006).

Kasten 4.11: Konzepte pathologischer Trauer

- Chronisches und verzögertes Trauern
- Verzerrtes Trauern einer extrem zornigen oder schuldbewussten Person
- Konflikthaftes Trauern
- Traumatische Trauer
- Komplizierte Trauer
- Problem beim Abschluss des Trauerprozesses
- Gehemmtes Trauern oder Abwesenheit der Trauer

Auch normal Trauernde versuchen, die Wirklichkeit so schonend wie möglich für sich zu verarbeiten, und setzen dabei unterschiedlichste Abwehrmechanismen wie Verdrängung, Verleugnung, Idealisierung oder Affektabspaltung (Nicht-Wahrnehmen der Gefühle) ein. Das kann, wie bereits ausgeführt (▶ Kap. 3.1), vorübergehend auch sinnvoll sein. Wenn diese Art der Verarbeitung aber von Dauer ist, wird im ungünstigsten Fall der schmerzende Teil der Persönlichkeit sozusagen stillgelegt. Dadurch wird viel seelische Energie gebunden, die bei der weiteren Bewältigung der vielfältigen Aufgaben des Trauerprozesses fehlt.

Destruktive Tendenzen, z. B. Medikamenten- und Alkoholmissbrauch oder Suizidgedanken und -handlungen können die Situation zusätzlich verschärfen oder eskalieren. Abgesehen von der Gefahr, die diese für den Betroffenen darstellen, kann man sie aber auch als Bewältigungsversuche mit dem Ziel, den unerträglichen Schmerz zu lindern oder zu beenden, verstehen. Suizidgedanken, die aufgrund der dringlichen Sehnsucht entstehen, mit dem Verstorbenen wiedervereint zu sein, haben manchmal auch etwas Tröstliches.

Besonders eindrücklich ist das Phänomen der Mumifizierung (Gorer 1965). Der Hinterbliebene lebt sein Leben über einen längeren Zeitraum so weiter, als ob der Verstorbene zurückkehren werde. Dessen Lebensbereich wird komplett unverändert belassen und der Trauernde ist nicht in der Lage, sich vom Besitz des Toten zu trennen, ganz so wie es im Text von Siri Hustved beschrieben wird.

Eine Studie von Colin Murray Parkes (1975) stellt fest, dass es keine Symptome für pathologische Trauer per se gibt. Er identifiziert aber ungewöhnlich lang andauernde Sehnsucht, ungewöhnlich tiefe Verzweiflung, die sich darin äußert, dass die Aussicht zu sterben willkommen geheißen wird, ständige Wut und Bitterkeit und ausgeprägte Schuldgefühle und Selbstvorwürfe als jene Reaktionsmerkmale, die Probleme beim Trauerprozess vorhersagen lassen. Auch wenn nach dem ersten Jahr keine Anzeichen von Erholung festzustellen sind, scheinen die Aussichten für den weiteren Verlauf ungünstig.

Besonders dramatische Umstände des Todes, wie der Verlust eines Kindes, stellen einen der wesentlichsten Risikofaktoren für die Entwicklung komplizierter Trauer dar (▶ Kasten 4.12). Dies gilt auch, wenn der Tod nach Wahrnehmung des Trauernden verhindert hätte werden können, wie z. B. ein Suizid. Wenn Hinterbliebene einen gewaltsamen Tod, z. B. durch Unfall miterleben oder eine suizidierte Person auffinden, besonders wenn es sich um äußerst gewaltsame Todesarten, wie Erhängen, Schusswaffensuizide oder Sprung aus dem Fenster handelt, muss man oft zusätzlich von einer akuten Traumatisierung ausgehen. Dies kann bedeuten, dass zunächst die posttraumatische Symptomatik behandelt werden muss, ehe der Trauerprozess überhaupt in Gang kommen kann. Dies ist häufig auch bei einer schuldhaften Verstrickung der Fall, z. B. wenn ein Hinterbliebener Lenker eines Unfallfahrzeuges war.

Wenn die Beziehung zum Verstorbenen von hoher Ambivalenz geprägt war, können Verzerrung und massive Wut das Abschiednehmen verhindern. Bei großer Abhängigkeit wird der verlorene Partner oft idealisiert und negative Aspekte der Beziehung werden verleugnet, auch dies erschwert die Trennung. Mangelnde soziale Unterstützung – wenn also Menschen fehlen, die Halt und Trost geben – kann ebenfalls zu einem ungünstigen Verlauf des Trauerprozesses beitragen. Problematische Bindungsmuster, die Menschen in ihrer Fähigkeit Liebesbeziehungen herstellen zu können beeinträchtigen, machen anfällig für komplizierte Trauer. Bowlby (2006) sieht vor allen Dingen Personen mit einer Tendenz ängstliche und ambivalente Beziehungen einzugehen, solche mit einer Neigung zur zwanghaften Fürsorge für Andere und schließlich jene, für die Unabhängigkeit von affektiven Bindungen von hoher Bedeutung ist, als besonders gefährdet an. Schließlich stellen sowohl mangelhaft betrauerte Verluste in der Vorgeschichte,

4.5 Komplizierte Trauerprozesse

besonders in der Kindheit und Adoleszenz, als auch vorbestehende psychische Störungen einen Risikofaktor dar.

Kasten 4.12: Risikofaktoren für die Entwicklung komplizierter Trauer

- Traumatische Umstände des Todes
- Kombination mit einer posttraumatischen Belastungsstörung
- Hohes Ausmaß an Ambivalenz und Abhängigkeit in der Beziehung zum Verstorbenen
- Mangelnde soziale Unterstützung
- Bestimmte Persönlichkeitsmerkmale und dysfunktionale Bindungsmuster des Hinterbliebenen
- Mangelhaft betrauerte Verluste in der Vorgeschichte
- Vorbestehen anderer psychischer Störungen

Fallbeispiel Maria

Eine 37-jährige Frau sucht das Kriseninterventionszentrum aufgrund einer Trennung auf. Sie erzählt, dass sich ihr Partner nach zwei Jahren Beziehung drei Monate zuvor von ihr getrennt hatte. Sie fühlt sich seither zunehmend deprimiert, empfindet keine Freude und kann ihren Aufgaben im Büro nicht mehr nachkommen. Sie wacht jeden Tag um fünf Uhr auf und kann dann nicht mehr einschlafen. Maria hat einen zwölfjährigen Sohn. Die Beziehung zu ihm ist schon seit einiger Zeit sehr belastet. Sie leben 60 km von Wien entfernt. Sie hat ihn gegen seinen Willen in ein Internat in Wien geschickt, da er die Ausbildung, die sie für ihn für richtig hält, nur dort absolvieren kann. Maria fühlt sich in jeder Hinsicht unfähig, ihr Selbstwertgefühl ist massiv beeinträchtigt. Sie erzählt, dass sie in der Partnerschaft eigentlich nicht zufrieden war, obwohl der Mann liebevoll und unterstützend war. Die Trennung führt sie darauf zurück, dass sie seinen Wunsch zu heiraten und Kinder zu bekommen abgelehnt hat, was ihn sehr verletzte. Der Therapeut kann die heftige Reaktion auf die Trennung zunächst schwer nachvollziehen. Vor Kurzem hat die Klientin nun erfahren, dass ihr Ex-Partner eine neue Freundin hat, die ein Kind erwartet. Seither hat sie sehr ernste Suizidgedanken (zur Suizidalität der Klientin ▶ Kap. 5.4.7). Auf genaueres Nachfragen meint sie, dass es ein schöner Gedanke sei, tot zu sein, denn dann wäre sie mit ihrem ersten Mann, dem Vater ihres Sohnes, wiedervereint. Sie ist sehr bewegt und erzählt unter Tränen, dass dieser sich vor fünf Jahren erhängt hatte. Aufgrund seiner Alkoholkrankheit hatte er seine Arbeit verloren und die finanzielle Situation war extrem angespannt. Sie wird von massiven Schuldgefühlen gequält, da sie deswegen am Tag seines Suizides eine heftige Auseinandersetzung hatten. Sie bezeichnet ihn als ihre große Liebe. Sie lebt eigentlich so, als ob er noch bei ihnen wäre. Ihr Mann war begeisterter Hobbymusiker. Sie glaubt, dass es sein Wunsch gewesen wäre, dass ihr Sohn die von ihr ausgewählte Schule besucht.

Sie nimmt lieber den Konflikt mit dem Sohn in Kauf, als den verstorbenen Partner zu »enttäuschen«.

Diskussion: Es handelt sich um eine Form komplizierter Trauer mit depressiver Symptomatik und deutlicher suizidaler Einengung. Die Idealisierung des verstorbenen Mannes und der Beziehung zu ihm macht es ihr unmöglich, sich auf eine neue Partnerschaft einzulassen. Das Festhalten an den vermeintlichen Wünschen des Verstorbenen belastet auch die Beziehung zum Sohn, den sie zwingt, im Internat zu leben, obwohl er dort unglücklich ist. Massive Schuldgefühle und das Fehlen von Kummer und Wut verunmöglichen Abschied und Neubeginn. Die aktuelle Trennung aktiviert die gleichsam eingefrorene Trauerreaktion. So wird es auch verständlicher, dass es für den Therapeuten zunächst schwierig ist, einen Zusammenhang zwischen der massiven Symptomatik und dem aktuellen Anlass herzustellen (Verlauf der Krisenintervention ▶ Kap. 5.4.7).

4.6 Krise, Trauer und Depression

»Er hielt Melancholie für eine zeitlose Erfahrung und war der Meinung, dass sie etwas vom Kostbarsten sei, was Menschen kennen. ›Weil sich in ihr die ganze Zerbrechlichkeit des Menschen zeigt‹, sagte er.« (Pascal Mercier 2006)

Klinische Erfahrungen zeigen, dass es relativ häufig vorkommt, dass Menschen in einer psychosozialen Krise depressiv werden, und es lässt sich oft erst retrospektiv beurteilen, ob man es mit dem Beginn einer depressiven Erkrankung zu tun hatte oder ob die depressive Episode nach der Bewältigung der Krise vollständig abklingt und möglicherweise in dieser Form auch nicht wiederkehrt.

Wenn man also Depression nicht nur im engen Sinne der psychiatrischen Krankheitslehre versteht, sondern auch leichte und mittelschwere Verstimmungen in die theoretischen Überlegungen mit einbezieht, wird man feststellen, dass sich depressives Erleben einer allgemein menschlichen Reaktionsweise annähert. Die Anlage dazu wäre somit allen Menschen in unterschiedlicher Ausprägung mitgegeben. Depression stellt eine Möglichkeit dar, auf belastende Situationen, insbesondere auf Verluste, zu reagieren. Depressives Empfinden oder Verhalten – also gedrückte oder niedergeschlagene Stimmung (so wie es das Wort »deprimiert« ausdrückt) in Kombination mit anderen Symptomen wie Antriebslosigkeit, Freudlosigkeit, Schlaflosigkeit, Hoffnungslosigkeit, Appetitlosigkeit – kann man somit auch als eine der Anpassung dienenden Reaktion verstehen. Sie hat eine Bremswirkung und zwingt den Betroffenen zum Innehalten, manchmal sogar zum Stillstand, sehr oft dann, wenn äußerer Schutz verloren gegangen ist. Dies kann in manchen Krisen, besonders im Gefolge von Verlusten, bis zu einem gewissen Grad durchaus sinnvoll sein (vgl. Hell 2006).

Auch die Psychoanalytiker Sandler und Joffe (1965) sehen die Depression als einen fundamentalen Grundaffekt, welcher der Angst vergleichbar ist. Er wird dann mobilisiert, wenn ein Mensch glaubt etwas verloren zu haben, das ihm unverzichtbar erscheint. Das können sowohl wichtige nahestehende Personen, als auch zentrale Lebensziele sein. Dieses Reaktionsmuster kann allerdings in unterschiedlicher Weise entgleiten und sich dann zu einer Störung bzw. Krankheit mit unterschiedlichen Schweregraden weiterentwickeln. Es ist also davon auszugehen, dass bei jeder Form der Depression in unterschiedlicher Ausprägung bio-psycho-soziale Ursachen eine Rolle spielen und dass die Grenzziehung zwischen gesund und depressiv fließend ist. Denn Depression kommt in vielerlei Ausprägung und mit unterschiedlichsten Schweregraden bei beiden Geschlechtern in allen Kulturen, zu allen Zeiten, in verschiedensten Lebensaltern und in allen sozialen Schichten vor. Wie sich die Depression beim einzelnen Individuum ausprägt, hängt auch von diesen Faktoren ab. Im ICD-10 (Dilling et al. 1993) werden folgerichtig depressive Zustände auch nur nach dem Schweregrad (leicht, mittelgradig und schwer) und nach ihrem Verlauf (einmalig oder wiederkehrend) unterschieden (▶ Kasten 4.13).

Erkenntnisse darüber, wie depressive Menschen empfinden, erhält man durch einfühlsames Zuhören, aber auch indem man auf Gefühlsausdruck, Mimik und Gestik des Betroffenen achtet.

Demnach kann man mindestens zwei voneinander abweichende Erlebnisweisen – Schwermut und »Schwernehmen« (Hell 2006) – finden (▶ Kasten 4.14). Es gibt eine Gruppe von Menschen, die keinen Lebensmut mehr empfinden und sich grundlos, aber von Grund auf verändert fühlen. Diese Veränderungen erleben sie als fremd, als etwas Unbekanntes, Unerklärliches, das ihnen auferlegt wird, dem sie ausgeliefert sind. Häufig sind die Symptome besonders schwer und stehen in keinem Zusammenhang mit einer Auslösesituation. Auch für eine etwaige Besserung des Zustandes findet sich meist kein nachvollziehbarer äußerer Grund. Oft besteht in der Familie eine Tendenz zu psychischen Problemen, und die Jahreszeiten (Frühjahrs- und Herbstgipfel) beeinflussen das Befinden. Diese Art depressiven Erlebens wurde früher als »endogene Depression« bezeichnet, ein Ausdruck dafür, dass man die Ursachen der Erkrankung mehr in biologischen und genetischen Gegebenheiten vermutete.

Kasten 4.13: Diagnosekriterien ICD-10, F32 Depressive Episoden (Dilling et al. 1993, S. 139)

In den unten beschriebenen typischen leichten (F32.0), mittelgradigen (F32.1) oder schweren (F32.2 und F32.3) depressiven Episoden leidet die betreffende Person gewöhnlich unter

1. Gedrückter Stimmung
2. Interessensverlust, Freudlosigkeit und
3. einer Verminderung des Antriebs. Die Verminderung der Energie führt zu erhöhter Ermüdbarkeit und Aktivitätseinschränkung. Deutliche Müdigkeit tritt oft nach nur kleinen Anstrengungen auf.

Andere häufige Symptome:

4 Krisen und Gefährdungen

1. Verminderte Konzentration und Aufmerksamkeit
2. Vermindertes Selbstwertgefühl und Selbstvertrauen
3. Schuldgefühle und Gefühle von Wertlosigkeit (sogar bei leichten depressiven Episoden)
4. Negative und pessimistische Zukunftsperspektiven
5. Suizidgedanken, erfolgte Selbstverletzung oder Suizidhandlungen
6. Schlafstörungen
7. Verminderter Appetit

Dauer mindestens zwei Wochen

Andere depressive Menschen finden ihr Leiden eben nicht grundsätzlich unverständlich. Kummer, Gram und Verzweiflung haben für sie einen Grund, einen Ursprung. Diese Menschen leiden an einer Situation, einem Verlust oder Konflikt. Sie nehmen die aktuelle Belastung so schwer, entweder weil der Anlass so gravierend ist oder aber weil die Möglichkeiten der Bewältigung aufgrund der momentanen Lebensumstände oder von Persönlichkeitsfaktoren, Vorerfahrung und Lebensgeschichte eingeschränkt sind. Diese Menschen können eher verstehen, was mit ihnen geschieht. Zu dieser Form der Depression gehört einerseits die neurotische Depression, die mehr mit ungünstigen Lebensumständen in der Kindheit, wie z. B. dem Verlust eines Elternteils, Vernachlässigung oder frühen Konflikten zu tun hat. Demgegenüber entsteht die reaktive Depression durch einen inneren erschöpfenden Prozess als Folge aktueller äußerer Belastungen wie Verlust, Scheidung oder Krankheit. Diese Form der Depression findet man bei vielen Krisen, nach Traumatisierungen oder in fortgeschrittenen Burnout-Prozessen.

Leicht depressive Menschen leiden vor allen Dingen emotional, während schwer depressive Menschen mehr durch die massive Veränderung des Denkens und Wollens belastet sind. Es muss aber betont werden, dass beide Ausprägungen der Depression gemeinsame Aspekte haben und eine scharfe Abgrenzung selten möglich ist. Vielmehr könnte man auch hier von einem Kontinuum sprechen, bei dem die Übergänge fließend sind.

Ein wichtiger Unterschied für die Betroffenen besteht darin, dass die Kommunikation bzw. der Kontakt zur Umwelt unterschiedlich erlebt werden. Der Mensch, der an Schwermut leidet, ist in seinem Erleben so verändert, dass er die Mitmenschen emotional nicht mehr erreichen kann, dass er sich ganz und gar von seiner Umwelt getrennt erlebt. Hingegen geht der Kontakt des Menschen, der einen Verlust oder einen Konflikt schwer nimmt, nicht im gleichen Maß verloren (Hell 2006).

Kasten 4.14: Erlebnisweisen in der Depression (Hell 2006)

Schwermut – primär kein äußerer Anlass feststellbar

- »Endogene« Depression

- Familiäre Belastung, Jahreszyklizität, biologische Faktoren

Schwernehmen – innere Reaktion (Erschöpfung) auf äußere Anlässe

- Neurotische Depression – ungünstige Lebensumstände und Konflikte in der Kindheit
- Reaktive Depression – aktuelle Krise, ungünstig verlaufender Trauerprozess

Trauer und Depression stehen oft in Beziehung zueinander. Letztendlich handelt es sich um zwei unterschiedliche Weisen, wie der Mensch mit demselben Problem, nämlich einem schmerzlichen Verlust, umgehen kann. George Brown und Tirril Harris haben schon 1978 in einer breit angelegten Studie in einem Londoner Stadtteil die Beziehung zwischen depressiven Störungen und Verlustsituationen untersucht. Ca. 60 % der untersuchten Frauen hatten im Jahr vor der Depression mindestens ein schwer belastendes Ereignis erlebt, Verlust und Enttäuschung kamen dabei am häufigsten vor. Ihr Fazit lautet: »Verlust und Enttäuschung sind die zentralen Merkmale der meisten Ereignisse, die eine klinische Depression herbeiführen«. Somit lassen sich einige Gründe für die Annahme finden, dass komplizierte Trauer und Depression viele Überschneidungen haben und wahrscheinlich auch ihre Entstehungsbedingungen und jene Bedingungen, die ihren Verlauf beeinflussen, ähnlicher Natur sind. Auch depressive Störungen kommen häufig bei Menschen mit ambivalent unsicherem Bindungsverhalten vor und in der Kindheit und Adoleszenz dieser Personen finden sich häufig schwerwiegende Verlusterlebnisse. Man kann annehmen, dass depressive Menschen ähnlich wie chronisch Trauernde vom erlebten Verlust überfordert sind und ihn vorerst nicht weiterverarbeiten können. Sie halten am Verlorenen fest und sind daher nicht in der Lage, die Traurigkeit bewusst zu empfinden. Sie ist sozusagen versteckt, macht sich aber sehr wohl in der typischen Mimik und Gestik des depressiven Menschen und in den Reaktionen seines autonomen Nervensystems bemerkbar.

Der Trauerprozess kann aber nicht in Gang kommen, ohne dass der Betroffene das Grundgefühl von Traurigkeit und Kummer akzeptiert. Dieses Grundgefühl wird im Trauerprozess verarbeitet und aufgelöst, während es im depressiven Zustand unbewusst und unverarbeitet bleibt (Hell 2006). Die bei den meisten Menschen, die einen schwerwiegenden Verlust hinter sich haben, vorhandene Tendenz, die Auflösung dieser Bindung als unzumutbar zu erleben und unterschiedlichste Strategien zu entwickeln, um an dieser Beziehung festhalten zu können, ist beim Depressiven also deutlich verstärkt. Die Depression schützt davor, den als übermächtig erlebten Schmerz empfinden zu müssen. In der psychoanalytischen Literatur werden häufig Wut (besonders die gegen die eigene Person gerichtete Wut) und Angst als die im Hintergrund der Störung vorherrschenden Affekte beschrieben. Der Traurigkeit, als einem Grundgefühl hinter der Depression, scheint aber eine mindestens ebenso große Bedeutung zuzukommen. Tatsächlich handelt es sich um ein sehr komplexes Emotionsmuster.

Depression als Art der Regulation des Schmerzes hat allerdings im zwischenmenschlichen Bereich eine besonders schwerwiegende Folge. Während es dem Trauernden gelingt seine Umwelt zu affizieren und er sich zumindest am Beginn des Trauerprozesses des Verständnisses und der Unterstützung seiner Angehörigen sicher sein kann, stößt der Zustand des Depressiven häufig auf Unverständnis. Der depressive Mensch erhält weniger Unterstützung und fühlt sich damit in seiner Annahme bestätigt, dass er hilfreiche Anteilnahme gar nicht erwarten könne.

Dass der depressive Mensch grundsätzlich annimmt, er hätte auf dieser Welt nichts zu erwarten, hängt auch mit der Störung des Selbstwertgefühls zusammen, was ein zentrales Merkmal darstellt, das normale Trauer von depressiven Zuständen unterscheidet (▶ Tab. 4.5). Während sich der Trauernde im kognitiven Bereich auf die Beschäftigung mit der verlorenen Person konzentriert, liegt der Fokus des Depressiven auf der negativen Interpretation des Selbst bzw. der Welt. Der Trauernde sehnt sich nach der verlorenen Person, empfindet Trennungsangst, ist voller Kummer und wütendem, nach außen gerichtetem Protest. Der depressive Mensch hingegen quält sich mit Schuld, hat Angst vor sich selbst, ist ganz gefangen in seiner negativen Sicht der Welt, die Wut ist gegen das eigene Selbst gerichtet. Leere und Hoffnungslosigkeit dominieren seine Gefühlswelt. Der Trauernde sucht nach der verlorenen Person und beschäftigt sich mit den gedanklichen Vorstellungen von ihr. Der Depressive zieht sich zurück in Fantasien der Wiedervereinigung (Wittkowski 2003).

Freud sagt zu diesem Thema: »Die Melancholie ist seelisch ausgezeichnet durch eine tiefe schmerzliche Verstimmung, eine Aufhebung des Interesses für die Außenwelt, durch den Verlust der Liebesfähigkeit, durch die Hemmung jeder Leistung und die Herabsetzung des Selbstwertgefühls, die sich in Selbstvorwürfen und Selbstbeschimpfungen äußert« und weiter: »Dieses Bild wird unserem Verständnis nähergerückt, wenn wir erwägen, dass die Trauer dieselben Züge aufweist; bis auf einen einzigen, die Störung des Selbstgefühls fällt bei ihr weg« (Freud 1917, S. 198). Demnach geht es bei der depressiven Reaktion auf den Verlust nicht primär um den Verlust des Objektes selbst, sondern um das Gefühl des Verlustes der narzisstischen Integrität (Sandler und Joffe 1965). Es gibt aber ein Kontinuum von leichten hin zu schweren depressiven Zuständen, auf dem sich auch die Schwere der Beeinträchtigung des Selbstwertgefühls bewegt. So erlebt man in der klinischen Praxis immer wieder depressive Episoden innerhalb einer Verlustkrise, während derer dennoch die Beschäftigung mit der verlorenen Person im Vordergrund steht und nicht die negative Sicht auf das Selbst.

Wenn sich bei einer ersten, nicht schweren depressiven Episode ein ursächlicher Zusammenhang mit einem auslösenden Ereignis explorieren lässt und es keine eindeutigen Hinweise auf eine psychische Erkrankung gibt, bewährt es sich, zunächst davon auszugehen, dass die Symptomatik Ausdruck des Krisengeschehens ist. In der Behandlung ist es folglich sinnvoll, den Krisenaspekt in den Vordergrund zu stellen. Somit besteht eine Indikation für Krisenintervention. Dies schließt natürlich eine begleitende antidepressive Medikation nicht aus. Ob diese sinnvoll ist, hängt zunächst von der Schwere der Symptomatik ab. Gerade

Tab. 4.5: Erscheinungsformen von Trauer und Depression
(Quelle: Raphael und Wooding 2003, S.239)

	Verlustkrise – Trauer	Depression
Kognition	• Konzentration auf die Beschäftigung mit der verlorenen Person	• Fokus auf negativer Interpretation des Selbst und der Welt
Affekte	• Sehnen und Verlangen nach der verlorenen Person • Trennungsangst, bezogen auf die verlorene Person • wütender Protest (nach außen) • Kummer, Betrübnis	• Schuldgefühl • Angst vor sich selbst, negative Sicht der Welt • Wut, die (nach innen) auf das eigene Selbst gerichtet ist • Jammer, Hoffnungslosigkeit
Erregung	• Suche nach der verlorenen Person, gedankliche Vorstellungen von ihr	• Rückzug • Fantasien der Wiedervereinigung

bei Verlustkrisen müssen Vor- und Nachteile einer Medikation besonders sorgfältig abgewogen werden. Volkan und Zintl z. B. meinen, dass es völlig fehlangezeigt sei, Medikamente bei einem Menschen zu verwenden, der unter einer komplizierten Trauer leidet, da diese durch die Dämpfung der Emotionen den Trauerprozess hemmen (Volkan und Zintl 2000, S. 125).

Jedenfalls kann man im klinischen Alltag häufig erleben, dass bei geglückter Bewältigung der Krise auch die depressive Symptomatik rasch abklingt, anders als bei anderen Formen der Depression.

4.7 Krise und Angst

»Sie brauchen sich ihrer Angst nicht zu schämen. Angst zu haben ist ein Zeichen von gesundem Menschenverstand. Die Einzigen, die keine Angst haben, sind die hoffnungslos Dummen.« (Carlos Ruiz Zafon 2008)

Angst ist ein affektiver Zustand, der mit dem Gefühl der Bedrängnis und Bedrohung einhergeht und mit einer Vielzahl von körperlichen und psychischen Begleiterscheinungen verbunden sein kann (▶ Kasten 4.15). Reale (realistische) Angst wird durch objektivierbare Gefahren und Bedrohungen ausgelöst. Hingegen können irrationale oder übertriebene Ängste vielfältige Ursachen haben. Sie finden sich sowohl bei neurotischen als auch bei psychotischen Störungen (vgl. Ermann 2007).

Kasten 4.15: Begleiterscheinungen der Angst

1. *Vegetative Symptome:* Herzklopfen, Steigerung der Herzfrequenz, Mundtrockenheit, Schweißausbrüche, Zittern

2. *Andere körperliche Symptome:* Atembeschwerden, Thoraxschmerz, Beklemmungen, Übelkeit, Erbrechen, abdominelle Missempfindungen
3. *Psychische Symptome:* Schwindel, Unsicherheit, Schwäche, Benommenheit, Derealisation, Depersonalisation, Angst vor Kontrollverlust, Angst verrückt zu werden, Angst zu sterben
4. *Andere Symptome:* Hitzewallungen, Kälteschauer, Gefühllosigkeit, Kribbelgefühle, Erröten, Zittern, Ruhelosigkeit, Unfähigkeit, sich zu entspannen

In Gefahrensituationen reagiert das Ich mit Angst (Freud 1926). Die Besonderheiten der begleitenden vegetativen Erscheinungen und analoge Reaktionen bei Tieren sprechen dafür, dass es sich dabei um ein angeborenes und biologisch verankertes Reaktionsmuster handelt (Mentzos 2005). Angst ist somit primär ein schützender Affekt. Angst hat meist Signalcharakter und ist unerlässlich für die Vermeidung oder Bewältigung realer Gefahren, unter Umständen sogar überlebensnotwendig. Dieses Reaktionsmuster unterliegt im Laufe der Entwicklung einer Veränderung von der Angst zur Furcht. Angst ist diffus, gegenstandslos, ungerichtet, während Furcht sich auf eine konkrete Gefahr bezieht, also strukturierter ist (▶ Kasten 4.16). Massive Angstzustände sind oft die Folge regressiver Vorgänge. Vorübergehend wird dabei das aktuelle Funktionsniveau des Erwachsenen zu Gunsten früherer kindlicher Erlebnis- und Verhaltensweisen aufgegeben. Dies kann mit der Intensität einer Bedrohung zusammenhängen, wie bei der durch Traumata und deren Folgen ausgelösten traumatischen Angst, oder mit aktualisierten, unbewussten Konflikten. Dann spricht man von neurotischer Angst.

Beim erstmaligen Auftreten einer realen Gefahr entsteht ein Gefühl von Bedrohung, die realistische Angst. Solche Situationen hinterlassen Erinnerungen, sodass das Ich im Falle einer Wiederholung durch den Signalcharakter dazu veranlasst wird, sich vor der aufkommenden Bedrohung durch Kampf oder Flucht zu schützen (▶ Kap. 3.4.2). Ein gewisses Maß an Angst hilft uns, schwierige Situationen zu erkennen und zu bewältigen, und ist damit sogar entwicklungsfördernd. Wenn es für das Erleben der Gefahr und seine Bewältigung noch kein Vorbild gibt und die Bedrohung ein erhebliches Maß überschreitet, hat die Gefahrensituation traumatischen Charakter.

Ähnlich wie bei den depressiven Symptomen ist es im Rahmen von Krisen nicht immer einfach zu unterscheiden, ob Angstsymptome Ausdruck einer adäquaten Reaktion auf eine äußere Belastung oder Bedrohung sind oder ob es sich um »übertriebene« Ängste neurotischen Charakters handelt, die vorwiegend mit einem intrapsychischen Konflikt zusammenhängen. Die subjektive Bedeutung, die ein Mensch in der Krise dem Geschehen gibt, hat ihren Ursprung oft sowohl in der äußeren Realität als auch in der inneren Reaktionsbereitschaft. Welches Gewicht dabei die äußeren bzw. inneren Vorgänge haben, lässt sich wie bereits ausgeführt oft erst retrospektiv nach der Krise beurteilen und damit auch die Frage, ob die Krise eine Angststörung ausgelöst hat. Angstsymptomatiken kommen natürlich besonders häufig nach akuten Traumatisierungen vor. Sie sind dann grundsätzlich als eine normale Reaktion auf eine außergewöhnliche Bedrohung zu verstehen und klingen meist nach einigen Wochen ab. Hingegen bestimmen bei Lebensveränderungen, aber auch Verlustkrisen eher die inneren Prozesse die Entstehung und das Ausmaß der Angstsymptomatik.

Kasten 4.16: Angstsymptome (Ermann 2007)

- *Panik:* ungebunden, frei flottierend, diffus, anfallsartig oder chronisch
- *Phobie:* gebunden, auf Objekte oder Situationen bezogen
- *Hypochondrie:* Besorgnis um die eigene Gesundheit, Angst vor Krankheit, auf den Körper projizierte Angst

In manchen Trennungskrisen wird der Verlust weniger mit seelischem Schmerz als mit existenzieller Angst beantwortet. Dafür kann ein unbewusstes Arrangement mit dem verlorenen Partner verantwortlich sein. In solchen Beziehungen hat der Partner die Rolle eines Sicherheit bietenden Objektes und verhindert durch seine Präsenz das Auftreten von Angst. Er übernimmt damit eine schwer ersetzbare Funktion zur Aufrechterhaltung des Sicherheitsgefühls. Gründe für solche Beziehungskonstellationen finden sich in der Kindheit des Betroffenen. Es fehlte die Erfahrung von Sicherheit und Konstanz in den wichtigen Beziehungen oder es wurden frühe Verluste erlebt. Man spricht in diesem Zusammenhang von einer mangelhaften Ausbildung von Objektkonstanz. Dies bezeichnet die Fähigkeit, durch das Schaffen innerer Vorstellungen der wichtigen Bezugspersonen (Objektrepräsentanzen) nicht mehr auf deren reale Anwesenheit angewiesen zu sein und dadurch Abwesenheit und Trennung ertragen zu können. Ist die Objektkonstanz mangelhaft, besteht eine starke Abhängigkeit von äußeren Objekten, die dann die fehlende innere Stabilität ersetzen müssen. Wenn diese vermeintlich oder tatsächlich verloren gehen, beantwortet der Betreffende den Verlust mit Angst statt mit Trauer.

Fallbeispiel Anna (▶ Kap. 3.4.2)

Die ursprünglich der traumatischen Erfahrung des Überfalls zugeordnete Angstsymptomatik blieb trotz des Abklingens der anderen posttraumatischen Symptome bestehen. Erst im Rahmen einer Fokalpsychotherapie von 25 Stunden wurde deutlich, dass die Angst auch mit der Ablösungsproblematik vom Elternhaus zu tun hatte. Im Gang der normalen Entwicklung ersetzt das Kind und später der adoleszente Jugendliche schrittweise die realen Bezugspersonen durch innere Bilder von den Objekten. Äußere Sicherheit wird durch innere ersetzt. Vermutlich setzte bei Anna aufgrund der gehäuften Bedrohungssituationen und der ungünstigen Lebensumstände ein regressiver Prozess ein. Sie war wieder verstärkt auf den Halt durch reale Personen (Freund, Eltern, Therapeut) angewiesen, die diese Funktion zum Teil aber nicht mehr übernehmen wollten oder konnten – die Mutter bagatellisierte den Überfall, der Vater war selbst verunsichert und dadurch wenig hilfreich. In der Therapie wurde auch ein anderer Aspekt der Beziehung zur Mutter thematisiert. Anna hatte früh die Rolle einer Vertrauten übernommen, insbesondere wenn diese Konflikte mit ihrer

Herkunftsfamilie oder dem Vater hatte. Eigentlich fühlte sie sich dem Vater aber näher. Es wurde deutlich, dass ihre Übersiedlung nach Wien wegen der verstrickten Beziehungskonstellation Schuldgefühle der Mutter gegenüber auslöste. Es scheint, dass Anna aufgrund all dieser Umstände in der Regression verharrte. Das erwachsene Leben in einer »feindlichen« Großstadt ohne schützende Objekte machte ihr Angst. Erst als sie verstehen konnte, dass die Angst mit diesen Konflikten zu tun hatte, und sie die Enttäuschung und Wut über die Eltern zulassen konnte, begann sich die Symptomatik zu bessern.

4.8 Krise und Sucht

»Weißt du manche fallen ganz von oben. Eine Frau, die sie sitzen lässt, und schon hängen sie an der Flasche und rutschen auf die schiefe Bahn. Oder ihre Firma geht'n Bach runter, und peng, hängen sie an der Flasche. Ich sage dir das ist Scheiße. Man darf doch nicht abrutschen, nur weil deine Olle oder deine Firma dich fertig macht. Scheiße, da muss man sich doch wieder einkriegen.« (Fred Vargas 2007)

Beim Thema Sucht und Krise hat man es mit drei verschiedenen Problemstellungen zu tun (▶ Kasten 4.17). Einige Menschen, die aufgrund der äußeren Belastung durch die Krise momentan mit ihrer Lebenssituation nicht zurechtkommen, wählen Alkohol bzw. Drogen als eine defensive Problemlosungsstrategie, um Spannung, Schlafstörungen, Angst, Depression und andere Symptome zu lindern. Es handelt sich also um einen Selbstbehandlungsversuch. Dies kann zu Beginn der krisenhaften Entwicklung tatsächlich entlastend sein, birgt bei entsprechender Disposition aber die große Gefahr in sich, dass die Betroffenen im Suchtmittelmissbrauch quasi eine erfolgreiche Strategie sehen, um mit ihren Problemen fertig zu werden. Das kann dazu führen, dass sich das suchtartige Verhalten verselbständigt und zu einer Suchterkrankung weiterentwickelt. Die unkritische Medikation mit Tranquilizern begünstigt solche Entwicklungen, insbesondere wenn dies die einzige Hilfestellung in der Krise bleibt.

Suchterkrankungen führen relativ häufig zu sekundären Schwierigkeiten, wie Krisen in Beziehungen oder am Arbeitsplatz. Die zusätzlichen Belastungen können aufgrund der ohnehin eingeschränkten Ressourcen meist nur schwer bewältigt werden. Diese Krisen stehen nicht in einem direkten Zusammenhang mit dem Konsum selbst, sondern sind Resultat sozialer Folgen und spezifischer Lebensumstände. So kommt es häufig vor, dass sich Partner von suchtkranken Menschen über einen längeren Zeitraum »aufopfern« und es unterlassen, auf ihre Grenzen zu achten. Wenn dann die Überforderung zu groß wird, beenden sie die Beziehung unter Umständen sehr plötzlich.

Menschen mit Suchtproblemen haben oft Bekannte und Freunde verloren, die an Überdosierungen verstorben sind. Außerdem waren viele bereits in lebensbedrohlichen Situationen, waren also Belastungen traumatischer Qualität ausgesetzt. Gewalterfahrungen sind besonders bei weiblichen Suchtkranken eher die

Norm. Andere Krisen werden durch die Aufdeckung illegaler Aktivitäten, im schlimmsten Fall verbunden mit einer Strafverfolgung, oder durch die Diagnosestellung einer somatischen Erkrankung, wie HIV- oder Hepatitis C-Infektionen, ausgelöst.

Suchtkranke haben ein erhöhtes Risiko an Suizid, Unfall oder Mord zu sterben. Die Gefahr, dass es in einer Krise zu selbst- oder fremdgefährdendem Verhalten kommt, ist deutlich größer als bei anderen Personen. Die Suizidrate von alkoholabhängigen Menschen ist sechsmal und die von Opiatabhängigen sogar vierzehnmal so hoch wie die Durchschnittsrate der Gesamtbevölkerung.

Zudem besteht bei suchtkranken Personen, die von einer Krise betroffen sind, natürlich die große Gefahr, dass es zu Rückfällen kommt oder sich das Suchtverhalten durch die Krise verstärkt.

Kasten 4.17: Krise und Sucht

- Alkohol bzw. Drogen als defensive Copingstrategie in einer Krise
- Psychosoziale Krisen begünstigt durch die Suchterkrankung
  - Traumatisierungen – Gewalt, Unfälle
  - Verluste
  - Beginn somatischer Krankheit
  - Aufdeckung illegaler Aktivitäten – Strafverfolgung
  - Beziehungskrisen
  - Probleme am Arbeitsplatz
- Gefahr der Symptomverschlechterung oder eines Rückfalls durch psychosoziale Krisen

Menschen mit Suchterkrankungen leiden oft zusätzlich an anderen psychischen Störungen (»Co-Morbidität«), wie Depressionen, deren Symptome sie unter Umständen mit ihrem Suchtverhalten zu bekämpfen versuchen (Selbstheilungskonzept der Sucht, Rost 2001, ▶ Kap. 4.3.3). Dies ist eine besonders gefährliche Dynamik, da sich die Probleme in weiterer Folge gegenseitig verstärken.

Bei dieser Thematik ergeben sich also je nach Problemlage zwei unterschiedliche Interventionsschwerpunkte. Bei jenen Menschen, die das Suchtverhalten als defensive Copingstrategie verwenden, gilt es, eine Chronifizierung zu verhindern. Das gefährdende Verhalten ist explizit anzusprechen und keinesfalls zu bagatellisieren, dabei sollte aber eine nicht wertende, empathisch akzeptierende Grundhaltung beibehalten werden. Gleichzeitig müssen rasch alternative Entlastungs- und Bewältigungsmöglichkeiten gefunden werden.

Bei der Unterstützung bereits suchtkranken Personen, die in psychosoziale Krisen geraten, ist besonders darauf zu achten, das Risiko einer Verschlechterung der Symptomatik oder eines Rückfalls bei derzeit abstinenten Personen zu minimieren (▶ Kasten 4.18). Der Betroffene muss ausdrücklich mit diesem Problem konfrontiert werden. Allerdings ist in einer Krise bei aktuellem Konsum abstinentes Verhalten nicht das vordringliche Ziel (vgl. Stohler 2004). Erfahrungsgemäß ist der Aufbau einer stabilen und vertrauensvollen Beziehung bei suchtkranken Menschen ohnehin schwieriger. Dies ist aber unerlässliche Voraussetzung für eine erfolgreiche Krisenintervention. Zu konfrontatives oder gar sanktionierendes Verhalten ist daher kontraproduktiv. Das Setting sollte nach Maßgabe der Möglichkeiten wenig einschränkend sein. Wichtig ist ein Erfassen möglichst aller Problemfelder, da gerade bei Menschen mit Suchtproblemen die Krise rasch auf andere Lebensbereiche übergreift. Dazu gehören die soziale Situation, die familiäre und Beziehungssituation, die Arbeit, der aktuelle Alkohol-/Drogenkonsum, der somatische Zustand, die psychiatrischen Begleiterkrankungen und eventuell vorhandene rechtliche Probleme. Aufgrund der Vielschichtigkeit des Krisengeschehens ist eine gute interdisziplinäre Kooperation unerlässlich. Suchtkranke Menschen sind in besonderer Weise auf die Hilfe ihrer Umgebung angewiesen, sie brauchen das subjektive Gefühl, unterstützt zu werden. Daher ist auch eine frühzeitige Einbeziehung der Angehörigen wichtig. Eine Verquickung von Krisenintervention und längerfristigen suchttherapeutischen Zielen bewährt sich selten. In der Krise soll das Suchtverhalten eher als ein spezifisches zusätzliches Problem gesehen werden, das häufig erst nach Bewältigung der Krise in einer längerfristigen Therapie konsequent bearbeitet werden kann.

Kasten 4.18: Spezifische Aspekte der Krisenintervention suchtkranker Personen

- Empathische, akzeptierende, nicht wertende Grundhaltung
- Transparenz und Offenheit
- Rasches Handeln
- Offenes Ansprechen des Suchtverhaltens ohne zu moralisieren oder zu sanktionieren
- Konfrontation mit dem problematischen Konsumverhalten, nicht bagatellisieren
- Risiko einer Verschlechterung der Symptomatik oder eines Rückfalls bei derzeit abstinenten Personen beachten
- Bei aktuellem Konsum ist abstinentes Verhalten nicht vordringliches Ziel
- Möglichst wenig einschränkendes Setting
- Exploration möglichst aller Problemfelder
  - Soziale Situation
  - Familie und Beziehungssituation
  - Arbeit
  - Somatischer Zustand
  - Psychiatrische Begleiterkrankung
  - Aktueller Alkohol-/Drogenkonsum
  - Rechtliche Probleme
- Beachten der Gefahr von selbst- und fremdgefährdendem Verhalten
- Frühzeitiges Einbeziehen des sozialen Umfelds
- Interdisziplinärer Ansatz
- Vermeiden einer Vermischung von Krisenintervention und längerfristigen suchttherapeutischen Zielen – Therapie im Anschluss an die Krisenintervention

Fallbeispiel Christoph

Ein 42-jähriger Mann wird vom Betriebsarzt der Feuerwehr ins Kriseninterventionszentrum geschickt, da er sich große Sorgen um den Klienten macht. Christoph berichtet im Erstgespräch, dass er nunmehr seit einem halben Jahr im Krankenstand sei, da er sich in seinem Urlaub eine komplizierte Handverletzung zugezogen hat. Zwei Jahren zuvor hatte er sich bereits bei einer Übung nach einem Sprung von einer Leiter den Knöchel gebrochen und konnte seither seiner Arbeit nur unter großen Schmerzen nachgehen. Seit damals trinkt er regelmäßig größere Mengen Alkohol. Lange Zeit meinte er, dieses Problem im Griff zu haben. Vor zwei Monaten hat ihm sein Arzt mitgeteilt, dass eine weitere Operation notwendig sei und er wahrscheinlich seine bisherige Tätigkeit bei der Feuerwehr nicht mehr ausüben könne. Damit »ist seine Welt zusammengebrochen«. Seither hat sich der Alkoholkonsum sehr intensiviert, er trinkt regelmäßig bis zum Kontrollverlust (»bis ich nicht mehr aufstehen kann«), um seine Probleme vergessen zu können. Auch die soziale Situation hat sich dramatisch verschlechtert. Da er im Krankenstand keine Gehaltszulagen bekommt, kann er schon seit einiger Zeit die Kreditraten für sein Haus nicht mehr bezahlen, die Bank hat ihm daher ein Ultimatum gestellt. Die Beziehung zu seiner Lebensgefährtin leidet sehr unter seinem Alkoholkonsum, er verliert leicht die Beherrschung und es kommt zu heftigen Auseinandersetzungen. Er spricht mit ihr kaum über seine Probleme.

Der Beruf hat in seinem Leben einen hohen Stellenwert, schon sein sehr leistungsorientierter Vater bekleidete eine hohe Funktion bei der Feuerwehr. Er liebt diese Arbeit und hat, wie er sagt, sein Hobby zum Beruf gemacht. Eine Tätigkeit im Verwaltungsbereich auszuüben, ist derzeit unvorstellbar. Er macht sich heftige Vorwürfe, weil er die Unfälle »selbst verschuldet« habe und schämt sich den Kollegen gegenüber, weil seine körperliche Leistungsfähigkeit derart eingeschränkt ist. Er fühlt sich von seinen Vorgesetzten im Stich gelassen, da sie ihm keine vernünftige berufliche Alternative anbieten. Er hat nur noch zu wenigen Freunden Kontakt. Einzig seine Eltern sind sehr unterstützend.

Diskussion: Es handelt es sich um eine Verlustkrise. Wesentliche Lebensziele, die Christoph mit seiner beruflichen Laufbahn verbunden hat, sind aufgrund seiner körperlichen Beeinträchtigung verloren gegangen. Die körperliche Einschränkung stellt für ihn eine kaum verkraftbare Kränkung dar. Nach der Mitteilung, dass er sich einer weiteren Operation unterziehen müsse, hat sich der bereits vorher latent vorhandene Alkoholmissbrauch in Richtung einer massiven Alkoholproblematik verstärkt. Zusätzlich hat sich die soziale Situation zugespitzt, es scheint unwahrscheinlich, dass er die weiteren Kreditzahlungen leisten kann. Während der Krisenintervention wird darauf verzichtet, an einer vollständigen Alkoholabstinenz zu arbeiten, der Alkoholkonsum kann aber soweit reduziert werden, dass er in der Lage ist, aktiver an seine Probleme heranzugehen. Außerdem nimmt er mit einer Alkoholberatungseinrichtung Kontakt auf.

4.9 Krise und psychische Störung

»Bei jeder solcher Erschütterung meines Lebens hatte ich am Ende irgendetwas gewonnen, das war nicht zu leugnen, etwas an Freiheit, an Geist, an Tiefe, aber auch an Einsamkeit, an Unverstandensein, an Erkältung. Von der bürgerlichen Seite her gesehen war mein Leben, von jeder solchen Erschütterung zur andern, ein beständiger Abstieg, eine immer größere Entfernung vom Normalen, Erlaubten, Gesunden gewesen.« (Hesse 1974)

Diese ist ein Auszug aus dem inneren Monolog Harry Hallers, des Protagonisten aus Hermann Hesses Steppenwolf. Er schildert, wie ihn Lebenskrisen (finanzieller Ruin, die Trennung von seiner Frau) jedes Mal ein Stück weiter in Depression und Vereinsamung geführt haben.

Ähnlich wie bei Suchterkrankungen hat man es beim Thema Krise und psychische Störung mit mehreren Problemfeldern zu tun. Bei manchen Menschen, die eine psychosoziale Krise erleben, besteht bei missglückter Bewältigung die Gefahr, dass dysfunktionale Copingmuster beibehalten werden und sich eine psychische Störung entwickelt.

Menschen mit psychischen Erkrankungen haben ein größeres Risiko, durch äußere Belastungen in psychosoziale Krisen zu geraten bzw. äußere Belastungen bekommen häufiger und rascher krisenhaften Charakter (z. B. Umzug eines Patienten aus einer betreuten Wohneinrichtung in eine eigene Wohnung). Die Krisenanfälligkeit ist aufgrund eingeschränkter oder problematischer Problembewältigungsstrategien und/oder aufgrund früherer negativer Beziehungserfahrungen und unbewältigter Krisen (frühe Verluste in der Kindheit, Vernachlässigung, traumatische Erfahrungen) deutlich erhöht.

Schließlich besteht die Gefahr, dass psychosoziale Krisen zu einer Exazerbation (einem Wiederausbruch) einer Erkrankung oder zu einer Verschlechterung der Symptomatik führen.

Es ist unter Zeitdruck nicht immer einfach, trotzdem aber äußerst wichtig zu entscheiden, wo die Krise endet und der Notfall beginnt (▶ Kap. 3.3.5). Damit einher geht die Frage, zu welchem Zeitpunkt die Möglichkeiten der Krisenintervention enden und notfallpsychiatrische Interventionen notwendig werden. Es kann gefährlich sein, wenn dieser Übergang übersehen wird und dadurch ein unzureichendes Behandlungssetting gewählt wird, wie es auch das Fallbeispiel weiter unten verdeutlicht. Es wurde ja bereits darauf hingewiesen, dass es sich im klinischen Alltag bewährt, bei Vorliegen einer äußeren Belastung und fehlender Vorgeschichte einer psychischen Erkrankung, Symptome zunächst als Ausdruck der Krise zu verstehen. Gleichzeitig muss auch klar sein, dass es problematisch ist, wenn man im Krisenverlauf jenen Zeitpunkt übersieht, an dem eine psychiatrische Behandlung notwendig wird.

Fallbeispiel Paul

Ein 40-jähriger Mann sucht das Kriseninterventionszentrum aufgrund des Todes seiner Frau auf. Diese war im Zuge eines einfachen operativen Eingriffs vollkommen überraschend verstorben. Das Paar hatte einen fünfjährigen Sohn.Paul durchlebt zunächst einen anscheinend normalen Trauerprozess. Von Beginn an beschäftigt er sich mit vielen Themen, aber primär auf einer kognitiven Ebene. Diese Rationalisierung dient ihm zur Abwehr der zeitweilig schwer zu ertragenden Gefühle. Dazwischen ist es aber auch möglich, über den Kummer, seine Schuldgefühle und die Wut auf die behandelnden Ärzte zu sprechen. Die Betreuung seines Sohnes überfordert ihn. Das Verhältnis zu den Schwiegereltern, die sich intensiv um den Enkelsohn kümmern, war schon vor dem Tod der Frau äußerst konfliktreich.

Zwei Monate nach dem Tod verliebt er sich in eine deutlich jüngere Frau, er wirkt euphorisch und schmiedet Zukunftspläne. Sehr schnell entscheidet er, wieder zu heiraten. Der Therapeut ist zwar skeptisch, aber nicht alarmiert. Nach einigen Wochen wird Paul aber immer auffälliger, schläft kaum mehr, beschäftigt sich mit Plänen für ein großartiges Hochzeitsfest und beginnt unkontrolliert Geld auszugeben. Er kauft eine Eigentumswohnung, was – wie sich später herausstellt – seine finanziellen Möglichkeiten deutlich überschreitet. Schließlich wird er von seiner überforderten Freundin auf eine psychiatrische Abteilung gebracht, wo eine manische Episode diagnostiziert wird. Es folgt ein langer Krankenhausaufenthalt. Nachdem sich die Freundin von ihm trennt und die Schwiegereltern das Sorgerecht für das Kind bekommen, schließt sich eine schwere depressive Episode an. Es stellt sich auch heraus, dass Paul bereits zehn Jahre zuvor an einer Manie erkrankt war.

Diskussion: Zweifelsfrei wurde bei dieser Verlustkrise der Übergang in die Manie vom behandelnden Therapeuten zu spät erkannt. Zur Psychodynamik der Manie sei kurz angemerkt, dass man in der psychoanalytischen Literatur häufig von einer antidepressiven Funktion der Manie spricht. Die Realität des Verlustes wird – wie auch im Fall von Paul – verleugnet bei gleichzeitiger Mobilisierung eines unrealistischen Größen-Selbst. Mentzos (1996) geht noch einen Schritt weiter und meint, dass die Manie quasi eine Alternativlösung zur Depression für dasselbe Problem darstellt. Es ist jedenfalls für den Krisenhelfer wichtig zu wissen, dass manische Episoden durch Verluste ausgelöst werden können.

An dieser Stelle soll nun auf einige Besonderheiten von Krisenintervention bei Menschen, die bereits eine psychische Erkrankung haben, hingewiesen werden (▶ Kasten 4.19). Anders als bei herkömmlicher Krisenintervention, bei der diagnostische Einschätzungen zunächst primär in Hinblick auf die Indikationsstellung und das Gefährdungspotenzial von Bedeutung sind, sollte man sich bei Menschen mit einer Vorbelastung einen Überblick über Diagnose, den bisherigen Krankheitsverlauf, die biografische Anamnese und die Akuität des Krankheitsbildes verschaffen. Meist wird daher die Zusammenarbeit mit psychiatrischen Kollegen notwendig sein. Dabei ist größtmögliche Transparenz angezeigt. Der Klient sollte immer sein Einverständnis zur Kooperation mit anderen Helfern geben und über den Inhalt der Gespräche informiert sein. Die Indikationsstellung für psychosoziale Krisenintervention wird davon abhängen, ob sich der Klient in einer Krankheits- oder in einer Remissionsphase befindet. Manchmal ist dazu auch eine Außenanamnese mit den Bezugspersonen zu erheben. Die Frage, ob frühere Krankheitsphasen durch ähnliche Anlässe ausgelöst wurden, gibt einen Hinweis darauf, wie groß die Gefahr einer Exazerbation der Symptomatik ist. Wichtig ist es auch, Kenntnis von der aktuellen Medikation, deren Wirkungsweise und etwaiger Nebenwirkungen zu haben. Inwieweit eine Anpassung der Medikation zu erfolgen hat, soll Entscheidung des behandelnden Psychiaters sein. Wenn die Krisenintervention nicht durch diesen selbst erfolgt, ist eine gegenseitige Rücksprache sehr empfehlenswert. Mehr noch als bei anderen Klienten wird die Einschätzung von Selbst- und Fremdgefährdung wesentlich darüber mitbestimmen, ob die Krisenintervention in einem ambulanten oder stationären Setting stattfinden kann. Die Tragfähigkeit des sozialen Netzes ist bei dieser Entscheidung jedenfalls von größter Bedeutung. Das Umfeld kann einerseits durch die Krankheit bereits so überlastet sein, dass eine zusätzliche Beanspruchung nicht mehr verkraftet werden kann und somit trotz guter ambulanter Betreuungsmöglichkeit eine stationäre Behandlung vorzuziehen ist. Andererseits ist es auch möglich, dass es sowohl von Seiten des sozialen Umfeldes als auch des Betroffenen selbst bereits gute Hilfsstrategien für Krisensituationen gibt und auf diese dann auch in der aktuellen Situation zurückgegriffen werden kann. Um den Betroffenen nicht zu überfordern, sollte man Kenntnis darüber haben, welche kognitiven und emotionalen Fähigkeiten durch die Grunderkrankung beeinträchtigt sind. In Bezug auf die subjektive Bedeutung der Krise muss auf stark verzerrte Sichtweisen bis hin zu paranoider Verarbeitung geachtet werden, die eine konstruktive Krisenbewältigung natürlich erheblich erschweren können. Die Bedeutung der Abwehrmechanismen muss im Kontext der Krise und der Grunderkrankung gesehen werden. Wenn diese z. B. dem Schutz vor nicht bearbeitbaren Aspekten der Krise oder momentan nicht erträglichen Emotionen dienen, ist dies zunächst zu akzeptieren. Dementsprechend sind konfrontierende Interventionen dann zu unterlassen. Die Affektabspaltung von Paul könnte retrospektiv auch in diesem Sinne verstanden werden und hatte damit eine durchaus sinnvolle Funktion. Generell sind Interventionsmethoden immer sehr sorgfältig mit Augenmerk auf die aktuelle Belastbarkeit des Klienten zu wählen.

Kasten 4.19: Besonderheiten der Krisenintervention bei Menschen mit psychischen Erkrankungen

- Kenntnis der Diagnose der psychischen Krankheit und des bisherigen Verlaufs der Erkrankung
- Akuität des Krankheitsbildes – Krankheits- oder Remissionsphase
- Kenntnis der Medikation – Wirkungsweise, Nebenwirkungen
- Kenntnis der biographischen Anamnese
- Beginn der Erkrankung, Lebensumstände zum damaligen Zeitpunkt, Auslöser
- Evtl. auch Außenanamnese
- Auslöser früherer Krankheitsphasen
- Copingstrategien in Krankheitsphasen – was hat geholfen, was war schädlich

- Überprüfung der Tragfähigkeit des sozialen Netzes – wie belastet ist das Umfeld durch die Krankheit
- Gute Vernetzung mit bereits involvierten professionellen Helfern, insbesondere mit psychiatrischen Diensten oder behandelnden Ärzten (nach Absprache mit Klienten)
- Größtmögliche Transparenz bei allen Entscheidungen
- Kenntnis darüber, welche kognitiven und emotionalen Fähigkeiten durch die Grunderkrankung beeinträchtigt sind
- Respekt vor der anderen Wirklichkeit
- Wie ist die subjektive Bedeutung – Vorsicht bei stark verzerrter Sichtweise der Realität (z. B. paranoide Verarbeitung)
- Verstehen der Abwehrmechanismen, möglicherweise stellen sie einen Schutz vor Überflutung mit derzeit nicht bearbeitbarem Material oder nicht erträglichen Emotionen dar
- Sorgfältige Auswahl von Methoden, besondere Vorsicht mit konfrontierenden Interventionen. Kontraindikationen beachten

4.10 Krise und Psychosomatik

4.10.1 Wechselwirkung zwischen Psyche und Körper

Das enge Zusammenspiel zwischen dem stressverarbeitenden System im Gehirn, dem vegetativen (autonomen) Nervensystem, der Hormonausschüttung, dem Immunsystem und den durch diese Systeme geregelten Körperfunktionen bedingt, dass äußere Belastungen und Stress nicht nur komplexe psychische Symptome nach sich ziehen, sondern es meist auch zu somatischen Begleiterscheinungen kommt.

Es gibt zwei Möglichkeiten, wie das autonome Nervensystem in Interaktion mit den hormonellen Regelkreisläufen auf Stress und Belastung reagieren kann (▶ Kap. 2.3.3 und ▶ Kap. 3.3.2). Bleibt der Organismus im Sinne einer Kampf- oder Fluchtbereitschaft aktiviert, werden die körperlichen Funktionen so bereitgestellt, dass einer Gefahr aktiv begegnet werden kann. Dann wird primär das sympathische Nervensystem aktiviert. Es kommt zu einer Engstellung der Gefäße, einem Ansteigen der Pulsfrequenz, einer Erhöhung der Muskelspannung und der Atemfrequenz etc. Man ist in höchstem Maße alarmiert, aber auch bereit sich zu verteidigen und aktiv auf ein Problem zuzugehen. Reagiert das Individuum eher mit Rückzugsverhalten, wird vorwiegend das parasympathische Nervensystem erregt. Dann kommt es zu einer Erhöhung der Magensaftsekretion und der Darmbewegungen, während Blutdruck und Pulsfrequenz sinken und die Muskelspannung eher abnimmt. Die Atmung verlangsamt sich, man bekommt weiche Knie und es wird einem schwarz vor Augen. Dies sind Symptome der Panik und Lähmung, wenn man sich einer Situation ohnmächtig ausgeliefert fühlt (▶ Kap. 2.3.3).

Unter Immunität versteht man die Fähigkeit des Organismus sich gegen körperfremde Substanzen, insbesondere gegen Krankheitserreger erfolgreich zur Wehr zu setzen. Das Immunsystem interagiert in vielfältiger Weise mit dem zentralen Nervensystem. Klinische Beobachtungen zeigen, dass psychosoziale Belastungen einen entscheidenden Einfluss auf die Empfänglichkeit für verschiedene Erkrankungen, ebenso wie auf deren Verlauf haben. Offenbar kann die körperliche Abwehrlage durch Krisen negativ beeinflusst werden.

Körperliche Reaktionen auf Belastungen und in der Folge auch Krankheitssymptome sind oft Anpassungsversuche, die auf einem sehr unterschiedlichen Hintergrund persönlicher, familiärer und sozialer Disposition entstehen (Overbeck 1994). Die Symptome können dabei durchaus hilfreich beim Verständnis der Krise und auch bei deren Bewältigung sein.

Ein integratives Modell von Krankheit (vgl. Weiner 1990, 1991) versteht Gesundheit nicht als Abwesenheit von Krankheit, sondern als erfolgreiche psychobiologische Anpassung an die Umwelt. Ein Leiden oder ein Krankheitsgefühl entstehen nicht nur durch manifeste Erkrankungen, sondern können auch aus einem Missverhältnis zwischen den adaptiven Möglichkeiten eines Menschen und den Anforderungen, denen er ausgesetzt ist, resultieren. Krankheit wäre in diesem Zusammenhang auch als eine Folge dieser Diskrepanz zu verstehen. Sie stellt eine Beeinträchtigung oder Störung bestimmter Anteile der Struktur oder Funktion eines Menschen dar, muss aber nicht notwendigerweise eine manifeste organische Veränderung zur Folge haben. Folgerichtig hat eine umfassende Behandlung auch die Aufgabe, das Versagen der Anpassungsmöglichkeiten zu korrigieren. In Übereinstimmung mit einem biopsychosozialen Krankheitsmodell sollten psychische und soziale Faktoren unbedingt in das therapeutische Gesamtkonzept miteinbezogen werden.

Die somatischen Begleiterscheinungen einer Krise können sich verselbständigen und dann zu funktionellen, somatoformen Störungen oder psychosomatischen Erkrankungen führen. Begünstigt wird dies dadurch, dass Menschen mit körperlichen Symptomen oft mit größerer gesellschaftlicher Akzeptanz rechnen können. Nach wie vor haftet psychischen Symptomen ein Stigma an. Man kann davon ausgehen, dass sich Menschen in ihrer Krankheitsäußerung bevorzugt auf den jeweils geltenden Krankheitsbegriff einstellen. Dadurch haben sie eine größere Chance ernstgenommen zu werden. Körperliche Symptome dienen als Eintrittskarte in ein somatisch orientiertes medizinisches System. Unglücklicherweise wird das dahinter verborgene Leid oft übersehen und damit trägt der medizinische Umgang mit dem Problem zur Chronifizierung bei.

Fallbeispiel Klaus

Klaus, 40 Jahre, berichtet in seiner Psychotherapie von einer Blinddarmoperation, die 15 Jahre zurückliegt. Er erzählt, dass er während der Operation erwacht war, sich aber aufgrund der Medikation nicht bewegen konnte. Er verspürte intensive Todesangst, und ein Gefühl vollständigen Ausgeliefertseins. In den Wochen nach der Operation entwickelte sich eine Herzsymptomatik. Er klagte über ein Vernichtungsgefühl, Herzrasen und diffuse Angst. Die somatische Abklärung blieb ergebnislos, ein hinzugezogener Neurologe verordnete ein Beruhigungsmittel, das Klaus nicht einnahm. Die Symptome verschwanden nach einigen Wochen.

Diskussion: Vermutlich handelte es sich bei der Symptomatik um eine posttraumatische Reaktion auf die Erlebnisse während der Narkose. Dies wurde von den behandelnden Ärzten offenbar nicht richtig erkannt.

Die körperlichen Symptome in Krisen sind individuell sehr vielfältig und hängen abgesehen von situativen und konstitutionellen Faktoren vermutlich auch von frühkindlichen Bahnungen ab (▶ Kasten 4.20). Bestimmte körperliche Funktionen werden in der Kindheit auch mit bestimmten seelischen Erlebnisweisen gekoppelt, d. h. Grundkonflikte führen zu den immer gleichen körperlichen Reaktionsmustern. Bei Wiederauftreten des Grundkonfliktes reagiert der Körper häufig entsprechend dieser alten Muster.

Kasten 4.20: Somatische Begleiterscheinungen von Krisen

- Störungen im Atmungssystem: Hyperventilation, Atemnot, Asthma
- Störungen im Herz-Kreislaufsystem: Herzrasen, Blutdruckerhöhung, Durchblutungsstörungen
- Störungen im Verdauungssystem: Durchfall, Verstopfung, Geschwüre
- Störungen im Urogenitalsystem: Blasenentleerungsstörungen, Menstruationsbeschwerden
- Hautprobleme: Ekzem, Akne
- Muskuläre und neurologische Störungen: spannungsbedingte Kopf- oder Rückenschmerzen
- Störungen des Immunsystems: herabgesetzte Immunabwehr, Infektionsbereitschaft

4.10.2 Funktion körperlicher Symptome bei Krisen

Körperliche Begleitreaktionen in Krisen können als vorbewusste oder unbewusste Lösungsversuche verstanden werden und konstruktive Aspekte haben, aber im Sinne von Chronifizierungen auch tiefgreifende und dauerhafte Beeinträchtigungen nach sich ziehen.

Manche Krankheitssymptome ermöglichen eine momentan notwendige Entlastung von Konfliktdruck und Spannung und vermindern dadurch die seelische Angst in einer Krise. Sie können im positiven Sinn zu einer Problemlösung beitragen, da sie einen Aufschub bedeuten und die Möglichkeit bieten, sich in der Folge ohne unmittelbaren Handlungsdruck mit dem Problem auseinanderzusetzen. Man spricht in diesem Zusammenhang von einem primären Krankheitsgewinn. Demgegenüber werden mit einem sekundären Krankheitsgewinn jene Vorteile bezeichnet, die der Betroffene unmittelbar aus der Krankenrolle zieht, wie versorgt, getröstet und von Verantwortung befreit zu werden. In beiden Fällen kann die dauerhafte Vermeidung einer aktiven Auseinandersetzung zur Chronifizierung führen. Der Kranke hält dann unbewusst an der Krankenrolle fest oder ein psychischer Konflikt wird im Sinne einer Somatisierung dauerhaft auf die Ebene des Körperlichen verschoben (vgl. Ermann 2007).

4.10.3 Somatopsychische Aspekte von Krisen

So wie es für den Krisenhelfer sinnvoll ist, über psychosomatische Begleiterscheinungen psychosozialer Krisen Bescheid zu wissen, sollten Helfer und Ärzte auch mit somatopsychischen Vorgängen vertraut sein. Akute schwere körperliche Erkrankungen, fortschreitende chronische Erkrankungen, Erkrankungen mit ungewissem Ausgang und bleibende Behinderungen nach Unfällen werden häufig von psychischen Symptomen begleitet und lösen in unterschiedlichen Stadien Krisen aus. Besonders häufig entstehen diese im Zusammenhang mit der Diagnosemitteilung. Zu diesem Zeitpunkt ist die Unsicherheit bezüglich der Erkrankung noch besonders groß. Leid, Schmerz, körperliche Einschränkung und Abhängigkeit von der Umwelt werden befürchtet. Der Verlust wesentlicher Lebensziele droht. Im weiteren Verlauf einer Erkrankung entwickeln Menschen oft erstaunliche Fähigkeiten sich auch an schwierigste Lebensbedingungen anzupassen. Trotzdem ergeben sich immer wieder Situationen, in denen die Gefahr einer krisenhaften Zuspitzung besteht. Dazu gehören Konflikte mit den Angehörigen oder Betreuungspersonen oder die Verschlechterung des Zustandes aufgrund von Krankheitsschüben. Häufig benötigen auch die überforderten Angehörigen Hilfe.

Auch wenn es punktuell Verbesserungen gibt, sind medizinische Einrichtungen nach wie vor wenig darauf vorbereitet, mit den psychosozialen Belastungen somatisch schwer erkrankter Menschen umzugehen. Das beginnt bei der Diagnosemitteilung durch Ärzte. Aufgrund eines manchmal geringen Wissens über psychosoziale Krisen bringen sie im Klinikalltag wenig Verständnis dafür auf, dass Menschen durch eine derartige Mitteilung in eine Ausnahmesituation geraten können. Die behandelnden Ärzte sind oft entsprechend unvorbereitet auf die heftigen psychischen Reaktionen Betroffener. In der Schockphase einer akuten Krise kann die kognitive Aufnahmefähigkeit sehr eingeschränkt sein und der Patient ist unter Umständen nicht in der Lage, die Informationen des Arztes über die Krankheit und die Behandlung zu verstehen. Dies führt zu Verunsicherung und Missverständnissen, die unnötigerweise die Beziehung zwischen Behandler und Patienten von vornherein belasten. Wenig berücksichtigt wird auch, welch tiefgreifende psychische Belastung die Abhängigkeit vom medizinischen System für Menschen darstellen kann. Wissen um Krisenverläufe, Verständnis für die vielfältigen psychischen Belastungen, größtmöglicher Respekt vor der Autonomie des Patienten, Offenheit und Transparenz im Umgang mit Krankheit und

Behandlung verbessern die Compliance ganz entscheidend und damit auch die Erfolgsaussichten somatischer Behandlung (▶ Kap. 5.4.3).

4.11 Krise und soziale Folgen

Soziale Probleme, wie Arbeitsplatz- oder Wohnungsverlust oder nicht bewältigbare Schuldenlast können massive Krisen auslösen. In den westlichen Industrienationen gibt es trotz des insgesamt gestiegenen Wohlstandes aufgrund von Arbeitslosigkeit, abnehmender sozialer Sicherheit und zunehmender Einschränkung sozialer Leistungen eine nicht kleine Gruppe von Menschen, die armutsgefährdet ist. Diese Menschen sind bekanntermaßen krisenanfälliger. Oft genügt eine Kleinigkeit, wie ein defektes Haushaltsgerät, um ein unter schwierigsten Bedingungen aufrecht erhaltenes Gleichgewicht zum Kippen zu bringen. Zusätzliche Belastungen sind nicht mehr zu kompensieren, da die Ressourcen fehlen. Nicht selten ist auch das soziale Netzwerk wenig tragfähig. Damit fehlen entscheidende Voraussetzungen für eine konstruktive Krisenbewältigung. Man muss auch feststellen, dass Krisen von Menschen mit sozialen Problemen oft komplexer sind und rasch mehrere Bereiche des Lebens erfassen. Wenn der Druck am Arbeitsplatz hoch oder der Arbeitsplatz gefährdet ist, wenn die Existenz ohnehin höchst unsicher ist, führt z. B. eine Beziehungskrise rascher zu zusätzlichen Schwierigkeiten und zu finanziellen Notsituationen. Wenn der Mensch in der Krise sich aufgrund der Sorge, den Arbeitsplatz zu verlieren, oder in Folge eines prekären Arbeitsverhältnisses nicht erlauben kann, einen Krankenstand in Anspruch zu nehmen, spitzt sich eine Krise unter Umständen noch rascher zu.

Da viele Krisen soziale Probleme nach sich ziehen, ist es äußerst wichtig, dass Krisenhelfer einen guten Überblick über rechtliche Ansprüche und die sozialen Unterstützungsmöglichkeiten im jeweiligen gesellschaftlichen Umfeld haben. Menschen in Krisen wissen oft nicht über ihre Rechte Bescheid. Sie sind häufig auch nicht in der Lage, sich ausreichende Informationen darüber zu verschaffen und sie haben Schwierigkeiten, ihre Ansprüche geltend zu machen. Die Inanspruchnahme sozialer Hilfsleistungen ist mit Scham verbunden, besonders für Menschen, die unvorhergesehen in Not geraten sind. Der Umgang der zuständigen Personen in den Behörden wird manchmal als einschüchternd und entwürdigend erlebt. Gute Krisenintervention muss daher ganz konkrete Unterstützung bei der Bewältigung dieser Probleme bereitstellen, sei es durch direkte Hilfestellung oder durch Vermittlung an die richtigen Stellen und Personen, um zermürbende Irrwege zu vermeiden.

Gleichzeitig muss aber die Autonomie des Betroffenen gewahrt und gestärkt werden. Ziel der Krisenintervention ist es ja, dass der Klient möglichst rasch wieder handlungsfähig wird. Wenn es den Betroffenen sehr schlecht geht, haben Helfer nachvollziehbarerweise gerade bei sozialen Notlagen die Tendenz, besonders viel für den Klienten zu tun. Zu große Abhängigkeit in der Beziehung sollte aber vermieden werden. Dies bedeutet, dass der Klient von Beginn der Krisenintervention an so viel wie möglich selbst erledigen sollte und nur so viel Hilfestellung gewährt wird wie unbedingt notwendig. Zu erleben, dass kleine Schritte der Problemlösung möglich sind, stärkt den Selbstwert und wird so zum Modell für die weitere Krisenbewältigung.

Fallbeispiel Robert

Ein 32-jähriger Mann sucht in höchster Verzweiflung an einem Montag das Kriseninterventionszentrum auf. Er hatte am Samstag davor aufgrund eines nicht mehr beherrschbaren Angstzustandes ohne Vorankündigung seinen Arbeitsplatz verlassen. Sein Chef hat ihn nicht nur fristlos gekündigt, sondern droht auch mit einer Schadensersatzforderung. Robert arbeitet in einem Antiquariat unter sehr schwierigen Bedingungen. Er ist homosexuell. Vor zwei Monaten hatte sich sein Lebensgefährte von ihm getrennt. Dies war nicht nur eine massive Kränkung, sondern hatte auch eine erhebliche Verschlechterung der wirtschaftlichen Situation zur Folge, da Robert sich die Miete seiner Wohnung nicht mehr leisten kann. Es ging ihm zunehmend schlechter. Er kam morgens nicht aus dem Bett und konnte sich nur unter größter Anstrengung motivieren, zur Arbeit zu gehen. Er empfindet sein Leben leer und sinnlos. Die Folgen seiner Handlung sind für ihn unabsehbar und existenzbedrohend. Hinzu kommt, dass Robert noch nie mit Behörden zu tun hatte und bei der Vorstellung, »offizielle« Stellen aufsuchen zu müssen, panische Angst entwickelt.

Diskussion und Intervention: Auch wenn die soziale Situation ernst ist, gehen die Ängste Rolands, besonders was den Kontakt mit Behörden betrifft, doch weit über die realen Schwierigkeiten hinaus. Die negative subjektive Bewertung erschwert die Bewältigung zunächst erheblich. Daher steht anfänglich die Klärung der sozialen Situation im Mittelpunkt der Krisenintervention und nicht die Verarbeitung der Trennung. Robert hat im Zuge der Verlustkrise eine deutliche depressive Symptomatik entwickelt. Es wird vorgeschlagen, ihn rückwirkend krankzuschreiben und so zu versuchen, die Kündigung rückgängig zu machen. Er erhält eine antidepressive Medikation. Aufgrund der Befürchtungen in Bezug auf den Kontakt mit »offiziellen« Stellen, muss sehr detailliert besprochen werden, was weiter zu erledigen ist. Es wird eine praktische Ärztin empfohlen, die ihn krankschreiben soll. Er erhält einen Begleitbrief, übernimmt die Kontaktaufnahme aber selbst. Gleichzeitig wird vereinbart, dass Robert eine arbeitsrechtliche Beratung in Anspruch nimmt.

Beim zweiten Termin berichtet er, dass es ihm gelungen ist, sowohl die Ärztin aufzusuchen und sich krankschreiben zu lassen, als auch sich arbeitsrechtlich beraten zu lassen. Man hatte ihm gesagt, dass durch die Krankschreibung die fristlose Kündigung wirkungslos sei und er überdies Anspruch auf Arbeitslosenunterstützung hätte. Diese Informationen sind sehr entlastend. In der Folge einigt sich Robert mit seinem Chef auf eine einvernehmliche Kündigung und erhält sofort Arbeitslosengeld. Dieses Gespräch mit dem Chef wurde in der Krisenintervention in Form eines Rollenspiels vorbereitet.

In weiterer Folge stellt sich heraus, dass Roberts Existenzängste auch mit einer ungerechtfertigt bestehenden Steuerschuld zu tun haben, gegen die er aber aus den bekannten persönlichen Gründen keinen Einspruch erheben konnte. Er wird darin bestärkt, auch dieses Problem in Angriff zu nehmen. Er sucht mehrmals das Finanzamt auf. Zunächst sieht er sich das Gebäude an, beim nächsten Mal geht er zum Zimmer des zuständigen Beamten, schließlich vereinbart er einen Termin. Mit Hilfe des ärztlichen Befundes über seine Depression lässt sich eine Regelung mit Hilfe des sehr verständnisvollen Beamten finden. Am Ende der Krisenintervention ist Robert in einer Schulungsmaßnahme des Arbeitsmarktservices. Die drängendsten Probleme sind entschärft. Eine weiterführende Psychotherapie wird empfohlen.

5 Methoden der Krisenintervention

»Man darf eine Krise niemals ungenutzt verstreichen lassen. Eine Krise bietet die Möglichkeit, Dinge zu tun, die man andernfalls vermeiden würde.« (Rahm Emanuel, Stabschef von Barack Obama, Tageszeitung »Der Standard«, zit. nach einem Interview mit dem Wall Street Journal, am 19. November 2008)

5.1 Grundlagen der Krisenintervention

»Wenn du jemandem ein wenig hilfst, stärkst du ihn. Aber hilfst du ihm zu viel, schwächst du ihn.« (Buddha)

Dieses Zitat sagt viel darüber aus, auf welch schmalem Grat sich der professionelle Helfer bei der Begleitung von Menschen in Krisen bewegt. Denn einerseits ist eine wesentliche Voraussetzung erfolgreicher Kriseninterventation, dass es gelingt, eine tragfähige, haltende Beziehung zum Klienten herzustellen (▶ Kap. 5.3.1). Alle weiteren Interventionsstrategien (▶ Kap. 5.3) bauen letztendlich auf diesem Vertrauensverhältnis auf. Menschen in Krisen sind aus der Bahn geworfen, sie haben ihr Gleichgewicht verloren, sie wissen alleine nicht weiter und sie sind dadurch meist offener für Unterstützungsangebote. Dementsprechend entwickelt sich oft rasch eine große Nähe zwischen Berater und Klient. Andererseits muss die Abhängigkeit des Betroffenen auf das Allernotwendigste beschränkt bleiben, da Krisenintervertionsangebote ja nur von kurzer Dauer sind. Im Mittelpunkt steht somit die Hilfe zur Selbsthilfe (▶ Kap. 5.1.3).

Viele Krisen werden ganz ohne professionelle Begleitung mit Unterstützung des sozialen Umfeldes bewältigt. Wenn diese Unterstützung aber nicht ausreicht, muss ein professionelles Krisenintervertionsangebot rasch zur Verfügung stehen, um katastrophale Zuspitzungen zu verhindern.

Kriseninterventation ist eine eigenständige Methode der Beratung, Therapie und Behandlung, mit der Menschen in akuten Phasen psychosozialer Krisen oder nach akuten Traumatisierungen unterstützt werden. Wie in den vorangegangenen Kapiteln ausgeführt ist eine Krise typischerweise ein komplexes psychosomatisches und psychosoziales Geschehen. Klienten haben oft nicht nur psychische, sondern auch soziale und körperliche Probleme. Alle diese Schwierigkeiten müssen bei der Intervention berücksichtigt werden.

Kriseninterventionen kann als Modellfall für einen berufsgruppen- und methodenübergreifenden, integrativen Behandlungsansatz gesehen werden. Idealerweise wird sie daher auch von einem multidisziplinären Team getragen (▶ Kap. 6).

5.1.1 Ziele von Krisenintervention

Üblicherweise wird sich Krisenintervention nicht nur auf die Stützung des Betroffenen oder das Fördern von Einsichten beschränken. Erfolgreiche Krisenbewältigung sollte auch spürbare Auswirkungen auf die Lebenssituation der Betroffenen haben. Das bedeutet, dass, nachdem die grundlegende Stabilität des Klienten wiederhergestellt ist, die in der gemeinsamen Arbeit gewonnenen Einsichten und Erkenntnisse auch konkret umgesetzt werden. Es werden also kurz- und längerfristig wirksame Ziele verfolgt (▶ Kasten 5.1).

Die Dringlichkeit und Zuspitzung in einer Krise macht es zuallererst notwendig, akute Gefährdungen zu erkennen und entsprechende Maßnahmen zu setzen, um Schaden für das Leben und die körperliche Unversehrtheit des Betroffenen und seines Umfeldes abzuwenden. Aufgrund des oft sehr schlechten Zustandes ist die rasche Beseitigung quälender Symptome, wie Schlaflosigkeit, Erregung oder Panik Voraussetzung, um überhaupt eine sinnvolle Krisenbewältigung zu ermöglichen. Das Minimalziel von Krisenintervention ist, die Betroffenen soweit zu stabilisieren, dass sie in der Lage sind, ihren Alltag wieder so wie vor der Krise zu bewältigen. Das bedeutet die Wiederherstellung des Selbstwertgefühls und das Wiedererreichen von Entscheidungs- und Handlungsfähigkeit. Wenn der Betroffene durch neue Einsichten und Erfahrungen gestärkt aus der Krise hervorgeht und zusätzliche alternative und konstruktive Bewältigungsformen sowohl für die krisenhafte Situation als auch für sein weiteres Leben gefunden hat, konnte im Sinne von Weiterentwicklung und Reifung auch der Chancencharakter der Krise genutzt werden.

Kasten 5.1: Ziele von Krisenintervention

- Kurzfristige Ziele:
    - Erkennen von Gefährdung, Abwenden von unmittelbarer Bedrohung für das Leben und die körperliche Unversehrtheit aller Beteiligten
    - Rasche Beseitigung von quälenden Symptomen
- Mittelfristige Ziele:
    - Wiederherstellung des Selbstwertgefühls
    - Wiedererreichen von Entscheidungs- und Handlungsfähigkeit
    - Finden und Erproben alternativer und konstruktiver Handlungsweisen

5.1.2 Indikationen für Krisenintervention

Krisenintervention kann hocheffizient sein und tiefgreifende Veränderungsprozesse in Gang setzen. Diese Form der intensiven Hilfestellung mit einem sehr spezifischen, flexiblen Setting ist aber nur in akuten Phasen psychosozialer Krisen und nach akuten Traumatisierungen wirklich sinnvoll. Bei Problemen, wie chronischer Suizidalität oder der Verschlechterung anderer psychischer Störungen, bleibt die Wirksamkeit dementsprechend eingeschränkt. Krisenintervention ermöglicht dann maximal eine kurzfristige Stabilisierung. Diese Leidenszustände erfordern in der Regel eine längere Psychotherapie oder psychiatrische Behandlung. Es wurde bereits darauf hingewiesen (▶ Kap. 3.3.5), dass psychiatrische Notfallsituationen grundsätzlich andere Interventionsschwerpunkte notwendig machen.

Demnach ist die richtige Einschätzung der Situation, also die korrekte Indikationsstellung für ambulante oder stationäre Krisenintervention die Basis für eine erfolgreiche Arbeit (▶ Kasten 5.2). Entsprechend der bisherigen Ausführungen in Kapitel 2 und 3 lassen sich folgende Indikationsbereiche für Krisenintervention ableiten: Verlustkrisen und Trauerprozesse, die sich krisenhaft zuspitzen, weil das Versagen der persönlichen Problembewältigungsstrategien oder zusätzliche Belastungen den Prozess verkomplizieren, Lebensveränderungskrisen, akute Traumatisierungen in der Schock- und Einwirkungsphase und krisenhaft zugespitzte Burnout-Entwicklungen (▶ Kap. 2, ▶ Kap. 3).

Kasten 5.2: Indikation für Krisenintervention

- Verlustkrisen und komplizierte Trauerprozesse
- Lebensveränderungskrisen
- Akute Traumatisierungen
- Akute Phasen des Burnout-Syndroms

5.1.3 Grundprinzipien der Krisenintervention

Prinzipiell kann jeder Mensch in jedem Lebensalter und Lebensabschnitt von einer Krise betroffen sein. Betroffene haben überdies ganz individuell ausgeprägte Lebenserfahrungen und Bewältigungsstrategien. Dementsprechend verlaufen Krisen, wie bereits ausführlich dargestellt, interindividuell sehr verschieden. Aber selbst innerhalb des Lebens eines einzelnen Menschen ist es möglich, dass dieser in bestimmten Lebensphasen sehr unterschiedlich mit Krisen, die einander von der Auslösesituation her ähneln, umgeht. Der Krisenhelfer muss sich daher jeweils auf den individuellen Klienten mit seinen aktuellen Lebensumständen, seiner Persönlichkeit, den Erfahrungen und Bewältigungsstrategien, die er mitbringt und seiner subjektiven Bewertung der momentanen Situation einstellen und in der Lage sein, das Hilfsangebot jederzeit zu modifizieren und anzupassen. Angesichts der Komplexität ist es aber gerade für den noch unerfahrenen Krisenhelfer sinnvoll, sich im Vorgehen an einer gewissen Struktur zu orientieren. Dementsprechend wird in den folgenden Kapiteln, eine Systematisierung der Kriseninterventionsarbeit vorgenommen. Ich versuche dabei, den beiden wesentlichen Grundprinzipien, der Strukturiertheit und der Flexibilität, gerecht zu werden (▶ Kasten 5.3).

Die rasche Verfügbarkeit von Kriseninterventionsangeboten ist unerlässlich, um Eskalationen (Suizidgefährdung, Gewaltanwendung) und zusätzliche Schädigungen und Fehlentwicklungen zu verhindern. Sinnvoll ist ein Angebot, das eine (eventuell auch telefonische) Kontaktaufnahme noch am selben Tag und ein persönliches Erstgespräch innerhalb von 24–48 Stunden ermöglicht. In Kombination mit notfallpsychiatrischen Diensten, die bei akuter Gefährdung unmittelbar erreichbar sind, stellt dies ein ausreichendes Versorgungsangebot dar. Im Zuge der Kooperation zwischen den Diensten können Mitarbeiter des notfallpsychiatrischen Dienstes dann im Bedarfsfall an Kriseninterventionseinrichtungen weiterverweisen.

Die Begegnung zwischen Klient und Krisenhelfer findet üblicherweise in einer Atmosphäre haltender Zuwendung statt. So kann der Klient erleben, dass seine verzweifelte Situation ernst genommen wird. Er trifft auf ein Gegenüber, das grundsätzlich Zuversicht vermittelt, sich von Verzweiflung, Hilflosigkeit und Ohnmacht nicht anstecken lässt und so handlungsfähig bleibt. Voraussetzung für diese Art der Beziehungsgestaltung ist, dass der Krisenhelfer Verständnis für den Sinn und die subjektive Bedeutung, die eine Krise für den Betroffenen hat, entwickelt. Nur dadurch kann er nachvollziehen, warum eine Krise gerade zu diesem Zeitpunkt entstanden ist, warum sie in einer ganz spezifischen Weise verläuft und wie der Betroffene versucht, sie mit seinen individuellen Strategien zu bewältigen.

Eine wichtige Bedingung für ein offenes Gesprächsklima ist die Einhaltung von Verschwiegenheit. Menschen in Krisen sind oft überraschend schnell bereit über sich und ihre Probleme zu sprechen. Sie müssen sicher sein können, dass keine Informationen an Dritte weitergegeben werden. In Situationen, in denen dies nicht möglich ist (z. B. bei akuter suizidaler Einengung, bei drohender Gewalt oder bei Jugendlichen), muss größtmögliche Transparenz darüber hergestellt werden, welche Informationen in welcher Form weitergegeben werden.

Schon aufgrund der zeitlichen Beschränkung muss der Fokus der Gespräche immer auf der aktuellen Situation und derzeitigen Problemlage liegen, aber auch psychodynamische und biografische Zusammenhänge sind zu bedenken und in dem Maße anzusprechen, als sie dazu beitragen können, Gefühle und Verhalten in der jetzigen Krise besser zu verstehen.

Lösungs- und Ressourcenorientierung tragen zu einer möglichst raschen Entlastung bei. Es wird zunächst immer versucht, die bereits vorhandenen Problemlösungsstrategien und Ressourcen zu aktivieren. Erst wenn sich diese als unwirksam oder dysfunktional erweisen, wird an alternativen und neuen Strategien gearbeitet. Je mehr der Klient diese aus sich selbst heraus entwickeln kann und je weniger der Berater konkrete Vorschläge machen muss, desto besser. Eigeninitiative und die Erfahrung, dass eigene Lösungsschritte erfolgreich sind, stärken den Betroffenen, der sich anfangs oft nichts mehr zugetraut hat. Dies stellt dann ein positives Modell für die weitere Krisenbewältigung dar. In der Regel sind also eigenständige, aktive Bewältigungsmöglichkeiten zu bevorzugen.

Damit ist auch bereits etwas über die Schwierigkeiten ausgesagt, den richtigen Interventionsstil zu finden. Aufgrund des oft schlechten Zustandes der Klienten muss man zunächst meist aktiv und direkt, seltener – etwa wenn es gilt schwerwiegende Gefahren abzuwenden – auch direktiv sein. Aktivität kann konkrete Beratung, Information und Vermittlung von Hilfen bedeuten. Gleichzeitig ist die Förderung und Unterstützung der Selbsthilfemöglichkeiten der Klienten gleichermaßen wichtig. Dies stellt wie bereits erwähnt gelegentlich eine Gratwanderung dar. Es muss darauf geachtet werden, ein Höchstmaß an Autonomie zu gewährleisten, ohne die Betroffenen durch die Überschätzung ihrer momentanen Fähigkeiten zu überfordern.

Ein zentrales Element von Krisenintervention ist die zeitliche Begrenzung. Caplan (1964) ging noch davon aus, dass Krisen nach vier bis sechs Wochen spontan abklingen. Dieser sehr enge zeitliche Rahmen ist durch klinische Erfahrungen widerlegt. Die meisten Autoren (Lindemann 1944, Jacobson 1974, Ulich 1987, Sonneck 2012, Schnyder 1993) nehmen an, dass fünf bis zu maximal zwölf Gespräche in einem Zeitraum von zwei bis drei Monaten ein sinnvolles Angebot darstellen. Die große interindividuelle Variabilität muss in jedem Fall berücksichtigt werden. Die Kontaktzahl erhöht sich entsprechend, wenn der Zustand des Betroffenen sehr schlecht ist und zu Beginn eine engmaschige Begleitung notwendig macht. Aufgrund dieser zeitlichen Begrenzung muss die Beendigung der Krisenintervention immer von Beginn mitbedacht werden. Da erfolgreiche Krisenintervention auf einer oft sehr engen therapeutischen Beziehung aufbaut, stellt der Umgang mit dem Ende der Intervention eine zusätzliche, nicht zu unterschätzende Herausforderung für Berater und Klienten dar (▶ Kap. 5.3.10).

Häufig wird das soziale Umfeld zur Unterstützung des Klienten einbezogen. Gute soziale Unterstützung (»social support«) ist ein Eckpfeiler erfolgreicher Krisenbewältigung. Gelegentlich ist auch die Klärung einer konflikthaften Situation mit den beteiligten Personen oder eine direkte Intervention seitens des Helfers sinnvoll (▶ Kap. 5.3.7).

Kasten 5.3: Grundprinzipien der Krisenintervention

- Rascher Beginn
- Flexibilität
- Richtige Indikationsstellung
- Haltende Zuwendung
- Grundsätzliche Zuversicht
- Verständnis für die subjektive Bedeutung der Krise
- Verschwiegenheit
- Fokus: Aktuelle Problemlage
- Aktiver und strukturierter Interventionsstil
- Förderung der Selbsthilfemöglichkeiten
- Lösungs- und Ressourcenorientierung
- Zeitliche Begrenzung
- Einbeziehung der Umwelt
- Methodenflexibilität
- Interdisziplinäre Zusammenarbeit

In Krisen ist meist ein interdisziplinäres Vorgehen sinnvoll. Dies stellt entsprechende Anforderungen an die Zusammenarbeit verschiedener Berufsgruppen. Krisenintervention ist im Gegensatz zur Notfallpsychiatrie keine Domäne der Psychiatrie. Bei bereits laufenden Betreuungen ist es immer günstig, wenn im Krisenfall jene Kollegen, die den Klienten bereits kennen, die Krisenintervention führen und sich, wenn notwendig, zusätzliche Unterstützung holen. Im günstigsten Fall findet Krisenintervention in einem multidisziplinären Team statt. Ein Berater sollte allerdings die Krisenintervention koordinieren und Hauptansprechperson sein. Im allgemeinen Chaos einer Krise besteht nämlich die Gefahr, dass Klienten zu agieren beginnen, sich von verschiedenen Personen unterschiedliche Informationen und Empfehlungen holen und unter solchen Umständen die involvierten Helfer gegeneinander ausspielen. Dies kann zu erheblichen Schwierigkeiten führen und im schlimmsten Fall eine konstruktive Begleitung unmöglich machen. Die Vorgabe klarer Strukturen ist in einer Situation, die ohnehin verwirrend ist, sehr hilfreich und trägt dazu bei, zusätzliche Konflikte zu vermeiden.

Krisenintervention erfordert vom Berater ein hohes Maß an Einfühlungsvermögen und die Fähigkeit und Bereitschaft, sich kurzfristig auf sehr intensive Beziehungen einlassen zu können. Gleichzeitig sollte er auch in der Lage sein, die eigenen Grenzen rechtzeitig zu erkennen und zu halten. Die therapeutische Beziehung zum Menschen in der Krise stellt immer eine Gratwanderung zwischen Nähe und Distanz dar. Lässt man sich zu sehr in das Krisengeschehen involvieren, birgt dies die Gefahr in sich, die Grenzen professionellen Handelns zu verlassen, indem man zu aktiv wird und zu viel für den Betroffenen übernimmt. Oder aber man wird handlungsunfähig, weil man selbst keinen Ausweg mehr sieht. Eine vorschnelle Distanzierung wiederum, z. B. aus Angst vor den starken emotionalen Reaktionen des Klienten, erschwert es erheblich, einen Zugang zur Gefühls- und Gedankenwelt des Betroffenen zu finden und kann bei diesem den Eindruck erwecken, man würde ihn nicht verstehen oder sogar im Stich lassen.

Daher ist eine wesentliche Voraussetzung für den mit Klienten in Krisen arbeitenden Helfer eine ausreichende Selbsterfahrung. Was ein Mensch in der Krise in uns auslöst wird auch davon bestimmt, welche eigenen aktuellen oder früheren Krisen wir durchlebt haben, wie wir mit diesen umgegangen sind und ob diese erfolgreich bewältigt wurden. Dies beeinflusst wiederum, wie wir mit dem Erleben von Hilflosigkeit und Ohnmacht in einer oft verzweifelten und scheinbar nicht veränderbaren Situation umgehen und was wir trotzdem an Unterstützung anbieten können. Oft besteht z. B. bei Verlustkrisen die Hilfe am Anfang der Krisenintervention nicht im aktiven Handeln, sondern »nur« im Aushalten und Mittragen der Verzweiflung des Klienten. Es kommt mitunter vor, dass diese vermeintliche »Passivität« das Selbstbild des Helfers in Frage stellt, weil er sich inkompetent und überflüssig fühlt. In solch schwierigen Situationen darf man sich nicht scheuen, selbst Unterstützung, z. B. in Form von Supervision oder Intervision, in Anspruch zu nehmen.

5.2 Allgemeine Prinzipien der Krisenintervention differenziert nach Krisenformen

Die im vorangegangenen Kapitel dargelegten allgemeinen Prinzipien sind entsprechend der unterschiedlichen Indikationsbereiche zu modifizieren. Neben einigen Gemeinsamkeiten sind in der Krisenintervention bei Lebensveränderungen, Verlustkrisen und akuten Traumatisierungen (▶ Tab. 5.1) auch einige wesentliche Unterschiede zu beachten (▶ Tab. 5.2).

Tab. 5.1: Indikation für Krisenintervention, Definition

Lebensveränderung	Verlustkrisen	Akute Traumatisierung
Überforderungssituationen durch Belastungen des üblichen Lebensverlaufs (z. B. das Verlassen des Elternhauses, Heirat, Umzug) oft an Übergängen von einer in die nächste Lebensphase. Generell dann, wenn gewohnte Abläufe sich ändern und Neuanpassung erfordern.	Diese entstehen aufgrund plötzlich auftretender Ereignisse, deren schmerzliche Natur allgemein nachvollziehbar ist (Tod einer nahestehenden Person, Ausbruch einer lebensbedrohlichen Erkrankung) und die jeden Menschen in seinem Leben betreffen können.	Schwere psychische und physische Belastungen, die außerhalb der üblichen Erfahrung liegen. Sie überfordern in beinahe jedem Fall die normalen Anpassungsstrategien des Menschen. Im Allgemeinen bedeuten traumatische Ereignisse eine Bedrohung für das Leben oder die körperliche Unversehrtheit. Dadurch sind Menschen Erfahrungen von extremer Angst, Kontrollverlust und Hilflosigkeit ausgesetzt.

5.2.1 Beginn der Intervention

Der Beginn der Krisenintervention erfolgt je nach Indikationsbereich zu sehr unterschiedlichen Zeitpunkten. Bei akuten Traumatisierungen setzt eine frühzeitige Intervention unmittelbar nach dem Ereignis möglichst noch vor Ort das Risiko für die Entwicklung späterer Traumafolgestörungen herab. Grundsätzlich ist es eine sehr positive Entwicklung, dass die Bedeutung eines frühen Unterstützungsangebots mittlerweile gesellschaftlich akzeptiert wird und entsprechende notfallpsychologische Angebote zur Verfügung gestellt werden, gleichzeitig muss der mancherorts zu beobachtende Aktionismus kritisch hinterfragt werden. Die Selbstheilungskräfte des Individuums, ebenso wie die Hilfe durch das unmittelbare soziale Umfeld, dürfen in ihrer Wirksamkeit nicht unterschätzt werden. Als Regel hat zu gelten, dass eine Hilfestellung immer die ausdrückliche Einwilligung und den Wunsch der Betroffenen voraussetzt und eine etwaige Ablehnung von Unterstützungsangeboten zu respektieren ist.

Diese Überlegungen sind auch bei Verlustkrisen zu berücksichtigen. Gerade nach Todesfällen ist die Unterstützung durch die Menschen, die den Hinterbliebenen nahestehen, zu Beginn oft sehr groß und in den meisten Fällen durchaus ausreichend. Krisenintervention hat sich immer an den Bedürfnissen der Betroffenen zu orientieren, d. h. sie selbst entscheiden über den Zeitpunkt, an dem sie Hilfe benötigen. Nicht selten ist die Überlastung des sozialen Umfeldes ein entscheidender Faktor, der Menschen in Krisen dazu bringt, ein Hilfsangebot in Anspruch zu nehmen. Die Angehörigen motivieren den Betroffenen oder begleiten ihn sogar zur Kontaktaufnahme, weil sie deren Zustand beunruhigt oder sie selbst am Ende ihrer Kräfte sind. In der Regel findet die Intervention bei Verlustkrisen in einer ambulanten Hilfseinrichtung statt und nicht am Ort des Geschehens oder zu Hause. Oft vergehen einige Wochen, bis sich die Situation so zuspitzt, dass Hilfe benötigt wird, und häufig ist dies erst in der Phase der aufbrechenden Emotionen (Sehnsucht und Suche, Reaktionsphase, ▶ Kap. 3.1.1) der Fall.

Bei Lebensveränderungen wird der Zeitpunkt der Intervention hauptsächlich durch das Ausmaß des Leidensdrucks des Betroffenen bestimmt. Diese Krisen entwickeln sich langsam, oft über einen längeren Zeitraum hin zu einem Höhepunkt, an dem die Situation eskaliert. Zu Beginn ist es für den Betroffenen und sein Umfeld zunächst meist nicht einmal klar, dass die auslösende Situation krisenhaften Charakter hat. Dementsprechend beginnt die Intervention oft erst eine ganze Weile nach dem Ereignis, meist dann, wenn der Betroffene durch das Gefühl, die Situation nicht mehr bewältigen zu können, bereits massiv überfordert ist. Nicht selten ist es auch die Beunruhigung über unangenehme Begleitsymptome wie Angst oder Schlaflosigkeit, die zur Kontaktaufnahme führt und in der Folge die differenzialdiagnostische Einschätzung gelegentlich schwierig macht. Auch bei diesen Krisen kann es die Sorge der Angehörigen sein, die Druck verursacht und dazu führt, dass Kriseninterventionsangebote in Anspruch genommen werden.

5.2.2 Ziele und Interventionsstil

Bei der Krisenintervention nach akuter Traumatisierung ist die rasche Wiederherstellung von Sicherheit, Schutz und Stabilität das vordringlichste Ziel. Helfer unterstützen aktiv alle Maßnahmen, die der Entlastung dienen. Für die Betroffenen ist es äußerst wichtig, dass sie sicher sein können, dass die Gefahr endgültig vorüber ist. Dabei spielen sowohl die objektiven Umstände als auch das subjektive Gefühl von Bedrohung eine Rolle. Die eingesetzten Abwehrmechanismen (Betäubung, Verleugnung, Vermeidungsverhalten, Dissoziation) stellen zunächst oft sinnvolle Selbstschutzmechanismen dar. Regressive Tendenzen, z. B. ein starker Wunsch geschützt und versorgt zu werden, sind daher auch zu akzeptieren (vgl. Schmidt 2004). Der Helfer ist parteilich und benennt das Unrecht, besonders, wenn die Traumatisierung durch andere Menschen verursacht wurde. Sowohl Konfrontation als auch die Anwendung unstrukturierter Methoden mit stark assoziativem Potenzial sind kontraindiziert.

Bei Lebensveränderungskrisen ist hingegen, unter Bedachtnahme auf die Situation und die Ressourcen des Klienten, die Krise solange wie möglich offen zu halten, denn eine zu rasche Entlastung lässt den Veränderungswunsch oft in den Hintergrund treten. Das Vorgehen ist daher eher konfliktzentriert, fördernd und fordernd, um festgefahrene Situationen und Muster zu stören. Der Interventionsstil ist weniger aktiv. Ein gewisses Maß an Leidensdruck scheint notwendig, um den Wunsch nach Wandel aufrecht zu erhalten. Ein zu schnelles Aufbauen einer Abwehrfassade verhindert dies. Auch regressive Tendenzen werden eher begrenzt, da die Person als handelnder Erwachsener gefordert ist, um aktiv an Veränderungsprozessen arbeiten zu können.

Bei Verlustkrisen sind sowohl Stabilisierung als auch gelegentlich Konfrontation notwendig. Der Interventionsstil ist zunächst einfühlend und stützend. Am Beginn steht, wie nach Traumatisierungen, die Entlastung im Vordergrund. Besonderes Augenmerk ist darauf zu legen, den Gefühlsausdruck zu ermöglichen und zu fördern. Trauern benötigen viel Zeit, der individueller Rhythmus des Betroffenen ist zu respektieren. Es geht nicht primär um rasche Veränderungsprozesse. Regression kann vorübergehend sinnvoll sein. Besonders am Beginn ist die Versorgung durch nahestehende Personen oft sehr hilfreich, damit man nicht sofort wieder mit den Notwendigkeiten des Alltags konfrontiert ist. Gelegentliche Ablenkung und Beschäftigung mit anderen Dingen verhindert eine ständige, manchmal quälende Auseinandersetzung mit dem intensiven Schmerz. Wenn bestimmte Abwehrmechanismen das Trauern aber zu sehr behindern, ist in der Folge auch behutsame Konfrontation notwendig, z. B. wenn ein rationalisierender Umgang mit dem Verlust dominiert und die Gefühle abgespalten werden.

5.2.3 Fokus

Fokus der Krisenintervention nach Traumatisierung ist ausschließlich die Verarbeitung und Integration des aktuellen traumatischen Ereignisses. Anderweitige Konflikte können erst danach bearbeitet werden und zusätzliche Destabilisierung muss verhindert werden. Frühere Traumatisierungen können allerdings Symptome verstärken. Die Ereignisse müssen dann voneinander getrennt und nach Möglichkeit nacheinander durchgearbeitet werden. Dies überschreitet aber häufig den Rahmen einer Krisenintervention. Bei Lebensveränderungen liegt der Fokus natürlich ebenfalls auf der aktuellen Situation. Da die subjektive Bedeutung des Geschehens aber einen hohen Stellenwert hat, muss davon ausgegangen werden, dass Vulnerabilität, Lebenserfahrung und Persönlichkeitsfaktoren bei der Krisenentstehung und beim Krisenverlauf eine wesentliche Rolle spielen. Somit ist die Kenntnis der für die aktuelle Krise wesentlichen biografischen Details und der psychodynamischen Zusammenhänge für die Krisenarbeit wichtig, da sonst das Verständnis der aktuellen Situation erheblich erschwert sein kann. Auch bei dieser Thematik nehmen die Verlustkrisen eine Zwischenstellung ein. Bei jenen Menschen, die frühe Verluste wichtiger Bezugspersonen erleiden mussten, wird die Art der Verarbeitung eines aktuellen Todesfalles oder einer Trennung vermutlich vom früheren Geschehen beeinflusst. Die Kenntnis der damaligen Umstände erhöht dann das Verständnis und erleichtert damit die Begleitung.

5.2.4 Einbeziehung des sozialen Umfelds

Bei jeder Form von Krisenintervention kann die Unterstützung durch Angehörige und Freunde hilfreich sein. In zugespitzten Krisen ist sie oft unverzichtbar, um ein ambulantes Setting aufrechterhalten zu können. Dann muss der Berater den Klienten darin unterstützen, sich aktiv um diese Hilfe zu bemühen. Bei Traumatisierungen ist es außerdem wichtig, Angehörige über die Folgen und Symptome und den Umgang mit diesen zu informieren. Während bei Todesfällen und Traumatisierungen eventuell vorhandene Konflikte mit Bezugspersonen eher beruhigt werden müssen, um zusätzliche Schwierigkeiten zu vermeiden, ist es bei Lebensveränderungen, aber auch bei Verlust durch Trennung oft notwendig den Konfliktpartner zur Klärung der aktuellen Umstände oder im Sinne einer Mediation in die Krisenintervention einzubeziehen.

5.2.5 Kooperation

Ohne interdisziplinäre Kooperation sind viele Krisen nicht zufriedenstellend bewältigbar. Soziale und juristische Fragen sind zu klären, eine begleitende medikamentöse Unterstützung ist notwendig oder eine weiterführende Behandlung, z. B. eine Psychotherapie, zu planen. Bei akuten Traumatisierungen sollte darauf geachtet werden, dass – wenn sich die Symptome im Rahmen einer Krisenintervention nicht bessern – eine rechtzeitige Überweisung an Kollegen, die in traumatherapeutischen Verfahren geschult sind, erfolgt, um Chronifizierung zu verhindern.

Tab. 5.2: Allgemeine Prinzipien der Krisenintervention differenziert nach Krisenformen

Lebensveränderung	Verlustkrise	Akute Traumatisierung
Zeitpunkt der Intervention		
Krise entwickelt sich über Tage oder Wochen – Intervention abhängig vom Verlauf.	Plötzlicher Beginn – Intervention abhängig vom Verlauf und dem Funktionieren sozialer Unterstützung.	Plötzlicher Beginn – Intervention unmittelbar nach dem Ereignis, möglichst noch vor Ort.
Aktivität und Haltung des Helfers		
Konfliktzentriert, fördernd und fordernd, begleitend, nicht regressionsfördernd.	Einfühlend, stützend, Gefühlsausdruck ermöglichen, Regression begrenzt ermöglichen.	Parteilich, stützend-entlastend, ressourcenorientiert, Helfer ist aktiv bemüht Stabilität und Schutz herzustellen, Abwehrmechanismen als Selbstschutz verstehen, Akzeptanz regressiver Phasen (Wunsch nach Schutz und Versorgung).

Tab. 5.2: Allgemeine Prinzipien der Krisenintervention differenziert nach Krisenformen – Fortsetzung

Lebensveränderung	Verlustkrise	Akute Traumatisierung
Entlastung		
Krise offen halten, begrenzte Entlastung, damit Veränderungswunsch bestehen bleibt.	Zunächst Entlastung im Vordergrund, später erfordert der Trauerprozess auch behutsame Konfrontation.	Bestmögliche Entlastung. Beim Betroffenen soll sich das Gefühl einstellen, dass die Gefahr wirklich vorüber ist.
Methodenflexibilität		
Auch konfrontierende Methoden, um festgefahrene Situationen und Muster zu stören.	Behutsame Konfrontation, wenn Abwehrmechanismen (z. B. Gefühlsabspaltung) das Trauern zu sehr behindern.	Keine Konfrontation, keine unstrukturierten Methoden mit stark assoziativem Potential, hilfreich sind Imaginationen, Entspannungsübungen.
Aktuelle Situation		
Im Mittelpunkt steht die auslösende Situation, biographisches Material wird soweit einbezogen, als es dem Verständnis der aktuellen Krise dient.	Im Mittelpunkt steht der Verlust. Alles, was damit in der Vergangenheit in Verbindung stand, ist relevant.	Fokus ist ausschließlich die Verarbeitung des traumatischen Ereignisses. Bei früheren Traumatisierungen Trennung der Ereignisse und Bearbeitung nacheinander.
Einbeziehen der Umwelt		
Einbeziehen des sozialen Umfeldes in den Krisenbearbeitungsprozess, sowohl zur Unterstützung, als auch zur Klärung einer konfliktreichen Situation.	Einbeziehen des sozialen Umfeldes zur Unterstützung.	Einbeziehen des sozialen Umfeldes zur Stabilisierung, dazu gehört auch gute Information und Aufklärung der Angehörigen über die Symptomatik.
Kooperation mit anderen Institutionen		
Multiprofessionalität, Kooperation mit anderen Institutionen.	Multiprofessionalität, Kooperation mit anderen Institutionen.	Multiprofessionalität; wenn die Symptome in unveränderter Intensität mehr als 4–6 Wochen anhalten, Überweisung an traumaspezifische Einrichtung.

5.3 Ablauf einer Krisenintervention

Die folgende Darstellung gibt einen Überblick über den Ablauf einer Krisenintervention und die Interventionsmöglichkeiten. Auch wenn grundsätzlich ein strukturiertes Vorgehen sinnvoll ist, muss sich der Berater immer ausreichend Flexibilität bewahren, um der spezifischen Situation jedes Klienten gerecht werden zu können.

Es gibt Kriseninterventionen, die sich auf ein Gespräch beschränken, weil bereits ausreichende Weichenstellungen für die Krisenbewältigung möglich sind, und andere, bei denen im Erstgespräch allein die Beziehungsaufnahme und Gefährdungsabklärung im Mittelpunkt steht.

Im Allgemeinen kann man ein Erstgespräch als gelungen betrachten, wenn aktuell keine unmittelbare Gefährdung mehr besteht, eine tragfähige Beziehung hergestellt ist, ein weiterer Termin vereinbart wurde und angenommen werden kann, dass dieser verlässlich eingehalten wird.

Die folgenden Ausführungen nehmen vor allen Dingen Bezug auf die Konzepte von Schnyder (1993) Sonneck (2012), Dross (2001) sowie Riecher-Rössler et al. (2004).

5.3.1 Herstellung einer tragfähigen Beziehung und emotionale Entlastung

> »Geteiltes Leid ist halbes Leid« (Sprichwort)

Die Herstellung einer tragfähigen Beziehung stellt die Basis für eine konstruktiv verlaufende Krisenintervention dar. Die Beziehung ist zunächst vorwiegend stützend und getragen von Akzeptanz, emotionaler Wärme und empathischer Sorge (▶ Kasten 5.4).

Am Beginn des Gesprächs stehen Begrüßung, Vorstellung und Klärung des Settings. Für den Klienten, der unter Umständen erstmals professionelle Hilfe in Anspruch nimmt, meist unter großer Spannung steht und generell verunsichert ist, kann die Information darüber, mit wem er es zu tun hat und was er von dem Gespräch erwarten kann, zu einer ersten Beruhigung beitragen. Dazu ist es notwendig zu wissen, wie viel Zeit zur Verfügung steht, welche Personen am Gespräch teilnehmen, was deren Funktion ist und wo das Gespräch stattfinden wird. Dies schafft Struktur und Sicherheit. Eine ungestörte Atmosphäre ist von unschätzbarem Wert. Unterbrechungen (durch Telefonate oder durch andere Personen) sollten vermieden werden. Ist in der Routine des Alltags zu wenig Zeit für ein Krisengespräch, ist es sinnvoller nach kurzer Klärung einen Gesprächstermin zu einem späteren Zeitpunkt, allerdings möglichst noch am selben Tag anzubieten. Fremde Zuhörer (z. B. im Krankenzimmer) beeinflussen die Gesprächsatmosphäre negativ.

Die Aktivität des Beraters orientiert sich primär am Zustand des Klienten. Je stabiler dieser ist, also je mehr Möglichkeiten der aktiven Bewältigung ihm selbst zur Verfügung stehen, desto zurückhaltender wird man sein. Ist der Klient überwältigt vom Krisenanlass, fehlt die Distanzierungsmöglichkeit oder besteht eine ernsthafte Gefährdung, muss der Helfer aktiv, manchmal auch direkt intervenieren. James und Gilliland (2001) bezeichnen eine derartige Unfähigkeit des Klienten, auf die Krise zu reagieren und Bewältigungsstrategien zu aktivieren mit »Immobilität«.

Soweit möglich wird dem Klienten Raum gegeben, sich in seiner spezifischen Situation mit all dem, was ihn bewegt und bedrängt, darzustellen. Der Berater stellt sich als aktiver Zuhörer zur Verfügung und fragt zunächst nur so viel, wie notwendig erscheint, um das Gespräch in Gang zu halten. Lange Pausen werden anfänglich vermieden, da Schweigen für manche Klienten ängstigend ist. Die Fragen werden offen formuliert, um dem Betroffenen möglichst viel Spielraum für seine Darstellung zu lassen: »*Was führt Sie her?*« oder »*Erzählen Sie mir über Ihre Situation*«. Schnyder und Sauvant (1993) regen an, zunächst nach der aktuellen Befindlichkeit zu fragen, also z. B.: »*Wie geht es Ihnen jetzt?*«, um so etwaige Störungen in der Gesprächssituation sofort zu thematisieren.

Interesse wird durch Bemerkungen vermittelt, die zeigen, dass man den Klienten in seiner individuellen Art sich auszudrücken und darzustellen wahrnimmt. Droht ein Klient von seinen Affekten überschwemmt zu werden, wird man eher versuchen Ruhe in das Gespräch zu bringen, etwa mit der Bemerkung »*Lassen Sie sich ruhig Zeit*« oder »*Wir haben Zeit*«. Fällt es ihm hingegen schwer sich überhaupt zu äußern, ist es notwendig, Verständnis für diese Schwierigkeiten zu äußern: »*Ich kann nachvollziehen, dass es Ihnen schwer fällt über diese für Sie so belastenden Dinge zu sprechen*« oder »*Es ist mir nachvollziehbar, dass Sie sich in so einer ungewohnten Situation schwer tun, offen über Ihre Probleme zu sprechen*«. Manchmal ist es auch hilfreich, zu vermitteln, dass der Betroffene nicht alleine mit diesen Schwierigkeiten ist: »*Viele Menschen in einer ähnlichen Situation (in Krisen) tun sich schwer, über ihre Probleme zu reden*«. Nonverbale Reaktionen, wie Körperhaltung, Mimik und Gestik können zusätzlich wichtige Aufschlüsse über den Klienten und seinen Zustand geben. Dabei ist im Hinblick auf die Einschätzung der Situation und einer potenziellen Gefährdung besonders auf Diskrepanzen zwischen Gesprächsinhalt und nonverbaler Kommunikation zu achten.

Der Mensch in der Krise sucht einen Anderen, der ihn versteht und seine Verzweiflung akzeptieren und ertragen kann. Es geht darum, in eine emotional hochgespannte Situation etwas Ruhe und Klarheit zu bringen. Dazu bedarf es vor allen Dingen emotionaler Entlastung. Der Klient muss ausreichend Raum und Zeit haben, seinen oft auch widersprüchlichen Gefühlen Ausdruck zu verleihen. Häufig haben Menschen in der Krise Schwierigkeiten, spontan den Zugang zu diesen Gefühlen zu finden. Dann ist es hilfreich, wenn der Berater diese Schwierigkeit anspricht und die Stimmung des Gesprächs aufgreift, z. B. mit der Bemerkung: »*Ich nehme wahr, dass Sie etwas sehr bewegt, Sie sich aber schwer tun, dies jetzt zu äußern*« oder »*Ich nehme wahr, dass es Ihnen schwer fällt, Ihrer Traurigkeit (Ihrem Schmerz, Ihrer Wut) Ausdruck zu geben*«. Die Möglichkeit Enttäuschung, Kränkung, Trauer, Wut, Scham- und Schuldgefühle zu äußern, wird in den meisten Fällen sehr positiv und entlastend erlebt und stärkt die therapeutische Beziehung. Untersuchungen von James und Gilliland (2001) bestätigen, dass die Verdrängung, Verleugnung oder Abspaltung emotionaler Reaktionen im Rahmen einer Krise den Verlauf negativ beeinflussen und potenzielle Gefährdungen verstärken. Wenn der Klient erlebt, dass der Berater verstehen kann, wie chaotisch und scheinbar widersprüchlich die Gefühlswelt für ihn ist, wird er eher in der Lage sein, seinen momentanen Zustand zu akzeptieren.

Das Zulassen und die Verbalisierung der Gefühle hat also hohe Bedeutung für eine erfolgreiche Krisenbewältigung. Gleichzeitig sollte aber sorgsam mit den Grenzen des Klienten umgegangen werden. Widerstände und Abwehrmechanismen werden wahrgenommen, aber im Erstgespräch nur vorsichtig, je nach Belastbarkeit, angesprochen. Zunächst sollte der Berater ein Verständnis dafür entwickeln, welche Funktion diese Widerstände haben. Es ist davor zu warnen, im falsch verstandenen Sinne einer »Katharsis« einen intensiven Gefühlsausdruck um jeden Preis zu forcieren. Dies kann den Klienten zusätzlich destabilisieren.

Entlastend für den Klienten ist es aber, wenn der Berater, sich zunächst gleichsam als Auffangbecken für die belastenden Gefühle zur Verfügung stellt, einfach indem er das momentan »Unerträgliche« erträgt. Dies entspricht dem Konzept des Psychoanalytikers Bion, der vom Therapeuten als »Container« (»Behälter«) spricht (Bion 1962, Lazar 1996). Das Wort »container« wird von ihm mit »one that contains« also »jemand, der hält, beinhaltet« bzw. »etwas, das hält« erklärt und von Lazar als »die Kapazität besitzen, etwas zu halten, für etwas Raum, Platz, Potenzial zu haben« beschrieben (Lazar, 1996, S. 68). Der Psychoanalytiker Winnicott (1996) wiederum spricht von der »holding function«, der »haltenden Funktion« des Therapeuten. Beides beschreibt die Haltung der guten Mutter dem kleinen Kind gegenüber. In einer solchen Atmosphäre von haltender Zuwendung erlebt der Klient, dass die verzweifelte Situation ernst genommen wird und trifft gleichzeitig auf ein Gegenüber, das grundsätzlich zuversichtlich bleibt. Das beschreibt Bion mit dem Begriff »contained« (»Gehalt, Inhalt«). Der Berater nimmt nicht nur auf, sondern verarbeitet gleichsam weiter, indem er dem Betroffenen vermittelt, dass er diese »unerträglichen« Affekte aushält. Der nunmehr geteilte Schmerz wird dadurch auch für den Klienten erträglicher. Der Berater nimmt also die Funktion der »stellvertretenden Hoffnung« (Cullberg 1978) in einer für den Klienten momentan ausweglosen Situation wahr. Man könnte diese Haltung mit der eines Bergretters vergleichen, der einen Verunglückten aus einer Gletscherspalte retten muss. Er wird in die Gletscherspalte steigen müssen, um den Verletzten zu bergen, aber wird dies nicht ohne ausreichende eigene Sicherung tun.

Die Herstellung einer positiven und tragfähigen Beziehung ist allerdings nicht immer ganz einfach. Einen wesentlichen Beitrag zum Grundverständnis der manchmal recht schwierigen Vorgänge bei der Beziehungsgestaltung liefern die psychoanalytischen Konzepte von Übertragung und Gegenübertragung. Man findet diese Phänomene in allen beratenden und therapeutischen Settings und selbstverständlich auch in der Krisenintervention. In einer Krise ist das Abwehrsystem des Betroffenen geschwächt, die üblichen Bewältigungsstrategien funktionieren nicht mehr und Konflikte und Schwierigkeiten treten offener zu Tage. Das Selbsterleben kann in dieser Situation von Befürchtungen, Ängsten, einem Zustand von Schutzlosigkeit und der Wiederbelebung früherer konflikthafter und traumatischer Erfahrungen überlagert sein. Oft werden dadurch »Abhängigkeitsbedürfnisse lebendig, die dem Abhängigkeitserleben der frühen Entwicklungsjahre der Kindheit ähneln« (Ermann 2007, S. 32). Aber auch andere frühere Erlebnisweisen, Verhaltens- und Beziehungsmuster können wiederbelebt werden. Man fühlt und verhält sich sozusagen wie ein Kind. Dies bezeichnet man als Regression (▶ Kap. 2.2.5). In der Regression schreibt der Betroffene seinen Helfern meist elterliche Funktionen zu, er projiziert bzw. überträgt die Elternrolle auf sie. Übertragen werden können allerdings auch andere Beziehungserfahrungen (zu den Geschwistern, Großeltern, aber auch jene zu den eigenen Kindern [▶ Kap. 5.4.9, Fallbeispiel Alfred]). Je nachdem, welche Erfahrungen der Betroffene mit seinen Bezugspersonen gemacht hat, wird er die Beziehung zum Helfer als von Schutz und Fürsorge oder von Vorsicht, Macht, Misstrauen oder Ablehnung geprägt erleben (Ermann 2007; ▶ Kap. 2.2.4).

Oft lassen sich Übertragungen daran erkennen, dass Reaktionen der Situation nicht angemessen und von starkem emotionalem Druck begleitet sind. Sie sind durch rationale Erklärungen nicht beeinflussbar und durch reale Erfahrung nur schwer zu korrigieren. Das Erleben wird vielmehr von den inneren unbewussten Erfahrungen beeinflusst und motiviert (Ermann 2007). Z. B. kann es trotz des objektiven Bemühens des Beraters um Empathie und Verständnis vorkommen, dass der Klient ihm gegenüber misstrauisch bleibt. Manchmal werden Wünsche und Bedürfnisse nicht verbalisiert, sondern durch Aktionen und Interaktionen, die zunächst schwer verstehbar sind, indirekt ausgedrückt.

Unter dem Einfluss der Übertragungs-Einstellungen verhält man sich als Berater, bzw. Therapeut oft genau so, wie es der Übertragung entspricht. Man tut so, als ob man »allmächtig« wäre, wenn der Klient einen idealisiert, oder man reagiert verargert, wenn dieser unbewusst erwartet, abgelehnt oder aggressiv behandelt zu werden. All das, was durch die Interaktion mit dem Klienten im Berater ausgelöst wird, bezeichnet man als Gegenübertragung. Dabei muss aber differenziert werden, ob diese Reaktionen und Gefühle eine adäquate emotionale Reaktion auf das interaktionelle Geschehen darstellen oder eher ein Ausdruck von Schwierigkeiten sind, die beim Berater liegen, es also um eigene unbearbeitete Konflikte geht, die sich in der Beziehung mit dem Klienten aktualisieren. So könnte ein vom Klienten idealisierter Berater aufgrund einer eigenen Selbstwertproblematik Grenzen des Machbaren verleugnen, etwa mit den Worten: »*machen Sie sich keine Sorgen, wir schaffen das schon*«. Gemeinsam verfolgen die beiden dann unter Umständen unrealistische Ziele, was unweigerlich zu einer Enttäuschung führen muss. Oder ein eingeschüchterter und ängstlicher Klient unterwirft sich den autoritären Interventionen eines dominierenden Beraters: »*Sie machen das jetzt folgendermaßen*«. Das kann dazu führen, dass der Klient Dinge tut, zu denen er sich derzeit eigentlich nicht in der Lage fühlt. Bedürftige Klienten mobilisieren leicht Überfürsorglichkeit, besonders, wenn der Berater seinerseits früh gelernt hat, Verantwortung für andere zu übernehmen. Dies kann zu einer übermäßigen Abhängigkeit führen und später die Auflösung der Beziehung erschweren. Fragen wie, »*was löst der Klient in mir aus oder wie fühle ich mich ihm gegenüber?*« können dabei helfen, Gegenübertragungen zu erkennen und dadurch zu vermeiden, dass sich komplizierte und schwer handhabbare Beziehungskonstellationen entwickeln.

Die Herstellung einer tragfähigen Beziehung ist natürlich an eine positive Übertragung gebunden. Dies bedeutet idealerweise, dass der Klient seine guten Bindungserfahrungen wiederholen und die Beziehung zum Berater als Schutz und Halt gebend erleben kann. Problematische Übertragungskonstellationen behindern eine konstruktive Krisenbewältigung. Sie dürfen daher nicht übersehen werden und müssen auch im engen zeitlichen Rahmen einer Krisenintervention soweit angesprochen werden, dass die therapeutische Arbeit nicht in Frage gestellt wird (zu negativen Übertragungskonstellationen ▶ Kap. 5.4.1, Fallbeispiel Michaela; ▶ Kap. 5.4.9, Fallbeispiel Alfred). Eine aufdeckende, auf die frühen Konflikte Bezug nehmende Bearbeitung wird allerdings meist den Rahmen einer Krisenintervention sprengen und bleibt daher einer längerfristigen psychotherapeutischen Behandlung vorbehalten.

Das große Engagement auf der Beziehungsebene und die ständige Konfrontation mit Grenz- und Schwellensituationen und intensiven auch negativen Gefühlen stellt eine erhebliche Belastung für Helfer dar. Man muss sich auch bei schwierigen Beziehungskonstellationen die Fähigkeit zur Empathie, d. h. zur Einfühlung in die innere Welt des Gegenübers, bewahren und in der Lage sein, Sympathie für den Klienten aufzubringen. Gleichzeitig muss man aber auch auf Grenzen und Neutralität achten, um Nähe und Distanz adäquat regulieren zu können. Dies wirkt der Gefahr des raschen Ausbrennens durch übergroße Involviertheit entgegen.

Kasten 5.4: Beziehungsaufnahme

- Begrüßung, Vorstellung, Festlegen des Settings
- Ausreichend Zeit zur Verfügung stellen, ungestörter Rahmen
- Balance zwischen Aktivität und Zuhören.
- Durch aktives Zuhören und gezielte Bemerkungen Verständnis, Interesse und Aufmerksamkeit vermitteln
- Entlastung und Erleichterung durch Gefühlsäußerung – »Containing«
- Übertragungs- und Gegenübertragungskonstellationen beachten und wenn notwendig bearbeiten
- Nonverbale Kommunikation beachten

5.3.2 Klärung der Situation und Exploration

Wenn eine Vertrauensbasis hergestellt ist, werden jene Aspekte der Krise, die bisher noch nicht zur Sprache gekommen sind und deren Kenntnis für eine umfassende Einschätzung der Situation notwendig ist, durch genaueres Nachfragen exploriert. (▶ Kasten 5.5). Folgende Formulierung könnte diese Phase des Gesprächs einleiten: »*Es wäre mir wichtig noch einige Dinge von Ihnen zu erfahren, die bisher noch nicht zur Sprache gekommen sind.*« Im Mittelpunkt steht dabei zunächst das die Krise auslösende Ereignis. Bei Verlusten und Traumata ist meist bereits deutlich geworden, dass sie Ursache oder zumindest Anlass für den belasteten Zustand und die Zuspitzung der Situation sind. Hingegen muss bei Lebensveränderungen oft sehr genau geklärt werden, welche Veränderungen im Leben des Betroffenen in den letzten Wochen stattgefunden haben. Oft ist deren belastender Charakter dem Klienten bisher nicht klar geworden: *»Lassen Sie uns doch gemeinsam darüber nachdenken, was sich in letzter Zeit in Ihrem Leben verändert hat«* oder: *»Vielleicht können Sie sich darin erinnern, seit wann Sie diese Probleme haben bzw. wann diese Probleme begonnen haben.«* Findet sich kein für beide nachvollziehbarer Anlass, müssen nochmals differenzialdiagnostische Überlegungen angestellt werden, ob es sich tatsächlich um eine Krise handelt oder doch ein anderes Störungsbild vorliegt.

Generell sollten Klienten möglichst viel über das traumatische Ereignis, die verlorene Beziehung oder das, was sie mit einem verlorenen Lebensziel verbinden, erzählen.

Fallbeispiel Monika

Eine 21-jährige Frau kommt aufgrund eines zwei Wochen zurückliegenden Suizidversuches zur Beratung. Sie hatte zuerst Beruhigungsmittel genommen und dann versucht, sich die Pulsadern aufzuschneiden. Sie wurde auf einer chirurgischen Abteilung versorgt und unter der Auflage, das Kriseninterventionszentrum aufzusuchen, entlassen. Der Kontakt zu Monika ist zunächst schwierig. Sie wirkt starr und abweisend. Sie sagt, sie sei nur deshalb gekommen, weil die Ärzte im Spital sie sonst nicht entlassen hätten. Der Berater versucht sie zu ermuntern, die Gelegenheit trotzdem zu nutzen, um über ihre Probleme zu erzählen. Monika berichtet, dass sie seit einem Jahr eine Beziehung zu einem viel älteren, verheirateten Mann (Franz), Vater von zwei Kindern, hat. Vor sechs Monaten wurde sie schwanger. Er hatte versprochen nach der Geburt seine Familie zu verlassen und mit ihr zusammenzuziehen. Bis dahin sollte aber niemand erfahren, von wem das Kind ist. In dieser Zeit hat sie sich sehr verlassen gefühlt. Sie konnte sich keinem Menschen anvertrauen. Im dritten Monat hat sie das Kind verloren. Danach war sie total verzweifelt. Sie sieht absolut keinen Sinn mehr in ihrem Leben. Franz hat den Kontakt zu ihr sehr eingeschränkt. Sie geht nicht mehr aus dem Haus, da sie nur auf seine Anrufe wartet, um jede Gelegenheit zu nutzen, mit ihm zusammen zu sein. Das führt auch dazu, dass sie alle anderen Freundschaften vernachlässigt. Sie meint, die Beziehung zu Franz sei außergewöhnlich. Sie hätte noch nie jemanden getroffen, der so liebevoll und verständnisvoll ist.

Seit einigen Wochen liegt sie jede Nacht wach. Ihre Gedanken drehen sich nur um ihn und das Kind. Manchmal hat sie schreckliche Albträume. Der Zustand war schließlich so unerträglich geworden, dass sie beschloss, sich das Leben zu nehmen. Sie erzählt von der Sehnsucht, im Tod mit ihrem Kind wiedervereint zu sein.

Diskussion: Die Beziehungsaufnahme gestaltet sich äußerst schwierig. Monika erlebt die Verpflichtung zur Beratung als Sanktion, da sie sonst nicht aus dem Krankenhaus entlassen worden wäre. Eigentlich will sie aber mit niemandem über ihre Probleme sprechen. Die Fremdmotivation wird zum Thema gemacht, die Atmosphäre des Gesprächs bleibt dennoch angespannt und bedrückt. Erst als der Berater diese Stimmung aufgreift und bemerkt, dass er nach allem, was sie erzählt habe, verstehen kann, wie groß ihre Verzweiflung über den Verlust sein muss, beginnt sie heftig zu weinen. In der Folge kann sie offener über sich und ihre Verzweiflung reden. Unmittelbarer Anlass für die Krise und die suizidale Einengung ist der Verlust des Kindes. Im Hintergrund trägt die äußerst schwierige Beziehungskonstellation dazu bei, dass sie ihre Lebenssituation immer aussichtsloser erlebt. Sie fühlt sich wie erstarrt und ist weiterhin ernsthaft suizidal.

Im nächsten Schritt wird versucht, die psychische und körperliche Verfassung des Klienten zu erfassen, um einschätzen zu können, ob Selbst- oder Fremdgefährdung vorliegen und wie viel Verantwortung der Betroffene für sich selbst noch übernehmen kann. Bei diesen Themen muss oft sehr detailliert nachgefragt werden. Die Grundkenntnis der gängigsten psychopathologischen Zustandsbilder ist von Vorteil, um die geschilderten Symptome richtig einordnen zu können. Der Grad der affektiven Einengung (▶ Kap. 5.4.7) gibt Hinweise darauf, ob eine ambulante Betreuung überhaupt möglich ist. Wenn der Zustand sehr schlecht ist, erfordert dies jedenfalls eine vermehrte Stützung, z. B. eine Hilfe bei der Strukturierung der unmittelbaren Alltagssituation. Es ist manchmal notwendig präzise abzuklären, wie der Betroffene seinen Tagesablauf gestalten wird, welche Aktivitäten er plant und welche Personen ihm unterstützend zur Seite stehen könnten.

In der Folge verschafft man sich ein möglichst umfassendes Bild von der aktuellen Lebenssituation. Es stellt sich die Frage, in welchem Ausmaß Familie, Beruf und Freizeitaktivitäten von der Krise betroffen sind und wie tragfähig die wichtigsten Beziehungen sind. Kann mit der Unterstützung der Bezugspersonen gerechnet werden oder ist das soziale Umfeld aufgrund eines bereits länger dauernden Prozesses, z. B. in Folge einer suizidalen Entwicklung, zu erschöpft, um noch hilfreich sein zu können? Es stellt immer eine besonders schwierige Situation dar, wenn der Betroffene sozial isoliert ist. Dadurch lastet noch mehr Erwartungsdruck auf der professionellen Beziehung. Sekundäre Komplikationen, die eine Krise verschärfen könnten, dürfen nicht übersehen werden. Z. B. muss man daran denken, dass Menschen aufgrund eines Krankenstandes eventuell ihren Arbeitsplatz verlieren könnten. Auch wenn durch eine Krankmeldung eine Entlastung zu erwarten wäre, kann diesbezüglich nur unter sorgfältiger Abwägung der Vor- und Nachteile und nur in genauer Kenntnis der sozialen Situation des Klienten entschieden werden.

Fallbeispiel Monika

Die Klientin lebt bei ihren Eltern. Die Beziehung zu ihrer Mutter ist sehr vertrauensvoll, aber über ihre Liebe zu Franz kann sie mit ihr nicht sprechen. Früher hatte Monika viele soziale Kontakte. Die Eltern, die noch gar nicht wissen, dass es ihr so schlecht geht, verbringen derzeit ihren Urlaub an einem

See. Monika überlegt, sie dort zu besuchen. Einerseits könnte ihr das helfen, Abstand zu gewinnen, andererseits würde sie Franz dann nicht sehen können. Sie erzählt auch, dass sie sich schämt, weil sie in ihrem Leben nichts weiterbringt. Obwohl sie an sich eine sehr gute Schülerin war, ist sie bei der Matura (Abitur) in Mathematik gescheitert und zur Nachtragsprüfung nicht angetreten. Im letzten Jahr hatte sie sich bei verschiedenen Firmen beworben und nur Absagen erhalten. In zwei Monaten plant sie die Aufnahmeprüfung für eine Tourismusfachschule. Da sie sich derzeit nicht konzentrieren kann, fällt ihr die Vorbereitung sehr schwer. Sie traut sich gar nichts mehr zu. Abermals meint sie, es wäre am besten, »einfach von der Bildfläche zu verschwinden, denn dann hätte ich keine Probleme mehr«.

Diskussion: Monika verfügt an und für sich über ein tragfähiges soziales Netz. Sie hat sich aber zunehmend zurückgezogen. Niemand weiß von ihrer Not. Die Erfolglosigkeit in Schule und Beruf beeinträchtigt ihren Selbstwert. Dies hat zur zunehmenden Einengung beigetragen. Ein erstes Ziel ist es, die Isolation zu durchbrechen. Nach sorgfältiger Abwägung des Für und Wider entschließt sie sich, unterstützt vom Berater, den Urlaub bei ihren Eltern zu verbringen, anstatt alleine zu Hause zu bleiben (siehe weiter unten).

Nicht selten weicht die subjektiv erlebte Bedrohung von der realen Bedeutung des Problems ab. Dies ist vor allen Dingen dann der Fall, wenn Klienten von ihren Befürchtungen und Ängsten gleichsam überwältigt werden und sich nicht mehr vom Geschehen distanzieren können. Wenn es dem Berater nicht möglich ist, die Intensität der emotionalen Belastung nachzuvollziehen, ist dies ein Hinweis darauf, dass er die subjektive Bedeutung noch nicht ausreichend verstehen kann. Gerade bei Lebensveränderungen ist die unmittelbar auslösende Situation oft nur der Tropfen, der das Fass zum Überlaufen bringt. Vorsichtige Rückmeldungen über die wahrgenommenen Diskrepanzen können helfen, einerseits den Hintergrund besser zu verstehen und andererseits mehr Realitätsbewusstsein herzustellen: »*Mir ist aufgefallen, dass Sie mit ungewöhnlicher Panik auf die Auseinandersetzung mit Ihrem Chef reagiert haben, kann es sein, dass es schon vorher Probleme an Ihrem Arbeitsplatz gab, von denen Sie noch nichts erzählt haben?*«

Im Erstgespräch erhält der Berater meist bereits wesentliche Eindrücke darüber, welche subjektiven Theorien der Klient zur Entstehung seiner Krise hat und ob diese angemessen oder vielmehr von Fehleinschätzungen geprägt sind. Diese werden nicht unbedingt im Erstgespräch thematisiert. Der Fokus der Interventionen wird sich aber in den Folgegesprächen an diesen Informationen und Überlegungen orientieren. Verzerrungen in dem Sinne, dass z. B. bei einer Trennungskrise jede Eigenverantwortung geleugnet wird und Schuldzuschreibungen an den Partner im Vordergrund stehen, können die Bewältigung ebenso erschweren wie übertriebene Selbstbeschuldigungen, z. B. nach dem Verlust eines nahestehenden Menschen. Starre Erklärungsmodelle und einseitige Sichtweisen werden im weiteren Prozess jedenfalls hinterfragt.

Fallbeispiel Monika

Monika hat das Gefühl, sie sei nichts wert, und traut sich nichts mehr zu. Es wird deutlich, dass ihr geringes Selbstwertgefühl, das unter anderem mit ihren schulischen und beruflichen Misserfolgen zusammenhängt, sie noch stärker an Franz bindet. Sie ist sicher, dass er der einzige Mensch ist, der ihre Situation verstehen kann, denn kein anderer Mann könnte ihre Unzulänglichkeit akzeptieren. Das ist auch der Grund, warum sie keine ihrer früheren Freundinnen und Freunde, die mittlerweile alle studieren oder arbeiten, treffen will.

Zur Exploration gehört auch, sich ein möglichst differenziertes Bild von den bisherigen Problemlösungsstrategien und den zur Verfügung stehenden inneren und äußeren Ressourcen zu machen. Man fragt danach, wie frühere Krisen bewältigt wurden: »*Sie haben mir davon erzählt, dass Sie vor einigen Jahren bereits einmal eine sehr schmerzhafte Trennung erlebt haben, was hat Ihnen damals geholfen?*« »*Was haben Sie vor der Krise (als es ihnen besser ging) gerne getan, warum ist das jetzt nicht möglich?*« »*Vielleicht möchten Sie bis zum nächsten Mal probieren, wieder einmal schwimmen (laufen, ins Kino...) zu gehen?*« Äußere Ressourcen, wie finanzielle Unabhängigkeit, eine zufriedenstellende Wohnsituation und beruflicher Erfolg stellen zumindest eine sichere Basis dar, von der aus eine Krisenbewältigung einfacher ist. War die ökonomische und soziale Situation dagegen schon vor der Krise unsicher, kann dies erhebliche zusätzliche Probleme verursachen. Innere Ressourcen und die zentralen Werte, die ein Mensch im Leben hat, bestimmen mit darüber, ob er einen Sinn in seiner Krise erkennen kann und damit eher bereit ist, sich einem Veränderungsprozess zu stellen.

Berater und Klient unterziehen die Bewältigungsstrategien gemeinsam einer Bewertung. Es wird überlegt, wie hilfreich bestimmte Vorgangsweisen in der jetzigen Situation sein könnten, warum manches noch gar nicht versucht wurde und andere Problemlösungsversuche erfolglos geblieben sind. Manchmal werden gewohnte und durchaus bewährte Reaktionsmuster in einer Krise plötzlich dysfunktional. Dann müssen neue Strategien erprobt werden (▶ Kapitel 5.3.6). Konstruktive Lebensbewältigungsmuster, wie die Fähigkeit zur Zusammenarbeit mit dem Gesprächspartner oder die stimmige Wahrnehmung der eigenen Gefühle, werden positiv konnotiert. Bestärkende Interventionen helfen, den beeinträchtigten Selbstwert zu heben.

Fallbeispiel Monika

Monika betrachtete ihre Familie immer als einen »sicheren Hafen«. Sie konnte bisher sowohl mit ihrer Mutter als auch mit ihren Freundinnen offen über ihre Probleme sprechen. Das ist in der jetzigen Krise nicht möglich, da ihre Eltern der Beziehung zu Franz sehr kritisch gegenüberstehen. Ihre Freundinnen arbeiten oder studieren und sie trifft diese aus den bereits erwähnten Gründen kaum mehr. Die Eltern sind wohlhabend und unterstützen sie finanziell. Wie man aus der Erzählung von Monika entnehmen kann, ist sie kontaktfreudig und hat eigentlich viele Freunde. Sie ist früher tanzen gegangen. Im Sommer war sie gerne schwimmen und segeln. Sie lernt grundsätzlich leicht, mit Ausnahme von Mathematik. Sie ist religiös und hat in ihrer ehemaligen Religionslehrerin eine Vertraute. Sie verfügt also normalerweise über viele Ressourcen und gute Problemlösungsstrategien, die auch in der jetzigen Krise hilfreich sein könnten.

Kasten 5.5: Klärung der Situation und Exploration

- Das die Krise auslösende Ereignis steht zunächst im Mittelpunkt.
- Einschätzung der psychosozialen Kompetenz: Wie weit kann der Betroffene noch für sich sorgen, wie eigenverantwortlich zeigt er sich im Gespräch?
- Einschätzung der psychischen und körperlichen Verfassung (z. B. Vorliegen eines depressiven Syndroms, einer Angstsymptomatik etc.)
- Einschätzung der suizidalen Gefährdung
- Einschätzung anderer destruktiver Muster (Fremdgefährdung, Alkoholmissbrauch)
- Einschätzung der Auswirkungen der Krise auf Lebenssituation und Umwelt (Familie, Beruf, Freizeit)
- Einschätzung der Tragfähigkeit der sozialen Beziehungen, bzw. des Ausmaßes an Isolation
- Einschätzung der realen und gefühlsmäßigen (subjektiven) Bedeutung des Problems
- Erfragen der bisherigen Problemlösungsstrategien, wie wurden frühere Krisen bewältigt
- Klärung, welche inneren und äußeren Ressourcen vorhanden sind (finanzielle Situation, Wohnsituation, berufliche Kontakte, Werte)
- Evtl. kurze Anamneseerhebung

Eine kurze biografische Anamneseerhebung trägt dazu bei, psychodynamische Zusammenhänge zu erfassen. Dies kann zu mehr Klarheit beitragen. Dabei geht es vor allen Dingen um die Frage, ob Ereignisse der Vergangenheit, wie z. B. frühe Verluste, den Klienten in der aktuellen Situation verletzbarer machen und dadurch die Krisenbewältigung erschweren.

Fallbeispiel Monika

Monika erzählt in einer späteren Stunde von dem problematischen Verhältnis zu ihrem Vater und von einer sehr schwierigen Lebensphase, als sie sieben Jahre alt war (siehe weiter unten). Erst dadurch wird verständlicher, weshalb sie Franz derart idealisiert und die Beziehung zu ihm einen so hohen Stellenwert einnimmt.

5.3.3 Situationsbeurteilung

Die aus dem Gespräch und der Interaktion mit dem Betroffenen gewonnenen Informationen sollten nun eine vorläufige Situationsbeurteilung (▶ Kasten 5.6) möglich machen. Dabei muss besonders auf Diskrepanzen und Unstimmigkeiten zwischen verbaler Äußerung und Verhalten, Mimik und Gestik geachtet werden. Die Beurteilung der Kooperationsfähigkeit ist wesentlich, um entscheiden zu können, ob eine Krisenintervention überhaupt indiziert ist und ob ein stationäres oder ambulantes Setting sinnvoller ist. Die unmittelbaren Reaktionen des Betroffenen auf die Interventionen geben darüber Aufschluss. Gewinnt man den Eindruck, dass während des Gesprächs Beruhigung eintritt, sich durch das Hilfsangebot neue Gesichtspunkte und Perspektiven eröffnen, ein Gefühl des Vertrauens und der Verlässlichkeit entsteht und konstruktive Handlungsvorschläge angenommen werden, so sind dies positive Zeichen. Dadurch erweitert sich der Handlungsspielraum. An diesem Punkt des Gespräches muss sich auch der Berater klar werden, ob er in der Lage ist, die Krisenintervention zu begleiten oder ob eine Weitervermittlung notwendig ist. Dies hängt einerseits von seinen Möglichkeiten ab, und andererseits davon, ob eine gute Gesprächsbasis hergestellt werden konnte und er sich von der Problematik nicht überfordert fühlt. Es kann auch sinnvoll sein, die eigenen Hypothesen noch einmal zu überprüfen und nachzufragen wie der Betroffene die Beziehung zum Berater erlebt: »*Wie geht es ihnen jetzt mit mir, während unseres Gesprächs?*«

Fallbeispiel Monika

Nach anfänglichen Schwierigkeiten lässt sich ein guter Kontakt zu Monika herstellen. Es entsteht eine offene Gesprächsatmosphäre und sie ist bereit, über sich und ihre Probleme zu reden. Sie hat guten Zugang zu ihren Gefühlen, weint viel und wirkt insgesamt authentisch.

Kasten 5.6: Situationsbeurteilung

- Versuch einer vorläufigen Situationsbeurteilung entsprechend den gewonnenen Informationen und der Interaktion mit dem Betroffenen
- Einschätzung der Kooperations- und Kontaktfähigkeit – Einschätzung der Tragfähigkeit und Zuverlässigkeit der therapeutischen Beziehung
- Einschätzung der Tragfähigkeit der wichtigsten Beziehungen
- Sind akut fürsorgliche Maßnahmen (enges Kontakt- und Beziehungsnetz) notwendig? Indikationsstellung für eine Krisenintervention (ambulant oder stationär)

5.3.4 Problemdefinition

Die Analyse der Situation, die Problemdefinition (▶ Kasten 5.7) und die Vereinbarung eines Kontraktes sind Vorgänge, die nicht voneinander zu trennen sind. Die Situationsanalyse entspricht dem inneren Reflexionsprozess des Beraters, der mit der Problemdefinition in ein gemeinsames Nachdenken und Resümieren über das Gespräch mündet. Der Berater teilt seine Überlegungen mit und versucht damit ein Stück Ordnung in das subjektiv vorhandene Chaos zu bringen. Die Gesprächsinhalte werden zusammengefasst und soweit möglich eine klare und verständliche Einschätzung des Problems gegeben. Es geht darum festzustellen, ob es eine übereinstimmende Beurteilung der Krise gibt. Dies ist die Basis für die weitere Krisenintervention. Der Berater weist darauf hin, dass nur die gemeinsame Arbeit ein Verständnis der Situation ermöglicht hat. Dies soll dazu beitragen, dass sich der Betroffene als aktiven Teil des Prozesses versteht und dadurch Handlungsfähigkeit zurückgewinnt. Es wird auch ein Zusammenhang zwischen Krisenauslöser, Krisenhintergrund und aktueller Symptomatik hergestellt. Verzweiflung, Angst und andere Symptome können so als sinnvoller und nachvollziehbarer Ausdruck der Notsituation verstanden werden. Dies ist üblicherweise sehr entlastend und trägt zur Distanzierung bei. Die sachliche Information wirkt beruhigend, die Bedrohlichkeit lässt nach.

Kasten 5.7: Problemdefinition

- Zusammenfassung des Gesprächs und Definition des Problems
- Herstellen eines Zusammenhangs zwischen Krisenauslöser, Krisenhintergrund und der aktuellen Symptomatik
- Entlastung durch die Erklärung, dass die Symptome sinnvoller Ausdruck der Krise sind

5.3.5 Kontrakt

Kommt man zu einer gemeinsamen Einschätzung der Situation und ist eine ambulante Krisenintervention indiziert, werden Inhalt, Sinn und Ziel der Zusammenarbeit (▶ Kasten 5.8) besprochen. Der Klient wird darüber informiert, was unter einer Krisenintervention zu verstehen ist, ein Zeitrahmen wird festgelegt und das Setting geklärt, z. B.: »*Ich kann Ihnen fürs Erste fünf Gespräche zur Klärung Ihrer Situation anbieten, sollten sich dann noch offene Fragen ergeben, werden wir gemeinsam überlegen, welche weitere Hilfe sinnvoll erscheint. Als nächsten Termin kann ich Ihnen anbieten ... Ist das für Sie so passend?*«. Es muss auch geklärt werden, was zu tun ist, wenn der Klient den Termin versäumt: »*Sollten Sie sich nicht melden, ist es Ihnen dann recht, wenn ich Sie anrufe, um mich zu erkundigen, wie es Ihnen geht?*« Die Frage einer Kontaktaufnahme durch den Berater sollte im Vorfeld geklärt werden, da sich Klienten sonst unter Umständen bedrängt fühlen. Dadurch wird einerseits Respekt vor der Autonomie des Betroffenen gezeigt und gleichzeitig vermittelt, dass man sich für den Klienten und den weiteren Verlauf der Krise interessiert und bis zu einem gewissen Grad auch verantwortlich fühlt. Implizit vermittelt der Berater dadurch, dass ihm das Schicksal des Gegenübers nicht gleichgültig ist. Wann ein nächster Termin angeboten wird, hängt natürlich von der Verfassung des Klienten ab. Bei insgesamt schlechtem und labilem Zustand und bei Fehlen eines tragfähigen sozialen Netzes muss anfänglich unter Umständen sehr engmaschig begleitet werden. Es gibt Situationen, z. B. bei akuter Suizidalität, in denen ein täglicher Kontakt notwendig ist, wenn es wichtige Gründe gibt, die gegen eine stationäre Aufnahme sprechen. Häufig ist jedenfalls ein zweites Gespräch noch in derselben Woche sinnvoll. Die Dauer von Erstgesprächen ist abhängig von den zeitlichen Möglichkeiten des Beraters flexibel an die Bedürfnisse und Notwendigkeiten anzupassen (man sollte in jedem Fall von einem Zeitrahmen von mindestens eineinhalb Stunden ausgehen). In den Folgegesprächen ist es sinnvoll ein fixes Setting einzuführen und in der Regel daran festzuhalten (üblicherweise Einheiten von 50 oder 60 Minuten). Dies verhindert ein mögliches Agieren und macht von Beginn an auch Grenzen deutlich.

Die genaue Erreichbarkeit des Beraters ist zu besprechen. Die Frage, wann und wie man für Klienten in Krisen üblicherweise kontaktierbar ist und wo die eigenen Grenzen liegen, sollte jeder Krisenhelfer bereits im Vorfeld für sich geklärt haben. In der Regel bleibt man beim gewohnten Setting. Trifft man dennoch außergewöhnliche Vereinbarungen, muss man sich zumindest darüber klar werden, warum gerade mit diesem Klienten spezielle Abmachungen notwendig erscheinen. Vor sehr weitreichenden Vereinbarungen (etwa: »*Sie können mich jederzeit erreichen*«) ist in jedem Fall zu warnen. Krisenarbeit ist hochgradig belastend. Betreut man viele Klienten in Krisen, führt ein derartiges Engagement über einen längeren Zeitraum zwangsläufig zu Überlastungserscheinungen. Außerdem ist kein Mensch tatsächlich immer erreichbar. Gerade in sehr zugespitzten Situationen kann aber die Enttäuschung darüber, dass der Helfer trotz seines Versprechens nicht verfügbar ist, sehr ernste Auswirkungen haben. Ebenso muss vereinbart werden, was geschieht, wenn man zum Zeitpunkt des Anrufs in einem anderen Gespräch ist. Eine klare Vereinbarung könnte lauten: »*Sie erreichen mich während meiner Arbeitszeiten von ... bis ... Sollte ich gerade verhindert sein, kann ich Ihnen einen Rückruf noch am selben Tag (innerhalb von ... Stunden) zusagen*«. In diesem Zusammenhang ist auch zu klären, wo der Klient in einer Notfallsituation Hilfe finden kann. Auch wenn der Klient im Moment entlastet ist, kann sich die Situation unter bestimmten Umständen rasch wieder verschlechtern. »*Im Falle, dass es Ihnen am Wochenende schlecht geht, können Sie sich an ... wenden. Können Sie sich vorstellen, dieses Angebot in Anspruch zu nehmen?*« Dementsprechend ist die Kenntnis über Notfalldienste der Region, in der man tätig ist, und deren Erreichbarkeit unerlässlich. Alle Vereinbarungen müssen jedenfalls konkret und detailliert sein.

Die Zieldefinition sollte realistisch und innerhalb der Krisenintervention erreichbar sein. Es ist gelegentlich verführerisch, diese Frage nicht allzu sorgfältig zu klären. Dann kann es z. B. geschehen, dass der Klient das Gespräch mit der Vorstellung beendet, man würde den Partner, der sich getrennt hat, schon dazu bringen, zurück zu kehren. Dies mag für den Moment entlastend sein, bringt aber das große Risiko einer Enttäuschung mit sich, da scheinbar gegebene Versprechungen vom Berater nicht eingehalten werden können. Beruhigende Interventionen helfen nur dann, wenn sie einen realistischen Hintergrund haben. Vorzuziehen ist sonst allemal die vorsichtige Konfrontation mit einer vielleicht auch schmerzlichen Realität. Die Besserung des seelischen Zustandes darf nicht auf Illusionen aufgebaut werden. Auch vor zu umfangreichen Zielsetzungen ist zu warnen. Es kommt zwar immer wieder vor, dass während einer Krisenintervention sehr weitreichende Veränderungen möglich werden, dies ist aber in der Regel zum Zeitpunkt der Vereinbarung nicht absehbar.

Es kann hilfreich sein mit kleinen Schritten zur Problemlösung bereits nach dem Erstgespräch zu beginnen. Dabei sind konkrete Vereinbarungen über die unmittelbaren Pläne zu treffen und es ist zu klären, welche Aufgaben der Berater, der Klient oder jemand anderer übernimmt. Gelingt ein erster Schritt, stellt dies oft einen guten Ansatz für die weitere Problemlösung dar. Auch diesbezüglich gilt, dass eine Überforderung durch zu weitreichende Zielsetzungen zu vermeiden ist.

Nicht immer ist bereits nach dem Erstgespräch eine genaue Vereinbarung möglich. Manchmal ist bereits viel gewonnen, wenn die Beziehungsaufnahme gelingt und ein weiterer Termin vereinbart werden kann. Detailliertere Planungen können dann beim zweiten Gespräch erfolgen.

Kasten 5.8: Kontrakt

- Inhalt, Sinn und Ziel der Zusammenarbeit besprechen, evtl. den Zeitrahmen festlegen. Die Zieldefinition sollte realistisch und innerhalb der Krisenintervention erreichbar sein.
- Termin und Erreichbarkeit vereinbaren
- Andere Möglichkeiten der Unterstützung besprechen. Notfallplan: welche Stellen sind wann erreichbar? Ist der Betroffene in der Lage diese Angebote im Notfall wahrzunehmen?
- Ergebnis des jeweiligen Gespräches zusammenfassen. Das Gespräch wird als gemeinsame Arbeit des Klienten und des Beraters definiert.
- Kleine Schritte zur Problemlösung können bereits nach dem Erstgespräch begonnen werden. Dabei sind konkrete und detaillierte Vereinbarungen über die unmittelbaren Pläne zu treffen, es ist zu klären, welche Aufgaben der Berater, der Klient oder jemand anderer übernimmt.

Fallbeispiel Monika

Monika befindet sich aufgrund ihrer Fehlgeburt in einer Verlustkrise. Durch den Tod des Kindes wird ihr aktuelles Lebenskonzept grundsätzlich in Frage gestellt. Zu diesem Zeitpunkt sind all ihre Zukunftsperspektiven auf den Traum eines harmonischen Familienlebens mit Franz ausgerichtet. Sein abweisendes Verhalten kränkt sie außerordentlich und verstärkt das Gefühl, dass ihr Leben sinnlos sei. Die Situation hat also auch Aspekte einer Lebensveränderungskrise. Zusätzlich spielen aber auch Themen, wie die Ablösung vom Elternhaus, die Festigung der eigenen Identität und die Berufswahl, die alle der Entwicklungskrise des frühen Erwachsenenalters (»emerging Adulthood«) zuzuordnen sind, eine wichtige Rolle. Differenzialdiagnostisch wurde aufgrund der sehr ernsten Symptomatik und der ausgeprägten Selbstwertproblematik auch eine narzisstische Krise auf dem Hintergrund einer narzisstischen Persönlichkeitsproblematik in Erwägung gezogen.

Nach Einschätzung des Beraters scheint die Beziehung tragfähig genug, um trotz der nach wie vor erheblichen Suizidalität eine ambulante Krisenintervention zu vereinbaren. Monika möchte auch zu weiteren Gesprächen kommen. Sie erhält Notfalladressen für den Fall, dass es ihr in der Nacht schlechter gehen sollte. Ziel der Gespräche ist, Monika darin zu unterstützen, den Verlust des Kindes zu verarbeiten. Der Berater deutet bereits an, dass anschließend an die Krisenintervention eine Psychotherapie notwendig sein könnte, besonders in Hinblick auf ihre Selbstwertproblematik und die schwierige Beziehungsgestaltung mit Franz. Nach dem Erstgespräch wirkt Monika entlastet. Wegen der deutlichen depressiven Symptomatik wird eine Fachärztin beigezogen und diese empfiehlt die Einnahme von Antidepressiva, womit sich Monika einverstanden erklärt. Ein weiterer Termin wird noch für dieselbe Woche vereinbart. Monika wird Kontakt mit ihrer Mutter aufnehmen und ihr erzählen, was vorgefallen ist. Außerdem überlegt sie sich, aufs Land zu fahren.

5.3.6 Problembewältigung

Erste Schritte zur Problembearbeitung (▶ Kasten 5.8) werden wie erwähnt bereits in der ersten Stunde besprochen. Sinnvollerweise sollte auch mit der konkreten Umsetzung begonnen werden. Im weiteren Verlauf der Krisenintervention, also üblicherweise ab der zweiten Stunde steht die Problembewältigung im Mittelpunkt der Arbeit (▶ Kasten 5.9). Manchmal ist es im Zuge der Klärung auch notwendig, den Klienten mit unangenehmen Aspekten zu konfrontieren. Dies kann belastend sein und vorübergehend sogar zu einer Verschlechterung des Zustands führen.

Fallbeispiel Monika

Für Monika wird im Erstgespräch deutlich, dass die Beziehung zu Franz einen großen Anteil an ihren Problemen hat. Dennoch fällt es ihr schwer, die Partnerschaft realistischer zu sehen, denn damit würde die idealisierte Vorstellung von Franz und der Beziehung, die bisher auch der Stabilisierung ihres Selbstwertes gedient hatte, in Frage gestellt. Es ist nicht ganz überraschend, dass es Monika beim zweiten Termin eher schlechter geht. Franz hat sich nicht mehr gemeldet. Die Realität ist daher kaum mehr zu verleugnen. Die Suizidgedanken sind in der Zwischenzeit wieder konkreter geworden und kurzfristig hatte sie sogar überlegt, sich stationär aufnehmen zu lassen.

Die eingesetzten Strategien orientieren sich an der Problemlage. Lebensveränderungskrisen erfordern meist aktive Veränderungsschritte, die zu besprechen und dann konkret umzusetzen sind. Nach irreversiblen Verlusten muss der Betroffene hingegen lernen, die veränderten Lebensumstände zu akzeptieren. In beiden Fällen ist die Bearbeitung der emotionalen Bedeutung des Geschehens weiterhin ein zentraler Aspekt der Krisenistenventionsarbeit. Steht beim Erstgespräch eher die emotionale Entlastung im Vordergrund, so geht es nunmehr auch darum, die einander scheinbar widersprechenden, aus Sicht des Klienten oft negativen Gefühle zuzulassen, zu verstehen und einzuordnen. So ist es für Betroffene und ihre Umgebung z. B. meist schwer nachvollziehbar, dass neben Schmerz und Kummer plötzlich auch Wut auf einen Verstorbenen auftauchen kann. Nach Trennungen erleben Betroffene häufig gleichzeitig intensive Sehnsucht nach dem verlorenen Partner und heftige Hass- und Rachegefühle. Der Wunsch, die Person unbedingt zurückzugewinnen, wechselt mit dem Gefühl, ihr nie mehr begegnen zu wollen. Obwohl traumatisierte Menschen sich meist bewusst sind, dass das traumatische Ereignis nicht zu vermeiden war, entwickeln sie dennoch oft heftige Schuldgefühle wegen vermeintlicher eigener Unterlassungen und Fehler. Der Berater vermittelt Verständnis für diese innere Zerrissenheit: »*Es mag für Sie zwar jetzt erschreckend sein und es ist uns natürlich klar, dass Ihr Mann keine Schuld an seinem Tod trägt, aber dennoch fühlen Sie sich verlassen und daher ist es ganz normal, dass Sie deswegen auch Wut auf Ihren Partner empfinden.*« Durch derartige Interventionen werden diese Gefühle auch für den Betroffenen annehmbarer und erhalten einen Sinn innerhalb des Krisengeschehens.

Gelegentlich, besonders bei akuten Traumatisierungen, aber auch bei Trauerprozessen ist es notwendig, im Sinne einer Psychoedukation kognitive Erklärungen für die inneren Vorgänge anzubieten (▶ Kap. 5.4.4). Das Ziel emotionaler Stabilisierung ist selbstverständlich nicht, die Gefühle gänzlich zum Verschwinden zu bringen. Durch das bessere Verständnis sollten sie aber soweit ertragbar und handhabbar werden, dass der Alltag wieder bewältigt werden kann, dass die Gefahr eines Kontrollverlustes mit unabsehbaren Folgen reduziert wird und die anstehenden Probleme aktiv angegangen werden können.

Hat sich der Berater im Erstgespräch ein erstes Bild über die subjektive Bedeutung des Geschehens, möglicherweise auch über eine Diskrepanz zwischen subjektiv erlebten Ängsten und Sorgen und dem realen Hintergrund machen können, ist der Betroffene, sofern dies bisher noch nicht möglich war, behutsam mit der Realität zu konfrontieren: »*Sie haben mir erzählt, dass Sie nach der Mitteilung der Diagnose HIV-Infektion gedacht haben, Ihr Leben sei zu Ende, und dass Sie dann ja gleich selbst Schluss machen könnten. Sie haben auch gesagt, Sie hätten gar nicht mehr verstanden, was der Arzt über den zu erwartenden Verlauf und die Behandlungsmöglichkeiten gesagt hat. HIV-Infektionen können heute wesentlich besser behandelt werden. Könnten Sie sich vorstellen, nochmals mit Ihrem Arzt zu sprechen, um ein realistisches Bild davon zu bekommen, was Sie erwartet?*«

Die Analyse der Copingstrategien stellt einen wichtigen Schritt auf dem Weg zu einem konstruktiven Umgang mit der Krise dar. Nachdem die Probleme und die damit verbundenen Ziele definiert, vielleicht auch niedergeschrieben und gewichtet wurden, wird überlegt, welche Problemlösungen bereits versucht wurden. Wenn sich bei der Copinganalyse herausgestellt hat, dass naheliegende Lösungen nicht gewählt wurden, gibt es offenbar Widerstände, Ängste und Behinderungen. Diese sind zu klären und zu bearbeiten, bevor die weitere Problemlösung in Angriff genommen wird, da sonst unter Umständen die Umsetzung erarbeiteter Pläne blockiert wird, was sowohl für den Berater als auch den Klienten frustrierend sein kann.

Fallbeispiel Monika

Monika hat nicht, wie vereinbart, ihre Mutter kontaktiert. Diese wäre sicher sehr besorgt und sie wolle sie keinesfalls belasten. Die Mutter war in Notsituationen aber immer verständnisvoll und hat ihr Sicherheit und Halt geboten. Das Problem liegt vielmehr darin, dass Monika in Bezug auf die Fehlgeburt große Schuld- und Schamgefühle hat, weil sie glaubt, sie hätte nicht gut genug auf ihr Kind aufgepasst. Es wird ihr klar, dass dies der Grund ist, warum sie mit niemandem über ihre Not reden kann. Diese Einsicht hilft ihr dabei, ihre Mutter nun doch anzurufen.

Wenn sich die gewohnten Bewältigungsmuster als unzureichend erwiesen haben, müssen behutsam tiefgreifendere Veränderungen angestrebt werden. Lösungsstrategien werden gesammelt, es wird gemeinsam überlegt, was hilfreich erscheint und was nicht. Manchmal benötigt man vor der konkreten Umsetzung noch zusätzliche Informationen (z. B. juristische Beratung, bevor dem Partner eine Trennung vorgeschlagen wird). Die Gewichtung der Probleme ist wichtig, da es sinnvoll ist, zunächst jene Schritte zu unternehmen, deren Umsetzung am erfolgversprechendsten erscheinen. So wird der Klient im Sinne einer Selbstverstärkung ermutigt, weitere Veränderungen in Angriff zu nehmen. Die Copingstrategien werden auf diese Art Schritt für Schritt erweitert, differenziert und verändert. Es wird immer wieder überprüft, ob die einzelnen Strategien konstruktiv waren und die gewünschten Resultate gebracht haben. Wenn so neue kreative Lösungen für Problemsituationen gefunden wurden, spricht man von Copingmodifikation.

Fallbeispiel Monika

Aufgrund der nunmehr sehr vertrauensvollen Beziehung zum Berater und mit Hilfe der antidepressiven Medikation und einer Imagination von einem Ort, an dem sie sich wohlfühlen kann (▶ Kap. 5.3.9) stabilisiert sich ihr Zustand. Die Suizidalität nimmt ab. In der Imagination stellt sie sich den See vor, an dem sie immer ihre Ferien verbringt. Sie fühlt sich dort sehr wohl und geborgen. Danach stellt sie sich die Frage, was sie darin hindert, ihre Eltern zu besuchen. Einerseits ist sie dort für Franz nicht erreichbar (zum Zeitpunkt dieser Krisenintervention gab es noch keine Mobiltelefone) und sie könnte ihn somit nicht treffen. Sie wird sich aber darüber klar, dass eine Distanzierung entlastend für sie wäre. Andererseits fürchtet sie die Fragen ihrer Freunde. Sie will nicht, dass diese von ihrer Situation erfahren. Sie erinnert sich aber auch, dass es im Freundeskreis immer viel gegenseitige Unterstützung gegeben hat. So entscheidet sie sich schließlich doch für einen Ortswechsel. Während der beiden Wochen besteht telefonischer Kontakt, es geht ihr wesentlich besser, sie trifft ihre Freunde, betreibt Sport und geht auch aus, niemand hat sie mit Fragen bedrängt. Sie konnte sich sowohl ihrer Mutter als auch einer Freundin anvertrauen, was sie als sehr entlastend erlebt.

Fokus bleibt die aktuelle Situation. In der Regel ist nicht zu erwarten, dass in der kurzen Zeit einer Krisenintervention tiefergreifende Veränderungen zu erreichen sind. Es geht primär darum, jene inneren und äußeren Behinderungen und Blockaden aufzuheben, die bei der aktuellen Krisenbewältigung hinderlich sind. Psychodynamische Zusammenhänge und das Erkennen tieferliegender problematischer Anteile der Persönlichkeit und neurotischer Konflikte können aber helfen, das spezifische Verhalten von Klienten in dieser Situation besser zu verstehen. Diese Konflikte können zu einem geeigneten Zeitpunkt durchaus vorsichtig angesprochen werden. Selten wird aber eine Vertiefung im Sinne einer konfliktorientierten Bearbeitung möglich sein. Eher bestünde dann die Gefahr, dass Klienten zusätzlich verunsichert werden.

Fallbeispiel Monika

Monika erzählt in der dritten Stunde über die Beziehung zu ihrem Vater. Sie hatte immer schon das Gefühl, dass er sich nicht für sie und ihr Leben interessiere. Seit sie bei der Matura durchgefallen und arbeitslos ist, nörgelt er ständig an ihr herum und kränkt sie mit abwertenden Bemerkungen. Im Gegensatz dazu hat Franz sie nie kritisiert und war immer verständnisvoll.

Eine erfolgreiche Krisenintervention kann sich üblicherweise nicht mit dem Fördern von Einsichten begnügen, sondern muss auch spürbare Auswirkungen auf die Lebenssituation der Betroffenen haben. Daher sollten die in der gemeinsamen Arbeit gewonnenen Einsichten und Erkenntnisse konkret umgesetzt werden. Dabei geht es zunächst um kurzfristige, realistisch erreichbare Veränderungen, wobei die übergeordneten Lebensziele aber nicht aus den Augen verloren werden sollten. Hausaufgaben können hilfreich sein. Der Klient muss ja möglichst rasch wieder in der Lage sein, selbst zu handeln und die Verantwortung für die Veränderungsprozesse zu übernehmen. Erfolgreich erledigte Aufgaben stärken das Selbstbewusstsein, daher sollen diese den derzeitigen Fähigkeiten und Möglichkeiten des Klienten angepasst sein, ihn weder über- noch unterfordern. Gelegentlich kann es ausreichend sein, zu überlegen, was an konkreter Entlastung möglich ist, z. B. eine in der Stunde angeleitete Entspannungstechnik einüben, sich gezielt durch Kontakte, Fernsehen, Lesen, Spazieren gehen; Sport etc. ablenken. Primär orientiert man sich daran, welche Ressourcen bereits vor der Krise zur Verfügung standen.

Fallbeispiel Hans

Ein 42-jähriger Mann, der massiv verschuldet ist, beklagt sich, dass alles, was er gerne getan habe, Geld koste. Er kann sich momentan aber keine zusätzlichen Ausgaben leisten. Besonders gerne fährt er mit dem Rad, besitzt aber keines. Er wird auf Möglichkeiten hingewiesen, wie man günstig alte Fahrräder erwerben kann. Es wird vereinbart, dass er sich bei einer lokalen Initiative erkundigt. Tatsächlich wird ihm jemand vermittelt, der ein defektes Fahrrad gegen Abholung verschenkt. Da er gerne bastelt, stellt es kein Problem für ihn dar, das Rad zu reparieren. Eine derartige Aktivität kann als Modell für weitere konkrete Problemlösungsschritte dienen. Aufgrund seiner sehr massiven Antriebslosigkeit war Hans bisher nicht in der Lage, sich um eine finanzielle Unterstützung zu kümmern und war nicht einmal krankenversichert. Den Überblick über seine finanzielle Lage hatte er vollkommen verloren. Zur Unterstützung wird eine antidepressive Medikation eingeleitet. In der Folge sucht Hans das Arbeitsmarktservice auf, erhält Arbeitslosenunterstützung und vereinbart einen Termin in einer Schuldnerberatungsstelle.

Natürlich muss auch überprüft werden, ob die vereinbarten Problemlösungsschritte wirklich durchgeführt werden konnten. Wenn diese Frage nicht mehr thematisiert wird, geht man möglicherweise einer Konfrontation aus dem Weg. Es ist aber Aufgabe des Beraters, darauf zu achten, dass die besprochenen Maßnahmen auch umgesetzt werden. Gleichzeitig muss vermieden werden, aufgrund eigener Gegenübertragungsenttäuschung mahnend oder gar strafend zu agieren. Behutsam versucht man zu klären, was die Umsetzung behindert hat: »*Ich weiß, wie schwer Ihnen das fällt, aber wir hatten ja festgestellt, wie wichtig es wäre, Ihre Ansprüche beim Arbeitsmarktservice zu klären. Was hat Sie denn daran gehindert?*« Für die Problembearbeitung und -bewältigung können unterschiedlichste Methoden aus der Beratungs- und psychotherapeutischen Praxis angewendet werden, sofern sie für den Prozess hilfreich erscheinen. Das Vorgehen ist dabei pragmatisch und auf die vereinbarten Ziele auszurichten (▶ Kap. 5.3.9).

Kasten 5.9: Problembearbeitung

- Unterstützung bei der Wahrnehmung und Verarbeitung der die Krise begleitenden Gefühle. Alle Gefühle sollen wahrgenommen und angesprochen werden, besonders hilfreich ist es, wenn der Klient widersprüchliche Gefühle zulassen und richtig einordnen kann.
- Im Zentrum der Krisenintervention steht die aktuelle Situation, psychodynamische Zusammenhänge sind in dem Maße anzusprechen, wie sie dazu beitragen, Gefühle und Verhalten in der jetzigen Krise besser zu verstehen. Gibt es eventuell einen sich im Leben wiederholenden Konflikt oder eine sich wiederholende Kränkung?
- Ordnen: Fokussieren zunächst auf ein Problem, das evtl. als Modell für weitere Problemlösungen dienen kann

- Copinganalyse und -modifikation
- Bearbeitung von Ängsten und Behinderungen bei der Problemlösung
- Erweiterung, Differenzierung und Veränderung der Copingstrategien, Erlernen und wiederholtes Üben neuer Strategien
- Unterstützung der aktiven Umsetzung in der Realität
- Methodenflexibilität – die Anwendung unterschiedlicher therapeutischer Techniken ist möglich

5.3.7 Einbeziehung der Angehörigen und des sozialen Umfelds

Krisen finden immer in einem bestimmten sozialen Umfeld statt. Selbst wenn die Bezugspersonen nicht unmittelbar in das Krisengeschehen involviert sind, ist es meist hilfreich, sie in die Krisenintervention einzubeziehen (▶ Kasten 5.10). Die Aktivierung oder Organisation eines tragfähigen sozialen Netzes dient primär dazu, Sicherheit und Schutz für den Betroffenen herzustellen, damit dieser in der Krise nicht alleine ist. Wichtig ist es auch, bei den Angehörigen ein Verständnis für die Situation und deren Begleiterscheinungen (z. B. für posttraumatische Symptome oder Trauerprozesse) zu wecken, damit sie dem Betroffenen adäquat beistehen können. Die Kontaktaufnahme soll nach Möglichkeit durch den Klienten selbst erfolgen, so übernimmt er Verantwortung. Bei Paarkonflikten kann es sinnvoll sein, zur Klärung der Situation ein gemeinsames Gespräch mit dem Partner vorzuschlagen. Direkte Interventionen durch den Berater sollten sich auf das Notwendigste beschränken. Meist ist es wirkungsvoller, potenziell konfliktreiche Situationen, z. B. ein Gespräch mit dem Arbeitgeber oder bei Ämtern detailliert zu besprechen und z. B. im Rollenspiel zu üben.

Kasten 5.10: Einbeziehung des sozialen Umfelds

- Aktivierung des sozialen Umfeldes zur Unterstützung
- Aufklärung der Angehörigen über Ursache, Verlauf und Symptome der Krise
- Kontaktaufnahme erfolgt möglichst durch den Klienten selbst
- Bei Familien- oder Paarproblemen kann zur Klärung ein gemeinsames Gespräch sinnvoll sein
- Evtl. in Ausnahmefällen gezielte Intervention z. B. am Arbeitsplatz

5.3.8 Direkte Unterstützung und Vermittlung instrumenteller Hilfen

Medikation

Es gibt Situationen, in denen eine ambulante Krisenintervention ohne die Entlastung von quälenden seelischen Beschwerdebildern, wie Schlafstörungen, Unruhe, depressiven Symptomen und Angst, gar nicht möglich wäre. Hier ist eine vorübergehende medikamentöse Unterstützung sinnvoll (▶ Kasten 5.11). Die Medikamentengabe ist als eine ergänzende Maßnahme zum Gesprächsangebot zu betrachten und darf dieses keinesfalls ersetzen. Dem Betroffenen muss bewusst sein, dass ein Medikament die Krise nicht beseitigen, aber dazu beitragen kann, deren Bewältigung zu erleichtern.

Akute Schlafstörungen sind bei Krisen häufig und meist gut behandelbar. Für den unkomplizierten Fall können ungefährliche Hausmittel (Baldrianpräparate) oder die Einmaldosis eines leichten Beruhigungsmittels reichen (▶ Kasten 5.12). Aufgrund des Abhängigkeitspotenzials ist bei der Gabe von Tranquilizern (Beruhigungsmitteln) allerdings immer Vorsicht geboten. Menschen werden durch eine Krise massiv destabilisiert und suchen daher jede mögliche Entlastung. Wenn sie nun die Erfahrung machen, dass diese durch die Medikamenteneinnahme rasch erfolgt, besteht bei entsprechender Persönlichkeitsdisposition eine nicht zu unterschätzende Suchtgefahr. Ist die Symptomatik nicht zu ausgeprägt, kann es sinnvoll sein, mit einer Medikamentengabe bis zum zweiten Gespräch zuzuwarten. Es kann dann beurteilt werden, ob das Gesprächsangebot bereits ausreichende entlastend war.

Fallbeispiel Irma

Irma, eine 58-jährige Frau, gerät mit ihrem Mann in der Nacht auf der Heimfahrt in der U-Bahn in eine für sie sehr beängstigende Situation. Sie fühlt sich von einer Gruppe betrunkener Jugendlicher bedroht, es bleibt bei verbalen Angriffen. Beim Erstgespräch hat sie typische posttraumatische Symptome. Sie ist sehr schreckhaft und kann nicht schlafen und bittet um medikamentöse Entlastung. Der hinzugezogene Arzt erklärt nochmals die posttraumatische Reaktion. Dies beruhigt Irma so weit, dass vereinbart wird, mit einer Medikation zuzuwarten. Sie kann sich aber melden, wenn die Symptome zu belastend werden. Beim nächsten Termin eine Woche später geht es ihr wesentlich besser.

In jedem Fall muss vor einer Tranquilizergabe über einen längeren Zeitraum gewarnt werden (maximal zwei Wochen). Als Alternative ist bei sehr quälenden Schlafstörungen auch die Gabe eines schlafanregenden Antidepressivums (Trazodon, Mirtazapin) oder eines Neuroleptikums in niedriger Dosierung (Quetiapin, Olanzapin, Risperidol) in Erwägung zu ziehen.

In jedem Fall sollte eine Schlafmedikatiion von einer Beratung über nicht medikamentöse Maßnahmen und Schlafhygiene begleitet werden. Dazu gehören regelmäßige Schlafenszeiten, maximal 30 Minuten Schlaf am Tag und nicht am späten Nachmittag, das Vermeiden schlafstörender Stimulanzien wie Alkohol, Kaffee und Tee, regelmäßige körperliche und soziale Aktivitäten, wenn möglich im Freien, Einschlafrituale pflegen, schlaffördernde Umstände (Temperatur, Helligkeit, Lautstärke) schaffen, vor dem Schlafen nur leichte Mahlzeiten einnehmen und die Nutzung elektronischer Geräte (Handy, PC, TV) in der Nacht vermeiden.

Ein ähnliches Vorgehen wie bei der Schlafmedikation empfiehlt sich auch bei Angstsymptomatiken, die sich nach der ersten Entlastung durch ein Kriseninterventionsgespräch häufig rasch bessern.

Bei Krisen mit depressiver Symptomatik ist manchmal eine antidepressive Medikation sinnvoll (▶ Kasten 5.12). Es kann als gesichert angenommen werden, dass Pharmakotherapie nicht nur bei typischen depressiven Episoden, sondern auch bei leichteren depressiven Verstimmungen, wie man sie im Gefolge von Krisen häufig findet, hilfreich ist. Die neueren antidepressiven Medikamente (SSRIs – Serotonin-Wiederaufnahme-Hemmer) sind zudem vom Nebenwirkungsspektrum erheblich besser verträglich als z. B. trizyklische Antidepressiva, die früher zur Anwendung kamen. Grundsätzlich sollte die Dosierung zu Beginn eher niedrig gehalten werden. Kann eine Suizidgefährdung nicht ausgeschlossen werden, ist es sinnvoll, die notwendige Dosis des Medikaments bis zum nächsten Gespräch mitzugeben, also weder ein Rezept noch ganze Packungen zur Verfügung zu stellen und nur Medikamente mit großer therapeutischer Breite zu wählen. Bei einer antidepressiven Medikation ist zu beachten, dass mit einer antidepressiven Wirkung nicht vor zehn bis vierzehn Tagen zu rechnen ist. Die kurzfristige Kombination von Antidepressiva mit Benzodiazepinen in der Akutphase kann zu einem besseren Ansprechen und weniger Therapieabbrüchen führen. Der schlafanregende Effekt mancher Antidepressiva tritt allerdings oft bereits nach der ersten Einnahme ein. Zu bedenken ist zudem, dass eine antidepressive Behandlung auch in Krisen eine Medikamenteneinnahme über einen Zeitraum von mindestens drei bis sechs Monaten notwendig macht, um einen ausreichenden antidepressiven Effekt zu erzielen. Generell gilt, dass sich der Klient über mehrere Wochen stabil und wohl fühlen sollte, bevor eine Reduktion erfolgt oder das Medikament abgesetzt wird. Darüber und über die Nebenwirkungen müssen Betroffene unbedingt schon vor Beginn detailliert aufgeklärt werden, denn ein zu frühes Absetzen kann erhebliche Rückfälle nach sich ziehen. Ist die notwendige Compliance nicht gegeben, ist die Indikationsstellung nochmals zu überprüfen. Folgekontakte sind engmaschig einzuplanen. Man sollte sich möglichst bald – eventuell auch telefonisch – Rückmeldung über die Wirkung geben lassen.

Für Krisenberater aus nichtmedizinischen Berufen bewährt es sich, auf die Kooperation mit ärztlichen Kollegen vorbereitet zu sein. Man sollte Kontakt zu Ärzten haben, die über Erfahrung in Krisenintervention verfügen und an die überwiesen werden kann.

Eine Medikation muss in Hinblick auf ihren Einfluss auf die Krisenverarbeitung sorgfältig abgewogen werden. Wie bereits erwähnt, ist in manchen Krisen eine zu rasche Entlastung und die damit verbunden Verringerung des Leidensdrucks nicht immer wünschenswert. Auch bei Trauerprozessen ist die Indikation eher zurückhaltend zu stellen. Nicht wenige Trauernde berichten, dass sie sich durch die Medikamenteneinnahme von ihren Gefühlen »abgeschnitten« fühlen. In vielen Kriseninterventionen ist das Gesprächsangebot vollkommen ausreichend und eine Medikation nicht notwendig.

Fallbeispiel Romana

Die 36-jährige Romana hat ihren Lebensgefährten vollkommen unvorbereitet durch einen Suizid verloren. Sie schläft kaum, ist verzweifelt und hoffnungslos. Sie hat große Schuldgefühle. Eigene Suizidabsichten sind sehr konkret, in der Nacht zieht es sie oft zu der Stelle, an der ihr Partner in den Tod gesprungen ist. Nach sorgfältiger gemeinsamer Überlegung wird ein schlafanregendes Antidepressivum verordnet. Das entlastet sie zunächst sehr, sie kann sich auch von ihren Suizidabsichten distanzieren. Nach sechs Wochen klagt sie aber, dass »sie sich selbst fremd ist und sich weit von ihrer Gefühlswelt entfernt fühlt«. Das Medikament wird vorsichtig abgesetzt. Obwohl es ihr dadurch eigentlich schlechter geht, erlebt sie die Veränderung positiv, da sie nun ihre Traurigkeit und den Kummer wieder deutlicher spüren kann.

Kasten 5.11: Medikation in Krisen (vgl. Kapitany 2015)

Intervention kurzfristig

- Sedierung – Beruhigung:
    - Tranquilizer (z. B. Lorazepam)
      Vorsicht Abhängigkeitspotential
    - niederpotente und niedrig dosierte Neuroleptika (z. B. Quetiapin, Olanzapin)
- Schlafförderung:
    - Naturheilmittel – Baldrianpräparate
    - Tranquilizer (z. B. Lorazepam, Zolpidem)
      Vorsicht Abhängigkeitspotential
      Vorsicht Reboundeffekt – zu kurze Wirkung (z. B. bei Zolpidem)
    - Antidepressiva mit schlafanregender Wirkung (z. B. Mirtazapin, Trazodon, Mianserin)
    - niederpotente und niedrig dosierte Neuroleptika (z. B. Quetiapin, Olanzapin)
- Distanzierung/ Reduktion der suizidalen bzw. emotionalen Einengung:
    - Tranquilizer (z. B. Lorazepam, Oxazepam)
      Vorsicht Abhängigkeitspotential
    - niederpotente und niedrig dosierte Neuroleptika (z. B. Quetiapin)

Intervention längerfristig

Syndromatologische Behandlung des Zustandsbildes:

- Antidepressiv
  - SSRI (z. B. Escitalopram, Sertralin), SNRI (z. B. Milnacipran, Duloxetin), Mirtazapin, Trazodon
    Beachten der Wirklatenz (10–20 Tage)
    Vorsicht auf Antriebssteigerung
    Gegebenenfalls Kombination mit Tranquillizer
- Angstsymptomatik
  - Tranquilizer (z. B. Alprazolam)
    Vorsicht Abhängigkeitspotential
  - Antidepressiva mit angstlösender Wirkung (z. B. Escitalopram, Citalopram, Paroxetin, Sertralin)
- Antipsychotisch
  - Olanzapin, Quetiapin (XR), Risperidon, Ziprasidon

Kasten 5.12: Auswahl der gängigsten Psychopharmaka für die Medikation in Krisen – Freiname

Naturheilmittel

- Baldrianpräparate, Homöopathika

Tranquilizer – Benzodiazepine und ähnliche Substanzen

- Oxazepam, Bromazepam, Diazepam, Lorazepam, Alprazolam, Zolpidem

Antidepressiva

- Selektive Serotonin-Wiederaufnahme-Inhibitoren (SSRI)
  Fluoxetin, auch angstlösend: Citalopram, Escitalopram, Paroxetin, Sertralin
- Serotonin- und Noradrenalin-Wiederaufnahme-Inhibitoren (SNRI)
  Venlafaxin, Milnacipran
- Serotonin-Modulatoren
  Trazodon (schlafanregend)
- Noradrenerg, spezifisch serotonerges Antidepressivum (NaSSA)
  Mirtazapin (schlafanregend)
- Andere
  Mianserin (schlafanregend), Bupropion
- Phytopharmaka
  Johanniskraut-Präparate

Neuroleptika

- Quetiapin, Olanzapin, Risperidol

Krankenstand

Häufig wird in einer Krise ein vorübergehender Krankenstand als sehr entlastend erlebt. Viele Klienten haben diesbezüglich Hemmungen, da sie ja »nur« seelische Probleme hätten, und erleben es als hilfreich, wenn der Berater diesen Schritt anregt. Wie bereits erwähnt, darf aber eine etwaige, dadurch bedingte Gefährdung des Arbeitsplatzes nicht außer Acht gelassen werden. Manchen Klienten mit wenig Erfahrung im Umgang mit derartigen Problemstellungen muss genau erklärt werden, wie der formale Ablauf einer Krankschreibung ist. Wenn der Klient keinen Arzt seines Vertrauens hat, bewährt sich die Kooperation mit Kollegen, von denen angenommen werden kann, dass sie Verständnis für psychische Notlagen haben, damit dem Betroffenen Unverständnis erspart bleibt. Der Allgemeinarzt kann jedenfalls zu einem wichtigen Kooperationspartner bei der Krisenarbeit werden. Nicht außer Acht zu lassen ist auch, dass manche Klienten bei ihrer Arbeit trotz ihres schlechten Allgemeinzustandes Ablenkung finden. In solchen Fällen ist ein Krankenstand dementsprechend weniger sinnvoll. Eine vorübergehend geringere Leistungsfähigkeit wird von manchen Arbeitgebern, so sie Kenntnis von der Situation haben, durchaus toleriert. Vorher ist natürlich abzuklären, ob eine ausreichende Vertrauensbasis mit dem Vorgesetzten besteht. Wenn dies der Fall ist, sollte er über die Probleme informiert werden, um damit zusätzliche Schwierigkeiten am Arbeitsplatz zu vermeiden.

Fallbeispiel Romana

Romana berichtet davon, dass sich, wenn sie alleine in ihrer Wohnung ist, alle Gedanken um den verstorbenen Partner drehen. Die Beziehung war sehr eng und sie haben praktisch ihre gesamte Freizeit miteinander verbracht. Nur wenn sie gearbeitet hat, waren sie getrennt, daher muss sie dort weniger an ihn denken. Das ist erleichternd und unterbricht das quälende Grübeln.

Fremdunterbringung

Da eine Unterbringung in psychiatrischen Einrichtungen für viele Klienten in Krisen mit erheblichen Ängsten verbunden ist und somit eine hohe Schwelle darstellt, müssen zunächst auch alternative Möglichkeiten erwogen werden, wie ein eventuell nötiger Schutz hergestellt werden kann. Auch wenn die Beziehungsaufnahme gut gelungen ist und nach dem Erstgespräch Entlastung eingetreten ist, gibt es genügend äußere Umstände, die eine neuerliche Verschärfung der Situation mit sich bringen können. Wenn die Person wieder alleine zu Hause ist, kann nicht ausgeschlossen werden, dass der oft geschilderte quälende und ausweglose Gedankenkreislauf neuerlich einsetzt. In zugespitzten Trennungssituationen ist es sinnvoll, dass die beteiligten Personen räumlich getrennt werden.

Kann eine akute Selbst- oder Fremdgefährdung nur unter der Voraussetzung ausgeschlossen werden, dass der Betroffene nicht alleine bleibt, ist abzuklären, ob eine kurzzeitige Unterbringung bei Freunden oder Verwandten möglich ist und ob so ausreichende Sicherheit hergestellt werden kann. Es muss jedenfalls sichergestellt werden, dass die geplante Unterstützung auch tatsächlich verfügbar ist. Das heißt, dass noch während des Krisengespräches mit der Bezugsperson Kontakt aufgenommen wird. Bei häuslicher Gewalt ist natürlich die Unterbringung im Frauenhaus in Erwägung zu ziehen, keinesfalls darf das Opfer alleine mit dem Täter bleiben. Umgekehrt ist bei von der Polizei wegen Gewalt aus dem gemeinsamen Haushalt weggewiesenen Ehepartnern, die sich in einer Krise befinden, die Suche nach einer Unterkunft wichtiger Teil einer konkreten Unterstützung. Damit soll auch vermieden werden, dass die Aggressionen gegen die Partnerin weiter zunehmen. Die Fremdunterbringung von Kindern und Jugendlichen ist zunächst mit dem zuständigen Jugendamt abzuklären.

Krankenhauseinweisung

Eine stationäre Aufnahme kann aufgrund der Intensität der Störung (z. B. psychotische Dekompensation) und/oder einer erheblichen Gefährdung der eigenen Person oder des Umfeldes (▶ Kap. 5.4.7) notwendig werden (▶ Kasten 5.13). Wenn bei ernster Gefährdungslage der Kontakt nicht oder nur schlecht hergestellt werden kann, man eine auffällige Dissimulation/Verharmlosung durch den Patienten vermutet, die Person nicht bereit ist, aufrichtig über sich zu sprechen und damit auch keine tragfähige Vereinbarung für die Zeit bis zum nächsten Termin möglich ist, sollte immer an eine stationäre Aufnahme gedacht werden. Ebenso kann bei einem Missverhältnis zwischen benötigter Betreuung und der aktuellen Belastbarkeit der Angehörigen, die möglicherweise bereits über einen längeren Zeitraum in die Betreuung eingebunden waren, eine kurzfristige Unterbringung erforderlich sein. Das Gleiche gilt, wenn ein Klient sehr isoliert ist und damit ein tragfähiges soziales Netz fehlt, oder in Regionen, in denen adäquate ambulante Betreuungsmöglichkeiten nicht zur Verfügung stehen. Gelegentlich stellen auch komplizierte und ungeklärte psychosoziale Situationen, z. B. der Verdacht auf Kindesmisshandlung, eine Indikation für eine stationäre Aufnahme dar. Wenn die Einsicht des Betroffenen fehlt, kann eine Einweisung (Unterbringung) gegen den Willen notwendig sein. Dabei soll man allerdings beachten, dass »jede Einweisung, jede Entmündigung und jeder Freiheitsentzug eines Individuums auf Zeit eine Ausnahme bleiben müssen, [...] die die Regel prüft und nicht bestätigt« (Scobel 1981).

Kasten 5.13: Indikation für stationäre Aufnahme

- Intensität der Störung
- erhebliche Fremd- oder Selbstgefährdung – die Person ist affektiv nicht erreichbar
- Kontakt kann nicht oder nur schlecht hergestellt werden
- auffällige Dissimulation/Verharmlosung durch den Klienten
- die Person ist nicht bereit, aufrichtig über sich zu sprechen
- keine tragfähige Vereinbarung für die Zeit bis zum nächsten Termin möglich

und/oder

- fehlendes soziales Netz
- mangelnde Belastbarkeit des sozialen Umfelds
- fehlende ambulante Betreuungsmöglichkeit
- schwierige und unklare psychosoziale Situationen

Sonstige direkte Hilfen

Gelegentlich kann eine einmalige direkte finanzielle Unterstützung sinnvoll sein, wenn die Institution über entsprechende Mittel verfügt. Eine solche Intervention muss aber immer sorgfältig auf ihre Sinnhaftigkeit geprüft werden. Eine direkte Unterstützung hat immer Auswirkungen auf die professionelle Beziehung. Es besteht die Gefahr, dass die Abhängigkeit des Klienten dadurch gefördert wird oder die Hilfe nur eine kurzfristige Erleichterung im Sinne eines »Trostpflasters« darstellt, wo eine tiefergreifende Veränderung notwendig wäre. Unter Umständen kann dies in der Folge den Klienten auch daran hindern, eventuell vorhandene negative Übertragungsgefühle dem Berater gegenüber auszudrücken. Innerhalb einer Institution kann es daher fallbezogen sinnvoll sein, die therapeutische Arbeit personell von der sozialen Unterstützung zu trennen.

In Trennungs- und Scheidungssituationen, aber auch bei Problemen am Arbeitsplatz ist oft juristische Beratung notwendig. Ebenso kann eine Hilfe im Kontakt mit Behörden notwendig sein (▶ Kap. 4.11). Erfolgreiche Krisenintervention setzt beim Berater somit eine gute Kenntnis der örtlichen psychosozialen Versorgung voraus. Günstig ist eine direkte Vernetzung mit Kollegen entsprechender Institutionen und Fachrichtungen.

Kasten 5.14: Direkte Hilfen

- Medikamente
- Krankenstand
- Kurzzeitige Unterbringung bei Freunden, Verwandten oder in nicht-psychiatrischen Institutionen
- Krankenhauseinweisung
- Geld, Unterkunft
- Juristische Beratung
- Hilfe im Kontakt mit Behörden

5.3.9 Spezielle Interventionsmethoden

»Du musst tun, was du nicht lassen kannst. Aber du musst auch manchmal lassen, was du nicht tun kannst.« (Walter Moers 2004)

5 Methoden der Krisenintervention

Ein wesentliches Element psychosozialer Krisenintervention ist die Methodenflexibilität. Verschiedenste therapeutische und beratende Methoden können genutzt werden. Ob es sinnvoll ist, spezifischer Interventionsmethoden anzuwenden und wann der richtige Zeitpunkt dafür ist, muss sorgfältig abgewogen werden. Die Beziehung zwischen Berater und Klient soll jedenfalls ausreichend tragfähig und vertrauensvoll sein. Der Berater muss Erfahrung und Routine in der Anwendung und Begleitung der von ihm vorgeschlagenen Methoden und Vertrauen in deren Wirksamkeit haben. Für den noch wenig erfahrenen Berater oder Therapeuten eignet sich Krisenintervention nicht als Übungsfeld, um Neues auszuprobieren. Wesentlich ist es, den richtigen Zeitpunkt für den Einsatz zu wählen.

Im Folgenden werden die speziellen Interventionstechniken aus didaktischen Gründen unter dem Gesichtspunkt der jeweiligen therapeutischen Strategie dargestellt (▶ Kasten 5.15). Einige der Methoden sind allerdings in unterschiedlichen Phasen der Krisenintervention und damit für verschiedene Zielsetzungen nutzbar. Vieles überschneidet sich. Das bedeutet, dass bei der Anwendung der Techniken immer zu bedenken ist, in welcher Phase des Verarbeitungsprozesses der Klient sich aktuell befindet und welche individuellen Muster in der Krise zum Tragen kommen. Dies heißt, dass man im Vorgehen flexibel und am Prozess orientiert bleiben muss. Es handelt sich bei dem dargestellten Modell also nicht um ein Stufenkonzept.

Nicht ganz einfach ist die Frage zu beantworten, wann der richtige Zeitpunkt in der Krisenintervention ist, um bestimmte therapeutische Techniken anzuwenden. Selten wird dies bereits im Erstgespräch der Fall sein. Es muss nochmals betont werden, dass Techniken nicht die Arbeit an einer tragfähigen Beziehung ersetzen können, sondern dass das beidseitige Vertrauen in die therapeutische Beziehung Voraussetzung und Basis für eine konstruktive Krisenarbeit und damit auch den Einsatz spezieller Methoden ist. Der Grad einer etwaigen Gefährdung (insbesondere einer Suizidgefährdung) muss soweit einschätzbar sein, dass man eine Zunahme der Einengung durch die Arbeit mit speziellen, insbesondere eher konfrontierenden Methoden weitgehend ausschließen kann. Außerdem sollte der Klient in der Regel darüber aufgeklärt werden, welche unmittelbaren Ziele mit dem Einsatz bestimmter Techniken verfolgt werden: »*Meine Erfahrung ist, dass die Arbeit mit inneren Bildern eine gute Hilfe darstellt, um wieder innere Sicherheit herzustellen. Ich würde Ihnen daher jetzt vorschlagen, auszuprobieren, ob auch Ihnen eine solche Übung helfen kann.*« Ein Widerstand des Klienten gegen diesbezügliche Vorschläge des Beraters wird demnach meist nicht bearbeitet sondern akzeptiert, und das therapeutische Vorgehen entsprechend modifiziert. Misslingt eine Intervention, übernimmt der Berater die Verantwortung um zu verhindern, dass beim Klienten ein neuerliches Gefühl des Versagens entsteht: »*Es kommt immer wieder vor, dass beim ersten Mal keine inneren Bilder auftauchen. Ich denke, dass ich den falschen Zeitpunkt gewählt habe, um Ihnen diese Übung vorzuschlagen.*« Besonders wenn die diagnostische Einschätzung der Problematik noch unklar ist, sollten zunächst auch alle Interventionen vermieden werden, die gesunde Anteile der Abwehr (Verdrängung, Rationalisierung, Reaktionsbildung) (▶ Kap. 2.2.5.) schwächen könnten, ebenso wie solche, die eine Regression fördern, um den Klienten nicht zusätzlich zu destabilisieren.

Kasten 5.15: Therapeutische Zielsetzungen in der Krisenintervention

- Stützung und Stabilisierung
- Distanzierung
- Zugang zu den mi der Krise verbundenen Gefühlen ermöglichen
- Klärung, Konfrontation und Problemlösung
- Beendigung der Krisenintervention

Stützung und Stabilisierung

Vor allen Dingen bei der Krisenintervention akuter Traumatisierungen und am Beginn der Intervention bei Verlustkrisen sind die Stützung von Selbstwertgefühl und Identitätserleben und die Stärkung vorhandener innerer und äußerer Ressourcen und Werte von zentraler Bedeutung. Durch ressourcenorientierte Arbeit können Menschen, die einen Verlust erlitten haben, soweit in ihrem Selbstwert gestützt werden, dass sie in der Lage sind, sich den Belastungen des Trauerprozesses zu stellen. Wenn Betroffene in einem sehr schlechten Zustand sind, ist es auch bei Lebensveränderungskrisen zunächst wichtig, wieder Stabilität im Sinne einer Alltagsfunktionalität herzustellen. Unter Umständen ist erst dann die Konfrontation mit dem Konflikt und die Arbeit an aktiver Veränderung möglich. Wie bereits erwähnt, kann bei diesen Krisen aber ein zu rascher Wiederaufbau einer funktionierenden Abwehr und damit verbunden der Verlust eines gewissen Leidensdrucks kontraproduktiv sein.

Supportive Techniken (▶ Kasten 5.17) unterstützen dabei, einen besseren Zugang zu den eigenen Ressourcen zu finden. Dieser ist aufgrund des durch die Krise ausgelösten inneren Chaos oft verloren gegangen. Man kann davon ausgehen, dass die meisten Menschen in ihrem Leben nicht nur negative Erfahrungen machen, das heißt, es gibt fördernde, wohltuende Erfahrungen mit sich und anderen, auf die man in schwierigen Lebenssituationen zurückgreifen kann. Rosenberg (1998) nennt sie »konfliktarme Zonen«. Es sind Kräfte, die auch neben der Krise oder in der Krise weiterbestehen, zu denen man aber den Zugang verloren hat. Wenn der Berater Vertrauen in dieses Paradigma hat, wird er insgesamt eine eher ermutigende Haltung einnehmen, die für Menschen in Krisen sehr wertvoll ist.

Menschen in akuten Krisen können in ihren Ich-Funktionen (z. B. Realitätskontrolle, Planung, Affektkontrolle etc.) so eingeschränkt sein, dass sie von depressiven Stimmungseinbrüchen und Angstzuständen überflutet werden. Der Berater ist dann häufig in der Funktion als Hilfs-Ich gefordert, d. h. er übernimmt vorübergehend Ich-Funktionen, die der Betroffene derzeit nicht wahrnehmen kann. Er muss aktiver in den Interventionen sein, abwehrstärkend, präsenter in der Begleitung, manchmal auch direkt strukturierend, um zusätzlichen Schaden abzuwenden. Durch kurze, beruhigende oder anleitende Interventionen wird die Realitätsanpassung verbessert (vgl. Wöller und Kruse, 2015).

Würdigung der Krise

Die Krise zu würdigen (vgl. Dross 2001) heißt, ihr eine besondere Bedeutung im Leben des Betroffenen zuzuweisen. Es wird vermittelt, dass die Krise eine einmalige individuelle Ausprägung hat und eine ganz besondere Situation darstellt. Diese Umdeutung der Krise ist im Sinne des »Reframings« (ein Begriff aus der systemischen Therapie) zu verstehen. Ein Geschehen wird in einen anderen, positiven Sinnzusammenhang gebracht, es wird ihm eine neue Bedeutung gegeben, der Bezugsrahmen (»frame«) wird gewechselt. Dadurch soll es möglich werden, andere Verhaltens- und Sichtweisen zu entwickeln. Eine solche Umdeutung soll zukunftsorientiert und glaubwürdig sein und mit den Werten des betroffenen Menschen übereinstimmen. Selbst vergebliche Problemlösungsversuche können als wichtiger Schritt im Sinne einer aktiven Anstrengung, mit einer schwierigen Situation fertig zu werden, gewürdigt werden. Manchmal kann es hilfreich sein, vorsichtig den Chancencharakter der Krise hervorzuheben. Sie bietet die Möglichkeit, sich einer Herausforderung zu stellen, etwas Neues auszuprobieren und ungewohnte Wege zu beschreiten. Es muss darauf geachtet werden, dass der Klient, der die Krise im Moment ja vorwiegend als Belastung erlebt, nicht den Eindruck bekommt, der Berater würde durch eine solche Intervention das Geschehen bagatellisieren und damit den Klienten nicht ernst nehmen: »*Auch wenn die Trennung von Ihrer Partnerin sehr schmerzhaft ist, so bietet sich Ihnen doch auch die Möglichkeit, eine Situation zu verändern, die Sie selbst, wie Sie mir gesagt haben, als nicht zufriedenstellend empfunden haben.*«

Entspannungstraining

Menschen in Krisen stehen häufig unter Spannung, sind hochgradig erregt und haben Angst. Die Herabsetzung des Erregungsniveaus ist dann Voraussetzung, um überhaupt konstruktiv handeln zu können. Verschiedene Entspannungsmethoden können in modifizierter Form zur Beruhigung beitragen und zu Hause geübt werden, dazu gehören das Autogene Training (Tönnies 2002, Krampen 1992, Wallnöfer 1990), das Muskelentspannungstraining von Jacobson (Bernstein und Borcovec 2000, Tönnies 2002) oder Techniken der Achtsamkeit (Kabat-Zinn 2010, Anderssen-Reusster 2011). Man muss sich bewusst sein, dass es in Krisen deutlich schwieriger ist, solche Methoden neu zu erlernen. Wenn durch die aktive Anleitung einer derartigen Übung aber die Erfahrung möglich ist, dass man endlich wieder einmal zur Ruhe kommen kann, ist ein erster Schritt in Richtung Krisenbewältigung getan. Es kann angeregt werden, einfache Übungen in jedem Fall auch alleine zu Hause zu trainieren, sinnvollerweise ein- bis zweimal täglich. Der Hinweis, dass dies zu Beginn schwierig sein kann, nimmt den Leistungsdruck und erspart Enttäuschung, wenn die Übung unter Selbstanleitung nicht sofort gelingen sollte. Hilfreich kann es sein entsprechende CDs mitzugeben, von denen es mittlerweile zahlreiche auf dem Markt gibt (Ennig 2000, Hennig 2000, Huber 2005, Reddemann 2003, Weber 2001).

Eine behutsame und gut vermittelbare Übung ist die Achtsamkeitsübung (Reddemann 2001, S. 30), die sich besonders für akuttraumatisierte Klienten eignet.

»Ich bitte Sie jetzt, eine für Sie angenehme Körperhaltung zu finden ... Spüren Sie erst einmal, dass Ihr Körper Kontakt mit dem Boden hat. Es geht nur darum wahrzunehmen, dass Ihr Körper Kontakt hat und wo er Kontakt hat. Dabei geht es nicht um richtig oder falsch, sondern darum bewusst wahrzunehmen...

Und als Nächstes bitte ich Sie, wahrzunehmen, dass Ihr Körper atmet und dass er dabei Bewegungen macht. Registrieren Sie diese Bewegungen. Registrieren Sie, dass sich der Brustkorb sanft hebt und senkt ... Und dass die Bauchdecke sich hebt und senkt ... Und wenn Sie sehr genau wahrnehmen, dann spüren Sie auch, dass die Nasenflügel ganz kleine Bewegungen machen. Und diese Bewegungen des Körpers beim Atmen nehmen Sie einige Augenblicke lang wahr ... Beenden Sie die Übung, indem Sie wieder bewusst wahrnehmen, dass Ihr Körper Kontakt hat mit dem Boden oder dem Stuhl, und nehmen Sie Ihre Körpergrenzen achtsam wahr. Kehren Sie dann mit der Aufmerksamkeit bewusst in den Raum zurück und nehmen Sie diesen bewusst wahr.«

Achtsamkeit ist eine bestimmte Form der Aufmerksamkeit, die sich absichtsvoll und nicht wertend auf den gegenwärtigen Moment bezieht. Man kann das aktuelle Erleben beobachten ohne den Druck sofort etwas daran ändern zu müssen. Dies kann dem Klienten ein Gefühl von Selbstregulation und Kontrolle zurückgeben.

Imaginationen und innere Bilder

Neben den klassischen imaginativen Verfahren (Katathym imaginative Psychotherapie, Hypnosepsychotherapie, Traumazentrierte Psychotherapie) arbeiten mittlerweile auch andere therapeutische Schulen, wie z. B. die Gestalttherapie, mit inneren Bildern. Mit Imaginationen können in der Krisenintervention unterschiedliche therapeutische Ziele verfolgt werden (Stein 2008a). Ein Vorteil von Imaginationen ist, dass sich die Arbeit nicht auf die sprachliche Ebene beschränkt, sondern das Ausprobieren neuer Erlebnismöglichkeiten auf allen Wahrnehmungskanälen mit den begleitenden Emotionen und sinnlichen Erfahrungen gefördert wird. Unbestreitbar ist, dass Stabilisierungsarbeit mit Imaginationen bei akuter Traumatisierung (Reddemann und Sachsse 1997, Reddemann 2001, 2004, Sachsse 2004, Huber 2003, Steiner und Krippner 2006) hocheffektiv ist. Aber auch in der Trauerbegleitung sind Imaginationen sehr hilfreich (Kast 1983, 1987, Stein 2007).

Ängste und Widerstände des Klienten sind zu respektieren. Er darf zu nichts gedrängt werden Es gilt, dass eine flexible therapeutische Haltung und die Berücksichtigung der individuellen Muster und Möglichkeiten Vorrang haben. Die Imaginationen werden je nach Belastungsgrad und Zustand des Betroffenen mit oder ohne Entspannungssuggestion als genau angeleitete Übungen angeboten oder in offener Form begleitet, sodass der Klient Gelegenheit hat, die Bilder selbst zu gestalten und zu verändern. So erhält er eine Möglichkeit zur Selbstberuhigung, zum Auftanken oder zum Probehandeln. Alle Sinne (Sehen, Hören, Riechen, Spüren) werden angesprochen, um das Erleben zu intensivieren. Hat der Berater wenig Vorerfahrung bei der Arbeit mit inneren Bildern oder muss dem Kontrollbedürfnis des Klienten Rechnung getragen werden, kann man ohne vorangehende Entspannungsübung anregen, einfach in Wortbildern zu denken: »*Sie haben gesagt, dass Sie sich nirgends mehr sicher fühlen. Wie könnte denn ein Ort aussehen, an dem Sie sich geschützt fühlen?«* Man führt gleichsam ein Gespräch über eine Vorstellung, ein Bild oder eine Übung. Imaginative Stabilisierungsarbeit hat zweierlei Sinn. Sie soll einerseits beim »Auftanken« helfen, d. h. affektive Lücken, die aufgrund der aktuellen Situation entstanden sind, können durch die Erlebnisse in der Imagination aufgefüllt werden. So kann während der Imagination die Erfahrung von Sicherheit und Wohlbefinden gemacht werden. Zweitens soll sie helfen, Blockaden zu lösen. Gerade in Krisen kommt es häufig vor, dass Menschen nichts an sich heranlassen, sich verschließen und Unterstützung nicht annehmen können, obwohl sie diese besonders nötig hätten. Sie sehen das Gute und Positive, das zur Verfügung stehen würde, nicht mehr. Imaginationen helfen dabei, sich wieder zu öffnen und Zugang zu eigenen Ressourcen zu finden.

Folgende Übungen eignen sich zur Stabilisierungsarbeit (▶ Kasten 5.16): Ein »sicherer Ort« kann als eine Art gutes, nicht persönliches inneres Objekt verstanden werden (Reddemann und Sachsse 1997). Das innere Bild gibt Sicherheit und Vertrauen, ermöglicht die Erfahrung von Selbsttröstung und bietet eine Unterstützung bei der Rückgewinnung von Kontrolle über das eigene Leben. Ähnliche Motive sind der »Ort zum Wohlfühlen« oder der »innere Garten« (Huber 2003). »Innere Helfer« oder ein »Innerer Beistand« bzw. »hilfreiche oder weise Gestalten« sind Repräsentanten guter innerer Objekte. Sie vermitteln Trost und Rat. Sie können entwicklungsfördernde Impulse geben, stehen als innere Dialogpartner bereit und helfen dadurch auch bei der Distanzierung. Sie wirken auch innerer Einsamkeit entgegen (Reddemann und Sachsse 1997, Steiner und Krippner 2006). »Innere Helfer« können Personen, Tiere, Orte oder Zeichen der Kraft sein. Das Motiv »Frieden mit sich selbst schließen« unterstützt den Menschen, der in der Krise oft ganz in seiner negativen Selbstbewertung gefangen ist, darin, sich an Lebensabschnitte zu erinnern, in denen er zufrieden mit sich war, in denen er die Erfahrung von Kompetenz machen konnte, und regt in der Folge an, die damals vorhandenen Fähigkeiten auch in der jetzigen Situation zu nutzen. Dabei pendelt man zwischen negativem Affektzustand und positiver Ressourcenvorstellung (Wöller und Kruse 2015). Bei allen Übungen ist es wesentlich, die Vorstellung möglichst konkret und lebendig werden zu lassen und die Wahrnehmung mit allen Sinnesqualitäten anzuregen. Bei der »Baumübung« wird der Klient aufgefordert, sich in einer angenehmen Landschaft einen Baum vorzustellen (Weitere Anleitung ▶ Kasten 5.16).

Kasten 5.16: Imaginationen zur Stabilisierung

- Der sichere Ort: »Stellen Sie sich einen Ort vor, an dem Sie sich ganz sicher (und geborgen) fühlen«, eventuell: »Geben Sie dem Ort eine Begrenzung Ihrer Wahl, die so beschaffen ist, dass nur Sie bestimmen können, welche Lebewesen an diesem Ort sein dürfen.«
- Innerer Helfer – hilfreiche Gestalt – weise Gestalt: Man kann den sicheren Ort einstellen und dazu anregen, an diesen Ort einen inneren Helfer oder

eine weise Gestalt einzuladen, oder man geht entlang der Lebensstraße auf die Suche nach hilfreichen Gestalten in die Vergangenheit zurück.
- Innerer Garten: »Stellen Sie sich einen Garten vor, den sie ganz nach ihren Vorstellungen und Wünschen gestalten können.«
- Ein Ort, an dem man sich wohlfühlen kann: »Stellen Sie sich einen Ort vor, an dem Sie sich ganz wohl und geborgen fühlen.«
- Frieden mit sich selbst schließen: Es wird angeregt, sich an eine Situation zu erinnern, in der man mit sich sehr zufrieden war. Dann wird angeregt, dass man sich die eigene Person in der jetzigen Krise vorstellt. Man schlägt vor, sich von der Person, die zufrieden mit sich ist, Unterstützung zu holen.
- Baumübung: Es wird angeregt, den Baum mit allen Sinnen wahrzunehmen, mit dem Baum in Kontakt zu treten, sich anzulehnen oder mit dem Baum eins zu werden. Dann wird angeleitet, die Kraft der Wurzeln zu spüren, die Nahrung der Erde ebenso wie das Licht und die Wärme der Sonne aufzunehmen.

Realitätstraining

Klienten in schweren Krisen oder nach einer akuten Traumatisierung können vorübergehend den Kontakt zur Realität verlieren. Dies kann sich in dissoziativen Zuständen (▶ Kapitel 3.3.2), in Panikattacken oder als paranoide Verkennung mit Aggression auch gegen Bezugs- und Betreuungspersonen äußern. Differenzialdiagnostisch sollte bei solchen Ausnahmezuständen jedenfalls ein nachvollziehbarer Zusammenhang zum Krisenauslöser, z. B. einer Gewalttat, bestehen und vorbestehende psychiatrische Krankheiten ausgeschlossen werden. Mit Hilfe des Realitätstrainings (Schnyder und Sauvant 1993) wird versucht, die momentan beeinträchtigten Ich-Funktionen, wie Wahrnehmung, Denken, Abwehr, Fähigkeiten zur Selbst- und Beziehungsregulation (Ermann 2007) soweit zu stützen, dass der Klient wieder Kontakt zur Realität bekommt. Der Klient wird z. B. aufgefordert, aufzustehen, den Boden unter den Füßen zu spüren, durch den Raum zu gehen, aufzustampfen, Arme und Beine abzuklopfen oder das Gesicht zu reiben. Wenn der Klient verbal nicht erreichbar ist, muss er laut und entschlossen angesprochen werden, um den Kontakt wieder herzustellen: »*Herr Müller, Sie sind hier im Kriseninterventionszentrum in Wien, ich bin Herr Stein, Ihr Therapeut. Können Sie mich verstehen? Sehen Sie mich an.*« Eine ähnliche Funktion hat die Technik des Dissoziationsstopps (Sachsse 2004). Es kann passieren, dass traumatisierte Personen aus der Realität aussteigen (Derealisation) oder neben sich stehen (Depersonalisation), sie verlieren den Kontakt zum Gegenüber und erleben Flash-Backs (▶ Kap. 3.3.2). In dissoziativen Zuständen machen Menschen quälende Erfahrungen von Ausgeliefertsein und Ohnmacht. Sie müssen darin unterstützt werden, diese Zustände möglichst rasch zu beenden. Geht der Kontakt verloren, kann der Berater zunächst versuchen, so wie oben beschrieben durch laute und deutliche Definition der Situation (Zeit, Ort, Person) den Bezug zur realen Situation wiederherzustellen. Entscheidend ist, dass man dabei gerade nicht einfühlsam ist (z. B. unterbleibt die Frage »Wie geht es Ihnen«), da dies die momentane Regression fördern würde. Andere Techniken, die störend wirken und damit helfen können, dissoziative Zustände zu beenden, sind das Reframing (siehe »Würdigung der Krise«) und das Verordnen des Symptoms: »*Das machen Sie sehr gut, dieses Hin- und Herwiegen*«. Die Rücklauftechnik (Sachsse 2004) leitet sich von der Bildschirmtechnik, die weiter unten beschrieben wird, ab. Der Klient wird instruiert, den inneren Film anzuhalten und rückwärts zu spulen. Nachdem der dissoziative Zustand abgeklungen ist, kann ein Ortswechsel sinnvoll sein. Berater und Klient gehen gemeinsam ein paar Schritte im Vorraum, am Gang oder vor dem Haus.

Kasten 5.17: Stabilisierung und Stützung

- Würdigung der Krise
- Entspannungsübungen
- Stabilisierende Imaginationen
- Realitätstraining

Distanzierung

Die Gefühle in der Krise können oft so überwältigend sein, dass Klienten sich ohne Hilfe nicht aus ihrer affektiven Einengung befreien können. Der Klient ist vom Krisengeschehen ganz gefangen genommen. Vergangenheit und Zukunft sind von der Krise überschattet, positive Perspektiven fehlen. Dadurch sind Betroffene nicht mehr in der Lage, sich einen Überblick über die Situation zu verschaffen, rationale Überlegungen anzustellen und dementsprechend zu handeln. In diesem Fall muss der Klient darin unterstützt werden, einen Abstand zur aktuellen Problematik herzustellen. Es soll ermöglicht werden, das Krisengeschehen aus der Distanz zu betrachten und die Situation zu reflektieren. Dabei steht die Unterstützung kognitiver Prozesse im Vordergrund. Kognitive Funktionen sind jene geistigen Prozesse – Aufmerksamkeit, Wahrnehmung, logisches Denken und Urteilsfindung – die dem Erwerb von Wissen zugrunde liegen. Beim Einsatz distanzierender Techniken (▶ Kasten 5.18) ist vom Berater darauf zu achten, dass der Betroffene tatsächlich Distanz herstellen kann, d. h. diese Interventionen sollten nicht regressionsfördernd oder affektverstärkend sein. Man ist dabei in seiner Haltung klar und direktiv. Um den Effekt distanzierender Techniken abschätzen zu können, kann es hilfreich sein, die subjektive Belastung auf einer Skala von eins (keine Belastung) bis zehn (maximale Belastung) vor und nach der Intervention bewerten zu lassen. Der Vorteil liegt darin, dass auf diese Art und Weise auch geringfügige positive Veränderungen wertgeschätzt werden können.

Gedankenstopp

Negative Gedankengänge entwickeln gelegentlich eine Eigendynamik, aus der der Betroffene sich ohne Unterstützung von außen nicht befreien kann (Gedankenkreisen, ständiges Grübeln). In diesem Fall ist es sinnvoll die verhaltenstherapeutische Technik des Gedankenstopps anzuwenden. Man fordert den Klienten auf, die negativen Gedankengänge zu unterbrechen und sich gezielt anderen Gedanken oder Tätigkeiten zuzuwenden, um sich von ihnen abzulenken. Der Berater kann den Klienten mit einer gezielten Ablenkung beruhigen, indem er das Thema wechselt.

Die »Fünf Säulen der Identität«

Dieses integrative Identitätskonzept (Petzold 1992, 1998) kombiniert auf sehr kreative Weise diagnostische und therapeutische Elemente. Es beschreibt 5 Lebensbereiche durch die sich die Identität konstituiert und im weiteren Leben gestützt wird. Diese sind: Leiblichkeit – Soziales Netzwerk – Arbeit, Leistung, Freizeit – Materielle Sicherheit – Werte. Die Bereiche werden mit dem Klienten gemeinsam erfasst und besprochen. Man kann sie auch in kreativer Form z. B. durch eine Zeichnung darstellen lassen. Die Krise wird in Bezug auf die betroffenen Dimensionen betrachtet. Dies ist ein kognitiver Prozess, der per se hilft, Abstand zu gewinnen. Welche Säulen sind noch relativ stabil und können Halt und Sicherheit geben, welche sind besonders betroffen, in welchem Bereich besteht unmittelbarer Handlungsbedarf? Zu erkennen, dass nicht alles im Leben von der Krise betroffen ist und dass Ressourcen vorhanden sind, die bei der Bewältigung hilfreich sein können, unterstützt die Distanzierung. Eine besondere Bedeutung hat auch die Reihenfolge der 5 Säulen. So ist es nicht selten, dass bei schweren Traumatisierungen oder bei suizidalen Krisen das Festhalten an zentralen Werten den Klienten vor dem vollständigen Zusammenbruch bewahrt.

Innerer Helfer, hilfreiche Gestalt

Wenn es dem Betroffenen gelungen ist – sei es im Gespräch oder in einer Imagination – sich zur Stabilisierung eine »hilfreiche Gestalt« vorzustellen, kann in dieser Phase der Krisenintervention ein Dialog angeregt werden. Der Klient kann den inneren Helfer zu unklaren Aspekten der Krise befragen und dessen Meinung dazu einholen. Ähnliche Möglichkeiten bieten sich, wenn die Krise aus der Sicht einer anderen Person oder aus einer anderen zeitlichen Perspektive betrachtet wird. Damit wird ein innerer Reflexionsprozess angeregt. Unterschiedliche, auch widersprüchliche Aspekte des Krisengeschehens werden berücksichtigt. Der Blick von außen unterbricht das Gefangensein in der eigenen Gefühlswelt. Handlungsfähigkeit – »ich kann über meine Situation nachdenken« – unterbricht vorübergehend die Dynamik von Hilflosigkeit und Ohnmacht. Dies kann in weiterer Folge auch für die Problemlösung genutzt werden.

Filmvorführung

Die Technik der »Filmvorführung« leitet sich von der Bildschirmtechnik aus der Traumatherapie ab (Sachsse und Reddemann 1998). Klient und Berater sehen sich das Krisengeschehen wie einen Film im Fernsehen oder im Kino an. Der Klient hat eine Fernbedienung zur Verfügung, mit der er das Bild anhalten, zurückspulen oder ausschalten kann. Es kann zusätzlich vorgeschlagen werden, die Intensität der erlebten Emotionen gleichsam mit einem Lautstärkenregler zu beeinflussen (Sachsse 2004). Die Ereignisse können dadurch von außen betrachtet werden. Der Berater achtet darauf, dass der Klient in der aktuellen Beratungssituation nicht in das Filmgeschehen involviert wird. Der Betroffenen steuert selbst, was er sich zumuten kann und möchte, und gewinnt so Kontrolle über sein inneres Geschehen zurück.

Zeitprojektion

Bei dieser Technik wird angeregt einen Blick aus der Zukunft, in der die Krise überstanden sein wird, auf die jetzige Situation zu richten. Dies eröffnet neue Perspektiven. Alternativ ist es auch möglich, sich in die Vergangenheit zu versetzen. Der Betroffene begibt sich so in eine Zeit, in der er nicht mehr vom Krisengeschehen gefangen sein wird oder noch nicht davon gefangen war. Er kann sich wieder als handlungsfähigen, aktiven Mensch erleben und überprüfen, was früher an Fähigkeiten und Ressourcen zur Verfügung stand oder vermutlich wieder verfügbar sein wird. Diese Übung kann in abgewandelter Form auch bei der Beendigung einer Krisenintervention hilfreich sein. Man stellt sich die Frage, wie sich das Leben in einem angemessenen Abstand zur Krise gestalten wird und wie man dann retrospektiv seine Krise betrachten wird. Daran angeschlossen werden Überlegungen über den zukünftigen Umgang mit Krisen.

Sich vom inneren Gepäck zu distanzieren

Der Klient wird angeregt, sich vorzustellen, mit viel Gepäck eine Wanderung in einer schönen Landschaft zu unternehmen. Er soll dann einen Platz suchen, an dem er das Gepäck ablegen und sich erholen kann. Dies stellt eine Möglichkeit dar, sich bewusst zu werden, welche Lasten man mit sich trägt und in Folge zu überprüfen, ob nicht manches davon zurückgelassen werden kann. Auch die durch diese Übung vermittelte Erfahrung erweitert die Perspektiven über die Einengung der aktuellen Krise hinaus.

Krisentagebuch

Durch das Führen eines Tagebuchs kann an Lebensübergängen, bei Lebensveränderungen, aber auch bei Verlusten der Reflexionsprozess angeregt und intensiviert werden (Dross 2001), sofern das Schreiben bzw. diese Art des Nachdenkens über sich selbst dem Klienten vertraut oder zumindest zugänglich ist. Das Niederschreiben tabuisierter und schwer verbalisierbarer Gedanken und Gefühle, etwa Suizidideen, Rachewünsche oder Hass und Neid, kann sehr entlastend sein. Prinzipiell sollte das Tagebuch von keiner anderen Person gelesen werden. An Hand des geschriebenen Textes kann aber ein Austausch über Gedanken und Gefühle, die bisher nicht besprechbar waren, in Gang kommen.

Trennungs- und Trauerprozesse können durch das Schreiben von Briefen an die verlorene Person unterstützt werden. Das unzensierte Schreiben ermöglicht, sich bisher nicht zugängliche Gedanken und Gefühle, wie z. B. Wut auf eine verstorbene Person oder den Partner, von dem man verlassen wurde, einzugestehen und bewusst zu machen. Ob in Trennungskrisen diese Briefe dann tatsächlich an den Adressaten geschickt werden, sollte in einem weiteren Schritt gemeinsam vom Klienten und Berater überlegt werden.

Tresorübung – Wegpacken – Container-Technik

Wenn nach akuten Traumatisierungen die intrusiven Symptome, also Albträume und Flash-Backs sehr belastend sind und nicht abklingen, ist dies eine Indikation für die Tresorübung (Reddemann 2001, Sachsse 2004). Diese Übung hilft dabei, Dinge, die momentan zu belastend sind, wegzupacken. Es ist also ein Vorgang des bewussten Verdrängens oder Spaltens. In einem ersten Schritt wird angeregt, belastendes Material auf ein Foto, einen Film oder eine Tonbandkassette zu projizieren. Diese werden anschließend in einen Safe oder Tresor, zu dem nur der Klient Zugang hat, gesperrt. Der Tresor sollte in einem Raum sein, der sich nicht im Wohnbereich des Klienten befindet und der ebenfalls versperrt wird. Manche Klienten entwickeln dabei sehr ausgeklügelte Sicherungssysteme.

Auch in anderen Krisen kann diese Übung hilfreich sein, besonders dann, wenn die Gedanken ausschließlich um die Krise kreisen, einen nicht loslassen und nicht zur Ruhe kommen lassen und/oder am Einschlafen hindern. Auch in diesen Fällen versucht man sich vorzustellen, die belastenden Umstände, Gedanken oder Körperempfindungen einfach in einen verschließbaren Behälter zu geben und damit frei zu werden, an Anderes zu denken oder Anderes zu tun. Das Krisenmaterial kann später nach eingetretener Stabilisierung in der Therapiestunde wieder entnommen werden, um an bestimmten Aspekten der Krise oder an konkreten Veränderungen zu arbeiten.

Kasten 5.18: Distanzierung

- Gedankenstopp Unterbrechen quälenden Gedankenkreisens durch Ablenkung.
- Fünf Säulen der Identität: Leiblichkeit – Soziales Netzwerk – Arbeit, Leistung, Freizeit – Materielle Sicherheit – Werte.
- Dialog mit dem inneren Helfer oder einer weisen Gestalt oder die Betrachtung der Krise aus der Perspektive einer anderen Person: »*Stellen Sie sich vor, Sie würden einer weisen Gestalt (Ihrem inneren Helfer) begegnen, vielleicht*

möchten Sie sich mit dieser Person über Ihre jetzige Situation austauschen (vielleicht möchten sie diese Person etwas fragen).«
- Filmvorführung: *Das Krisengeschehen wird wie ein Film im Kino angesehen. Der Klient beschreibt, was er auf der Leinwand sieht.*
- Zeitprojektion: »*Stellen Sie sich vor, Sie würden in einem Jahr auf die jetzige Zeit zurückblicken...*«
- Sich vom inneren Gepäck distanzieren: *Es wird angeregt sich vorzustellen, beladen mit Gepäck eine Wanderung zu unternehmen. Es soll dann ein Platz gefunden werden, an dem man das Gepäck ablegen kann. Nachdem man sich erholt hat, kehrt man zum Gepäck zurück und überprüft, was man davon noch unbedingt benötigt, um die Wanderung fortsetzen zu können.*
- Krisentagebuch: *Niederschreiben von Gedanken und von Gefühlen im Zusammenhang mit der Krise.*
- Schreiben fiktiver Briefe, *z. B. an verstorbene Personen oder an Partner, die sich getrennt haben.*
- Tresorübung (nach akuter Traumatisierung): *Es wird angeregt, belastendes Material (in Form von Videobändern, Fotos etc.) in einen Safe oder Tresor zu sperren, zu dem nur der Klient Zugang hat.*
- Container-Technik: *es wird angeregt, die belastenden Umstände oder Gedanken oder Körperempfindungen für den Augenblick einfach in einen verschließbaren Behälter wegzugeben und damit frei zu werden, an Anderes zu denken oder Anderes zu tun.*

Zugang zu den mit der Krise verbundenen Gefühlen ermöglichen

Affekte, besonders solche, die als negativ erlebt werden wie Ängste, Wut, Schuld- und Schamgefühle tragen zu einem beträchtlichen Teil zum Leidensdruck in Krisen bei. Die Arbeit mit Affekten ist in der Krisenintervention auch deshalb so wichtig, weil sie die interpersonellen Beziehungen steuern und in ihrer Signalfunktion den Zugang zu den aktuellen, bewussten wie unbewussten Konflikten ermöglichen oder jedenfalls erleichtern und damit ein Schlüssel zum Verständnis der Krise sind (vgl. Wöller und Kruse 2015). Steht anfänglich eher die emotionale Entlastung im Vordergrund, geht es im weiteren Prozess vor allen Dingen darum auch widersprüchliche Gefühle, die vom Betroffenen als verwirrend und belastend erlebt werden, wahrnehmen, durchleben und einordnen zu können (▶ Kasten 5.19). Dabei benötigt er ein Gegenüber, das diese Gefühle akzeptieren, verstehen und aushalten kann. In vielen Krisen müssen bestimmte Aspekte einer konflikthaften Beziehung oder eines Problems bzw. die Gefühle, die damit verbunden sind (z. B. Zorn, Schuld- und Schamgefühle), zunächst abgewehrt werden. Oft nimmt der Berater dies als eine Stimmungsqualität des Gesprächs in Form nonverbaler Kommunikation und/oder als ein Gegenübertragungsgefühl wahr. Der Berater muss sich dann entscheiden, ob er diese Stimmung aufgreift, empathisch spiegelt und benennt, unter Umständen sogar aktiv auf das Nichtvorhandensein dieser Gefühlsqualitäten hinweist oder zunächst akzeptiert, dass der

Klient über bestimmte Emotionen noch nicht sprechen kann, weil dies momentan zu belastend für ihn ist. Der Umgang mit diesem Problem hängt in hohem Maße vom Verlauf des Prozesses ab und kann nicht allgemeingültig beantwortet werden. Die richtige Balance zwischen Schonung, Stützung und Konfrontation zu finden, erfordert jedenfalls ein gutes Einfühlungsvermögen und große Sensibilität seitens des Beraters. Zusätzlich muss er sich klar werden, ob die in ihm während der Beratung entstehenden Gefühle hauptsächlich mit dem inneren Erleben des Klienten zu tun haben, das durch dessen Mitteilungen, Verhalten, Mimik und Gestik spürbar wird, oder ob sie eher eigenen inneren Prozessen zuzuordnen sind (▶ Kap. 5.3.1). So fehlen am Beginn einer Trennungskrise bei Klienten, die verlassen wurden, manchmal die Aggressionen auf den Partner. Die im Berater entstehende Wut könnte nun einerseits das innere emotionale Geschehen des Klienten widerspiegeln, der momentan nicht in der Lage ist, diese Wut zuzulassen. Es könnte aber auch vorkommen, dass sie mit einer eigenen nicht verarbeiteten Trennungsgeschichte des Beraters in Verbindung steht.

Grundsätzlich sei aber nochmals auf die bereits zitierte Studie (James und Gilliland 2001) hingewiesen, wonach die persistierende Abwehr emotionaler Reaktionen den Verlauf einer Krise negativ beeinflussen und potenzielle Gefährdungen verstärken kann. Klienten sollen also darin unterstützt werden, Gefühlen, die sie noch nicht benennen können, einen Namen zu geben und sie dadurch erkennbar zu machen (Klarifizierung). Auch bedrohliche Affekte können dann etwas von ihrer Gefährlichkeit verlieren. Wenn Affekte nur vage ausgedrückt werden, sollten sie so präzise wie möglich herausgearbeitet werden (Wöller und Kruse 2015). Manchmal ist es sinnvoll dem verunsicherten Klienten unterschiedliche Affektqualitäten zur Auswahl anzubieten: *»fühlten sie sich eher enttäuscht und gekränkt oder eher traurig«*. Entscheidet man sich auf der Basis einer ausreichend tragfähigen Beziehung für ein Vorgehen, das das Affekterleben intensiviert, kann z. B. versucht werden, sich ein »aktuell vorherrschendes Gefühl« genau beschreiben zu lassen, eventuell auch nach den damit verbundenen Körpersensationen zu fragen oder umgekehrt zu einer bestimmten Körperwahrnehmung (Verspannungen, Schmerzen) ein Gefühl assoziieren zu lassen: *»Wenn Sie diesen Schmerz spüren, welches Gefühl taucht dann bei Ihnen auf?«* (▶ Kasten 5.19). Solche Interventionen sind bei entsprechender Erfahrung des Therapeuten auch in Imaginationen möglich. In Kapitel 5.4.1 (Krisenintervention nach dem Tod nahestehender Menschen) werden weitere Interventionsmethoden, die bei der affektiven Verarbeitung eines Verlustes hilfreich sein können, beschrieben (▶ Kap. 5.4.1).

Arbeit mit Träumen

Menschen, die Verluste erlebt haben, berichten oft von intensiven Träumen. Träume geben einen Hinweis darauf, in welcher Phase der Krise oder des Trauerprozesses sich die Person befindet. Sie ermöglichen einen Zugang zu Gefühlen, die bis dahin abgewehrt werden mussten, und verdeutlichen zuvor nicht bewusste Aspekte einer Krise. Manchmal eröffnen sich in Träumen auch neue Perspektiven und Lösungsansätze. Besonders nach Verlusten ist es daher sinnvoll, nach Träumen zu fragen und diese erzählen zu lassen. Manchen Menschen ist diese Form des Zugangs zu ihrer Innenwelt zunächst unvertraut und sie können mit den Trauminhalten nicht viel anfangen. Es hilft dann, wenn der Berater vermittelt, dass er die Träume ernst nimmt und deren Inhalt für wertvoll hält. Manchmal ist es wichtig zu erklären, wie Träume entstehen und dass sie oft bedeutende Botschaften unseres Unbewussten sind. Es ist ratsam, dass sich der Berater mit Deutungen, also Aussagen darüber, was die Träume seiner Meinung nach ausdrücken könnten, zurückhält und sich mehr daran orientiert, was dem Betroffenen zum Trauminhalt einfällt. Sehr tiefgehende Deutungen von unbewusstem Material sprengen, sofern sie dem Klienten nicht unmittelbar zugänglich sind, ohnehin den Rahmen einer Krisenintervention und könnten ihn unnötigerweise verunsichern und destabilisieren.

Kasten 5.19: Zugang zu den Gefühlen, die mit der Krise verbunden sind

- Empathisches Spiegeln von Affekten
- Die Stimmung des Gesprächs aufgreifen, affektives Erleben benennen
- Klarifizierung von Gefühlen
- Bei ausreichend tragfähiger Beziehung Affekterleben intensivieren
- Nonverbale Kommunikation beachten und das Fehlen bestimmter Gefühle ansprechen
- Das aktuelle Gefühl mit den körperlichen Begleiterscheinungen genau beschreiben lassen
- Eine Körperwahrnehmung verdichten und das entsprechende Gefühl dazu auftauchen lassen
- Arbeit mit Träumen und Imaginationen

Fallbeispiel Monika

Monika schildert einen Traum, den sie während ihres Urlaubs hatte: Sie sieht ihr Baby im Ultraschall. Das Kind macht ihr Vorwürfe, dass sie nicht gut genug für es gesorgt hätte. Sie meint, dieser Traum bestätige ihr nur, dass sie schuld am Tod des Kindes sei. Dieses Gefühl quält sie. Sie erzählt, dass sie sich in der Schwangerschaft sehr belastet und angespannt gefühlt hat. Als sie daran zurückdenkt, wird ihr allerdings auch bewusst, wie schwierig die Situation gewesen ist und dass ihr Freund sie damals vollkommen im Stich gelassen hat. Da er nicht wollte, dass sie erzählt, von wem das Kind ist, war sie in einem Loyalitätskonflikt und konnte daher auch mit niemandem sonst darüber reden. Sie fühlte sich sehr alleingelassen. Diese Erkenntnis relativiert die Schuldgefühle und sie empfindet erstmals auch große Wut auf ihren Partner.

Problemaktivierung, Klärung, Konfrontation und Problemlösung

Besonders bei den Lebensveränderungskrisen steht die Verdeutlichung und Bearbeitung von Konflikten im Vordergrund (▶ Kasten 5.20). Das Problem (z. B. Schwierigkeiten in der Beziehung) muss aktiviert sein, und im Hier und Jetzt so zur Entfaltung kommen, dass es veränderbar wird. Dies ist in Krisen ohnehin meist der Fall. Die Aufmerksamkeit des Klienten muss auf das aktuelle Erleben, die Ängste und die u. U. problematischen Verhaltensweisen gelenkt werden. Hilfreich ist, auf emotional bedeutsame Aspekte zu achten, die Probleme detailliert schildern zu lassen, nach Einfällen zu fragen und Vermutungen und Fantasien anzuregen. Manchmal müssen Angaben des Klienten auch vorsichtig hinterfragt werden (Wöller und Kruse 2015). Ziel der Klärung ist, Verständnis für die neue und unklare Situation und die damit verbundenen bewussten und unbewussten, zum Teil widersprüchlichen Tendenzen, Erlebnisweisen, Erinnerungen und Emotionen zu entwickeln. Wenn das Verständnis für Ängste, Behinderungen, Vermeidungen und Widerstände geweckt ist, kann konkreter an deren Beseitigung und an der Problemlösung gearbeitet werden. Copingstrategien können erweitert, differenziert und verändert werden. Neue kreative Lösungen für Problemsituationen können gefunden werden und durch Probehandeln versuchsweise umgesetzt werden.

Sowohl der Dialog mit dem inneren Helfer oder mit einer weisen Gestalt, als auch die Betrachtung der Krise aus einer anderen zeitlichen Perspektive können im Sinne der Klärung und Problemlösung genutzt werden. Das phantasierte Gegenüber wird zu auftauchenden Fragen, Unklarheiten und zu neuen Lösungsansätzen befragt. So können unterschiedliche Seiten eines Konflikts abgewogen oder ein Problemansatz nochmals auf seine Sinnhaftigkeit überprüft werden. Auch unklare Aspekte einer Beziehung können deutlicher werden.

Rollenspiele

In Rollenspielen kann eine Konfrontation mit einem realen Konfliktpartner (z. B. mit dem Chef oder dem Partner) antizipiert werden. Ebenso kann eine problematische, angstbesetzte Situation (z. B. eine Prüfung) vorgestellt und probeweise durchgespielt werden. Wahlweise kann der Betroffene beide Rollen übernehmen oder der Berater nimmt die Position des Gegenübers ein. Je nach Problemlage kann der Klient sich überlegen, was er dieser Person mitteilen möchte oder offene Fragen ansprechen und so in einen Dialog treten. Die Situation kann immer wieder in unterschiedlichen Varianten durchgespielt werden, bis sich eine befriedigende Lösung ergibt. Ein Lösungsansatz muss aber sowohl dem Betroffenen als auch dem Berater realistisch und angemessen erscheinen, bevor er in der Realität umgesetzt wird. Auch befürchtete negative Reaktionen der Person, mit der der Konflikt besteht, Abweisung und Kränkung sollen ausphantasiert werden. Im Sinne einer Desensibilisierung werden diese in der realen Situation dann unter Umständen weniger unangenehm empfunden und können besser ertragen werden.

Auch mit einem verlorenen Menschen (nach Todesfällen und Trennungen) kann auf diese Art und Weise Kontakt aufgenommen werden, sei es um ihm noch etwas mitzuteilen, etwas zu fragen oder um Abschied zu nehmen.

Arbeit mit Anteilen

Diese aus dem Psychodrama, der Gestalttherapie, aber auch aus imaginativen Verfahren bekannte Technik (Dorrmann 1991; Ladenbauer 2000) hilft widersprüchliche innere Tendenzen und Ambivalenzen zu verdeutlichen und zu bearbeiten. Unterschiedlichen Persönlichkeitsanteilen, Bedürfnissen oder Zielvorstellungen wird Gestalt gegeben (*z. B. jener Person, die so sehr am Partner hängt und sich ein Leben ohne ihn nicht vorstellen kann, und jener, die ein eigenständiges Leben führen will; oder dem Anteil, der unbedingt eine Prüfung machen möchte, und dem, der meint Ruhe und Erholung zu benötigen*). Die unterschiedlichen Gestalten können z. B. auf einen leeren Stuhl projiziert oder imaginiert werden. Im Konfliktgespräch sollen alle Seiten zu Wort kommen. Die Auseinandersetzung darf nicht ausschließlich auf einer rationalen Ebene stattfinden, aber auch nicht nur von heftigen Emotionen bestimmt werden. Beide Elemente müssen ihren Platz haben. Durch das Verständnis, dass alle beteiligten Persönlichkeitsanteile und die durch sie ausgedrückten Bedürfnisse eine wichtige Funktion haben, kann ein Kompromiss gefunden werden, der den widersprüchlichen Tendenzen gerecht wird. Lösungsmöglichkeiten können ausgehandelt oder eine Seite dazu bewegt werden, ihre Wünsche und Bedürfnisse für den Moment zu relativieren und zurückzustellen. Diese Methode kann auch Einsicht in die vor- und unbewussten Motive, die unser Handeln in einer derartigen Situation leiten, ermöglichen.

Wunderfrage

Die »Wunderfrage« (de Shazer et al. 1988) und der »Zauberladen« (Schwarz, persönliche Mitteilung) sind Techniken, die eine Antizipation von Problemlösungen unterstützen: »*Wir beide wissen, dass es keine Wunder gibt, aber machen wir doch ein kleines Experiment. Was wäre, wenn Sie morgen aufwachen, es wäre ein Wunder geschehen und die Krise wäre ausgestanden, was hätte sich alles verändert?*« Oder: »*Wir beide wissen, dass es keine Zauberei gibt, aber angenommen, Sie könnten in einen Zauberladen gehen und sich drei Dinge aussuchen, die Ihnen helfen würden, Ihre Krise zu meistern, was würden Sie wählen?*« Es wird damit verdeutlicht, was sich verändern müsste, damit die Krise als bewältigt betrachtet werden kann und welche Strategien dazu notwendig wären. Diese Technik eignet sich natürlich nur für jene Krisen, bei denen es um Veränderungen geht, die grundsätzlich vom Klienten beeinflussbar sind, nicht jedoch bei unwiederbringlichen Verlusten oder Traumata.

Kasten 5.20: Konfrontation und Klärung

- Der Fokus liegt auf dem aktuellen Problem, Problemaktivierung.
- Innerer Dialog mit einer weisen Gestalt oder einem innerem Beistand: »Stellen Sie sich vor, Sie würden einer weisen Gestalt begegnen, vielleicht möchten Sie diese Person um Hilfe oder Rat in Ihrer jetzigen Situation bitten.«
- Zeitprojektion: »Stellen Sie sich vor, Sie würden in einem Jahr auf die jetzige Zeit zurückblicken...«
- Rollenspiel: Begegnung mit dem realen Konfliktpartner oder dem verlorenen Menschen, Einstellen einer problematischen Situation, Rollentausch.
- Arbeit mit Anteilen: Verschiedenen Aspekten und Tendenzen eines Problems wird Gestalt gegeben.
- Wunschfrage, Zauberladen
- Arbeit mit Träumen

Fallbeispiel Monika

Nach der Stunde, in der sie den Traum erzählt hat, entschließt sich Monika, ihrem Partner ein Ultimatum zu stellen. Sie schreibt ihm einen Brief, in dem sie ihn auffordert sich zu entscheiden, ob er weiterhin mit ihr zusammenbleiben wolle und bereit sei, sich von seiner Frau zu trennen. Er reagiert nicht auf diesen Brief, was sie sehr zornig macht. Nach wie vor ist die Ambivalenz allerdings sehr groß. Sie sagt, einerseits hasse sie ihn regelrecht, weil er sie im Stich gelassen hat, andererseits fühlt sie sich immer noch zu ihm hingezogen. Sie schildert, wie harmonisch das Zusammensein mit ihm ist, weil er sie wie kein anderer Mensch verstehe. Der Berater weist sie darauf hin, dass es derzeit scheinbar zwei sehr widersprüchliche Tendenzen in ihr gäbe. Sie beginnt zu weinen. Auf die Frage, was sie jetzt so traurig mache, erinnert sie sich, dass es ihr als sie sieben Jahre alt war, über einen längeren Zeitraum sehr schlecht gegangen ist. Damals bestand der Verdacht auf eine rheumatische Erkrankung und sie war körperlich sehr eingeschränkt. Sie konnte sich nicht bewegen und nicht mit den anderen Kindern spielen. Ihre Eltern waren aber ganz auf ihren jüngeren Bruder konzentriert, der kurz zuvor eine lebensbedrohliche Hirnhautentzündung hatte. Niemand hat sich um sie gekümmert und sie fühlte sich sehr einsam. Bis heute glaubt sie, körperlich eingeschränkt zu sein. Die meisten ihrer Freunde sind sportlich, sie kann oft nicht mithalten und schämt sich dafür. Dieser Umstand verbindet sie ganz besonders mit Franz, der Multiple Sklerose hat, auch keinen Sport betreiben kann und sehr verständnisvoll mit ihrer gelegentlich auftretenden körperlichen Schwäche umgeht. Sie zeigt sich sehr überrascht, welch hohe Bedeutung die Vorstellung hat, dass sie körperlich schwach sei, obwohl sie eigentlich nicht mehr krank ist. Meist fühlt sie sich sogar sehr vital. Sie erkennt, dass sie diese Vorstellung eigener Schwäche an Franz bindet.

In der Folge wird zur weiteren Klärung eine Imagination vorgeschlagen (diese Auseinandersetzung hätte auch in einem Rollenspiel angeregt werden können): Sie wird aufgefordert, sich eine Begegnung mit dem Freund vorzustellen. Sie soll sich einen Ort wählen, an dem sie sich wohl fühlt. Sie befindet sich auf einer Sommerwiese in einer Gegend, in der sie gemeinsam ein paar angenehme Tage verbracht hatten. Sie gehen spazieren, es ist sehr schön. Sie meint, jetzt könnten wir schon zu dritt sein und beginnt zu weinen. Auch er weint und antwortet, dass dies nicht ihre letzte Chance war. Zunächst macht sie das noch trauriger, dann aber auch sehr wütend. Sie will, dass er sie in Ruhe lässt. Da er trotz ihrer Aufforderung nicht geht, verlässt sie ihn und sucht sich einen ruhigen Platz im Wald, wo sie sich plötzlich viel freier fühlt. Im Nachgespräch stellt sie fest, dass sie sich wie ein Teil von ihm gefühlt hat. Sie will aber jetzt ihr eigenes Leben führen. Offenbar hilft ihr diese Imagination dabei, eine innere Trennung von einem Idealbild der Beziehung, vermutlich auch von einer idealisierten Vatervorstellung zu vollziehen. Sie kann ihre Verschmelzungsphantasien aufgeben. In der Folge distanziert sie sich zunehmend von ihrem Freund. Sie besteht die Aufnahmeprüfung in der Schule und lernt einen anderen Mann kennen.

5.3.10 Abschluss der Krisenintervention

Eine Krisenintervention wird in der Regel nach fünf bis maximal zehn Sitzungen abgeschlossen (▶ Kasten 5.21). Das Ende der Intervention muss also von Anfang an mitbedacht werden und auch dem Klienten gegenüber thematisiert werden. Günstigstenfalls wird bereits mit der Vereinbarung des Kontrakts die ungefähre Dauer der Intervention festgelegt. Der Abschluss ist sorgfältig vorzubereiten und darf nicht erst in der letzten Stunde zum Thema gemacht werden. Es ist nicht immer zu erwarten, dass der Klient die Krise vollständig überwunden hat. Eine Krisenintervention kann aber auch beendet werden, wenn die affektive Einengung und die Gefühle von Hilflosigkeit, Lähmung und Hoffnungslosigkeit einer grundsätzlichen Zuversicht, die Probleme wieder eigenständig bewältigen zu können, gewichen sind.

Kasten 5.21: Abschluss einer Krisenintervention

- Gute Vorbereitung des Abschlusses
- Rückblick
- Antizipation zukünftiger Krisen, Krisenprophylaxe
- Abschied vom Berater thematisieren
- Nachkontakt
- Indikation für weiterführende Psychotherapie

Resümee und Krisenprophylaxe

Zunächst ist zu klären, inwieweit die Krise tatsächlich überwunden ist. Der Klient muss jedenfalls soweit entscheidungs- und handlungsfähig sein, dass er seinen Alltag wieder eigenständig bewältigen kann. Das Selbstwertgefühl sollte stabilisiert sein. Resümierend ist die Frage zu stellen, welche Veränderungen erreicht wurden und wie diese erreicht wurden (▶ Kasten 5.22). Konnten neue konstruktive Problemlösungsstrategien entwickelt werden und wie haben sie sich in der Krise bewährt? Wurde der Chancencharakter der Krise genutzt und ist ein Reifungsschritt gelungen? Dies ist auch im Hinblick auf die Lösung zukünftiger Krisen von Bedeutung. Es wird besprochen, wie sich der Klient bei neuerlichen Schwierigkeiten verhalten wird und ob die neuen Erfahrungen dann hilfreich sein können, also ob der Klient den Eindruck hat, etwas dazugelernt zu haben. Das Wissen, welche Belastungen im Leben immer wieder krisenauslösend sind, hilft die eigene Verletzbarkeit richtig einzuschätzen und in zukünftigen Krisen rechtzeitig zu erkennen, wann Unterstützung von außen notwendig wird.

Kasten 5.22: Rückblick und Antizipation zukünftiger Krisen

- Ist die Krise überwunden?
- Wie ist das aktuelle Befinden?
- Welche Veränderung wurde erreicht?
- Welche Fähigkeiten und Problemlösungsstrategien haben bei der Bewältigung der Krise geholfen?
- Wurden neue Copingstrategien entwickelt, hat der Klient etwas dazugelernt?
- Konnte der Klient seine Identität festigen und den Selbstwert wiederherstellen?
- Ist ein Reifungsschritt gelungen?
- Wissen um die eigene Vulnerabilität.
- Verhalten in zukünftigen Krisen.

Ablösung vom Berater

Es muss ausreichend Zeit eingeplant werden, die Trennung vom Berater zu besprechen. Sinnvoll ist es, bereits zwei bis drei Stunden vorher die bevorstehende Beendigung anzusprechen. Der Klient sollte die Möglichkeit haben, die mit der Trennung verbundenen Vorstellungen und Gefühle wahrnehmen und durchleben zu können. Häufig sind es Verluste und Trennungen, die Klienten in die Krisenintervention führen. Es muss daher vermieden werden, dass die Ablösung zu einer neuerlichen Verletzung führt. Wenn Klienten aufgrund ihrer Lebenserfahrung spezifische Probleme mit der Trennungsthematik haben, kann dies die Beendigung erschweren und die Symptomatik neuerlich verschlechtern. Manchmal kommt es auch vor, dass der Klient durch einen frühzeitigen Abbruch vermeidet, sich mit den schmerzlichen Gefühlen auseinander zu setzen. Eine über die Krise hinausgehende Problematik, die sich in einer verstärkten Abhängigkeit bemerkbar macht, muss thematisiert werden und meist ist dann eine weiterführende Psychotherapie indiziert.

Der behutsame Umgang mit der Abschiedsthematik kann für die Klienten aber auch zu einer korrigierenden emotionalen Erfahrung werden. Die Besonderheiten der Beziehung werden im Rückblick betrachtet. Der Klient soll sowohl erkennen, was hilfreich und unterstützend war, aber auch die Möglichkeit haben, etwaige Kritik zu äußern. Problematisch ist es, wenn eine idealisierte Vorstellung der therapeutischen Beziehung weiter besteht.

Bei Beachtung der dargestellten Grundsätze verlaufen die meisten Beendigungen von Kriseninterventionen erfahrungsgemäß unkompliziert.

Follow-up

Es bewährt sich, nach einigen Wochen (bis zu drei Monaten) noch ein einmaliges Folgegespräch zu führen (▶ Kasten 5.23). Erfahrungsgemäß muss man damit rechnen, dass trotz Vereinbarung nur ein Teil der Klienten dieses Gespräch in Anspruch nimmt. Das Leben hat sich weiterentwickelt, die Dringlichkeit fehlt und Anderes steht im Vordergrund.

Wenn es dazu kommt, ist ein Follow-up-Gespräch meist sehr produktiv. Es bietet die Gelegenheit, rückblickend nochmals gemeinsam die erfolgreiche Krisenbewältigung zu reflektieren und dadurch die damit verbundenen Erfahrungen zu festigen. Dies stellt eine zusätzliche Hilfe bei der Prävention zukünftiger Krisen dar. Damit kann das Ich-stärkende Element und das Reifungspotenzial der Krise noch besser genutzt werden. Das Wissen, dass es einen weiteren Termin gibt, verschafft aber auch Sicherheit und erleichtert die Ablösung vom Berater. Es gibt dem Klienten die Möglichkeit bis zum neuerlichen Termin zu überprüfen, ob er tatsächlich ohne professionelle Hilfe den Anforderungen des Lebens gewachsen ist. Es kommt vor, dass sich der Klient erst mit dem entsprechenden Abstand entschließen kann, eine empfohlene Psychotherapie zu beginnen.

Kasten 5.23: Follow-up-Gespräch

- Wie ist das aktuelle Befinden?
- Betrachtung der Krise aus größerem Abstand.
- Wie hat sich das Leben verändert?
- Was ist einfacher geworden, was ist nach wie vor schwierig?
- Was wurde gelernt, welche Copingstrategien haben sich auch weiterhin als hilfreich erwiesen?
- Wie wirken sich die Veränderungen auf das soziale Umfeld aus?
- Wie war die Zeit ohne Unterstützung durch den Berater?
- Indikation für Psychotherapie.

Fallbeispiel Monika

Monika hat sich endgültig von ihrem Freund getrennt und in einen anderen Mann verliebt, es geht ihr deutlich besser. In der letzten vereinbarten Stunde wird eine Imagination »Abfahrt von einem Hafen« eingestellt. Sie fährt mit einem Passagierdampfer von einem schönen südländischen Hafen ab und lässt dort alle zurück: Ihren Ex-Freund, ihre Familie und auch den neuen Freund. Sie fährt über das wunderbare Meer und fühlt sich frei. Sie benötigt Abstand, um ihr Leben selbst in die Hand zu nehmen. Sie meint, sie werde sich keinesfalls mehr so abhängig von einem Mann machen. Sie hat wieder das Gefühl attraktiv zu sein und kann jetzt auch mit ihren Freunden über die Probleme reden. Für sie war es eine sehr positive Erfahrung, mit dem Berater offen über ihre Krise zu reden. Sie ist zwar ein wenig traurig, dass die Gespräche zu Ende sind, freut sich aber darauf, ihr zukünftiges Leben selbständig in Angriff zu nehmen. Sollte sie wieder in eine ähnliche Situation geraten, würde sie sich sofort Hilfe holen.

In dieser Krisenintervention von zehn Stunden in einem Zeitraum von drei Monaten ist eine Nachreifung möglich geworden. In einem Nachkontakt zwei Monate später, berichtet sie, dass es ihr nach wie vor sehr gut gehe. Sie lebt mit dem neuen Freund zusammen, ist sehr zufrieden, hat viele Kontakte und die Ausbildung ist genau das Richtige für sie. Manchmal denkt sie noch an das Kind. Sie ist dann traurig und ziemlich wütend auf ihren Ex-Freund, meist ist er ihr aber gleichgültig.

5.3.11 Krisenintervention und Psychotherapie

Zeigen sich in der Krisenintervention tieferliegende Konflikte, die durch die Krise aktualisiert wurden und auf eine neurotische oder strukturelle Störung schließen lassen, ist es nach Abschluss der Krisenintervention meist sinnvoll, eine Psychotherapie anzuschließen. Es kann durchaus noch Aufgabe des Krisenberaters sein, Motivationsarbeit zu leisten und gemeinsam mit dem Klienten zu überlegen, welche Form der Therapie und welches Setting sinnvoll sein könnten. Ziel ist, einen guten Übergang in eine Weiterbegleitung zu ermöglichen. Auch wenn dies manchmal schwierig ist, muss der Berater akzeptieren, wenn der Klient sich momentan nicht weiter mit seiner spezifischen Problematik beschäftigen möchte. Außer bei einer sehr ausgeprägten Störung wäre es eher kontraproduktiv, zu sehr auf den Beginn einer Psychotherapie zu drängen. Es soll dem Klienten die Möglichkeit offengehalten werden, in einer neuerlichen Krise die Unterstützung wieder in Anspruch zu nehmen, mit der Chance, dass dann eine größere Motivation für grundlegende Veränderungen besteht.

Ob es sinnvoll ist, dass eine Psychotherapie oder eine andere längerfristige Betreuung beim selben Therapeuten stattfindet, ist nicht endgültig zu beantworten. Einerseits stellt die meist sehr tragfähige Beziehung eine gute Basis für eine weitere konstruktive Arbeit dar, andererseits bestehen doch beträchtlichen Unterschiede zwischen Krisenintervention und Psychotherapie, insbesondere was das Setting und die therapeutische Rolle und Haltung betrifft und dies kann zu erheblichen Schwierigkeiten führen. Man muss sich jedenfalls klar sein, dass die mit dem Wechsel des Settings verbundenen Veränderungen in der Beziehungsgestaltung meist nicht einfach zu handhaben sind. Enttäuschungen sind vorprogrammiert, wenn der Klient die Erwartungshaltung hat, dass der Therapeut ihn weiterhin in derselben Art aktiv und direkt unterstützt, dann aber erleben muss, dass der Therapeut zurückhaltender ist und mehr den Reflexionsprozess im Fokus hat. In jedem Fall sind diese Veränderungen vor Beginn der Psychotherapie eindeutig zu benennen und detailliert zu besprechen. Schleichende Übergänge und das Fehlen klarer Zielsetzungen bergen immer die Gefahr des Scheiterns in sich.

Die wesentlichen Unterschiede zwischen Krisenintervention und Psychotherapie betreffen die folgenden Themen (▶ Tab. 5.3): Während in der Krisenintervention ein strukturierter Verlauf angestrebt wird und der Therapeut oft eine aktive, direkte Haltung einnimmt und initiativ ist, ist in der Langzeittherapie meist ein weniger strukturiertes Vorgehen üblich, der Therapeut ist zurückhaltender, abstinenter, die Initiative sollte mehr vom Klienten ausgehen. In der Krisenintervention wird das Setting flexibel gehandhabt (Anzahl der Gespräche pro Woche, zusätzliche Telefonkontakte), oft das soziale Umfeld aktiv einbezogen und gelegentlich sind direkte Hilfen notwendig. In der Psychotherapie gibt es ein klar definiertes Setting, das nur in Ausnahmefällen geändert wird, das soziale Umfeld wird nur in außergewöhnlichen Situationen einbezogen, direkte Hilfen sind äußerst problematisch.

Inhaltlich beschränkt sich Krisenintervention auf die aktuelle Situation, psychodynamische Zusammenhänge werden zwar wahrgenommen, in der Regel sprengt aber eine konfliktorientierte Bearbeitung tieferer Zusammenhänge den Rahmen. Übertragungs- und Gegenübertragungsaspekte und Widerstände sind so handzuhaben, dass sie keine hemmenden oder erschwerenden Auswirkungen auf die therapeutische Beziehung und somit auf die Problembewältigung haben. In der Psychotherapie hingegen steht die Konfliktbearbeitung, die psychodynamische und biografische Zusammenhänge einbezieht, in der Regel im Mittelpunkt. Widerstände, Übertragungs- und Gegenübertragungsphänomene werden entsprechend bearbeitet.

In der Krisenintervention ist die Zieldefinition klar umschrieben, das Ziel muss in kurzer Zeit realistisch erreichbar sein und es geht um rasche, auch in der Realität spürbare Veränderungen. In der Psychotherapie ist die Zieldefinition allgemeiner, meist weniger konkret, langfristige Ziele stehen im Vordergrund, es geht um die Besserung von Symptomen, die Aufhebung einer Störung oder eine Persönlichkeitsveränderung.

Tab. 5.3: Abgrenzung Krisenintervention – Psychotherapie

	Krisenintervention	Psychotherapie
Zeitliche Begrenzung	5–12 Gespräche	primär nicht begrenzt
Haltung des Therapeuten	aktiv, direkt	zurückhaltend, abstinent

Tab. 5.3: Abgrenzung Krisenintervention – Psychotherapie – Fortsetzung

	Krisenintervention	Psychotherapie
Setting	flexibel	klar definiert
Einbeziehung des sozialen Umfelds	oft sinnvoll	nur in Ausnahmefällen
Direkte Hilfen	gelegentlich sinnvoll	sehr problematisch
Fokus	aktuelle Situation	Konfliktbearbeitung und Verstehen psychodynamischer Zusammenhänge
Zieldefinition	klar umschrieben, rasche und konkrete Umsetzung in der Realität	offener, längerfristige Ziele
Methodenflexibilität	sinnvoll	üblicherweise beschränkt auf eine Methode

5.4 Anwendungen der Krisenintervention

Neben den in den vorangegangenen Abschnitten ausführlich dargestellten allgemeingültigen Grundprinzipien der Krisenintervention sind bei spezifischen Problemstellungen unterschiedliche Interventionsschwerpunkte zu setzen. Dies kann mit den Krisenanlässen (Tod eines nahestehenden Menschen, Trennungen, Krankheitsdiagnosen und Unfallfolgen, akute Traumatisierung, Burnout, Arbeitslosigkeit), mit der spezifischen Gefährdungssituation (akute Suizidalität, Gewalt), mit der Altersgruppe (Krisen im höheren Lebensalter, Krisen von Jugendlichen), mit der Zielgruppe (Krisen bei Menschen mit Migrationshintergrund und/oder Fluchterfahrung) oder mit der Art des Settings zu tun haben (Krisenintervention mit Paaren, telefonische Krisenintervention, E-Mailberatung). In den folgenden Ausführungen wird auf die spezifischen Aspekte und Besonderheiten eingegangen.

Jedenfalls darf nicht vergessen werden, dass die subjektive Bedeutung, die der Mensch seiner Krise beimisst und die, wie bereits erwähnt, beim gleichen Anlass sehr unterschiedlich sein kann, eine zentrale Rolle bei der Entstehung und dem Verlauf von Krisen spielt und dementsprechend auch die Interventionsschwerpunkte wesentlich mitbestimmt. Daher ist eine flexible, an den individuellen Bedürfnissen und dem speziellen Problem des Betroffenen orientierte Herangehensweise am erfolgversprechendsten.

5.4.1 Krisenintervention nach dem Tod nahestehender Menschen

»Die Trauer ist die Emotion, durch die wir Abschied nehmen, Probleme der zerbrochenen Beziehung aufarbeiten und soviel als möglich von der Beziehung und den Eigenheiten des Partners integrieren können, so dass wir mit neuem Selbst- und Weltverständnis weiterzuleben vermögen.« (Verena Kast 2015)

Indikation

Wichtigstes Ziel der Krisenintervention nach Verlusten ist, die jeweils individuellen Schwierigkeiten, die zu krisenhaften Entwicklungen im Trauerprozess geführt haben, zu identifizieren und Betroffene bei deren Bewältigung zu unterstützen. Nicht jeder Trauerprozess erfordert professionelle Begleitung. Für viele Menschen, die von einem Todesfall betroffen sind, ist die Unterstützung ihres sozialen Umfeldes vollkommen ausreichend. Am Beginn der Überlegungen muss also die Frage stehen, zu welchem Zeitpunkt bzw. unter welchen Umständen Krisenintervention sinnvoll und notwendig ist (▶ Kasten 5.24). Zunächst ist zu überlegen, ob einer der bereits erwähnten Risikofaktoren für die Entwicklung pathologischer Trauer vorliegt (▶ Kap. 3.1.1). Diesbezüglich muss man wiederum zwei unterschiedliche Gruppen von Risikofaktoren unterscheiden. Besonders schwierige Umstände des Todes machen ein frühzeitiges professionelles Hilfsangebot im Sinne einer Akut- (▶ Kap. 5.4.4) oder Krisenintervention sinnvoll (▶ Kasten 5.24). Dazu gehören Suizide, der Verlust eines Kindes und besonders traumatische Umstände des Todes (z. B. das Auffinden einer suizidierten Person, entstellender, gewaltsamer Tod). In diesen Fällen kann die Kombination mit einer Posttraumatischen Belastungsreaktion oder -störung die Trauerreaktion zusätzlich erschweren oder gar verunmöglichen. Dann muss bei der Planung der Intervention die Aufmerksamkeit also sowohl der Traumatisierung (▶ Kap. 5.4.4) also auch der Trauerreaktion gelten. Auch für Menschen mit vorbestehender psychischer Erkrankung oder sozialer Isolation und mangelnder sozialer Unterstützung kann ein frühzeitiges Hilfsangebot sinnvoll sein.

Kasten 5.24: Indikation für ein frühzeitiges Kriseninterventionsangebot nach Todesfällen

- Traumatische Umstände des Todes – in der Folge eventuell Kombination mit PTBS
  (z. B. Auffinden der suizidierten Person, entstellender, gewaltsamer Tod), Verlust eines Kindes, Tod der nach Wahrnehmung des Trauernden verhindert hätte werden können (z. B. Suizid)
- Mangelnde soziale Unterstützung
- Vorbestehen anderer psychischer Störungen

Selbst wenn zu einem frühen Zeitpunkt die Unterstützung nicht angenommen wird, erleichtert das bestehende Angebot dem Betroffenen unter Umständen später, auf die Hilfe zurückzugreifen. Ein Follow-up-Termin nach einigen Wochen ist sinnvoll, um festzustellen, wie sich der Trauerprozess entwickelt hat. Oft kommen Trauernde erst später zur Beratung, dann wenn sie das Gefühl haben, dass sie den Verlust aus unterschiedlichsten Gründen nicht bewältigen können, Symptome entwickeln, keinen Sinn mehr im Leben sehen und hoffnungslos werden oder gar suizidgefährdet sind. Der Leidensdruck erhöht sich, wenn die Angehörigen eine »raschere« und »bessere« Bewältigung fordern.

Grundprinzipien der Krisenintervention nach Verlust

Natürlich ist auch bei der Krisenintervention nach Verlusten die Herstellung einer tragfähigen Beziehung Grundlage für eine konstruktive Arbeit (▶ Kasten 5.25). Aufrichtiges Mitgefühl, das taktvoll, aber nicht distanzlos vermittelt wird, ist dabei hilfreich. Trauernde nehmen sehr genau wahr, ob Anteilnahme adäquat, ehrlich und nicht übertrieben ist. Erschwert wird die Beziehungsaufnahme manchmal dadurch, dass das Hilfsangebot skeptisch beurteilt oder zunächst zurückgewiesen wird. Es kann sein, dass der trauernde Mensch vermittelt, dass es unmöglich ist, ihn in seinem intensiven Kummer zu verstehen. Es kann auch passieren, dass der Betroffene dem Berater gegenüber ablehnend reagiert, da dieser ja implizit zu verlangen scheint, die reale Beziehung zum Verstorbenen aufzugeben. Enttäuschung kann sich auch einstellen, wenn nach anfänglich gut gelungener Beziehungsaufnahme der Betroffene erleben muss, dass sich die erhoffte Entlastung und die Linderung des intensiven Schmerzes nicht einstellen.

Fallbeispiel Helmut

Der 45-jährige Helmut hat ganz plötzlich seine Frau durch einen Herzinfarkt verloren. Nach dem Erstgespräch fühlt er sich entlastet. Beim nächsten Termin zeigt er sich sehr irritiert, dass er trotzdem »tagelang durchheulen« musste, hatte er doch gehofft, der heftige Schmerz würde verschwinden. Er sagt, es sei unerträglich, sich wie ein hilfloses kleines Kind zu fühlen, und meint, wenn diese Zustände so weiterbestehen würden, hätten die Gespräche keinen Sinn. Nachdem ihm der Berater den Verlauf von Trauerprozessen darlegt und Weinen als normalen Ausdruck des Schmerzes erklärt, kann sich Helmut auf einen weiteren therapeutischen Prozess einlassen.

Generell kann diese Art der Interaktionen den Berater rasch unter Druck setzen und in der Gegenübertragung Gefühle von Hilflosigkeit, Ohnmacht und Hoffnungslosigkeit, manchmal auch Ungeduld und Gegenaggression auslösen. Die Reflexion und das Verständnis dieser Vorgänge sind äußerst wichtig. Der Helfer muss eine Balance finden zwischen Stützung und geduldiger Begleitung und der Konfrontation mit der Realität des Verlustes, die notwendig ist, um Verzerrungen und Chronifizierungen entgegenzuwirken. Daher ist zunächst auch auf eine Senkung der Risikofaktoren und die Stärkung protektiver Faktoren zu achten. Diese ressourcenorientierte Vorgehensweise soll der Person helfen, in einer Weise zu trauern, die auf den spezifischen Verlust, auf ihre speziellen Lebensumstände und ihre individuellen Bedürfnisse abgestimmt ist. Dabei können Entspannungsübungen und ressourcenorientierte Imaginationen hilfreich sein. Menschen machen die Erfahrung, dass trotz intensiven Schmerzes und Kummers auch angenehme Dinge im Leben weiterbestehen können.

Auch wenn Trauerprozesse individuell sehr unterschiedlich verlaufen, ist die Kenntnis der Phasenkonzepte (▶ Kap. 3.1.1) und das Wissen, welche Begleiterscheinungen damit einhergehen hilfreich, um einschätzen zu können, welche Unterstützung der Betroffene aktuell benötigt. Hüten muss man sich vor normativen Vorstellungen, wie und in welchem zeitlichen Rahmen ein Trauerprozess zu verlaufen hat. Solche Anforderungen, die gelegentlich auch von den Angehörigen vertreten werden, verunsichern trauernde Menschen außerordentlich.

Der Betroffene benötigt jedenfalls Raum und Zeit, um möglichst viel über die Umstände des Todes, über den Verstorbenen und die unterschiedlichsten Aspekte der Beziehung erzählen zu können. Es sollte eine Atmosphäre entstehen, in der möglichst viele der damit verbundenen oft chaotischen und widersprüchlichen Gefühle wahrgenommen, vertieft und reflektiert werden können. Wenn es gelingt, dass der Trauernde diese Emotionen als adäquaten Ausdruck des Verlustes verstehen kann, werden sie an Bedrohlichkeit verlieren. Die Gefühlsäußerung wird ausdrücklich gefördert, indem man die Atmosphäre des Gesprächs aufgreift und den Trauernden darauf aufmerksam macht, wenn Kummer und Schmerz spürbar sind. Scham, die eventuell mit den heftigen Gefühlen verbunden ist, sollte nicht übergangen werden, vielmehr wird sie thematisiert und versucht ein gemeinsames Verständnis für deren Ursachen zu entwickeln.

Fallbeispiel Helmut

Für Helmut ist es schwierig, in der Beratung seinen Gefühlen Ausdruck zu geben. Er schämt sich für seine Tränen. Er hat noch nie zuvor in der Öffentlichkeit geweint. Auf Nachfrage erzählt er, dass in seiner Herkunftsfamilie Gefühlsäußerungen tabuisiert waren. Seine Frau hingegen war sehr gefühlsbetont, sie hätte ihn sicher verstanden, das ermutigt ihn, seine Gefühle zu zeigen.

Besonders schwierig ist es, Anklage, Zorn und Wut auszudrücken. Es hilft zu erklären, dass es nachvollziehbar ist, dass sich der Hinterbliebene verlassen fühlt, auch wenn der Verstorbene nicht direkt verantwortlich dafür ist. In diesem Zusammenhang stellt Wut eine durchaus adäquate Reaktion dar. Umso mehr gilt dies, wenn die Umstände des Todes, wie bei einem Suizid, vom Verstorbenen aktiv herbeigeführt wurden. Schuldgefühle machen sich meist an Kleinigkeiten fest. Der vorschnelle Versuch diese zu entkräften, ist nicht hilfreich. Die Betroffenen spüren meist selbst, wenn die Selbstvorwürfe unrealistisch sind, aber sie helfen ihnen vorübergehend dabei, das unerträgliche Gefühl von Ohnmacht einer unveränderbaren Situation gegenüber fernzuhalten. Zumindest durch das vermeintlich falsche Verhalten hätte die betroffene Person in ihrer Vorstellung einen gewissen Einfluss auf die Situation gehabt. Der damit verbundene Wunsch, das Geschehene ungeschehen zu machen, ist durchaus nachvollziehbar. Im Laufe des Prozesses wird behutsam versucht, diese Gefühle in einen realistischeren Kontext zu stellen.

Fallbeispiel Hertha

Die 70-jährige Hertha hat ihren Mann nach einem Routineeingriff in Folge von Komplikationen während einer Operation verloren. Sie macht sich Vorwürfe, dass sie die Ängste ihres Mannes, der am Tag, als er ins Koma fiel, noch geklagt hatte: »Die bringen mich hier um«, nicht ernst genug genommen hat und sich von dem behandelnden Arzt zu schnell beruhigen ließ. Im weiteren Verlauf wird ihr klarer, dass sie, auch wenn sie ihren Mann ernster genommen hätte, kaum eine Möglichkeit gehabt hätte, das Handeln der Ärzte zu beeinflußen.

Wenn die Schuldgefühle einen realen Hintergrund haben (z. B. Unfalllenker bei einem Verkehrsunfall) ist eine Relativierung schon gar nicht empfehlenswert, vielmehr muss dann die ehrliche Auseinandersetzung mit der tatsächlichen Verantwortung gefördert werden.

Irritierend sind für viele Trauernde zunächst auch die Trugwahrnehmungen und Träume, in denen der Tote ganz real und lebendig zu sein scheint. Der Verstorbene wird auf der Straße gesehen, Geräusche in der Wohnung werden so gedeutet, dass man sicher ist, der verlorene Mensch sei zurückgekehrt. Manche Trauernde erleben dies als tröstlich, andere sind verunsichert und drücken gar die Sorge aus, verrückt zu werden. Derartige Wahrnehmungen gehören in einem gewissen Ausmaß zu jedem Trauerprozess. Dieses Wissen kann den Hinterbliebenen entlasten. Hilfreich ist es z. B. den Phantomschmerz bei Amputationen als Erklärungsmodell heranzuziehen. »Wenn etwas Zugehöriges abgeschnitten wird, realisiert dies das Gehirn erst allmählich« (Dross 2001, S. 71).

Kasten 5.25: Grundprinzipien der Krisenintervention nach Verlust

- Herstellung einer tragfähigen therapeutischen Beziehung
- Reflexion von Übertragungs- und Gegenübertragungsprozessen
- Balance zwischen Stützung und vorsichtiger Konfrontation
- Stärkung protektiver Faktoren, ressourcenorientiertes Vorgehen
- Verständnis des Phasenverlaufes – normative Vorstellungen über »gesundes« Trauern vermeiden
- Gelegenheit geben, möglichst viel über den Verstorbenen und die Beziehung zu ihm zu erzählen
- Durchleben der begleitenden Affekte
- Trugwahrnehmungen erklären

Spezielle Interventionsmethoden

Dialoge mit dem Verstorbenen, sei es in Form von Imaginationen oder in Rollenspielen, ermöglichen, sich gezielter mit dem verlorenen Menschen und bestimmten Aspekten der Beziehung zu ihm auseinanderzusetzen und dadurch auch einen besseren Zugang zu den damit verbundenen Gefühlen zu bekommen (▶ Kasten 5.26). Es kann dem Verstorbenen noch etwas mitgeteilt werden und es eröffnet sich die Möglichkeit, Phantasien darüber zu entwickeln, welche Antworten man von ihm erhalten würde. Außer in Fällen sehr hoher Ambivalenz sind die Botschaften meist tröstlicher und versöhnlicher Natur. Oft stellt sich heraus, dass der Verstorbene den Wunsch hat, es möge den Hinterbliebenen gut gehen. Auch in Träumen kommt dies häufig zum Ausdruck (▶ Kap. 3.1.1, Fallbeispiel Angelika). Der innere Dialog kann aber auch in Form eines Tagebuches oder von Briefen an den Verstorbenen geführt werden. Besonders bei schuldhafter Verstrickung ist es möglich, sich um ein Zeichen des Verzeihens zu bemühen. Träume haben in Trauerprozessen, wie bereits erwähnt, eine wichtige Funktion. Die Frage nach dem »Lieblingsgegenstand des Verstorbenen« (Lieblingsblume, Kleidungsstück etc.) oder dem »Lieblingsplatz der durch Trennung oder Tod verlorenen Person« oder einem »Ort, der für beide Bedeutung hatte«, ebenso wie das Betrachten von Fotos kann heftige Gefühle aktivieren. Es kann angeregt werden, den Gegenstand oder die Fotos mitzubringen und darüber nachzudenken, was damit geschehen soll. Ebenso kann überlegt werden, einen dieser Orte oder, falls dies bisher vermieden wurde, das Grab aufzusuchen. Abschiedsrituale zum richtigen Zeitpunkt unterstützen die innere Trennung. Sie sollten sich in den Lebenskontext und die Erfahrungswelt des Hinterbliebenen einfügen. Sie können helfen, die Beziehung zum verstorbenen Menschen aus einer gegenwärtigen in eine innere Vorstellung überzuführen, die auf symbolischer Interaktion begründet ist, um so frei für neue Erfahrungen zu werden.

Kasten 5.26: Spezielle Interventionsmethoden bei Krisenintervention nach Verlusten

- Dialog mit dem Verstorbenen (Rollenspiel, Imagination)
- Imaginationen und Traumanalysen
- Tagebuch, Briefe an den Verstorbenen
- Einen Lieblingsgegenstand des Verstorbenen, bzw. der verlorenen Person (Lieblingsblume, Kleidungsstück etc.) beschreiben lassen
- Den Lieblingsplatz des Verstorbenen oder einer verlorenen Person oder ein Ort, der für beide Bedeutung hatte, beschreiben lassen
- Arbeit mit Fotografien
- Besuch am Friedhof (am Grab), besonders wenn dies bisher vermieden wurde
- Das Brückenobjekt (einen verbindenden Gegenstand) oder das verbindende Symbol beschreiben oder mitbringen lassen
- Abschiedsrituale: »*Stellen Sie sich vor, Sie möchten Abschied nehmen (von dem Verstorbenen). Wie wollen Sie den Abschied gestalten, was möchten Sie gerne tun, was kann Ihnen dabei helfen?*«

In Familien verlaufen die Trauerprozesse der Familienmitglieder oft sehr unterschiedlich und es kann dann schwierig sein, einander zu verstehen und den nötigen Halt zu geben. Auf dieses Problem muss bei der Begleitung von Familien geachtet werden. Gegenseitige Akzeptanz und Kommunikation werden gefördert. Ehepaare, die ein Kind verloren haben, kommen häufig gemeinsam zu Gesprächen. Manchmal ist das gemeinsame Trauern hilfreich und die gegenseitige Unterstützung schafft Nähe. In anderen Situationen ist aber die individuelle Art, mit dem Verlust umzugehen, so verschieden, dass die Gespräche von einer Atmosphäre gegenseitigen Unverständnisses und Ungeduld geprägt sind. Dies beeinflusst die Beziehung natürlich negativ. Dann ist es sinnvoller, dass die Partner in Einzelgesprächen von verschiedenen Beratern begleitet werden. Gemeinsame Gespräche können zusätzlich angeboten werden.

Bei komplizierten Trauerreaktionen besteht die Gefahr, dass zum Spannungsabbau und zur Betäubung oder bei Schlafstörungen Alkohol verwendet wird, oft dann, wenn schon vorher ein missbräuchlicher Umgang bestanden hat. Erfährt man von einem Suchtproblem, muss rechtzeitig gegengesteuert werden (▶ Kap. 4.8). Die vielfältigen psychosomatischen Beschwerden und insbesondere die häufig vorkommenden Schlafstörungen verleiten Ärzte relativ rasch zur Medikamentengabe. Der Gebrauch von Tranquilizern ist aber mit einer hohen Suchtgefahr verbunden, vor allen Dingen wenn die Medikation das einzige Unterstützungsangebot bleibt. Vorzuziehen ist dann die Verordnung eines Antidepressivums mit schlafanregender Wirkung oder eines niedrigpotenten Neuroleptikums (▶ Kap. 5.3.8). Manche Autoren wie z. B. Volkan und Zintl (2000) lehnen eine Medikation während eines Trauerprozesses ab. In jedem Fall muss die Indikation sorgfältig abgewogen werden, damit durch die Medikation nicht die trauerspezifischen Reaktionen gedämpft oder unterbunden werden.

Wiederbelebung eines steckengebliebenen Trauerprozesses

Bei der zweiten Gruppe von Risikofaktoren (▶ Kap. 3.1.1), die zu einer Verkomplizierung der Trauer beitragen können und professionelle Hilfe erfordern, stellt sich die Situation etwas anders dar. Diese haben mehr mit der Art der Beziehung zum Verstorbenen (hohe Ambivalenz oder Abhängigkeit, unauflösbare Identifizierungen) oder mit Schwierigkeiten in der Persönlichkeit des Trauernden zu tun, die vor dem Verlust nicht bekannt und/oder gut kompensiert waren (Bindungsmuster). Auch mangelhaft betrauerte Verluste in der Vorgeschichte, besonders in der Kindheit und Adoleszenz, können Trauerprozesse erheblich erschweren. Bei diesen Problemen wird eine professionelle Intervention oft erst dann erfolgen, wenn sich bereits Symptome chronischer oder komplizierter Trauer, einer depressiven Reaktion oder eines Angstsyndroms zeigen. Kriseninterventionskonzepte und Konzepte von Fokal- und Kurzzeitpsychotherapie überschneiden sich bei dieser Thematik. Bei komplizierten Trauerreaktionen ist das vordringliche Ziel, den steckengebliebenen Trauerprozess wiederzubeleben (Volkan und Zintl 2000). Dazu ist es notwendig zu erkennen, an welchem Punkt der Trauer eine Fixierung erfolgt ist und welches die Gründe für die Schwierigkeiten im

Trauerprozess sind. Dabei müssen sowohl die konkreten Umstände des Verlustes und die spezifische Beziehung zum Verstorbenen, als auch das Bindungsverhalten und frühe Verluste in der Kindheit und Jugend berücksichtigt werden. Da diese Trauernden von der Beschäftigung mit dem verlorenen Anderen besetzt sind, muss man ihnen helfen, zwischen sich selbst und der verlorenen Person zu unterscheiden, also die Bindung zu entwirren (Volkan und Zintl 2000). Dies soll dem Betroffenen erneutes Trauern ermöglichen. Die Vorgangsweise ähnelt dann im Großen und Ganzen der oben beschriebenen. Der Klient spricht über den Verlust, die verlorene Person und die Beziehung zu ihr und dadurch werden die damit verbundenen Emotionen wieder zugänglicher.

Volkan und Zintl (2000) beschreiben dabei die Arbeit mit dem »linking object« (verbindendes Objekt, Brückenobjekt) als sehr hilfreich. Sie verstehen darunter ein Objekt, das Trauernde bewusst oder unbewusst in einer ganz besonderen Weise mit dem Verstorbenen verbinden. Sie lassen dieses Objekt in die Therapie mitbringen, empfehlen, es zu berühren und fordern den Trauernden auf zu beschreiben, was er damit assoziiert. Das löst oft heftige Emotionen aus. Wenn diese durchlebt und verstanden werden, kann in der Folge die Tatsache des Todes eher akzeptiert werden. Letztendlich ist dann unbedeutend, was der Klient in der Realität mit diesem Gegenstand tut. In Abwandlung dieser Methode kann der Trauernde auch angeregt werden, das Brückenobjekt zu imaginieren oder ein spezielles Symbol für den Verstorbenen zu finden (Stein 2007).

Imagination einer Teilnehmerin eines Selbsterfahrungsseminars zum Thema Trauer

In der ersten Imagination im Seminar wurde angeregt, sich jene Person vorzustellen, die beim Thema Trauer auftaucht. Die nächste Imagination wurde folgendermaßen eingeleitet: »Stellen Sie sich einen Gegenstand, ein Ding, ein Symbol vor, das Sie in besonderer Weise mit der verlorenen Person verbinden.« Eine 27-jährige Frau, die vor drei Monaten ihr Kind in der zwölften Schwangerschaftswoche verloren hat, sieht ein Paar rote Babyschuhe und beginnt während der Imagination zu weinen. Ihre geliebte Großmutter hatte ihr diese Schuhe zu Beginn der Schwangerschaft geschenkt. Sie hat lange nicht mehr daran gedacht, aber ihr Mann muss sie noch irgendwo im Kasten aufbewahren. Sie erzählt, dass sie schon seit einiger Zeit nicht mehr weinen konnte und sich wie erstarrt fühlte, und dass sie es als erleichternd empfindet, dass ihre Gefühle jetzt wieder mehr Raum haben.

Einen Sonderfall komplizierter Trauer findet man bei jenen Menschen, die über einen langen Zeitraum »jammern«, also ganz in ihrem Selbstmitleid gefangen zu sein scheinen und so das Verständnis ihrer Umgebung auf eine harte Probe stellen. Wenn die therapeutische Beziehung tragfähig ist, wird versucht, sie vorsichtig mit ihrem Verhalten und den Reaktionen, die sie bei anderen auslösen, zu konfrontieren. Diese Art der Interaktion ist prädestiniert, das zu verhindern, was sich diese Menschen am meisten wünschen, nämlich die Anteilnahme ihrer Angehörigen zu bekommen. Selbst behutsame Konfrontation wird nicht selten als kränkend erlebt und die Betroffenen verharren in ihrer Haltung. Dies stellt die therapeutische Beziehung auf eine harte Probe. Nur Geduld und Feingefühl können dann einen drohenden Abbruch verhindern.

Zum Abschluss dieses Kapitels soll eine Fallvignette die konkrete Arbeit illustrieren:

Fallbeispiel Michaela

Eine 35-jährige Frau wird auf Intervention ihres Chefs, der sich große Sorgen um sie macht, an das Kriseninterventionszentrum verwiesen. Die Kontaktaufnahme erfolgt in mehreren Telefonaten und gestaltet sich schwierig. Beim ersten Telefonat wirkt die Klientin alkoholisiert, sie ist ablehnend und es ist nicht möglich, einen passenden Termin zu vereinbaren, gleichzeitig macht sie vage Andeutungen, die den Therapeuten beunruhigen. Sie meint, sie wisse nicht mehr weiter, alles bräche zusammen. Sie verspricht aber am nächsten Tag nochmals anzurufen. Beim zweiten Telefonat ist sie nüchtern, aber weiterhin fordernd und unterschwellig aggressiv. Es gelingt aber, einen Termin zu vereinbaren.

Auch im Erstgespräch wirkt Michaela zunächst abweisend. Der Therapeut ist einerseits besorgt, gleichzeitig fühlt er sich hilflos und ist über ihr Verhalten verärgert. Er greift die Atmosphäre von spürbarem Misstrauen und Spannung auf und meint, dass es ihr offensichtlich schwerfalle, offen zu reden. Er fragt, ob sie eine Idee habe, womit dies zusammenhängen könnte. Sie vermutet, dass dieses Gespräch eine Disziplinierungsmaßnahme sei und ihr Chef sie eigentlich loswerden wolle. Sie ist sicher, dass der Therapeut ihm Informationen zukommen lassen werde, außerdem meint sie, es könne ihr ohnehin niemand helfen. Sie vermittelt aber auch, wie verzweifelt sie ist und dass sie sehr wohl das Bedürfnis hätte, über ihre Probleme zu sprechen. Der Therapeut nimmt ihre Befürchtungen ernst, versucht diese aber durch den Hinweis auf die strengen Verschwiegenheitsregeln zu relativieren. Das Gesprächsklima wird dadurch etwas besser.

Michaela erzählt, dass sie drei Monate zuvor ihre Mutter durch einen Suizid verloren hat. Diese war an einer schweren psychotischen Depression erkrankt. Trotz mehrerer Krankenhausaufenthalte und medikamentöser Therapie kam es zu keiner Besserung. Unmittelbar nach dem letzten Krankenhausaufenthalt stürzte sie sich aus einem Fenster. Kurz darauf trennte sich der Ehemann von Michaela. Sie schildert eine deutlich depressive Symptomatik, sie hat versucht, die Spannungen durch Alkoholkonsum zu lindern. Das führte dazu, dass sich das Gefühl nichts mehr im Griff zu haben verstärkte. Sie schämt sich für dieses Verhalten. Die an und für sich sehr liebevolle Beziehung zur Mutter hatte sich im Jahr der Krankheit drastisch verschlechtert. Die Mutter hatte sich in eine wahnhaft paranoide Welt eingesponnen, sich von der Tochter verfolgt gefühlt und es war zu dramatischen Auseinandersetzungen gekommen. Für die Klientin ist es schwierig, ihre widersprüchlichen Gefühle richtig einzuordnen. Sie ist traurig und verzweifelt über den Verlust, hat Schuldgefühle, da sie glaubt, ihrer Mutter nicht ausreichend geholfen zu haben, empfindet aber auch Kränkung und Wut darüber, wie die Mutter sie im letzten Jahr behandelt hatte. Schließlich muss sie sich eingestehen, dass sie sich nach dem Tod der Mutter manchmal auch erleichtert fühlt. Es ist hilfreich für sie zu erleben, dass der Therapeut diese Gefühle auch in ihrer Widersprüchlichkeit nachvollziehen und akzeptieren kann.

In der Folge entwickelt sich eine sehr vertrauensvolle Beziehung. Erstes Ziel der Krisenintervention ist, die Klientin zu stützen und ihre Ressourcen zu aktivieren. Nach drei Wochen berichtet Michaela, dass sie wieder begonnen hätte, Freunde zu treffen, und dass sie erstmals seit langem ohne quälendes Gedankenkreisen durchschlafen konnte. Sie hat den Alkoholkonsum deutlich reduziert. Sie erzählt von »ihrem guten Gefühl«, ein Glücksgefühl, das sie als Kind manchmal hatte. Dies wird als Imagination vorgegeben, mit der Überlegung, dass sie dieses positive Gefühl zur Ich-Stabilisierung nützen könnte, um sich für den weiteren Trauerprozess zu stärken. Sie sieht sich als achtjähriges Kind auf einer wunderbaren Sommerwiese voller Löwenzahn, es ist warm, auch ihre Eltern sind anwesend. Es ist sehr harmonisch, sie denkt nicht an Vergangenheit oder Zukunft, es zählt nur der Moment des Glücks. Sie fühlt sich geborgen und beschützt, wie in Watte gepackt – so wie sie es in ihrer Kindheit oft erlebt hat. Dann wird sie wieder sehr traurig. Im Nachgespräch sagt sie, dies sei nicht mehr der verzweifelte und diffuse Schmerz der letzten Monate, sondern die Trauer darüber, was sie verloren habe. Die Imagination hilft ihr, das verlorene Bild der liebevollen Mutter, die sie in schwierigen Zeiten immer verstanden und unterstützt hat, wiederzufinden und sich damit zu beschäftigen, was ihr von dieser Beziehung bleibt. Zuvor waren alle Erinnerungen überschattet vom Verhalten der Mutter während der Krankheit. Sie sagt, dass sie jetzt erstmals seit langem auch ein Gefühl von Freiheit verspüre, wenn sie dabei auch ein schlechtes Gewissen empfinde. Durch die notwendige Räumung der mütterlichen Wohnung ist Gabriele wieder sehr belastet. Abgesehen von dem intensiven Schmerz, den sie verspürt, sind aber die vielen schönen Erinnerungen, die sie mit dieser Wohnung verbindet, auch tröstlich. Nach zehn Stunden ist die Klientin soweit stabilisiert, dass die Krisenintervention als beendet betrachtet werden kann. In beiderseitigem Einverständnis wird nun eine Fokalpsychotherapie zur weiteren Trauerbegleitung angeschlossen. Der Wechsel des Settings (wöchentliche Termine, keine Telefonkontakte, weniger aktive Rolle des Therapeuten und Auslagerung der medikamentösen Therapie) wird besprochen. Die Arbeit mit Imaginationen steht im Mittelpunkt.

In der 14. Stunde wird eine Begegnung mit der Mutter an einem Platz, der ihr angenehm ist, angeregt. Sie befindet sich an einem Strand an der französischen Atlantikküste. Die Familie war oft in den Ferien dort und sie liebt diese Landschaft. Sie sitzt am Strand und beobachtet das Meer. Sie bemerkt, dass die Mutter in einiger Entfernung an einem Waldrand steht, lächelt und winkt, als ob sie ihre Tochter auffordern würde ihr zu folgen, damit sie ihr etwas zeigen könne. Michaela wäre es lieber, wenn die Mutter zu ihr an den Strand käme, entscheidet sich aber doch ihr zu folgen. Die Mutter spricht zu ihr, aber sie kann sie nicht verstehen, weil der Wind so laut ist. Die Mutter wird traurig, vermutlich hat sie sich einen Rat ihrer Tochter erhofft. Die Klientin meint, sie sei wohl zu spät gekommen. Sie wünscht sich, ihre Mutter möge sich zu ihr setzen und fasst sie an der Hand. Sie sitzen nahe nebeneinander, was sie froh und zugleich auch traurig macht.

Dies ist ein sehr vielschichtiges Bild. Michaela hat einerseits Schuldgefühle, weil sie glaubt, sie hätte ihre Mutter im Stich gelassen. Gleichzeitig fühlt sie sich auch in ihrem eigenen Leben behindert. Es ärgert sie, dass sie wegen ihrer Mutter den Strand verlassen und dadurch, wie so oft in letzter Zeit, ihre eigenen Bedürfnisse vernachlässigt hat. Das Ende des Bildes erlebt sie als sehr innig und versöhnlich. Vor der nächsten Therapiestunde besucht sie das Grab. Sie hat das Gefühl, ihrer Mutter ginge es gut, aber sie sei verwundert, dass sie sich immer noch nicht von ihr trennen kann. Gegen Ende der Therapie plant sie, nach Frankreich auszuwandern und meint, ihre Mutter hätte ihr in diesem Bild den Weg gewiesen.

In der 18. Stunde wird eine Brücke eingestellt. Sie steht am Ende einer schönen alten Holzbrücke, die aber morsch ist und über einen reißenden Fluss führt. Sie ist in Begleitung eines weißen Hundes, der ihr Sicherheit gibt. Beim Blick zurück sieht sie einen vom Sturm verwüsteten trostlosen Wald, in dem kein Lebewesen existieren kann. Als der Himmel aufreißt, ist der Blick zurück nicht mehr so bedrückend. Sie wagt die nicht ungefährliche Überquerung der Brücke. Auf der anderen Seite erscheint plötzlich ein gesunder schöner grüner Wald. Es regnet, das ist für das Wachstum der Pflanzen gut. Sie durchwandert den Wald in Begleitung des Hundes, fühlt sich geborgen und genießt die friedliche Stimmung. Sie kann jetzt auf die unmittelbare Vergangenheit, die ihr so chaotisch wie der zerstörte Wald erscheint, zurückblicken, ohne von Gefühlen überwältigt zu werden. Sie musste den gefährlichen Weg über die Brücke gehen, um in den schönen Wald zu gelangen.

Zum Todestag ihrer Mutter fährt sie nach Paris und besucht auch den kleinen französischen Ort, aus dem die Mutter ursprünglich stammt. Dies ist eine sehr intensive Erfahrung. Sie entscheidet sich danach tatsächlich für einen Neubeginn in Frankreich und trifft alle notwendigen Vorbereitungen. Die letzte Imagination ist ein Weg. Sie ist an dem Strand, den sie bereits kennt und möchte auf eine Insel, die durch eine Brücke mit dem Festland verbunden ist. Obwohl das Meer stürmisch und der Weg gefährlich scheinen, entscheidet sie sich zu gehen. Die Brücke ist aus Stahl und viel robuster als sie zunächst vermutet hatte. Das Licht auf der Insel ist warm und einladend, sie fühlt sich frei. Bei Beendigung der Therapie hat sie positive Zukunftsperspektiven.

Diskussion: Dieser Trauerprozess war sowohl durch die dramatischen Umstände des Verlustes und die zusätzliche Trennung vom Ehemann, als auch durch die in Folge der Krankheit ambivalente, von verleugneter Wut und Schuldgefühlen geprägte Beziehung zur Mutter, erschwert. Wesentlich war, dass der Therapeut die vom ersten Kontakt an negative Übertragung und die daraus resultierenden Gegenübertragungsgefühle soweit reflektieren konnte, dass es möglich wurde unter Wahrung der notwendigen Empathie, die Klientin mit ihrem abweisenden Verhalten zu konfrontieren und die Gründe für das Misstrauen zu thematisieren, sodass in der Folge eine tragfähige Beziehung entstehen konnte. In der Krisenintervention und anschließenden Fokaltherapie wurde zunächst durch Ressourcenarbeit das stark schwankende Selbstwertgefühl stabilisiert. Dadurch konnte der steckengebliebene Trauerprozess wieder in Gang kommen. Aufgrund der intensiven Bindung hatte Michaela die Beziehung zu ihrer Mutter lange Zeit idealisiert. Deren schwere Krankheit hatte aber dazu geführt, dass das letzte Jahr vor dem Tod von dramatischen Konflikten überschattet war. Durch das Zulassen und Durchleben der Gefühle von Trauer, Schuld und Wut konnte diese Ambivalenz soweit aufgelöst werden, dass sich die Klientin am Ende der Therapie frei für ein neues Leben fühlte.

5.4.2 Krisenintervention nach Trennungen und Scheidungen

»Vielleicht bin ich nur deswegen hier, um dich zu warnen, du hast keine Ahnung, wie schwer es ist, eine Familie auseinander zu reißen, wenn man es noch nicht durchgemacht hat, weiß man überhaupt nichts, es erschüttert die Grundmauern, es lässt dich starr vor Trauer zurück, glaub mir, ich habe es gerade hinter mir, ich rate niemandem es zu tun, es sei denn, du hast wirklich berechtigte Gründe dafür.« (Zeruya Shalev 2005)

Beziehungskonflikte und Trennungen gehören zu jenen Problemstellungen, die Menschen am häufigsten zur Beratung in Kriseninterventionseinrichtungen führen. Auch wenn Trennungen Erfahrungen sind, die viele Menschen im Laufe ihres Lebens machen müssen, und die Scheidungsraten ständig im Steigen begriffen sind, bedeuten sie für die meisten Betroffenen dennoch eine große Belastung. Trennungen können Verlustkrisen auslösen und erfordern von allen Beteiligten Trauerprozesse. Die Art der Verarbeitung ähnelt in vielem den Vorgängen nach Todesfällen und anderen Verlusten. Es ist aber auch möglich, dass die notwendigen Veränderungen und Anpassungen so einschneidend sind, dass sich eher Lebensveränderungskrisen entwickeln. Nicht selten finden sich Elemente beider Krisenformen. Sehr verstrickte und ambivalente Beziehungskonstellationen haben überdies ein hohes Gefährdungspotenzial (Selbst- und Fremdgefährdung, depressive Entwicklungen, Suchtentwicklungen etc.).

Grundsätzlich ist das Ziel jeder Intervention in Trennungskrisen, dazu beizutragen die negativen Folgen für alle Beteiligten, insbesondere auch für betroffene Kinder, möglichst gering zu halten. Eine Voraussetzung dafür ist, dass zwischen den Partnern eine konstruktive Gesprächsbasis erhalten bleibt. Zunächst muss geklärt werden, ob sich das Paar noch in einer Entscheidungsphase befindet oder ob ein Partner die Trennung unwiderruflich vollzogen hat. Steht der Klärungsprozess im Vordergrund ist es oft indiziert das Paar gemeinsam zu beraten. Wenn ein Partner alleine kommt, kann es also unter Umständen sinnvoll sein, mit dem Klienten zu besprechen, wie der andere Partner für ein gemeinsames Gespräch zu motivieren ist, bzw. welche Hindernisse und Probleme dem entgegenstehen (▶ Kap. 5.4.12). Dabei ist aber immer auch daran zu denken, dass verlassene Menschen in ihrem Wunsch, den Partner zurückzugewinnen, die Möglichkeiten einer Wiederannäherung falsch einschätzen und es im Paargespräch zu weiteren Kränkungen kommt.

Hilfreich kann auch sein, Paare bei einer einvernehmlichen Trennung zu unterstützen. Scheidungsmediation (Bastine et al. 1992) wird in den letzten Jahren vermehrt angeboten und in Anspruch genommen, ist aber natürlich nur sinnvoll, wenn beide Partner dazu motiviert sind. Mit Hilfe einer neutralen Vermittlung sollen gemeinsame Lösungen für Probleme gefunden, die Kommunikation gefördert und Regelungen für die Aufteilung der Erziehungsaufgaben gefunden werden. Auch wenn der Prozess der Mediation von den Betroffenen manchmal sehr belastend erlebt wird, sind die Ergebnisse doch überwiegend positiv zu bewerten: Die Beziehung nach der Trennung und die Gesprächsbasis sind besser, was sich insbesondere positiv auf die Kinder auswirkt. Nachfolgende familienrechtliche Auseinandersetzungen sind seltener.

Intervention

Ist die Trennung vollzogen, benötigt meist primär die verlassene Person professionelle Hilfe (▶ Kasten 5.27). Allerdings kann auch der verlassende Partner, besonders wenn Schuldgefühle ausgeprägt sind oder wenn nach wie vor große Ambivalenz besteht, in eine Krise geraten. Primäres Ziel der Krisenintervention nach einer vollzogenen Trennung ist, den Trauerprozess zu unterstützen, damit eine Ablösung vom Partner möglich wird. Auch in diesen Kriseninterventionen wird möglichst viel Raum gegeben, um über die Partnerschaft, die Trennungssituation und deren emotionale Bedeutung zu sprechen. Besonders wenn eine andere Beziehung Grund für die Trennung war, stellen sich die verlassenen Personen oft selbst in Frage und ihr Selbstwertgefühl ist erheblich beeinträchtigt. Sie fragen sich, was sie falsch gemacht haben, was den neuen Partner »attraktiver und besser« macht und zweifeln daran, selbst jemals wieder eine Beziehung finden zu können. Methoden zur Stützung und Stabilisierung des Selbstwertes sind dann indiziert. Gefühle von Minderwertigkeit, des Verlassenseins bzw. Allein-gelassen-seins und der Ohnmacht soll Raum gegeben werden. Schamgefühle, die daran hindern die Umgebung am Schmerz teilhaben zu lassen, spielen ebenso eine Rolle wie heftige Wut- und Hassgefühle. Das Äußern von Aggression ist immer auch als ein Schritt zu verstehen, der hilft, die Trennung zu akzeptieren, und wird daher behutsam unterstützt. Erfahrungsgemäß ist es ohne ein gewisses Maß an Aggression schwierig, eine Trennung zu vollziehen. Wird die verlorene Beziehung sehr idealisiert, hilft es manchmal, Listen der positiven und negativen Aspekte zu erstellen und gemeinsam zu besprechen. Trennungen werden auch erschwert, wenn dadurch Lebensziele in Frage gestellt werden. Dazu gehören z. B. Idealvorstellungen eines intakten Familienlebens. Auch Frauen, die ihren Kinderwunsch nicht mehr realisieren können, weil sie kurz vor der Menopause verlassen wurden, durchleben unter Umständen besonders tiefgreifende Krisen.

Manche Menschen finden es schwieriger, sich von einem lebenden Partner zu lösen als von einem Verstorbenen. Eine Klientin formuliert dies sehr drastisch: »*Lieber wäre es mir, wenn er tot wäre.*« Eskalierte Beziehungssituationen müssen daher sehr genau auf ihr Gefährdungspotenzial hin untersucht werden. Mittels Gewalt- und Suiziddrohungen und -handlungen wird nicht selten versucht, den Partner zu halten. Die Einschätzung und der Umgang mit drohender Eskalation werden in den folgenden Kapiteln beschrieben.

Kasten 5.27: Krisenintervention von Einzelpersonen nach Trennung und Scheidung

- Begleitung des Trauerprozesses
- Stützung des Selbstwertgefühls
- Gespräch über Partnerschaft und Trennungssituation
- Emotionale Entlastung – Äußerung von Kummer, Schuld, Scham, Wut
- Einschätzung der Selbst- bzw. Fremdgefährdung
- Sekundäre Verluste, Verlust von Lebenszielen beachten
- Soziale Probleme
- Juristische Beratung

Trennungen können auch existenzielle ökonomische Probleme nach sich ziehen. Besonders Frauen mit Kindern verbleiben durch den Einkommensverlust unter Umständen in großer ökonomischer Abhängigkeit vom Partner. Nicht selten verzichten sie auf Ansprüche, um sich Konflikte um das Sorgerecht zu ersparen. Von den Partnern solcherart unter Druck gesetzt, geraten diese Frauen in ernste soziale Notlagen. Krisenintervention muss hier konkrete Hilfestellungen bieten. Es herrscht bei den betroffenen Frauen manchmal ein erstaunliches Unwissen über eigene Rechte. Eine Gesetzesänderung in Österreich, die verpflichtende juristische Beratung auch bei einvernehmlicher Scheidung vorsieht, ist diesbezüglich ein Schritt in die richtige Richtung.

Ein Problem bei Trennungsstreitigkeiten, das in den letzten Jahren etwas zugenommen hat, sind vermeintlich falsche Anschuldigungen meist an Männer, dass sie Gewalt gegen Partnerinnen und Kinder angewendet hätten. Dies sind äußerst schwierige Situationen, die für Berater große Herausforderungen darstellen. Auch in diesen Fällen ist unbedingt begleitende juristische Beratung erforderlich. Letztendlich ist es nicht die Aufgabe des Helfers, über Recht und Unrecht zu entscheiden. Für betroffene Männer ist es meist bereits sehr hilfreich, einen neutralen Zuhörer zu haben, mit dem sie über die oft außerordentlich belastenden Umstände und die damit verbundenen Gefühle sprechen können und dabei nicht auf ablehnende Reaktionen zu stoßen.

Fallbeispiel Elisabeth

Elisabeth, eine 26-jährige Frau, sucht Unterstützung, da sie ganz überraschend von ihrem Lebensgefährten verlassen wurde. Sie wohnt nun mit ihrer fünfjährigen Tochter alleine. Sie ist sozial isoliert, ihre Familie lebt in einem anderen Bundesland. Zusätzlich besteht die Gefahr, dass sie aus der jetzigen Wohnung ausziehen muss. Sie besucht derzeit eine Schule, um einen Schulabschluss nachzuholen, da sie keine fertige Berufsausbildung hat. Daran hatte sie bisher großen Spaß. Da sie sich aber überfordert fühlt, überlegt sie, die Schule abzubrechen und zurück zu ihren Eltern, zu denen die Beziehung allerdings immer sehr problematisch war, zu ziehen. Sie berichtet, dass sie in ihrem Leben noch nie ganz auf sich alleine gestellt war und die jetzige Situation für sie unerträglich sei.

Im Kontakt wirkt Elisabeth zunächst sehr starr, misstrauisch und nicht erreichbar. Durch geduldiges Zuhören und Nachfragen gelingt es, ein vertrauensvolles Gesprächsklima herzustellen. Die Verzweiflung wird spürbar und sie weint heftig. Sie spricht davon, nicht mehr leben zu wollen, hat allerdings keine konkreten Suizidpläne. Es wird vereinbart, dass sie die Entscheidung über die Fortsetzung der Schulausbildung zurückstellt und sich erst einmal krankschreiben lässt. Sie wird motiviert, mit der Schulleiterin, die sehr verständnisvoll ist, zu reden. Es wird eine Krisenintervention vereinbart mit dem Ziel, die Trennung zu verarbeiten und eine Neuorientierung in ihrem Leben zu finden. Die Klientin wirkt nach dem Erstgespräch erleichtert und ist nicht mehr suizidal eingeengt.

Elisabeth geht es bei dem nächsten Termin, drei Tage später, wieder deutlich schlechter. Sie berichtet, dass sie die Einsamkeit nicht ertragen kann. Gemeinsam wird überlegt, was ihr helfen könnte. Sie erinnert sich, dass, als sie mit 20 Jahren Liebeskummer hatte, ihre damalige beste Freundin sehr unterstützend war. Sie hatten aber nach ihrem Wohnortwechsel nur selten Kontakt. Sie könnte sich vorstellen, diese Freundin anzurufen. Der Berater weist sie darauf hin, wie bemerkenswert es ist, dass sie die Situation bisher alleine meistern konnte. Das gibt ihr Mut. Die Freundin freut sich sehr über ihren Anruf und lädt die Klientin ein, sie zu besuchen. Nach ihrer Rückkehr nach Wien geht es besser, die Freundin hat versprochen, demnächst auch einmal zu kommen. Elisabeth geht wieder zur Schule und nimmt Kontakt mit dem Jugendamt auf, um sowohl ihre Rechte, als auch die Wohnsituation zu klären. Es wird eine Regelung für die Unterhaltszahlungen getroffen. Bei den Besuchen des Mannes kommt es aber immer wieder zu heftigen Auseinandersetzungen, die sehr belastend sind. Schließlich erfährt sie, dass ihr Mann eine Freundin hat. Sie ist zum ersten Mal richtig wütend auf ihn. Allerdings fühlt sie sich dadurch in ihrem Gefühl bestärkt, der eigentliche Grund für die Trennung sei ihr Übergewicht und ihre »Unattraktivität«. Nach wie vor hofft sie, dass er zu ihr zurückkommt.

Zur Klärung der sehr ambivalenten Beziehungssituation wird vorgeschlagen, sie solle sich vorstellen, gemeinsam mit ihrem Partner zur Beratung zu kommen. Sie soll sich überlegen, was sie ihm sagen möchte. Sie meint daraufhin, dass sie ihn eigentlich überhaupt nicht mehr sehen will und weint. Sie stellt sich vor, dass er sarkastisch lächelt und abweisend ist. So ist er früher nie gewesen. Es ist ihm ganz gleichgültig, dass er sie verletzt und »ein Trümmerfeld hinterlassen hat«. Sie hat das Gefühl, er sei viel größer und ihr überlegen. Mit Unterstützung des Therapeuten versucht sie, dem entgegenzuwirken. Sie atmet tief durch, richtet sich auf und verhält sich nicht mehr so unterwürfig. Sie stellt sich vor, dass sie sich umdreht und ihn ignoriert. Er ist ihr jetzt egal und dadurch fühlt sie sich viel besser – aufrechter und selbstsicherer. Sie spürt nun deutlich ihre Wut und das Gefühl, sie würde eine Schutzwand gegen ihn errichten und damit eine deutliche Grenze ziehen. Sie kann sich auch von ihren Insuffizienzgefühlen distanzieren. Ursprünglich hatte sie die Schuld für die Trennung nur bei sich gesucht und sich gedacht, sie habe alles falsch gemacht. Jetzt meint sie, dass er die Hauptverantwortung für die Situation trägt, schließlich hat er sie verlassen.

Im Anschluss an diese Stunde sucht sie mehr Kontakt zu ihren Schulkollegen und zu anderen Müttern aus dem Kindergarten. Sie nimmt ab und fühlt sich attraktiver. Ihre Stimmung ist nach wie vor wechselhaft und sie ist sich bezüglich ihrer Zukunft unsicher. Am Ende der Krisenintervention entschließt sie sich doch, an ihren Heimatort zurückzukehren, allerdings wird sie nicht bei ihren Eltern wohnen. Sie sucht sich eine Wohnung und findet eine Anstellung als Verkäuferin, die Schulausbildung bricht sie ab.

Diskussion: Elisabeth befand sich bei Behandlungsbeginn in einer schweren Trennungskrise mit ernsten Suizidgedanken. Die Krise hatte einen Autonomie-Abhängigkeitskonflikt aktiviert und den Selbstwert sehr beeinträchtigt. Durch Stützung und Ressourcenorientierung konnte eine gewisse Stabilisierung erreicht werden und in der Folge die Trennung in ihrer emotionalen Bedeutung bearbeitet werden. Durch das Zulassen der Wut wurde sie von ihren Schuld- und Insuffizienzgefühlen entlastet. Die soziale Problematik konnte mit Hilfe des Jugendamts geregelt werden. Die Rückkehr in ihren Heimatort und der damit verbundene Schulabbruch schienen im Moment die einfachste Lösung für sie zu sein. Gleichzeitig hatte dies einen erheblichen Verlust an Selbständigkeit, besonders in Bezug auf ihre Herkunftsfamilie, zur Folge. Somit blieben die zugrunde liegenden Konflikte unbearbeitet.

5.4.3 Krisenintervention bei schwerer körperlicher Krankheit

Die Diagnose einer lebensbedrohlichen oder schweren chronischen Erkrankung bzw. bleibende Behinderungen nach Unfällen stellen für Menschen und ihre Familien immer eine existenzielle Erschütterung und Bedrohung dar und erfordern tiefgreifende Anpassungs- und Bewältigungsleistungen. Am häufigsten sind Krisen am Beginn der Krankheit, unmittelbar im Gefolge der Diagnosemitteilung. Zunächst befinden sich die meisten Betroffene in einem Schockzustand (▶ Kap. 3.1.2), sie sind wie betäubt oder reagieren mit heftiger Angst und Panik. Meist ist die kognitive Wahrnehmung eingeschränkt, was dazu führt, dass Patienten im Gespräch oft nicht in der Lage sind, Informationen über die Krankheit und die Behandlungsmöglichkeiten aufzunehmen und zu verstehen. Dies kann gleich am Anfang zu Verunsicherung und Missverständnissen zwischen dem behandelndem Arzt und dem Patienten und zu einer erheblicher Beeinträchtigung der Compliance führen (Compliance ist ein Oberbegriff für das kooperative Verhalten des Patienten im Rahmen der Therapie). Die Bedrohung durch die antizipierte körperliche Einschränkung und die damit verbundene Abhängigkeit ist eine Quelle von Angst, Hilflosigkeit, Ohnmachtsgefühlen und vermindertem

Selbstwertgefühl. Die Phantasien über die befürchteten Folgen bestimmen das innere Erleben und lassen die Verzweiflung so anwachsen, dass es zu impulsiven autodestruktiven Handlungen kommen kann. Andere Betroffene wiederum reagieren zunächst mit Ungläubigkeit und Verleugnung der Diagnose.

Im weiteren Verlauf der Erkrankung entstehen Krisen vor allen Dingen im Gefolge von Rezidiven (z. B. Diagnose von Metastasen) oder von Verschlechterungen der Symptomatik, durch belastende Behandlungen und deren Nebenwirkungen (z. B. Chemotherapie), aber auch aufgrund sekundärer Probleme, wie zunehmende Abhängigkeit, Konflikte im familiären Umfeld oder Einschränkungen im beruflichen Bereich.

Auch Angehörige sind in einer schwierigen Situation. Sie müssen den Kranken unterstützen, die sozialen und ökonomischen Folgen kompensieren und selbst mit den Implikationen der Krankheit und den oft verwirrenden emotionalen Folgen fertig werden. Verständlicherweise gibt es manchmal Phasen, in denen sie verärgert auf den Kranken reagieren, was wiederum Schuld- und Schamgefühle auslösen kann.

Im Endstadium einer schweren Krankheit, wenn also deutlich wird, dass die Behandlungen nicht den erhofften Erfolg haben, verstärken sich Befürchtungen und Ängste meist wieder. Zunehmende Einschränkungen auf den unterschiedlichsten Ebenen und die Unwirksamkeit von bis dahin mühsam erarbeiteten Bewältigungsstrategien können neuerlich zu einem psychischen Zusammenbruch führen. Dazu tragen auch Schmerzen, zunehmende Pflegebedürftigkeit und Abhängigkeit, die Angst vor dem Sterben und dem Tod bei. Auch der Rückzug von Menschen aus dem sozialen Umfeld, die mit der Situation überfordert sind, ist für die Patienten kränkend, sie fühlen sich alleingelassen und isoliert. Trotz der großen Belastungen gibt es aber auch viele Menschen, die erstaunliche Fähigkeiten entwickeln, sich an schwierigste Lebensbedingungen anzupassen. Sie können so ein Gleichgewicht aufrechterhalten, das ihnen ermöglicht, bis zum Schluss ein Stück Lebenszugewandtheit zu bewahren und in Würde Abschied zu nehmen. Dementsprechend ist es wichtig, festzustellen, dass die Suizidraten terminal kranker Menschen im Vergleich zur Normalbevölkerung auch nur geringfügig erhöht sind.

Intervention

Zentrale Interventionsschwerpunkte der Krisenintervention bei schwerer Krankheit sind die Linderung quälender psychischer Symptome, die Unterstützung bei der Krankheitsverarbeitung und beim Trauerprozess, die Klärung spezifischer Konfliktsituationen, z. B. mit den behandelnden Ärzten oder den Familienangehörigen, und die Unterstützung bei der Suche nach individuellen Bewältigungsmöglichkeiten und neuen Lebenszielen (▶ Kasten 5.28).

Ist der Gesprächsanlass die Mitteilung der Krankheitsdiagnose bzw. kommt ein Klient unmittelbar danach zur Beratung, stehen Entlastung und Beruhigung im Vordergrund. Das offene Gespräch über die Phantasien, Befürchtungen und Ängste, über die individuelle Sichtweise der Erkrankung und die damit verbundenen Gefühle mindert meist bereits die Angst und stärkt die kognitiven Fähigkeiten. Man muss sich als Behandler immer bewusst sein, dass im unmittelbaren Schock Informationen über medizinische Details und Behandlungsmöglichkeiten den Patienten möglicherweise nicht erreichen. Behutsames Nachfragen und das Angebot eines weiteren klärenden Gesprächs geben dem Betroffenen das Gefühl, dass es normal ist, in einer derartigen Situation mit Überforderung zu reagieren. Kommt der Patient mit diesem Verständnisproblem zum nichtärztlichen Berater, ist es sinnvoll, ihn über die Mechanismen des Schockzustandes aufzuklären und ihn darin zu bestärken, nochmals das Gespräch mit dem behandelnden Arzt zu suchen. Steht die Verleugnung im Vordergrund der aktuellen Verarbeitung, ist dies zunächst als sinnvoller Schutzmechanismus gegen eine mögliche Affektüberflutung zu verstehen und zu akzeptieren. Dementsprechend hat eine eventuell notwendige Konfrontation mit der Realität äußerst behutsam zu erfolgen. Problematisch seitens des Helfers sind natürlich Bagatellisierung oder vorschnelle Tröstung. Generell braucht der Patient das Gefühl, dass seine innere Bedrohung und Not ernst genommen werden. Gleichzeitig darf sich der Helfer emotional nicht zu sehr involvieren lassen, damit seine professionelle Distanz gewahrt bleibt. Man spricht in diesem Zusammenhang von »detached compassion« (Köhle et al. 1986, Stein et al. 2004), etwa zu übersetzen mit »abgegrenztem Mitgefühl«. Entspannungsübungen und ressourcenorientierte Imaginationen wirken entlastend. Ist der Klient ganz und gar von dem Problem überwältigt, können distanzierende Techniken helfen, wieder inneren Abstand herzustellen (▶ Kap. 5.3.9).

In der Regel wird es sinnvoll sein, dass die Rolle des Krisenberaters von der des medizinischen Behandlers getrennt wird. Manchmal stellt es für den Berater oder Therapeuten eine Gratwanderung dar, sowohl institutionelle Anforderungen zu erfüllen, als auch den Bedürfnissen des Betroffenen gerecht zu werden. Einerseits soll der Betroffene beruhigt und zur Mitarbeit und Compliance motiviert werden. Auf der anderen Seite ist die Autonomie des Patienten zu respektieren, auch wenn er den notwendigen Behandlungen skeptisch gegenübersteht oder diese gar ablehnt. Medizinische Versorgungssysteme nehmen auf die spezielle Situation schwerkranker Menschen oft zu wenig Rücksicht. Das nötige Vertrauen kann nur entstehen, wenn sich der Therapeut bei größtmöglicher Kooperation dennoch nicht zum Handlanger des medizinischen Systems macht. Hier hilft eine Haltung der »Allparteilichkeit« (Stein et al. 2004).

Hat sich die akute Situation ein wenig beruhigt, schließt die Klärung des unmittelbaren Krisenanlasses bzw. des aktuellen Konfliktes an. Dieser ist am Beginn der Erkrankung meist evident. Wenn aber die Krise im Verlauf einer bereits länger bestehenden Krankheit auftritt, ist es nicht immer sofort ersichtlich, warum es gerade aktuell zur krisenhaften Entwicklung kommt. Dafür können z. B. die Verschlechterung der Symptome, Rezidive oder Konflikte mit Familienangehörigen und mit behandelnden Ärzten verantwortlich sein. Manchmal ist die Krise auch ein Signal dafür, dass nach einer längeren Belastungsphase mit schwelenden Konflikten zusätzliche Unterstützung notwendig wird. Eine wichtige Frage ist in diesem Zusammenhang, was der Betroffene aktuell vom Berater oder Arzt benötigt. Im Zuge des Klärungsprozesses ist es immer hilfreich, einen

Eindruck von der subjektiven Krankheitsvorstellung des Betroffenen zu bekommen, um einschätzen zu können, ob diese bei der Bewältigung der Krise Probleme verursachen könnte. Oft stellen die Phantasien über die Krankheit und den Krankheitsverlauf einen Versuch dar, der Krankheit einen Sinn zuzuschreiben oder Kontrolle zurückzugewinnen, manchmal quält sich der Patient mit Schuldvorstellungen oder schämt sich für seinen Zustand.

Die Bewältigung einer schweren Krankheit erfordert einen Trauerprozess (▶ Kap. 3.1.1). Letztendlich muss die Realität der Erkrankung anerkannt und integriert werden. Dieser Prozess wird unterstützt, wenn der Kranke immer wieder die Möglichkeit bekommt, über die Belastungen zu sprechen und den damit verbundenen seelischen Schmerz auszudrücken. Kränkung, ohnmächtige Wut, Anklagen und Verzweiflung sind ebenso häufig wie Schuld- und Schamgefühle. Schuldgefühle haben auch in diesem Zusammenhang oft die Funktion, Hilflosigkeit und unerträgliche Ohnmacht abzuwehren. Der Betroffene kann die Vorstellung haben, dass, wenn er anders gelebt und bestimmte Dinge unterlassen hätte, dieses Schicksal zu vermeiden gewesen wäre. Das kann unter Umständen sogar tröstlich sein. Manchmal richten sich Aggressionen auch gegen die Behandler. Diese sollten im Kontext verstanden und nicht persönlich genommen werden. Suizidgedanken dürfen nicht tabuisiert werden, sondern sollen als Ausdruck momentaner Verzweiflung akzeptiert und besprochen werden. Schützende Maßnahmen sind in Erwägung zu ziehen (▶ Kap. 5.4.7). Auch Ambivalenzen und Unsicherheiten die medizinische Behandlung betreffend sollten in ihrer psychischen Funktion verstanden werden und in einem offenen und ehrlichen Gesprächsklima geklärt werden. Im Verlauf des Prozesses ist es notwendig, dass sich der Betroffene mit den Folgen der Erkrankung, wie zunehmende Abhängigkeit, körperliche Beeinträchtigungen und veränderte Lebensperspektiven auseinandersetzt und diese an die Realität angleicht. Manchmal ist eine behutsame Konfrontation notwendig. Der Kranke wird unterstützt, Ungewissheit zu akzeptieren und neue Ziele, für die es lohnt zu leben, zu definieren. Verena Kast (2015) bezeichnet dies als »abschiedlich leben«. Man muss sich als Berater aber auch klar sein, dass Bewältigungsmöglichkeiten (z. B. die Akzeptanz von starken Schmerzen) mit fortschreitender Erkrankung an ihre Grenzen stoßen. Manchmal ist dies für den professionellen Helfer schwer zu ertragen. Mit solchen Gegenübertragungsgefühlen, denen vielleicht auch eigene Ängste das Sterben und den Tod betreffend zugrunde liegen, muss sich der Berater auseinandersetzen. Dazu bedarf es gelegentlich einer supervisorischen Unterstützung.

Wenn Angehörige Hilfe benötigen, ist es meist sinnvoll, dass sie von anderen Kollegen betreut werden. Bei Einbeziehung in die laufende Krisenintervention sind Gespräche immer in Anwesenheit des Patienten zu führen, damit dieser das Gefühl hat, dass mit ihm und nicht über ihn gesprochen wird. Die Kommunikation über die Krankheit und die damit verbundenen Ängste und Befürchtungen wird gefördert. In manchen Familien werden Gespräche aus falsch verstandener gegenseitiger Schonung vermieden. Alle Beteiligten fühlen sich isoliert und alleingelassen und erleben dann ein offenes Gespräch als erleichternd. Auch unnötige Bevormundung des Kranken kann zur Sprache gebracht werden. Konflikte werden angesprochen.

Kasten 5.28: Krisenintervention bei schwerer Krankheit

- Linderung quälender psychischer Symptome
  - Offenes Gespräch über Krankheit, ungewisse Zukunft, Phantasien, Ängste
  - Emotionale Entlastung
  - Stabilisierung
  - Distanzierung
- Klärung spezifischer Konfliktsituationen
  - Unmittelbaren Anlass der Krise, bzw. auslösenden Konflikt klären
  - Subjektive Krankheitsvorstellung klären
- Unterstützung bei der medizinischen Behandlung
  - Adäquaten Umgang mit behandelnden Ärzten unterstützen, Compliance erhöhen
  - Konflikte und Ambivalenz klären bei gleichzeitiger Wahrung größtmöglicher Autonomie
  - Akzeptanz der Behandlungsnotwendigkeit unterstützen und ein Verständnis der Behandlung als neue Aufgabe des Patienten fördern
- Unterstützung bei der Krankheitsverarbeitung und beim Trauerprozess
  - Anerkennung der Realität der Krankheit
  - Gefühlsäußerung
  - Akzeptieren und Ansprechen autodestruktiver Tendenzen, gleichzeitig Schutz bieten
  - Auseinandersetzung mit Folgen der Krankheit
  - Akzeptanz von Abhängigkeit
  - Ungewissheit ertragen lernen
  - Korrektur von Lebenszielen, neue Ziele definieren
- Unterstützung bei der Suche nach den individuellen Bewältigungsmöglichkeiten
- Einbeziehung der Angehörigen
- Weitervermittlung zur psychotherapeutischen Begleitung

Nach der Krisenintervention ist es sinnvoll zu überlegen, ob zur weiteren Begleitung eine Überweisung an einen spezifisch geschulten Psychotherapeuten sinnvoll ist.

5.4.4 Krisenintervention nach akuten Traumatisierungen

»Erzählen verbindet Dinge miteinander. Wir wollen eine zusammenhängende Welt, nicht eine in Stücken und Scherben.« (Siri Hustved 2008)

Traumata stellen viele Grundannahmen des Lebens in Frage. Ziel der Akut- und Krisenintervention nach Traumatisierungen ist, die Betroffenen bestmöglich in der Verarbeitung des traumatischen Ereignisses zu unterstützen. Von Beginn an zielen die Interventionen darauf ab, durch die Stärkung protektiver Faktoren und die Aktivierung aller vorhandenen Ressourcen Sicherheit und Stabilität wiederherzustellen und die Selbstheilungskräfte zu aktivieren. Am Ende dieses Prozesses sollte der Betroffene in der Lage sein, anders und besser mit dem Ereignis umgehen zu können und diese Erfahrung soweit zu integrieren, dass er annähernd wieder so wie vor dem Trauma leben kann.

Die Akutintervention beginnt unmittelbar nach dem Ereignis, oft noch am Ort des Geschehens und erfolgt häufig durch Einsatzkräfte der Rettung, Feuerwehr oder Polizei in Kooperation mit psychologischen Notfallhelfern. Insbesondere nach Katastrophen, teilweise aber auch bei individuellen Traumata wird diese Unterstützung mittlerweile routinemäßig angeboten. Sie richtet sich also an Menschen, die sich in der Schockphase befinden. Diese dauert bis zu maximal einer Woche (▶ Kap. 3.3.2).

Falls notwendig, sind betroffene Menschen danach an Krisenintervcntionseinrichtungen zu vermitteln, die konkrete Hilfestellung in der Einwirkphase – bis zu maximal zwei Monaten nach dem Trauma – anbieten. Schwerpunkt ist dabei die Stabilisierung, verbunden mit dem Ziel einer raschen Symptomreduktion. Dafür stehen verschiedene kurzzeitpsychotherapeutische Verfahren zur Verfügung, die gut in die Kriseninterventionsarbeit integriert werden können.

Sind Verarbeitung und Integration nicht erfolgreich und entwickelt sich eine behandlungsbedürftige Posttraumatische Störung (die Symptome halten in unveränderter Intensität über acht Wochen an), sind die Klienten auf jeden Fall an spezifisch traumatherapeutisch arbeitende Kollegen zur mittel- bzw. längerfristigen Psychotherapie zu überweisen.

Akutintervention

Vielerorts ist es bereits selbstverständlich, Menschen, die ein akutes Trauma erlebt haben (Naturkatastrophe, Verkehrsunfall oder Gewalttat) eine sofortige, lückenlose Hilfe anzubieten (▶ Kasten 5.29). Es handelt sich um ein Hilfsangebot, das niemandem aufgedrängt werden darf. Lehnen Betroffene die professionelle Unterstützung ab, ist dies selbstverständlich zu respektieren. Der mancherorts zu beobachtende Aktionismus ist im Allgemeinen wenig hilfreich. Normative Vorstellungen, wie ein Trauma »richtig«, d. h. auch mit welcher Art der Unterstützung, zu bewältigen ist, kann Betroffene unnötigerweise zusätzlich verunsichern.

Zuallererst wird möglichst rasch Distanz zum Ort des Geschehens hergestellt: Der Betroffene wird, soweit möglich, in eine geschützte Umgebung gebracht. Für den Menschen, der ein Trauma erlebt hat, ist es äußerst wichtig, dass er das Gefühl entwickeln kann, dass die Gefahr vorüber ist. Daher muss zunächst im Außen Sicherheit hergestellt werden, denn erst dann kann die Ausschüttung von Stresshormonen zurückgehen. Gerade nach Katastrophen, die viele Menschen betreffen, ist es häufig auch notwendig, Schutz vor Grenzüberschreitungen Dritter, z. B. von Journalisten, zu bieten.

Ein strukturiertes Vorgehen vermittelt den Betroffenen Sicherheit. Helfer haben dort, wo es unbedingt notwendig erscheint, klare Entscheidungen zu treffen.

Z. B. sollte nach Gewalttaten weiterer Täterkontakt unterbunden werden. Die Gratwanderung besteht nun darin, gleichzeitig die Autonomie und die Grenzen der Betroffenen zu wahren. Alle Interventionen sind zu besprechen. Lässt sich kein Konsens über die vorgeschlagene Maßnahmen herstellen, muss der Helfer zumindest erklären, warum er diese für sinnvoll und notwendig hält.

Gute soziale Unterstützung ist von unschätzbarem Wert für traumatisierte Menschen, auch wenn sie dies anfänglich gar nicht äußern können oder mitunter sogar abweisend auf Hilfsangebote reagieren. Betroffene sollten nach Möglichkeit nicht allein gelassen werden. Auch in dieser Frage gilt es, eine Balance zu halten. Der Wunsch nach Ruhe ist genauso zu respektieren und der Helfer darf keinesfalls bedrängend sein. Am günstigsten ist es, wenn möglichst vertraute Personen verfügbar sind. Die professionellen Helfer sollen dabei behilflich sein, diese zu verständigen. Bis zu deren Eintreffen erfolgt die Betreuung durch jene Person, deren Hilfe am ehesten akzeptiert wird. Generell ist zu empfehlen, dass Frauen, die Gewalt oder sexualisierte Gewalt erlebt haben, zumindest zu Beginn von weiblichen Personen begleitet werden. Außerdem muss darauf geachtet werden, ob die hinzugezogenen Angehörigen oder Freunde selbst ausreichend belastbar sind.

Die Haltung der Helfer ist von unmittelbarer Anteilnahme geprägt, damit das Opfer die Möglichkeit hat, das ganze Ausmaß des Schmerzes zu vermitteln. Es kann vorkommen, dass Helfer zum Blitzableiter für heftige Wut werden. Es hilft, sich darüber klar zu sein, dass die Wut nicht dem Helfer persönlich gilt. Gelingt es eine innere Haltung von Verständnis und Akzeptanz zu bewahren, wird in solchen Situationen eine klare, aber gleichzeitig taktvolle Grenzsetzung möglich sein, ohne dem Betroffenen zu schaden.

Die peritraumatische Reaktion, mit den damit verbundenen Symptomen, ist Folge einer nachvollziehbaren seelischen Erschütterung und Ausdruck einer allgemein bekannten und nicht pathologischen Reaktion und ein Versuch der Psyche, mit dem Erlebten fertig zu werden. Wenn diese Sichtweise der traumatisierten Person vermittelt wird, wirkt das Schuld- und Schamgefühlen entgegen. Häufig sind die Symptome so heftig und verwirrend, dass Menschen die Angst äußern, verrückt zu werden. Die klare Botschaft muss also lauten: »*Dies ist eine normale Reaktion auf ein außergewöhnlich belastendes Ereignis.*« Kognitive Aufklärung über die traumatischen Symptome und Verläufe der posttraumatischen Reaktion fördert die Orientierung. Voraussetzung ist, dass man den Eindruck hat, dass der Betroffene in der Lage ist, solche Informationen zu verstehen. Manchmal ist die kognitive Aufnahmekapazität durch den Schockzustand zunächst allerdings deutlich herabgesetzt.

Die affektive Überschwemmung im Schockzustand führt manchmal dazu, dass die Kontrolle über die eigenen Gedanken und Handlungen deutlich herabgesetzt ist. Selbstschädigendes Verhalten kann von Selbstbeschuldigungen bis zu suizidalen Absichten reichen. In diesen Fällen ist eine ruhige, respektvolle Grenzsetzung ohne Vorwurf erforderlich. Die Gefahr, dass es zu Kurzschlusshandlungen kommt, darf jedenfalls nicht unterschätzt werden (zur Einschätzung des Gefahrenpotenzials ▶ Kap. 4).

Oft müssen die Helfer für die Grundbedürfnisse der Betroffenen sorgen. Gerade bei Katastrophen, die viele Menschen betreffen, stellt dies allerdings eine große logistische Herausforderung für Helferteams dar. Es sollte organisiert werden, dass Betroffene sich ausruhen und waschen können. Decken, Getränke und Nahrung müssen in ausreichendem Ausmaß zur Verfügung gestellt werden. Gelingt diese Grundversorgung zufriedenstellend, vermittelt das den Betroffenen ein Gefühl von Geborgenheit und Sicherheit, dessen Wert in einer solchen Situation gar nicht hoch genug eingeschätzt werden kann. Manche Menschen können nach Traumatisierungen so belastet sein, dass sie nicht in der Lage sind, die Anforderungen des Alltags zu erfüllen. Ist der Allgemeinzustand also sehr schlecht, erfordert dies auch weiterhin eine vermehrte Unterstützung, z. B. Hilfe bei der Strukturierung der unmittelbaren Lebenssituation.

Alle Selbstschutzbemühungen werden unterstützt. Dabei kann jede noch so kleine selbständige Aktivität dazu beitragen, wieder Kraft und Mut zu schöpfen. Alle vorhandenen Ressourcen werden genutzt. »Selbst etwas zu tun« wirkt dem Gefühl der Ohnmacht entgegen und hilft dabei, die Handlungsfähigkeit wiederherzustellen.

Es ist heute üblich, dass kriminaltechnische Befragungen durch möglichst geschulte Personen erfolgen. Die Hinzuziehung einer Vertrauensperson, besonders nach Gewalthandlungen, ist dennoch dringend empfehlenswert. Manche Bemerkungen, die gar nicht negativ gemeint sein müssen, können Betroffene unnötigerweise zusätzlich verunsichern.

Fallbeispiel Brigitte

Eine 45-jährige Verkäuferin, die in der U-Bahn überfallen wurde, berichtet, dass sie nach der Tat so durcheinander war, dass sie zuerst an ihren Arbeitsplatz und erst auf Aufforderung der Kolleginnen zur Polizei gegangen ist. Der Polizist fragt sie, warum sie denn nicht schon früher gekommen sei. Diese Bemerkung verunsichert Brigitte sehr, sie fühlt sich schuldig, weil sie meint, sie hätte sich nicht richtig verhalten.

Aufgabe der Ersthelfer ist es auch, wenn notwendig eine geeignete Nachbetreuung bei Kriseninterventionsstellen oder traumatherapeutisch geschulten Kollegen zu organisieren. Im Sinne eines Screenings sind jene Menschen zu identifizieren, die möglicherweise Schwierigkeiten haben könnten, alleine mit dem Erlebten fertig zu werden und daher gefährdeter sind, Langzeitfolgen zu entwickeln. Dazu müssen jene Risiko- und Schutzfaktoren, von denen wir wissen, dass sie den Verlauf der Posttraumatischen Belastungsreaktion beeinflussen, analysiert werden (▶ Kap. 3.3.2, ▶ Kasten. 3.5). Bei der Einschätzung hilft natürlich primär der Kontakt zum Betroffenen, manchmal kann aber auch die Befragung der Einsatzkräfte oder der Angehörigen des traumatisierten Menschen notwendig sein, um dessen Verhalten richtig einordnen zu können. Im Allgemeinen kann man davon ausgehen, dass man es mit etwa drei gleich großen Gruppen Betroffener zu tun hat (vgl. Schmidt 2004): Es gibt Menschen, die über ausreichende Selbstheilungskräfte verfügen und bei Vorhandensein guter sozialer Unterstützung keine weitere professionelle Hilfe benötigen. Es genügt, diese Personen auf einschlägige Einrichtungen hinzuweisen. Bei einer zweiten Gruppe ist eine Entwicklung in beide Richtungen möglich, sowohl zur Selbstheilung, als auch zur Entwicklung einer Posttraumatischen Störung. Hier kann eine Krisenintervention entscheidend dazu beitragen, dass Chronifizierungen ausbleiben. Schließlich gibt es eine Hochrisikogruppe, die unbedingt weitere traumaspezifische Hilfe benötigt. Meist handelt es sich um Menschen mit einer erhöhten Verletzbarkeit, nicht selten haben diese bereits früher traumatische Erfahrungen gemacht.

Kasten 5.29: Akutintervention

- Herstellen einer sicheren Umgebung
- Sofortige, lückenlose Hilfe, ständig beim Betroffenen bleiben
- Strukturiertes Vorgehen
- Transparenz und Offenheit
- Hilfe durch die vertrauteste Person des Umfelds – bis zu deren Eintreffen Betreuung durch jene Person, deren Hilfe am ehesten akzeptiert wird
- Geschlechtsspezifität: Frauen, die Gewalt erlebt haben, benötigen meist weibliche Bezugspersonen
- Unmittelbare Anteilnahme, damit der Betroffene Gelegenheit hat, das ganze Ausmaß des Schmerzes zu vermitteln
- Verständnis der peritraumatischen Reaktion als normale Reaktion auf ein außergewöhnlich belastendes Ereignis
- Kognitive Aufklärung: Informationsvermittlung bezüglich der traumatischen Symptome und Verläufe
- Selbstschädigendes Verhalten und Selbstbeschuldigungen taktvoll unterbrechen – ruhige, respektvolle Grenzsetzung ohne Vorwurf
- Sachhilfe
- Selbstschutzbemühungen unterstützen
- Kriminaltechnische Befragungen durch möglichst geschulte Personen nur unter Hinzuziehung einer Vertrauensperson
- Screening – Nachbetreuung bei geeigneten Stellen organisieren – Krisenintervention, Psychotherapie

An dieser Stelle noch eine kritische Anmerkung zu den genau strukturierten Konzepten der Akutversorgung wie z.B. dem von Jeffrey T. Mitchell (Stressbearbeitung nach belastenden Ereignissen, Debriefing, Mitchell und Everly 1998): Dieses Konzept wurde ursprünglich zur Unterstützung von Einsatzkräften entwickelt, findet aber zunehmend auch Verwendung in der Betreuung der Betroffenen. Strukturiertheit in der Akutintervention nach traumatischen Ereignissen ist zwar von großer Bedeutung und die meisten der Interventionen, die von Mitchell angeregt werden, entsprechen in vielem den weiter oben angeführten Grundprinzipien. Trotzdem lassen diese Konzepte außer Acht, dass die individuellen Reaktionsmöglichkeiten und Verarbeitungsmechanismen auch nach Traumatisierungen sehr variabel sind und daher auch in der Akutintervention von den Helfern hohe Flexibilität fordert, um die jeweils passende Unterstützung für den betroffenen Menschen zur Verfügung stellen zu können.

Eine Gefahr nicht nur für Betroffene, sondern auch für die Helfer, stellt eine mangelhafte Ausbildung dar. Großer Enthusiasmus schlägt dann rasch in Überforderung um. Schwierigkeiten können bei Großeinsätzen zusätzlich dadurch entstehen, dass Helfer aufgrund theoretischer Differenzen nicht gemeinsam handeln.

Generell gewinnt man manchmal den Eindruck, dass die Selbstheilungskräfte der Menschen unterschätzt werden. Nicht jeder Mensch, der einem traumatischen Ereignis ausgesetzt war, will und bedarf professioneller Hilfe.

Krisenintervention

Ist eine weitere Betreuung traumatisierter Personen notwendig, gilt es einige Grundprinzipien der Krisenintervention auf die spezifische Situation der Betroffenen abzustimmen. Praktisch alle traumaspezifischen Behandlungsstrategien unterscheiden drei Phasen in der Bewältigung einer Posttraumatischen Belastungsreaktion (▶ Kasten 5.30).

Kasten 5.30: Phasen der therapeutischen Begleitung nach akuter Traumatisierung

- Stabilisierung, Stützung und Herstellung von Sicherheit
- Erinnern, Traumaexposition
- Trauer, Neuorientierung und Wiederanknüpfung

1. Phase – Stabilisierung und Stützung

Im Zentrum der Krisenintervention nach Traumatisierungen stehen Stabilisierung und Stützung (▶ Kasten 5.31). Für viele traumatisierte Menschen ist die grundsätzliche Annahme von Sicherheit und Vertrauen außer Kraft gesetzt. Sie verlieren dadurch das Gefühl, ihr Leben unter Kontrolle zu haben. Vordringlich ist daher die Stärkung bzw. der Wiederaufbau der Ich-Funktionen (▶ Kap. 5.3.9). Betroffene werden darin unterstützt, ihre Hilflosigkeit und Ohnmacht zu überwinden, um selbst wieder eine gestaltende und in der Folge rekonstruierende Rolle einnehmen zu können.

Die Grundhaltung, die der Berater einnimmt, ist die eines parteilichen Gesprächspartners. Insbesondere bei Opfern von Gewalthandlungen wird die neutrale Haltung verlassen und das Unrecht als solches klar benannt. Menschen, die niemanden haben, der ihnen in einer solchen Situation verständnisvoll zur Seite steht, haben das Gefühl, abermals im Stich gelassen zu werden.

Mehr als in anderen Kriseninterventionen gilt daher, Sicherheit in der Beziehung aktiv zu vermitteln und beständig aufrecht zu erhalten: »*Sie wirken jetzt ängstlich auf mich. Was kann ich dazu beitragen, dass Sie sich hier wieder sicher fühlen können? Gibt es etwas, das Sie stört?*« Wie bei der Akutintervention ist ein Gleichgewicht zwischen Anleitung und Strukturiertheit einerseits und einfühlendem Verständnis und Respekt vor der Autonomie andererseits zu halten. Traumatisierte Menschen dürfen durch die Begleitung nicht zusätzlichem Stress ausgesetzt werden. Interventionen, die bei anderen Klienten eine therapeutisch sinnvolle Signalangst erzeugen, rufen bei traumatisierten Klienten unter Umständen traumatische Angst hervor (Reddemann 2001). Eine Überflutung der Betroffenen mit traumatischem Material muss manchmal aktiv verhindert werden, z. B. durch antidissoziative Techniken (▶ Kap. 5.3.9 Realitätstraining), da das Risiko einer Retraumatisierung sonst groß ist. Das bedeutet, in solchen Situationen alles zu unternehmen, um die Person, die den Bezug zur aktuellen Realität verloren hat, ins »Hier und Jetzt«, in dem keine Gefahr mehr droht, zurückzuholen.

Einen wichtigen Faktor zur Stressreduktion stellen kognitive Aufklärung und Informationen dar. Alle geplanten Interventionen sollen daher verständlich erklärt werden und dürfen nur mit Einverständnis des Klienten erfolgen. Auch wenn bereits in der Akutintervention eine Aufklärung über Symptome und Begleiterscheinungen erfolgt ist, kann das subjektive Erklärungsmodell des Klienten dennoch problematisch sein. Es ist notwendig, dies im Auge zu behalten, um eventuell korrigierend zu intervenieren. Der Betroffene soll die Symptome als normale Reaktion auf das schreckliche Ereignis und nicht als Ausdruck von »Versagen« oder »Verrücktheit« verstehen können. Viele Menschen sind über sich selbst enttäuscht, dass sie das Geschehene nicht besser und schneller verarbeiten können, und es hilft dann, nochmals die Copingfunktion der Symptome und die neurophysiologischen Vorgänge zu erklären.

Grundsätzlich gilt auch bei der Krisenintervention nach Traumatisierung, dass Betroffene die Möglichkeit haben sollen, in einer vertrauensvollen Beziehung möglichst viel über das Ereignis und alle damit verbundenen Implikationen sprechen zu können. Dies unterstützt den Verarbeitungsprozess. Ein wichtiger Nebeneffekt ist, dass durch die Verbalisierung auch das Sprachzentrum aktiviert wird, das während des Traumas häufig blockiert war (▶ Kap. 3.3.2). Wenn ein Betroffener aber momentan nicht über das Erlebte reden will, darf er nicht dazu gedrängt werden. Grenzen im Sinne eines Selbstschutzes sind unbedingt zu respektieren. Insistierendes Nachfragen unter der falschen Annahme, dass kathartisches Erleben hilfreich sei, kann retraumatisierend wirken. Prinzipiell werden die Klienten jedoch ermutigt, ihre Gefühle zu äußern. Scham- und Schuldgefühle sind in ihrer psychodynamischen Bedeutung (▶ Kap. 3.3.2) zu verstehen und entsprechend mit ihnen umzugehen. Scham kann durch den Hinweis relativiert werden, dass viele andere Menschen, die Traumata erlebt haben, ebenfalls in ähnlicher Weise belastet waren. Schuldgefühle werden in den Kontext des Gesamtgeschehens gesetzt.

Selbstheilungskräfte werden gezielt gefördert. Ziel ist es, Selbstkontrolle und Selbstwirksamkeit wiederzuerlangen. Nach den vor dem Trauma vorhandenen Ressourcen wird gesucht und diese werden unterstützt. Stressbewältigung wird angeregt. Körperliche Aktivität ist oft sinnvoll. Die Ressourcenaktivierung erfordert von Seiten der Helfer oft mehr Aktivität als sonst üblich. Der Einsatz von nonverbalen und präverbalen Techniken, wie Achtsamkeits-, Entspannungs- und Atemübungen, Imaginationen oder die Arbeit mit kreativen Medien ist meist hilfreich (▶ Kapitel 5.3.9 Stabilisierung und Distanzierung), da Betroffene auch aufgrund der neurophysiologischen Vorgänge zunächst Schwierigkeiten haben, das Erlebte sprachlich zu fassen. Es muss aber immer beachtet werden, dass Entspannungsübungen bei traumatisierten Menschen auch Ängste vor Ausgeliefertsein und Ängste, durch traumatisches Material überflutet zu werden, auslösen können.

Angehörige werden – soweit der Klient meint, dass sie unterstützend sein können – in die Betreuung einbezogen. Auch sie sollten über Traumafolgewirkungen informiert sein, um bessere Hilfe gewährleisten zu können. Ziel ist es, dass sie den Betroffenen mit Hilfe dieses Wissens geduldig und beständig begleiten können. Bei allen diesbezüglichen Maßnahmen muss mitbedacht werden, ob und in welchem Ausmaß das soziale Umfeld belastbar ist. Eventuell benötigen die Angehörigen selbst eine professionelle Unterstützung.

Kasten 5.31: Krisenintervention traumatisierter Menschen – Stabilisierung

- Benennung des Unrechts, Parteilichkeit
- Sicherheit in der Beziehung aktiv aufrechterhalten
- Geschlechtsspezifität beachten
- Transparenz und Offenheit
- Kognitive Aufklärung – Psychoedukation
- Wahrung von Autonomie und Entscheidungsfreiheit bei allen Interventionen
- Über das Ereignis sprechen
- Gefühlsausdruck fördern
- Strukturiertes Vorgehen
- Stressbewältigung, Achtsamkeits-, Entspannungs-, Atemübungen
- Nonverbale Techniken – kreative Medien
- Imaginationen
  - Stützend: Sicherer Ort, Innerer Beistand, Baumübung
  - Distanzierend: Tresorübung
- Ressourcen nützen
- Soziales Umfeld zur Unterstützung einbeziehen

Erfahrungsgemäß ist bei den meisten Menschen nach Akuttraumatisierung die stabilisierende Unterstützung ausreichend, um das normale Funktionsniveau wieder zu erreichen. Dann ist die dritte Phase des Trauerns und der Neuorientierung (siehe weiter unten) direkt anzuschließen. Danach kann die Krisenintervention beendet werden, allerdings ist die Vereinbarung eines Nachsorgetermins sinnvoll, um sicher sein zu können, dass es nicht zu einem Wiederauftreten der Symptome kommt.

Traumatherapie

Wenn die Symptome aber über einen Zeitraum von sechs bis acht Wochen anhalten, sind weiterführende traumatherapeutische Interventionen notwendig. Dabei ist allerdings zu differenzieren, ob es sich tatsächlich um eine Posttraumatische Belastungsstörung handelt oder ob durch das traumatische Ereignis nicht Schwierigkeiten und Konflikte anderer Art aktualisiert wurden, die einer Bearbeitung bedürfen. Gerade wenn eher die konstriktive Symptomatik, wie Rückzug, vermeidendes, ängstliches Verhalten oder eine Depression im Vordergrund steht, ist auch an diese Möglichkeit zu denken (▶ Kap. 3.3.2, Fallbeispiel Anna). Unabhängig vom Fokus ist es in diesen Fällen meist sinnvoll, die Krisenintervention zu beenden und eine Fokal- oder eine Langzeitpsychotherapie anzuschließen.

2. Phase – Erinnern und Rekonstruktion

Bei Fortbestehen der quälenden intrusiven Symptomatik (Flash-backs, Albträume) sind in jedem Fall traumatherapeutische Verfahren indiziert. Nach ausreichender Stabilisierung steht genaues Erinnern und Rekonstruieren des traumatischen Geschehens im Mittelpunkt. Die Rekonfrontation mit dem auslösenden Trauma unter geschützten therapeutischen Bedingungen dient der Durcharbeitung und Integration. Ein wesentlicher Wirkfaktor der rekonstruktiven Arbeit besteht darin, dass eine Erfahrung gemacht wird, die dem Trauma ähnelt, gleichzeitig aber auch grundlegend anders ist, nämlich durch die Begleitung eines vertrauenswürdigen Therapeuten in einer geschützten Atmosphäre und das Erleben, von den damit in Zusammenhang stehenden Affekten nicht mehr überwältigt zu werden. Diesbezüglich stehen heute hocheffektive Methoden, wie das EMDR, verhaltenstherapeutische Konfrontationsmethoden, Bildschirmtechnik oder innerer Beobachter zur Verfügung (Sachsse und Reddemann 1998; Lamprecht 2000; Reddemann 2004; Sachsse 2004; Steiner und Krippner 2006). Ziel dieser Techniken ist, eine Synthese aus Wort, Bild, Affekt und Körperempfindung zu ermöglichen und so die aufgesplitterten Erinnerungen zu einer einheitlichen Erfahrung zusammenzuführen. Durch bifokale Aufmerksamkeit und Pendeln zwischen Dort-Damals und Hier-Jetzt werden Verarbeitungsbremsen im Gehirn aufgehoben. Unsagbares wird so ins verbale Wachbewusstsein integriert. Das Geschehen kann als ganze Gestalt und erzählbare Geschichte erinnert und somit in das eigene Leben als Vergangenes integriert werden.

3. Phase – Neuorientierung

An die Traumasynthese schließt sich der Prozess des Trauerns und der Neuorientierung an. Traumata sind Extremerfahrungen von Verlust – Verlust von Vertrauen in sich selbst und andere, Verlust von Hoffnung, Geborgenheit und sozialen Beziehungen, Verlust von Idealen. Ein derartiger Trauerprozess benötigt Zeit. Möglichst alle damit zusammenhängenden Gefühlsqualitäten, wie Kummer, Schuld- und Schamgefühle, Wut und Hass sollen nochmals erlebbar werden.

Danach kann eine Neubewertung der eigenen Lebensvorstellungen, der Identität und Lebensziele erfolgen. Im besten Fall kann wieder an das Leben vor dem Trauma angeknüpft werden. Es ist ein Schritt, den Betroffene als einen vom »Opfer« zum »Überlebenden« beschreiben. Der »Überlebende« kann der traumatischen Erfahrung einen Sinn in seinem Leben zuweisen. Manchmal ist es sogar möglich, dass im Zuge der Verarbeitung und Bewältigung neue Ressourcen und mehr Kompetenz, das Leben zu bewältigen, entwickelt wurden.

Fallbeispiel Emma

Eine 35-jährige Frau wird vom Konsiliarpsychiater der chirurgischen Abteilung eines Krankenhauses an das Kriseninterventionszentrum überwiesen. Sie war wegen gravierender körperlicher Verletzungen aufgrund einer schweren Misshandlung durch ihren Freund mehrere Wochen stationär aufgenommen.

Emma ist im Erstgespräch alarmiert und ängstlich. Beim Klingeln des Telefons erschrickt sie heftig. Sonst wirkt sie allerdings distanziert und unbeteiligt. An die Situation der Gewalttat kann sich die Klientin nur teilweise erinnern. Sie weiß nur, dass eine lächerliche Kleinigkeit ihren Freund zur Raserei brachte. Nach heftigen Schlägen ist er mit einem Hammer auf sie losgegangen. Die Nachbarin hat ihr vermutlich das Leben gerettet, indem sie Emma aus der Wohnung zog. Erst die Polizei konnte den schwer alkoholisierten Mann beruhigen. Derzeit ist der Täter in Untersuchungshaft. Schon zuvor ist es wiederholt zu Misshandlungen gekommen, zuletzt eine Woche vor der Tat. Die Klientin meint allerdings, wenn der Mann nicht alkoholisiert ist, sei er ein sehr liebevoller Partner.

Die Klientin hat Albträume, oft liegt sie deswegen stundenlang wach. Auch während des Tages wird sie plötzlich von bedrohlichen Erinnerungen an die Gewaltszene überflutet: Sie sieht den Mann mit dem Hammer über sich und hat dann massive Todesangst. Sie fühlt sich erschöpft, freudlos und niedergeschlagen, isst kaum etwas und hat stark abgenommen. Sie kann sich nicht in ihrer Wohnung aufhalten und wohnt derzeit bei ihren Eltern, die aber wenig Verständnis für die Situation aufbringen. Auch sonst gibt es kaum Bezugspersonen, die sie unterstützen könnten. Sie meint, ihr Leben habe keinen Sinn mehr.

Trotzdem wirkt Emma am Ende des Erstgesprächs erleichtert und etwas entspannter. Sie meint, es habe gut getan, dass jemand zuhöre und Verständnis für ihren Zustand hätte. Eine Krisenintervention über zehn Gespräche wird vereinbart.

Beim nächsten Mal berichtet die Klientin, dass sie sich ständig Gedanken darüber macht, welche Folgen die Tat für ihren ehemaligen Lebensgefährten haben könnte. Zunächst hatte sie die Aussage vor dem Untersuchungsrichter verweigert, um ihn zu schützen. Jetzt hat sie einen Brief vom Täter erhalten, in dem er sie um Unterstützung bittet. Ärgerlich meint sie, es gäbe von seiner Seite nicht einmal eine Andeutung von Reue. Im Laufe des Gesprächs überlegt sie, ob es nicht vielleicht doch besser für sie wäre, auszusagen, und schließt eine Fortsetzung der Beziehung aus.

Die Schlafstörungen nehmen wieder zu. Die körperlichen Schmerzen sind sehr quälend. Das Blut am Teppich, eine Delle im Fußboden ihrer Wohnung und andere kleine Details lösen Flash-backs und neue Albträume aus. Ihr

Selbstwertgefühl ist sehr beeinträchtigt. Im Gegensatz zu früher fühlt sie sich hässlich und unattraktiv, aus dem Leben gerissen und verloren. Immerhin ist jetzt mit Hilfe der therapeutischen Begleitung eine bessere Abgrenzung gegen den Täter möglich, manchmal ist sie sogar zornig auf ihn. Es wird die Einnahme eines schlafanregenden Antidepressivums vereinbart. Die Schlafstörungen bessern sich, sie fühlt sich weniger hoffnungslos und hat auch wieder mehr Lust auf Kontakte. Mittels imaginativer Techniken ist die Etablierung eines sicheren inneren Ortes und innerer Helfer möglich. Dadurch werden auch die Ängste weniger. Sie holt sich einen Hund aus dem Tierheim und nimmt Kontakt mit einer Freundin auf, die ihr dabei behilflich ist, ihre Wohnung in Ordnung zu bringen und jene Dinge wegzuwerfen, die sie zu sehr an die Gewalttat erinnern. Sie beschließt, in ihre Wohnung zurückzukehren.

Es folgen einige Stunden, in denen ihre Schuldgefühle im Mittelpunkt stehen. Emma ist voller Selbstvorwürfe und hat das Gefühl, den Mann provoziert zu haben. Es gelingt, eine realistischere Einschätzung der eigenen Verantwortlichkeit zu entwickeln. Es wird ihr deutlich, dass sie sich nach den vorangegangenen Misshandlungen besser hätte schützen sollen.

Um sich eine Unterstützung für die Gerichtsverhandlung zu holen, wird eine Interventionsstelle gegen Gewalt kontaktiert. Allerdings ist die Beziehung zum Täter nun wieder von stärkerer Ambivalenz geprägt. Zaghafte Trauer, die eine Trennung unterstützen könnte, wechselt mit Idealisierung und Verleugnung und dem Wunsch, die Beziehung fortzusetzen.

Auf Wunsch von Emma wird die Krisenintervention wie vereinbart nach zehn Stunden beendet. Bezüglich der Beziehung zum Täter ist noch keine Klarheit eingetreten. Die Empfehlung, eine weiterführende Psychotherapie anzuschließen, lehnt die Klientin ab. Einen telefonischen Nachkontakt nimmt sie nicht wahr.

Diskussion: Innerhalb der Krisenintervention wurde eine weitgehende Stabilisierung erreicht. Die quälende Symptomatik ist abgeklungen. Bedauerlicherweise blieb eine Neuorientierung in Ansätzen stecken und eine Klärung der Beziehung zum Täter war nicht möglich, die Ambivalenz konnte nicht aufgelöst werden und eine endgültige Trennung unterblieb. Die zugrunde liegende Problematik musste unbearbeitet bleiben, da Emma eine weiterführende Psychotherapie ablehnte.

5.4.5 Krisenintervention in akuten Phasen eines Burnout-Syndroms

Burnout ist wegen der Entstehungsbedingungen und seiner dreidimensional definierten Struktur ein sehr komplexes Phänomen. Eine sinnvolle Intervention bei Burnout muss daher auf mehreren Ebenen ansetzen. Oft ist eine grundlegende Wendung zum Besseren ohne reale Veränderung nicht möglich. Idealerweise sollte daher die Unterstützung des Einzelnen von Interventionen auf Team- und/oder Institutionsebene begleitet werden. Leider sind gerade Kriseninterventionseinrichtungen mit solchen Aufgaben, die über die individuelle Hilfe hinausgehen, strukturell überfordert. Ansätze können sich durch die Kooperation mit Unternehmen ergeben, wie sie z. B. das Kriseninterventionszentrum Wien seit einiger Zeit mit der Caritas »Hilfe in Not« vereinbart hat. Auch bei diesem Projekt liegt zwar der Schwerpunkt auf der individuellen Unterstützung von Mitarbeitern, die von Krisen am Arbeitsplatz betroffen sind. Zusätzlich finden aber regelmäßige Koordinationstreffen mit Leitungsverantwortlichen statt, bei denen ein Austausch über Probleme, die Unternehmensfragen betreffen, wie z. B. das vermehrtem Auftreten von Gewalt durch Klienten gegen Betreuungspersonen oder eine Häufung von Überlastung und Burnout in bestimmten Einrichtungen, stattfindet. Bei diesen Gesprächen wird großer Wert auf die Wahrung der Anonymität der Betroffenen gelegt. Das Unternehmen setzt dann entsprechende Interventionen, wie z. B. Schulungen, Teamsupervision, Coaching und andere Maßnahmen der Psychohygiene. Von Firmen bezahlte Employee Assistance Programme, die Angestellten Unterstützung auch bei psychosozialen Problemen zur Verfügung stellen, sind im angelsächsischen Raum bei einer allerdings grundsätzlich anderen Struktur des Gesundheitswesens üblich und werden von den Angestellten angenommen. Derartige Projekte stellen vermehrt auch in Deutschland, Österreich und der Schweiz sinnvolle Ergänzungen zur betriebsärztlichen Versorgung dar.

Trotz dieser grundsätzlichen Einschränkungen ist festzuhalten, dass dem einzelnen von Burnout betroffenen Menschen natürlich mit Kriseninterventionsangeboten, Psychotherapie und anderen psychohygienischen Maßnahmen gut geholfen werden kann. Es ist aber gelegentlich etwas unbefriedigend zu wissen, dass strukturelle Defizite von Unternehmen, die zur massiven Überforderung ihrer Mitarbeiter beitragen, unverändert bleiben.

Krisenintervention bei Burnout

Krisenintervention wird in der Regel erst dann in Anspruch genommen, wenn sich die Situation zuspitzt und die üblichen Kompensationsmechanismen versagt haben, die Burnout-Entwicklung also schon ziemlich fortgeschritten ist. Sowohl die äußeren als auch die inneren Faktoren, die zur aktuellen Überlastung geführt haben, sind zu identifizieren und benennen, bevor an konkreten Veränderungen gearbeitet werden kann. Am Beginn der Intervention liegt der Fokus auf der aktuellen Situation, meist also auf den Arbeitsumständen. Dabei ist die Abklärung, welche Umweltbedingungen dazu beigetragen haben, dass die Situation nicht mehr handhabbar ist, und welche Bedürfnisse und Ziele des Individuums frustriert wurden, Schwerpunkte der Beratung (▶ Kasten 5.32). Häufig sind begleitende Allgemeinmaßnahmen notwendig. Ohne einen längeren Krankenstand kommt es selten zu einer Besserung des Zustandes. Da die Arbeit meist einen sehr hohen Stellenwert hat, ist es für die Betroffenen oft schwierig sich einzugestehen, dass diese Maßnahme unbedingt notwendig ist. Anders aber lässt sich die dringend benötigte Distanz kaum herstellen. Versagensängste, Schuld- und Schamgefühle müssen bearbeitet und in einen realen Zusammenhang gestellt werden. Unterstützend ist dabei auch eine kognitive Aufklärung über Entstehungsbedingungen und Ursachen des Burnouts. Es sollte dabei vermittelt werden, dass Burnout ein objektivierbarer Leidenszustand ist und dass es sich bei der Symptomatik um einen, wenn auch missglückten Bewältigungsversuch bei einer nachvollziehbaren Überforderung handelt. Gelegentlich ist eine Medikation sinnvoll, um eine Entlastung von drängenden Symptomen wie Depression, Angst und Schlafstörungen zu erreichen. Psychosomatische Symptome sind unbedingt medizinisch abzuklären.

Grundsätzlich ist eine Stabilisierung Voraussetzung dafür, um an konkreten Veränderungen arbeiten zu können. Das bedeutet Stützung, Stärkung der Ich-Funktionen und Ressourcenorientierung. Entspannungsverfahren, wie auch imaginative Ressourcenarbeit sind dabei hilfreich. Üblicherweise ist jenen Betroffenen, die mit Anspannung und Übererregung auf Belastung reagieren, eher mit Methoden, die eine Selbstentspannung anregen, geholfen, z. B. dem Autogenen Training oder der progressiven Muskelrelaxation nach Jacobson. Menschen, die eher mit Schwäche, Apathie und Passivität reagieren, ziehen mehr Nutzen aus aktivierenden Verfahren, zu denen Tanz und Bewegung, Tai-Chi und Qui-Gong oder sportliche Aktivitäten gehören.

In der Folge macht man sich gemeinsam mit dem Klienten ein möglichst differenziertes Bild von den bisherigen Problemlösungsstrategien, um einschätzen zu können, wie hilfreich oder dysfunktional diese in der jetzigen Situation sind. Meist erweisen sich die gewohnten Bewältigungsmuster als unzureichend und tiefergreifende Veränderungen der Copingstrategien (Copingmodifikation) müssen angestrebt werden. Dies beginnt damit, dass z. B. sehr leistungsorientierte, pflichtbewusste Klienten zur Inanspruchnahme eines Krankenstandes motiviert werden. Das kann dann als Modell für weitere Grenzsetzungen dienen. Ängste und Behinderungen, die der Problemlösung im Weg stehen (z. B. die Sorge, man könnte Probleme mit dem Vorgesetzten bekommen) werden besprochen, auf ihren Realitätsgehalt geprüft, in den Gesamtkontext der aktuellen Situation und der eigenen Lebensgeschichte und Persönlichkeitsentwicklung gesetzt und bearbeitet.

Kasten 5.32: Krisenintervention bei Burnout

- Günstigstenfalls Intervention sowohl auf der individuellen, als auch auf der realen Ebene (Arbeitsplatz)
- Fokus: Situation am Arbeitsplatz
- Distanz schaffen – Krankenstand
- Stabilisierung – Entspannungsmethoden, Imagination, Sport etc.
- Ressourcenorientierung
- Emotionale Bearbeitung
- Copinganalyse und -modifikation
- Verstehen der Psychodynamik und Konfrontation mit den inneren Konflikten und den Persönlichkeitsanteilen, die zur Problementstehung beigetragen haben
- Eventuell weiterführende Psychotherapie

Wie weit diese Bearbeitung der inneren Konflikte im Rahmen der Krisenintervention möglich oder doch eher in einer weiterführenden Psychotherapie sinnvoll ist, hängt von der zugrunde liegenden Persönlichkeitsproblematik und einer eventuell vorbestehenden Psychopathologie ab. Es geht dabei um Themen, wie Auseinandersetzung mit einem überhöhten Ich-Ideal und den eigenen Leistungsanforderungen, Schwierigkeiten in der Abgrenzung und Nicht-Übereinstimmung zwischen eigenen Zielen und Vorstellungen und den Realitäten der Arbeitswelt. Das Ziel eines therapeutischen Prozesses wäre, durch emotionale und kognitive Einsicht innere Veränderungsprozesse in Gang zu setzen, um einer abermaligen destruktiven Entwicklung vorzubeugen. Mit neuerlichen Burnout-Entwicklungen ist zu rechnen, wenn man sich trotz einer ausgeprägten individuellen Problematik aus unterschiedlichen Gründen mit einer stabilisierenden Kurzintervention begnügen musste. Außerdem ist leider festzustellen, dass aufgrund der angespannten Situation am Arbeitsmarkt und der generell zunehmenden Anforderungen in der Arbeitswelt die Möglichkeiten zu grundlegenden Veränderungen der äußeren Realität meist beschränkt sind. Die folgende Fallvignette macht aber dennoch das Potenzial individueller Veränderung deutlich.

Fallbeispiel Magda (▶ Kap. 3.3.3)

Nachdem ein guter Kontakt zur Klientin hergestellt werden konnte, wird eine Krisenintervention vereinbart. Es wird ein unbefristeter Krankenstand empfohlen und ein Antidepressivum verordnet. Als Ziel der Gespräche formuliert die Klientin den Wunsch, sich besser abgrenzen zu können und nicht ständig das Gefühl zu haben, allen und allem gerecht werden zu müssen. Sie überlegt auch, eine Versetzung auf eine andere Station anzustreben.

Zunächst ist das Vorgehen ressourcenorientiert, die Klientin wird darin unterstützt, sich eine Auszeit zu gönnen und Dinge zu tun, die ihr Vergnügen bereiten. Dazu gehören lange Spaziergänge und Lesen. Unterstützend wird die Imagination der Kraftquelle angeboten. Die Klientin sieht einen kräftigen und starken Lindenbaum mit weit ausladenden Ästen. Das dichte Laub breitet sich schützend über sie. Der Stamm ist fest verwurzelt. Sie umarmt den Baum, das ist beruhigend und gibt ihr Kraft. Sie genießt dieses Gefühl.

Der Zustand bessert sich durch die Maßnahmen deutlich. Die tragfähige, vertrauensvolle Beziehung zum Therapeuten erlaubt auch eine Konfrontation mit den tieferliegenden Problemen – den hohen Ansprüchen an sich und der mangelnden Fähigkeit zur Abgrenzung. Sie sieht diese Schwierigkeiten auch im Zusammenhang mit der Beziehung zu ihren Eltern, für die sie aufgrund deren Behinderung früh Verantwortung übernehmen musste.

Die Überlegungen, sich versetzen zu lassen, werden konkreter. Allerdings wird klar, dass eine solche Entscheidung auch bedeutet, im Moment von ihren Karrierewünschen – sie wollte stellvertretende Stationsschwester werden – Abstand zu nehmen. Zur Unterstützung bei dieser Entscheidungsfindung wird mit der Imagination einer Brücke gearbeitet. Die Brücke ist ein Symbol des Übergangs. Nur mit Mühe kann sie die Brücke überqueren. Sie fährt mit dem Fahrrad durch einen Wald. Hinter dem Wald befindet sich eine trockene

Wiese, durch die ein Schotterweg führt. Sie möchte eine Pause einlegen. Sie wird traurig, weil sie sich so allein fühlt. Auf Anregung des Therapeuten, stellt sie sich vor, eine gute Freundin sei bei ihr. Schließlich setzen sie die Fahrt gemeinsam fort, kommen in eine belebte kleine Ortschaft und setzen sich in ein Straßencafé, dort fühlt sie sich wohler. Sie ist in der Lage, besser für sich zu sorgen und sich Hilfe zu organisieren. Ihre anhaltende Traurigkeit bringt sie mit der Thematik ihres unerfüllten Wunsches nach einer Partnerschaft und Kindern (Symbol der trockenen Wiese) in Zusammenhang.

Bei Abschluss der Krisenintervention geht es ihr wesentlich besser, sie arbeitet bereits drei Wochen in einer orthopädischen Ambulanz. Dort kommt sie gut zurecht und entwickelt neue Zukunftsperspektiven. Sie überlegt eine Psychotherapie zu beginnen, um sich mit ihrem anderen wichtigen Lebensthema, der unerfüllten Sehnsucht nach Beziehung und Familie, auseinander zu setzen.

5.4.6 Krisenintervention bei Arbeitslosigkeit

»Meine Freunde sagten: Es ist sonnig, geh an den Strand. Welcher Strand? Ich möchte mich weder sonnen, noch baden, ich gehe nicht zum Angeln, mache keine Witze, spiele nicht Fußball. Nichts. Das zeigt den Zustand, in dem man sich befindet, wenn man arbeitslos ist. Wer arbeitet geht gerne an den Strand. Wer arbeitslos ist, wird schwermütig und bleibt zu Hause.« (aus dem Film »Der Ruhelose« von Miguel Gomes)

Spezifische Problemstellung

»Die Arbeit beansprucht einen großen Teil unserer Lebenszeit und sorgt für eine Lebenssicherheit durch Identitätsgefühl, durch narzisstische Bestätigung und durch die Strukturierung des Lebens.« (Reichmann 2002)

Demgemäß stellt es einen hohen gesellschaftlichen und für die meisten Menschen auch persönlichen Wert dar, einen Arbeitsplatz zu haben. Betroffene fühlen sich durch Arbeitslosigkeit stigmatisiert, besonders wenn der eigene Selbstwert und die Identität eng mit der Arbeit verknüpft sind. Seit den Dreißigerjahren des vorigen Jahrhunderts sind angefangen bei den Studien von Jahoda, Lazarsfeld und Zeisel (1933) und Zadawski und Lazarsfeld (1935) bis zu jenen von Barwinsky-Fäh (1990), von v. Ekesparre (2000) und von Stuckler et al. (2009) die negativen Auswirkungen von Arbeitslosigkeit auf die physische und psychische Gesundheit vielfach belegt worden.

Bei der Krisenintervention von Menschen, die von Arbeitslosigkeit betroffen sind, wird man hauptsächlich mit zwei Problemstellungen konfrontiert (▶ Kasten 5.33). Von plötzlichem Arbeitsplatzverlust betroffene Menschen erleben einen bedrohlichen Verlust und reagieren dementsprechend mit Angst, Trauer, Scham, Schuld, Wut und Rachegefühlen.

Längerfristig arbeitslose Menschen wiederum sind bekanntermaßen eine besonders krisenanfällige Gruppe. Dies hängt natürlich zunächst mit den damit verbundenen sozioökonomischen Problemen zusammen. Die zunehmend eingeengte finanzielle Situation lässt immer weniger Spielraum und eine Kleinigkeit kann dann unter Umständen zu einer massiven Zuspitzung führen. Krisen werden aber auch durch den Verlust der identitätsstiftenden Verankerung in einer sozialen Gruppe begünstigt. Manchmal zwingt der Arbeitsplatzverlust sogar zu einem Wechsel des unmittelbaren Wohnortes, weil die Abwanderung aus einem Krisengebiet notwendig wird, um eine Chance auf eine neue Stelle zu haben. Viele langzeitarbeitslose Menschen entwickeln unterschiedlichste körperliche und psychische Probleme von depressiven Verstimmungen über psychosomatische Störungen bis hin zu Alkohol- und Medikamentenmissbrauch und belasten dadurch zusätzlich ihre familiären und sonstigen Beziehungen. Folgen davon sind Beziehungskonflikte, Trennungen und Isolation. Junge Menschen werden in ihrer Entwicklung massiv gehemmt, da die Erfahrung eigener Kompetenz versagt bleibt und die Entwicklung einer eigenen sozialen Identität, sowie der Ablösungsprozess von den Eltern durch die ökonomische Abhängigkeit erschwert werden. Dies kann zur Etablierung einer »Pseudoidentität« führen (Leuzinger-Bohleber 2000). In mittleren Lebensjahren kann als Folge der Arbeitslosigkeit eines oder mehrerer Familienmitglieder die Armutsgefährdung für die ganze Familie mit allen negativen Folgeerscheinungen erheblich sein. Ältere Arbeitnehmer erleben Arbeitslosigkeit nach lebenslanger Berufstätigkeit unter Umständen besonders entwürdigend und kränkend.

Kasten 5.33: Krisen bei Arbeitslosigkeit

- Plötzlicher Arbeitsplatzverlust → Verlustkrise
- Sekundäre Probleme: soziökonomische Probleme, Verlust sozialer Beziehungen → Lebensveränderungskrise
- Krisen als Folge von Langzeitarbeitslosigkeit mit psychischen Problemen (depressive Verstimmungen, psychosomatische Probleme, Sucht) → Beziehungskrisen, Trennungen
- Arbeitslosigkeit Jugendlicher → Abhängigkeit vom Elternhaus → Entwicklungskrise (Ablösung)
- Arbeitslosigkeit älterer Menschen → Lebensveränderungskrise, evtl. narzisstische Krise

Längere Arbeitslosigkeit mit immer wieder vergeblichen Bewerbungsversuchen entmutigt Menschen und sie erleben ein Gefühl des Kontrollverlustes. Dies kann zu dysfunktionalen Anpassungsstrategien und Abwehrmechanismen, wie Suchtmittelmissbrauch, selbstschädigendem Verhalten, präventiver Selbstsabotage oder Verleugnung führen (Barwinski-Fäh 1990). Eine Gruppe von Betroffenen verhält sich zunehmend passiv-resignativ und vermeidet in Folge die innere Auseinandersetzung mit den Problemen. Eine Verarbeitung, die ausschließlich die externen Umstände für die eigene Problematik verantwortlich macht, ist zwar zunächst entlastend, aber insofern ungünstig, als sie möglicherweise die Eigeninitiative schwächt. Andere verarbeiten den Arbeitsplatzverlust überwiegend durch Schuldzuweisung an sich selbst und Scham, wodurch der Selbstwert massiv beeinträchtigt wird. Dies mündet rasch in einen Teufelskreis von Misserfolgen, Mutlosigkeit und Resignation. Demgegenüber gehen Menschen, die aufgrund ihrer Erfahrungen das Gefühl haben, dass sie schwierige Situationen im Leben selbst meistern können und sich daraus resultierend eine positive Kontrollüberzeugung bewahren, aktiver an die Suche nach einem neuen Arbeitsplatz bzw. an das Finden alternativer Problemlösungen heran.

Die Art wie die Umwelt – besonders die nächsten Angehörigen – mit der Arbeitslosigkeit umgehen, ob man eher Verständnis erlebt und Hilfe angeboten bekommt oder sich mit Schuldzuschreibungen und mehr oder weniger subtil ausgedrückter Verachtung auseinandersetzen muss, beeinflusst natürlich die Krisenverarbeitung. Auch die Frage, wie flexibel Partner auf die Krise reagieren, ob z. B. die Bereitschaft zu einem vorübergehenden Rollentausch im Haushalt und in der Kinderbetreuung besteht, ist von hoher Bedeutung. Häufig ist es vor allen Dingen für Männer schwierig zu ertragen, dass man plötzlich finanziell von der Partnerin abhängig ist. Ein spezielles Problem ist auch die Regulierung des Anspruchniveaus. Es ist nicht einfach, eine erhebliche Einschränkung der ökonomischen Möglichkeiten akzeptieren zu müssen und oft wird dies als narzisstische Kränkung empfunden. Eine Verleugnung dieser Realität führt aber unweigerlich zu neuen Problemen. Auch unfreiwillige Umschulungsmaßnahmen und die Integration auf dem Arbeitsmarkt auf einem niedrigeren beruflichen Niveau bergen erhebliches Kränkungspotenzial.

Spezifische Intervention

Bei plötzlichem Arbeitsplatzverlust findet man viele Charakteristika der Verlustkrisen, somit gelten auch die üblichen Prinzipien für die Intervention bei Verlustkrisen und Trauerreaktionen. Abgesehen davon bestimmen natürlich die subjektive Bedeutung, die der Betroffene der Arbeitslosigkeit beimisst, und die damit verbundene Psychodynamik sowie auch die Umstände des Arbeitsplatzverlustes den Fokus der Intervention (▶ Kasten 5.34). Die narzisstische Kränkung ist meist besonders groß, wenn die Arbeit den Mittelpunkt des Lebens darstellt und wesentlich für die eigene Identität ist (Hirsch 2000). Außerdem macht es einen Unterschied für den Betroffenen, ob der Arbeitgeber die Kündigung mit unzureichender Arbeitsleistung begründet oder ob er dem Gekündigten grundsätzlich wohlwollend gegenüber steht, die Firma aber aufgrund der wirtschaftlichen Situation Stellen abbauen oder gar schließen muss. Besonders kränkend ist es, wenn der Betroffene zuvor Mobbing oder anderen belastenden Konflikten ausgesetzt war. Diese Umstände und die begleitenden Gefühle, wie Trauer, Enttäuschung, Zukunftsangst, ohnmächtiger Zorn, Schuldgefühle über vermeintliches eigenes Versagen und Scham stehen zunächst im Mittelpunkt der Gespräche. Die Scham kann so weit gehen, dass die Arbeitslosigkeit der Familie und den Freunden gegenüber verschwiegen wird (▶ Kap. 3.2, Fallbeispiel Kurt). In diesem Fall ist zu klären, welche realen oder phantasierten Befürchtungen dem zugrunde liegen, um das Vermeidungsverhalten nach Möglichkeit zu korrigieren. Die Kränkung wird gewürdigt, gleichzeitig aber werden kognitive Verzerrungen wie Übergeneralisierung, Schwarz-Weiß-Denken und Katastrophisierung relativiert (vgl. Dross 2001). Unter Umständen sind die Familienangehörigen aktiv in die Krisenintervention einzubeziehen, um gemeinsame Strategien, besonders die veränderte wirtschaftliche Situation betreffend, zu besprechen. Menschen, die noch nie in einer derartigen Situation waren, benötigen konkrete Information darüber, welche Möglichkeiten der Arbeitslosenunterstützung es gibt, aber auch praktische Hilfe, wie sie ihren Anspruch geltend machen können. Befürchtungen, die im Zusammenhang mit dem Kontakt zu den zuständigen Behörden auftauchen, sind ernst zu nehmen und zu besprechen. Bei Menschen, für die Arbeit der zentraler Lebensinhalt ist, kann es bei Arbeitsplatzverlust auch Aufgabe der Krisenintervention sein, gemeinsam danach zu forschen, welche anderen Lebensbereiche (z. B. Familie, soziale Beziehungen) möglicherweise vernachlässigt wurden. Im Sinne eines Perspektivenwechsels wird der Betroffene dann darin unterstützt, sich verstärkt diesen Lebensbereichen zuzuwenden oder ganz neue Lebensinhalte zu finden.

Etwas anders ist die Lage, wenn sich die Situation nach längerer Zeit der Arbeitslosigkeit, sei es durch mehrere vergebliche Bewerbungsversuche oder durch sekundäre Schwierigkeiten, wie finanzielle Probleme oder Schwierigkeiten in der Partnerschaft, krisenhaft zuspitzt. Die Arbeitslosigkeit kann auch Anlass für die Exazerbation bis dahin kompensierter innerseelischer oder familiärer Konflikte sein (Reichmann 2002). Die Themen bleiben zwar die gleichen, aber die Folgen längerer Arbeitslosigkeit machen auch andere Interventionsschwerpunkte notwendig. Diese können die Klärung einer konflikthaften Beziehungssituation sein oder der Umgang mit der schwierigen ökonomischen Situation. Die Unterstützung und das Verständnis der Umwelt nehmen mit andauernder Arbeitslosigkeit oft ab. Die Strukturierung des Tagesablaufes wird zunehmend schwierig, diesbezüglich sind Hilfestellungen anzubieten. Das Sichtbarwerden spezifischer dysfunktionaler Bewältigungsmuster wie Alkoholmissbrauch oder der Übergang in psychische Störungsbilder wie depressive Verstimmungen erfordern die Planung längerfristiger therapeutischer Unterstützung (Barwinsky-Fäh 1990; Reichmann 2002).

Kasten 5.34: Besonderheiten der Krisenintervention bei Arbeitslosigkeit

- Verstehen und Bearbeiten der subjektiven Bedeutung und Psychodynamik
- Affektive Entlastung
- Schuld- und Schamgefühle als Hindernis für die Problembewältigung identifizieren und bearbeiten
- Aktive Bewältigungsversuche unterstützen
- Kognitive Verzerrungen relativieren
- Information und Unterstützung beim Umgang mit Behörden zur Geltendmachung der Ansprüche
- Perspektivenwechsel – andere Lebensbereiche und Ressourcen aktivieren
- Sekundäre Probleme (z. B. Partnerschaft) erkennen und bearbeiten
- Strukturierung des Tagesablaufs
- Wirtschaftliche Situation beachten – soziale Unterstützung

- Einbeziehung der Familie
- Längerfristige Psychotherapie bei Tendenzen zur Chronifizierung (z. B. Alkoholmissbrauch)

Fallbeispiel Ilse

Die 34-jährige Ilse kommt auf Anregung ihres Partners zur Beratung. Sie arbeitete als Bürofachkraft und war sechs Monate zuvor gekündigt worden. Diese Arbeit hatte ihr zwar ohnehin nicht zugesagt, aber die Umstände der Kündigung waren sehr kränkend. Ihr Chef teilte ihr ohne Vorwarnung mit, dass er sehr unzufrieden mit ihrer Arbeit sei. Da sie aufgrund der Empfehlung eines Juristen der Arbeiterkammer nicht bereit war, einer einvernehmlichen Lösung zuzustimmen, bekam sie überdies noch ein schlechtes Arbeitszeugnis. Prinzipiell arbeitet sie sehr gerne in diesem Berufsfeld. Den Job davor hatte sie verloren, weil die Firma insolvent geworden war. Mittlerweile hat sie mehrere erfolglose Bewerbungsgespräche geführt. Sie fühlt sich demotiviert und kann sich zu nichts mehr aufraffen. Sie kommt tagelang nicht aus dem Haus, ihre Stimmung ist bedrückt und freudlos und sie fragt sich manchmal, was das Leben noch für einen Sinn hat. Wenn es ihr ganz schlecht geht, denkt sie daran, dieser Qual ein Ende zu setzen und von einem hohen Gebäude zu springen. Die Vorstellungsgespräche sind auch deshalb schlecht verlaufen, weil sie sich nichts mehr zutraut. Früher konnte sie sich wesentlich besser präsentieren. Sie zieht sich vollständig zurück und will nicht einmal ihren Freund, der sich sehr um sie sorgt, treffen. Zu ihren Eltern hatte sie nie ein gutes Verhältnis, ihr Vater ist sehr abwertend, er kann überhaupt nicht verstehen, dass man keine Arbeit hat. Seit dem letzten Kontakt zu ihm geht es ihr noch schlechter. Finanziell muss sie sich sehr einschränken, auch diesbezüglich kann sie nicht mit der Hilfe ihrer Eltern rechnen. Für den nächsten Tag hat sie ein wichtiges Vorstellungsgespräch vereinbart. Der Arbeitsplatz interessiert sie sehr, sie überlegt aber trotzdem, nicht hinzugehen, weil sie Angst vor einem neuerlichen Misserfolg hat. Sie beschreibt sich als normalerweise sehr kontaktfreudig und lebenszugewandt, früher hat sie Sport betrieben, sie liebt das Tanzen und war viel unterwegs.

Diskussion: Ilse ist aufgrund ihrer Arbeitslosigkeit und der sehr kränkenden Umstände der Kündigung zunehmend depressiv geworden. Die entwertenden Bemerkungen des Vaters verstärken die massive Kränkung. Ihr Selbstwert hat sehr gelitten, wodurch die Vorstellungsgespräche schlecht verlaufen. Sie isoliert sich und gefährdet ihre Beziehung, indem sie den Partner trotz dessen Fürsorglichkeit zurückweist. Die ihr üblicherweise zur Verfügung stehenden Ressourcen sind derzeit nicht zugänglich. Auch finanziell wird die Situation immer schwieriger, keinesfalls möchte sie die angebotene Unterstützung des Freundes annehmen, weil sie sich nicht abhängig machen will. Die Suizidgefährdung ist nicht akut, aber bei weiterer Verschärfung des Problems ernst zu nehmen.

Weitere Intervention: Es wird eine Krisenintervention vereinbart und die Medikation mit einem Antidepressivum empfohlen. Da sie sich nach dem Erstgespräch entlastet fühlt, beschließt sie zu dem für sie sehr wichtigen Vorstellungsgespräch zu gehen. Sollte dieses nicht erfolgreich verlaufen, wird sie sich so lange krankschreiben lassen, bis sie sich wieder aktiver und sicherer fühlen kann. Ilse bekommt die Stelle, dadurch entspannt sich die Situation. Langsam wird durch die Medikation ihre Stimmung besser und dies entspannt auch die Beziehung zu ihrem Freund. Sie überlegt sogar, sein Angebot, ihr Geld für die Bezahlung des Mietrückstandes zu borgen, anzunehmen. Im Zuge dessen wird deutlich, wie konfliktreich die Beziehung zu ihren Eltern ist, insbesondere zum Vater, der ihr jede Anerkennung verweigert. Wenn sie von ihren Eltern etwas benötigte, war das immer daran gebunden, sich an deren Vorstellungen anzupassen. Das hat dazu geführt, dass sie jede Abhängigkeit von einer anderen Person vermeidet und folglich sehr darauf bedacht ist, ihre Probleme alleine zu lösen. Ausschlaggebend für die große Verzweiflung war auch, dass diese Art der Problembewältigung in der jetzigen Situation nicht mehr möglich war. Die Klientin beendet die Krisenintervention bereits nach drei Stunden, da sie von ihrem neuen Aufgabenfeld sehr in Anspruch genommen wird. Eine Psychotherapie, die ihr vom Berater empfohlen wird, kann sie sich derzeit nicht leisten.

Diskussion: In der Krisenintervention konnte auch aufgrund der äußeren Umstände (neuer Arbeitsplatz) eine Stabilisierung erreicht werden. Die Abwehr der Klientin war dadurch rasch wieder intakt und somit nahm auch der Leidensdruck ab, womit eine weitergehende Bearbeitung der zugrunde liegenden Konflikte bedauerlicherweise nicht möglich war.

5.4.7 Krisenintervention bei akuter Suizidalität

»Mir scheint, dass der Therapeut nur dann die große Stärke der Fähigkeit und Kapazität des Individuums zur konstruktiven Handlung erkennt, wenn er voll und ganz einverstanden ist, dass jede Möglichkeit, jede Richtung gewählt wird. Wenn er damit einverstanden ist, dass unter Umständen auch der Tod gewählt wird, dann wird das Leben gewählt werden.« (Carl Rogers 1973, S. 59)

Vorbemerkung

Bei der Behandlung von Suizidalität ist grundsätzlich zwischen Krisenintervention und längerfristiger Therapie zu unterscheiden. In zugespitzten psychosozialen Krisen besteht ein hohes Risiko, dass Menschen suizidal werden. Der Berater muss also bei jeder Krise das mögliche Gefährdungspotenzial im Auge haben. Frühzeitig sollte man auch eine Einschätzung haben, ob die Suizidalität vorwiegend Ausdruck der aktuellen Krise ist oder ob es sich im Sinne chronischer Suizidalität um ein immer wiederkehrendes Problem handelt, das Teil einer tieferliegenden psychischen Problematik und Störung ist. Eine frühzeitige differenzialdiagnostische Abklärung ermöglicht zu entscheiden, ob die Krisenintervention zeitnahe in eine längerfristige medikamentös-psychiatrische und/oder psychotherapeutische Behandlung überzuführen ist.

Voraussetzung für eine einfühlsame und haltende Begleitung suizidaler Klienten ist, deren Wunsch in einer verzweifelten Situation nicht mehr weiterleben zu wollen als möglichen und verstehbaren Gedanken der menschlichen Psyche akzeptieren zu können. »Suizidalität darf weder tabuisiert noch diskriminiert werden« (Scobel 1981, S. 101). Meist hat die Suizidalität für den Klienten« subjektiv eine sinnvolle Funktion und sie stellt immer ein Notsignal dar, das nicht überhört werden darf. Prinzipiell ist daher zunächst jede Suizidäußerung ernst zu nehmen. Tiefenpsychologische Theorien verstehen Suizidalität nicht nur als ein Zeichen seelischer Dekompensation, sondern darüber hinaus als eine psychische Funktion (▶ Kap. 4.3.4). Diese Überlegungen sind auch für die Krisenintervention suizidaler Klienten von Bedeutung.

Die Beziehungsaufnahme mit dem suizidalen Menschen

»Darum ist Rettung, wenn Kommunikation gelingt.« (Carl Jaspers 1932, S. 311)

Wie das Zitat des Philosophen Carl Jaspers impliziert, stellt das Beziehungsangebot und das Gespräch über die Suizidabsicht in den allermeisten Fällen ein Hoffnungssignal dar und steht somit im Widerspruch zur Selbsttötungsabsicht. Wenn es das Setting zulässt, soll dem Betroffenen daher zunächst die Möglichkeit gegeben werden, in einer ungestörten und ruhigen Atmosphäre offen und ehrlich über seine verzweifelte Situation und die Suizidimpulse sprechen zu können. Stellt sich im Laufe des Gespräches heraus, dass sich die suizidale Einengung nicht auflösen lässt und eine Maßnahme gegen den Willen des Betroffenen in Erwägung gezogen wird, ist von vorneherein größtmögliche Transparenz bezüglich der Aufgaben und Absichten des Helfers herzustellen.

Wenn sich der Berater große Sorgen macht, kann er dies dem Betroffenen auch mitteilen. »*Ich mache mir große Sorgen um Sie, da Sie mir vermitteln, dass Sie sehr verzweifelt sind und Ihre Suizidabsichten sehr ernst meinen. Ich möchte mit Ihnen darüber nachdenken, wie Sie sich ausreichend schützen können.*« Klienten sollen über die auslösenden konflikthaften und/oder kränkenden Ereignisse und die damit verbundenen Emotionen sprechen können, seien dies Trauer, Schuld- und Schamgefühle, Ängste oder Aggressionen, Verzweiflung und Hoffnungslosigkeit (zur Beziehungsgestaltung ▶ Kap. 5.3.1). Wenn es gelingt etwas Ruhe und Klarheit in die hochangespannte Situation zu bringen, fühlt sich der suizidale Mensch verstanden, es entsteht Vertrauen, und meist ergeben sich auch Aufschlüsse über die Motivstruktur hinter der Suizidalität. Im günstigsten Fall nimmt der Berater die unerträglichen Affekte nicht nur wie ein Container auf (▶ Kap. 5.3.1), sondern verarbeitet sie gleichsam weiter. Der nunmehr geteilte Schmerz wird dadurch auch für den Klienten erträglicher. Langs (1978) nennt diesen Prozess »detoxification«, also Entgiftung. Dies ist nur möglich, wenn der Berater sein wohlwollendes Interesse und das Gespräch über das Unerträgliche, wie Suizid- und Gewaltphantasien, Unglück, Verzweiflung und Aussichtslosigkeit, aufrechterhalten kann. Dazu muss er in der Lage sein, wie Bion (1992) es formuliert »to think under fire«. Er bezeichnet damit die Art des Nachdenkens, die erforderlich ist, wenn die emotionale Situation der Klienten sehr zugespitzt ist und den Berater in der Gegenübertragung zu erfassen droht. Die Wahrnehmung und der Umgang mit diesen oft sehr komplexen Übertragungs- und Gegenübertragungsphänomenen bedarf großer Aufmerksamkeit. In diesem Sinn darf eine Suizidabsicht weder bagatellisiert, z. B. indem man durch vorschnelle Tröstung Verzweiflung und Nöte abtut, noch heroisiert werden.

Einschätzung der aktuellen Suizidgefährdung im Gespräch

Das offene und direkte Ansprechen von Suizidphantasien und Suizidplänen ermöglicht nicht nur eine klare Einschätzung der Gefährdung, sondern entlastet den Betroffenen meistens. Oft hat sich der Klient schon über einen längeren Zeitraum mit diesen Gedanken und den damit verbundenen inneren Konflikten gequält, ohne dass er mit einer anderen Person darüber sprechen konnte. Das Angebot, sich unvoreingenommen mit diesem Thema auseinander zu setzen, hat einen hohen Wert für suizidale Menschen. Auch indirekte Hinweise (▶ Kasten 5.35) auf eine Suizidabsicht werden aufgegriffen: *»Sie wirken so verzweifelt auf mich, haben Sie schon einmal daran gedacht, sich das Leben zu nehmen?«, »Kommt es vor, dass Sie nicht mehr leben wollen?«*

Kasten 5.35: Indirekte Suizidhinweise

- Verbale Äußerungen:
  - Ich kann nicht mehr weiter.
  - Alles ist aussichtslos/sinnlos.
  - Ich kann das nicht mehr ertragen.
  - Alles ist verloren.
  - Ich möchte nur meine Ruhe haben.
  - Alle werden sich noch wundern.
- Vorbereitende Handlungen:
  - Ein (jüngerer) Mensch verfasst ein Testament.
  - Wichtige Dinge werden verschenkt.
  - Man verabschiedet sich von Freunden.

Diese indirekten Hinweise können, müssen aber nicht bedeuten, dass jemand akut suizidal eingeengt ist. Sie mögen auch Ausdruck des massiven Drucks sein, den der Klient verspürt und seiner Zweifel, ob er in der Lage sein wird, die Krise zu meistern. Solche Äußerungen dürfen nicht übergangen werden, sondern es muss über sie gesprochen werden. Nur im Gesamtkontext ist zu verstehen, was der Klient tatsächlich meint. Die Risikoabschätzung erfordert die detaillierte Klärung folgender Fragen (▶ Kasten 5.36, ▶ Kap. 4.3.3): Gehört der Klient einer Risikogruppe an und/oder gab es frühere Suizidversuche oder Suizide in der Familie? *»Haben Sie in Ihrem Leben schon einmal an Depressionen gelitten, waren Sie in*

Ihrem Leben schon einmal so verzweifelt, dass Sie daran gedacht haben, sich das Leben zu nehmen?« Von großer Bedeutung ist, wie konkret die Suizidgedanken sind und ob sie bewusst herbeigeführt werden oder sich gegen den Willen aufdrängen: *»Sind die Suizidgedanken ständig präsent oder gibt es auch Zeiten, in denen Sie gar nicht daran denken? Haben Sie Sorge, die Kontrolle über die Gedanken (die Impulse, das Geschehen) zu verlieren?«* Wichtig ist auch die Frage, wie konkret die Vorbereitung der Suizidhandlung ist und ob das geplante Suizidmittel verfügbar ist: *»Haben Sie sich in Ihrer Verzweiflung schon überlegt, wie Sie sich das Leben nehmen wollen, [...] haben Sie eine Waffe (die entsprechenden Medikamente) zu Hause?«*

Andererseits darf aber auch die Frage, was den Klienten im Leben hält (z. B. Beziehungen, Werte) nicht vernachlässigt werden: *»Was hat Sie bisher davon abgehalten, sich das Leben zu nehmen?« »Was würde Ihre Frau denken, wenn Sie sich das Leben nehmen?«* Wesentlich für die weitere Planung der Intervention ist auch, ob sich im Gespräch Zukunftsperspektiven entwickeln lassen. Wenn der Betroffene sich entlastet fühlt, ändert sich meist die Atmosphäre und es lassen sich gemeinsam Ideen entwickeln, wie es weitergehen könnte.

Kasten 5.36: Diagnostik der Suizidalität

- Gehört der Klient einer Risikogruppe an?
- Gab es frühere Suizidversuche oder Suizide in der Familie?
- Wie konkret sind Suizidgedanken? (Der wiederholt ruhig und offen geäußerte Todeswunsch ist ein ernstes Zeichen)
- Sind Suizidgedanken bewusst herbeigeführt oder drängen sie sich gegen den Willen auf (impulshafte Suizidalität, Kontrollverlust)?
- Wie groß ist das Ausmaß der Einengung?
- Wie konkret ist die Vorbereitung zur Suizidhandlung (z. B. Suizidmittel besorgen, Testament schreiben)?
- Wer weiß von den Suizidabsichten, wie war dessen Reaktion darauf, hat der Klient das so erwartet?
- Wie ist das Befinden?
  Körperlich – Schlaf, Appetit, gibt es andere körperliche Beschwerden?
  Seelisch – Affizierbarkeit, Gefühle, Aktivität, Realitätsempfinden, Selbstkontrolle
- Welche Ressourcen (z. B. Beziehungen, Werte) halten im Leben?
- Sind Zukunftsperspektiven zu entwickeln, wird der Klient durch das Gespräch entlastet?

Situationsbeurteilung, Handeln und Management in der akuten Situation; Festlegen des notwendigen Settings

Für die Situationsbeurteilung ist die Einschätzung zweier Faktoren besonders bedeutsam: ist die Beziehung sowohl aus Sicht des Beraters als auch aus der des Klienten tragfähig und zuverlässig und ist der Betroffene in der Lage, auch über den unmittelbaren Kontakt hinaus zu kooperieren. Wichtig für die Entscheidung, welches Setting gewählt wird, ist auch, den suizidalen Menschen in seiner Gesamtheit zu sehen, mit jenen Anteilen, die nicht mehr leben wollen, und jenen, die auf ein besseres und anderes Weiterleben hoffen. Ist die Situation ernst, bedarf es akut fürsorglicher und schützender Maßnahmen. Unter Umständen ist es notwendig, ein dichtes Kontakt- und Beziehungsnetz zu organisieren und dem Klienten engmaschig Termine anzubieten. In Ausnahmefällen kann dies heißen, dass täglich zumindest kurze (eventuell telefonische) Kontakte vereinbart werden.

In Folge ist zu entscheiden, ob eine stationäre Behandlung notwendig ist (▶ Kasten 5.37). Nach Möglichkeit ist dabei immer ein Konsens mit dem Betroffenen und seinen Angehörigen zu suchen. Wenn es nicht gelingt, eine Beziehung zum suizidalen Klienten herzustellen, oder durch die Beziehungsaufnahme keine deutliche Entlastung eintritt, ist in folgenden Fällen eine stationäre Aufnahme unumgänglich: Die Selbstgefährdung des Klienten ist entsprechend der Kriterien zur Einschätzung der Suizidalität (▶ Kap. 4.3.3, ▶ Tab. 4.3) erheblich und es entsteht der Eindruck, der Klient könne bis zum nächsten Termin nicht die Verantwortung für sein Weiterleben übernehmen. Eine besonders bedrohliche Situation stellt die Fremdgefährdung abhängiger Personen mit dem Risiko eines erweiterten Suizides (Mütter und kleine Kinder) oder der Fremd- und anschließenden Selbsttötung (Partner, Kinder) dar. Derartige Situationen erfordern immer allerhöchste Vorsicht. Trotz tragfähiger Beziehung zum Helfer ist dann eine stationäre Betreuung vorzuziehen, wenn ein deutliches Missverhältnis zwischen erforderlicher Betreuung im Alltag und der Belastbarkeit der Bezugspersonen besteht. Konflikthafte und verstrickte Beziehungen können zu einer raschen Eskalation mit neuerlicher schwerer Suizidalität führen. Besonders gefährlich sind die in eskalierten Beziehungssituationen nicht seltenen, mehr oder weniger versteckten Todeswünsche der Angehörigen einem suizidalen Menschen gegenüber. Natürlich muss man eine stationäre Behandlung auch in Erwägung ziehen, wenn der Betroffene in einer Region lebt, in der die ambulanten Betreuungsmöglichkeiten ungenügend sind. Eine stationäre Aufnahme könnte folgendermaßen vorgeschlagen werden: *»Nach unserem Gespräch habe ich den Eindruck, dass – wenn Sie alleine zu Hause sind – die Verzweiflung immer besonders groß ist und Sie sich dann nicht ausreichend schützen können. Ich würde daher vorschlagen, dass Sie sich für einige Tage in einem Krankenhaus aufnehmen lassen, um Abstand von der Situation zu bekommen.«*

Wenn die Einsicht des Betroffenen fehlt, kann eine Zwangseinweisung notwendig werden. Die Aufgabe des professionellen Helfers, abseits seiner persönlichen Einstellung zur Frage des »Freitodes«, besteht immer darin, bestmöglich jenen Anteil des Klienten zu unterstützen, der weiterleben möchte. Diese Haltung rechtfertigt in einigen wenigen Situationen auch ein Handeln gegen den Willen des Betroffenen. Dabei ist aber zu beachten, dass »jede Einweisung, jede Entmündigung und jeder Freiheitsentzug eines suizidgefährdeten Individuums auf Zeit eine Ausnahme bleiben müssen, [...] die die Regel prüft und nicht bestätigt« (Scobel 1981, S. 108). Ist eine Maßnahme gegen den Willen des Betroffenen notwendig, sollte der Berater sein Vorgehen in ruhiger und klarer Weise ankündigen und erklären: »In unserem Gespräch habe ich den Eindruck gewonnen, dass sie sich momentan nicht ausreichend schützen können, obwohl sie das ablehnen, halte ich dennoch eine Aufnahme im Krankenhaus für unbedingt notwendig und es ist meine Verantwortung diese zu veranlassen, ich muss daher die Polizei verständigen.« Es muss dabei auch darauf geachtet werden, dass dem Betroffenen nicht durch einen inadäquaten Einsatz von Gewalt zusätzlicher Schaden zugefügt wird. Diesbezüglich ist eine gute Schulung aller beteiligten professionellen Helfer, inklusive der Polizeibeamten, unerlässlich. In Hinblick auf die Weiterbetreuung muss man sich auch darüber klar sein, dass eine Zwangsmaßnahme in der Regel meist eine erhebliche Belastung der therapeutischen Beziehung darstellt und manchmal sogar einen irreparablen »Vertrauensbruch« für den Klienten darstellt.

Kasten 5.37: Indikation zur stationären Einweisung bei akuter Suizidalität

- Erhebliche Selbstgefährdung des Klienten (▶ Kap. 4.3.3, ▶ Tab. 4.3)
- Fremdgefährdung abhängiger Personen
- Missverhältnis zwischen notwendiger Betreuung und der aktuellen Belastbarkeit des Umfeldes
- Hohe Ambivalenz der Bezugspersonen
- Fehlende ambulante Betreuungsmöglichkeit

Der Kontrakt mit dem suizidalen Klienten – »Der Antisuizidpakt«

Abgesehen von den Vereinbarungen, die im Rahmen einer Krisenintervention in jedem Fall zu treffen sind, stellt sich die Frage, ob es sinnvoll ist, einen Antisuizidpakt abzuschließen: *»Ich würde gerne mit Ihnen vereinbaren, was Sie tun, wenn die Suizidgedanken wieder zunehmen. Können Sie versprechen, dass Sie mich anrufen (sich melden, sich an die Stelle [...] wenden), wenn Sie glauben, die Suizidimpulse nicht mehr beherrschen zu können?«* Ein Antisuizidpakt wird für sich genommen keinen Suizid verhindern. Eingebettet in eine tragfähige Beziehung geht es darum, sich der Folgen einer solchen Vereinbarung für den Klienten, den Helfer und die therapeutische Beziehung klar zu werden. *»Man kann sagen, dass die Suizidalität in die Beziehung hereingeholt wird, d. h. wir sprechen nicht mehr über die Suizidalität des Patienten in Bezug auf sich und auf andere Menschen, sondern auch in Bezug auf uns«* (Kind 1992, S. 186). Der Klient kann das Gefühl haben, dass der Berater sich Sorgen macht und dies kann die Vertrauensbasis stärken. Es ist aber auch möglich, dass er sich durch die Vereinbarung kontrolliert fühlt und dies schwer ertragen kann. Gelegentlich dient ein Antisuizidpakt mehr der zusätzlichen Beruhigung des Beraters. Auch dies ist prinzipiell legitim, es könnte aber dazu führen, dass man sich in falscher Sicherheit wähnt und notwendige Maßnahmen unterlässt, was dramatische Konsequenzen haben kann. Eine weitere wichtige behandlungstechnische Frage, die im Zusammenhang mit der Vereinbarung des Kontraktes steht, betrifft die Wahrung der Grenzen des Beraters.

Kernberg (1993, S. 378) sagt dazu: »*Der Arzt darf keine Vereinbarungen treffen, die ungewöhnliche Anstrengungen oder heroische Maßnahmen notwendig machen, die ihn in der Folge überfordern. Der so unter Umständen auftretende »Gegenübertragungshass« könnte sonst den unbewussten Wunsch wecken, der Klient möge verschwinden, und damit dessen selbstdestruktives Potential erhöhen.*« Wenn man mit suizidalen Menschen arbeitet, ist es unbedingt notwendig, sich darüber klar zu werden, was man für sich selbst noch als zumutbar erlebt und wo die eigenen Grenzen überschritten werden. Dies betrifft insbesondere auch die Frage der Erreichbarkeit. Im Zweifelsfall scheint es sinnvoller, engere Grenzen zu stecken und zu überprüfen, ob dieses Angebot für den Betroffenen ausreicht bzw. ob er sich in der Lage fühlt, im Notfall alternative Hilfsangebote in Anspruch zu nehmen. Ist dies nicht der Fall, muss wiederum eine stationäre Aufnahme in Erwägung gezogen werden. »*Unser nächster Termin ist […], dazwischen können Sie mich telefonisch zu folgenden Zeiten erreichen […]. Ich rufe Sie in jedem Fall innerhalb eines Zeitraumes von […] zurück. Falls es Ihnen schlechter gehen sollte und Sie mich nicht erreichen können, wenden Sie sich an […]. Können Sie sich vorstellen, dass Sie dazu in der Lage sind?*« Ich selbst habe mit dem Angebot einer über meine beruflichen Möglichkeiten hinausgehenden Erreichbarkeit (z. B. an Wochenenden) keine guten Erfahrungen gemacht. Letztendlich muss dies aber jeder Berater für sich selbst entscheiden. Wie bereits erwähnt, sollte man sich aber klar sein, dass die konkreten Vereinbarungen gerade mit suizidalen Klienten von Seiten des Beraters unbedingt einzuhalten sind (▶ Kap. 5.3.5).

Verstehen der Psychodynamik und Problemlösung

Auch wenn man sich als »Anwalt des Weiterlebens« versteht, so kann es nicht primär Aufgabe der Krisenintervention sein, unter allen Umständen und mit allen Mitteln einen Suizid zu verhindern. Vielmehr wird der Suizidgefährdete, wie andere von Krisen betroffene Menschen auch, darin unterstützt, seine Lebensumstände so zu verändern, dass das Leben wieder lebenswert für ihn erscheint (vgl. Sonneck 2012). Um dieses Ziel zu erreichen, muss die aktuelle Psychodynamik verstehbar werden. Dabei steht mehr als bei nichtsuizidalen Klienten die Frage im Mittelpunkt, in welcher Weise die Krise oder das den Suizidimpuls auslösende Ereignis ein zentrales, sich möglicherweise wiederholendes Konflikt- oder Kränkungsthema des Klienten berührt. »*Erzählen sie mir genau, wie es zu diesem Streit mit Ihrer Frau kam? Haben Sie so eine Kränkung auch in früheren Beziehungen erlebt?*« Es wird versucht, den Bezug zu diesem Ereignis herzustellen. »*Wenn Sie sich von ihrer Partnerin so verletzt fühlen, ist das dann eine Situation, in der Sie an Suizid denken?*« Es wurde bereits festgestellt, dass die zentralen konflikthaften Themen des suizidalen Menschen der Umgang mit Aggression, mit nahen Beziehungen und die Selbstwertregulation sind (▶ Kap. 4.3.4).

Erfahrungsgemäß verbirgt sich hinter den Suizidgedanken und -vorstellungen des Betroffenen ein Kommunikationswunsch, eine Mitteilung, die der Klient seiner Umgebung und dem Berater zu machen versucht. Es empfiehlt sich, gemeinsam diesen Phantasien nachzugehen, um einen Zugang zur symbolischen Bedeutung der Suizidalität zu finden (▶ Kap. 4.3.4). Drücken diese Gedanken eher das dringende Bedürfnis nach Aufmerksamkeit und Ernstgenommen-Werden aus oder hat man es eher mit manipulativen Tendenzen zu tun, die das Ziel haben, in einer Beziehung etwas zu erreichen oder diese zu verändern bzw. zu halten? Manchmal drehen sich die Suizidgedanken um Rachephantasien oder Selbstbestrafungstendenzen. Oft geht es aber auch einfach um den Wunsch, eine verzweifelte Situation zu unterbrechen, um sich Ruhe zu verschaffen. Bedrohlicher wird es, wenn die Suizidgedanken nicht mehr beziehungsorientiert sind und die Vorstellung, »tot zu sein« definitiv im Vordergrund steht. Im Gesamtkontext muss auch beachtet werden, ob das suizidale Verhalten einen primären (ein innerpsychischer Konflikt wird dadurch gelöst: z. B. Entlastung von unerträglichen und inakzeptablen Hassgefühlen gegen Andere) oder sekundären (ein interpersoneller Konflikt wird scheinbar gelöst: z. B. wird durch die Suiziddrohung erreicht, dass der jeweilige Beziehungspartner sich in gewünschter Weise verhält, beispielsweise von einer Trennung absieht) Gewinn hat.

Indem man die Suizidgedanken konkret in allen Facetten ausphantasieren lässt, gelingt es, über diese Themen ins Gespräch zu kommen. Die Frage, ob es Vorstellungen darüber gibt, was nach dem Suizid sein könnte, wie die Menschen, die einem wichtig sind, darüber denken oder wie sie reagieren würden, sollte es tatsächlich zu einem Suizid kommen, geben ebenso Aufschluss wie die Frage, wie konkret die Suizidabsichten sind oder welche Suizidmethode gewählt werden würde. Diesbezügliche Formulierungen könnten folgendermaßen lauten: *»Wenn Sie daran denken, Suizid zu begehen, haben Sie sich schon Gedanken darüber gemacht, was danach sein könnte? Wie reagieren denn Ihre Angehörigen auf Ihre Suizidankündigungen? [...] Haben Sie eine Vorstellung davon, wie Ihre Angehörigen reagieren würden, wenn Sie sich das Leben genommen haben?«* Sehr konfrontativ ist die Frage nach Vorstellungen über das eigene Begräbnis (Dorrmann 1991): *»Haben Sie eine Vorstellung darüber, wie Ihr Begräbnis sein wird, wer kommen wird, wie die Menschen reagieren werden?«* Bei solchen Interventionen muss natürlich genau überlegt werden, welche Auswirkungen sie haben könnten und ob die Gefahr besteht, dass sie die therapeutische Beziehung zu sehr belasten.

Ist der psychodynamische Hintergrund auf diese Weise deutlicher geworden, ist es leichter, konkrete Schritte in Richtung einer Problemlösung zu machen. Es ist vielleicht klarer geworden, warum manche Problemlösungsstrategien versagt haben und welche erfolgversprechender sein könnten. Sind die Motive verstehbarer geworden, können Strategien besprochen und ausprobiert werden, die alternativ zum Suizid Entlastung verschaffen könnten. Ein stationärer Aufenthalt mag z. B. dem Wunsch nach Ruhe entgegenkommen, Verantwortung wird delegiert und eine Pause ermöglicht. Es wird daran gearbeitet, unmöglich zu erreichende Ziele aufzugeben und damit verbundene Verluste zu betrauern. Man wird versuchen den Klienten zu ermutigen, wichtige Beziehungen wiederherzustellen oder Beziehungskonflikte zu klären. Oft wird man auch aktiv die Angehörigen oder Freunde, soweit diese noch belastbar sind, in die Behandlung einbeziehen. Auf diese Art und Weise sollten sich die Einengung auflösen und neue Lebensperspektiven entwickeln lassen. Wichtiger Teil der Kriseninterventionsarbeit insbesondere bei chronisch suizidalen Menschen, also jenen Klienten, bei denen Suizidalität in Krisen immer wieder zum Thema wird, ist auch die Motivation zu einer Langzeitpsychotherapie und/oder einer längerfristigen psychiatrischen Behandlung und die anschließende Weitervermittlung an Psychiater und/oder Psychotherapeuten.

Kasten 5.38: Kriseninterventionen bei suizidalen Klienten

- Beziehungs- und Gesprächsangebot
- Diagnostik der Suizidalität – Einschätzung des Ausmaßes der Gefährdung
- Diagnostik der aktuellen Krisen- und/oder Krankheitssituation
- Management der aktuellen Situation – akut fürsorgliche Maßnahmen, enges Kontakt- und Beziehungsnetz
- Kontrakt
- Erfassen der Psychodynamik – auslösendes Ereignis – zentraler Konflikt – zentrale Kränkung
- Lösung des aktuellen Problems – Copinganalyse und -modifikation
- Ängste und Behinderungen bei der Problemlösung bearbeiten
- Erweiterung, Differenzierung und Veränderung der Copingstrategien
- Einbeziehung der Umwelt
- Medikation
- Planung der längerfristigen Therapie

Die Eigenwahrnehmung des Therapeuten/Beraters und häufige Fehler im Umgang mit suizidalen Klienten

Die Arbeit mit suizidalen Klienten ist sehr belastend. Das Wissen um die eigene Einstellung zu suizidalem Verhalten und die Frage, was ein suizidaler Mensch im Helfer auslöst, ist unerlässlich, um mit den oft sehr komplexen Übertragungs- und Gegenübertragungsvorgängen in der Betreuung suizidaler Klienten so umgehen zu können, dass keine zusätzlich schädigenden Dynamiken ausgelöst werden. Es kann sonst z.B. geschehen, dass Gefahren im Umgang mit suizidalen Menschen übersehen werden (▶ Kasten 5.39). So kommt es vor, dass die Suizidalität nicht ausreichend ernst genommen und bagatellisiert wird. Eine unkritische Akzeptanz der Suizidalität im Sinne eines »Bilanzsuizides«, wie man sie nicht selten im Umgang mit älteren Menschen findet, kann die Einleitung notwendige Interventionsschritte verhindern. Das Anlegen eigener Wertmaßstäbe auch in dem Sinn, dass man Suizidalität ablehnt und verurteilt, wird wiederum dazu führen, dass der Klient sich unverstanden fühlt. Häufig besteht auch die Gefahr, dass man sich zu sehr in das suizidale Geschehen verstricken lässt. Man übernimmt zu viel Verantwortung oder geht besonders schonend mit dem Klienten um und vermeidet notwendige Konfrontationen. Dadurch gerät der Klient unter Umständen mehr als notwendig in Abhängigkeit vom Berater und sein Selbstwertgefühl wird noch mehr geschwächt. Der Klient traut sich nichts mehr zu und die Erwartungen an den Helfer werden unrealistisch hochgeschraubt. Solche

Kollusionen sind dann schwer aufzulösen und jede Lockerung der Beziehung wird zur Bedrohung für den Klienten.

Manchmal fühlt sich der Berater durch die Suizidäußerung bedroht und manipuliert und nimmt Provokationen zu persönlich. Im schlimmsten Fall erleben Klienten dann das, was sie unbewusst ohnehin erwarten, inszenieren und gleichzeitig am meisten fürchten, nämlich abgelehnt zu werden. Die einseitige Betonung einer Aggressionsproblematik und die Vernachlässigung der Selbstwertproblematik und Beziehungsdynamik können ebenfalls dazu führen, dass sich der Betroffene unverstanden fühlt. Unbewusste Aggressionen, die sich nur atmosphärisch äußern, sollten zunächst nicht direkt angesprochen werden, weil sie oft sehr schuldbeladen sind. Meist ermöglicht das Gespräch über die Kränkungen und Enttäuschungen, dass Ärger und Wut spürbarer und für den suizidalen Menschen tolerierbarer werden. In sehr verzweifelten Situationen kann man versucht sein, zu rasch nach positiven Veränderungsmöglichkeiten zu suchen und so zur Abwehr unangenehmer und schwer aushaltbarer Gefühle beitragen. Besonders gefährlich kann es sein, die Trennungsängste des Klienten in Bezug auf den Berater bzw. Therapeuten zu übersehen, z. B. wenn dessen Urlaub bevorsteht oder im Falle von Veränderungen der Rahmenbedingungen oder Entlassung aus dem stationären Setting. Spitzt sich die Situation zu und hat man das Gefühl, dass die notwendige Distanz verloren geht, soll man nicht zögern, sich Unterstützung zu holen, sei es von Kollegen oder durch Supervision.

Kasten 5.39: Häufige Fehler im Umgang mit Suizidpatienten

- Bagatellisierungstendenzen des Patienten mitmachen (Abwehr)
- Bewerten und Verurteilen der Suizidalität
- Übernahme von zu viel Verantwortung
- Provokationen persönlich nehmen (Agieren von Ablehnung)
- Einseitige Betonung der Aggressionsproblematik
- Mangelnde Exploration der jetzigen und eventuell früherer Umstände, die zur Suizidalität geführt haben
- Zu rasche Suche nach positiven Veränderungsmöglichkeiten (Abwehr)
- Trennungsängste übersehen (z. B. Urlaub, Stationswechsel, Entlassung)

Fallbeispiel Maria (▶ Kap. 4.5)

Maria sagt im Erstgespräch, sie würde an »etwas ganz Schreckliches« denken. Auf Nachfrage berichtet sie von sehr ernsten Suizidgedanken. Sie hat bereits mehrere Hochhäuser aufgesucht, von denen sie springen könnte. Wenn sie alleine zu Hause ist, denkt sie an nichts mehr anderes. Ihrem Sohn würde es ohne sie auch besser gehen. Der Gedanke »nicht mehr zu leben« sei für sie gar nicht »schrecklich«, sondern eher erleichternd. Sie meint, dass sie dann die ganze Qual nicht mehr aushalten müsse und endlich ihre Ruhe hätte. Sie glaubt, dass es eine andere Welt gibt, in der es gerechter zugeht. Dort könnte sie auch wieder mit ihrem ersten Mann, dem Vater des Kindes, zusammen sein.

Diskussion: Die komplizierte Trauerreaktion ist begleitet von einer deutlichen suizidalen Einengung. Die Suizidgedanken sind konkret und drängen sich auf. Maria hat bereits überlegt, wie sie sich das Leben nehmen würde. Die Klientin hat sich isoliert, der Selbstwert ist massiv beeinträchtigt und die zentralen Werte gehen verloren (»meinem Sohn würde es ohne mich besser gehen«).

Die aktuelle Trennung aktiviert die gleichsam eingefrorene Trauerreaktion. So wird es auch nachvollziehbar, dass es für den Therapeuten zunächst schwierig ist, einen Zusammenhang zwischen der ausgeprägten Symptomatik und dem aktuellen Anlass herzustellen. Erst die Suizidphantasie und die darin ausgedrückten symbiotischen Sehnsüchte ermöglichen ein Verständnis der Psychodynamik und eröffnen einen Ansatzpunkt für die Krisenintervention.

Verlauf der Krisenintervention: Aufgrund der deutlichen depressiven Symptomatik erhält die Klientin ein schlafanregendes Antidepressivum, sie lässt sich vorübergehend krankschreiben und es wird eine Krisenintervention vereinbart. Das Erstgespräch erlebt sie als sehr entlastend. Ihr ist erst jetzt klar geworden, wie sehr sie sich noch an ihren verstorbenen Mann gebunden fühlt und sie möchte sich mit diesem Thema weiter auseinandersetzen. Zur Sicherheit wird sie eine Freundin bitten, bei ihr zu übernachten. Eine stationäre Aufnahme ist nach Einschätzung des Beraters momentan nicht notwendig. Es wird vereinbart, dass sie sich am nächsten Tag telefonisch meldet, ein weiteres persönliches Gespräch ist drei Tage später vorgesehen. Sie erhält Adressen von Institutionen, an die sie sich im Notfall auch nachts wenden kann. Ziele der Krisenintervention sind die Auflösung der suizidalen Einengung, eine Wiederbelebung des steckengebliebenen Trauerprozesses und eine Verbesserung der Beziehung zum Sohn.

Beim Telefonat berichtet sie, dass sie gut geschlafen hätte und sich besser fühle. In der zehnstündigen Begleitung gelingt es, einen neuerlichen Trauerprozess zu ermöglichen. Der intensive Schmerz und die Erkenntnis, dass ihr Mann sie mit all ihren gemeinsamen Schwierigkeiten alleine gelassen hat, ermöglichen ihr erstmals Wut zu empfinden. Sie meint, er habe sie endgültig im Stich gelassen, während sie ihn bis zuletzt immer unterstützt hatte, obwohl sein Verhalten, wenn er alkoholisiert war, schwer zu ertragen war. In der Folge relativieren sich auch die Schuldgefühle. Es wird ihr auch bewusst, dass ihr Sohn sie manchmal an ihren Mann erinnert. Das ist schön, weckt aber auch Befürchtungen, er könne einen ähnlichen Weg wie der Vater gehen. Gegen Ende erzählt sie, dass sie manchmal sehr wütend auf den Sohn ist und sich das gar nicht erklären könne. Das führt dazu, dass sie Dinge von ihm verlange, denen er ganz ablehnend gegenüber steht. Sie fragt sich, ob die Aggressionen nicht eigentlich seinem Vater gelten. Sie beschließt, dem Sohn zu erlauben, die Schule zu wechseln und wieder bei ihr zu leben. Das wird das Leben für sie beide leichter machen, abgesehen davon, dass es auch eine finanzielle Entlastung darstellt. Bald geht sie wieder zur Arbeit, die depressive Symptomatik bessert sich überraschend schnell. Am Ende der zehnstündigen Krisenintervention geht es Maria gut. Es sind keine Suizidgedanken mehr vorhanden. In den Gesprächen wird auch die Beziehung zu ihrem alkoholkranken Vater, den sie sehr geliebt hat, thematisiert. Er ist verstorben, als sie 17 war. Das war damals schrecklich für sie. Der Therapeut stellt den Zusammenhang zur jetzigen Krise her und empfiehlt eine weiterführende Psychotherapie. Maria ist sich allerdings nicht sicher, ob sie sich mit diesem Thema zum jetzigen Zeitpunkt auseinandersetzen will.

5.4.8 Krisenintervention bei drohender Gewalt und nach Gewalthandlungen

Im Umgang mit Tätern, wie auch mit Opfern, muss grundsätzlich unterschieden werden zwischen einer akut bedrohlichen Situation, die sofortiges Handeln notwendig macht, und solchen Gesprächen, in denen man von einer bereits stattgefundenen Gewalthandlung oder einer Gewaltdrohung erfährt oder eine Gewaltdrohung gegen nicht Anwesende ausgesprochen wird. Krisenintervention bei drohender Gewalt oder nach Gewalthandlungen unterscheidet sich in einigen Grundprinzipien von Krisenintervention bei anderen Problemstellungen. So hat in der akuten Situation die Abwendung der Gefahr und nicht die Herstellung einer vertrauensvollen Beziehung oberste Priorität. Dies macht unter Umständen auch Maßnahmen notwendig, die gegen den Willen der Betroffenen durchzusetzen sind. Gewaltsituationen erfordern klare Grenzsetzungen und erst, wenn der Schutz der beteiligten Personen gewährleistet ist, kann an den Ursachen der Eskalation gearbeitet werden. Somit hat man es mit drei unterschiedlichen Problemstellungen zu tun: Akutintervention, Krisenintervention mit Menschen, die Gewalthandlungen gesetzt haben oder damit drohen, und Krisenintervention mit Opfern oder Augenzeugen nach einer Gewaltdrohung oder -handlung. Die Ausführungen in diesem Kapitel nehmen hauptsächlich auf die Interventionskonzepte des Schweizer Psychiaters Manuel Rupp Bezug (1996, 2004).

Wichtige Grundregeln

Jede Drohung mit Gewalt muss ernst genommen werden. Je abhängiger die bedrohten Menschen von der mit Gewalt drohenden Person sind, desto mehr muss für deren Schutz gesorgt werden.

Helfer sollten sich ihre eigene Angst eingestehen, diese stellt immer ein wichtiges Warnsignal dar. Es ist legitim und sinnvoll, auf die eigene Sicherheit Bedacht zu nehmen und Abstand zu halten, wenn dies nötig erscheint. Heroische Interventionen, die den professionellen Helfer selbst in Gefahr bringen, sind zu unterlassen. Man sollte sich schnellstmöglich Hilfe organisieren, um die Angst bestmöglich zu reduzieren. Das heißt auch, dass es unerlässlich ist sich zurückzuziehen, wenn mit Waffengewalt gedroht wird. Für eine Entschärfung derartiger Situationen ist die Polizei zuständig. Darüber hinaus trägt übermäßige Angst des Helfers nicht dazu bei, dass eine halbwegs entspannte Gesprächsatmosphäre entstehen kann, in der eine Deeskalation möglich wird.

Das Herstellen von Distanz zwischen den Konfliktpartnern hat immer Priorität vor dem Wunsch nach Kontakt. Dabei sollten die handelnden Personen auch räumlichen Abstand vom potenziellen Täter halten. Stark angespannte Personen dürfen weder bedrängt noch körperlich berührt werden. In zugespitzten Situationen kann nur durch Übermacht Sicherheit hergestellt werden. In diesem Fall ist es fast immer notwendig, die Exekutive in die Intervention einzubeziehen. Da Gewalt oft mit der Thematik Macht – Ohnmacht zu tun hat, wirkt die Konfrontation mit einem Übergewicht an professionellen Helfern meist ernüchternd auf den potenziellen Täter und führt zu einer ersten Deeskalation. Diese Vorgehensweise signalisiert auch, dass mit Gewaltdrohungen keine Forderungen durchzusetzen sind.

Im nächsten Schritt wird versucht, die beteiligten Personen zu beruhigen. Meist sind dazu gesonderte Einzelgespräche am sinnvollsten. Dabei sind von Seiten des Helfers Beschimpfungen und Schreien, ebenso wie entwertende Äußerungen zu unterlassen. Es geht darum, nüchterne Distanz zu bewahren. Man spricht eher leiser als zu laut in einfachen und knappen Sätzen, ist aber gleichzeitig in den Aussagen klar und unmissverständlich. Man hält den Kontakt zum Täter, indem die eigenen Handlungen erklärt werden, lange Gesprächspausen werden vermieden.

Als Nächstes bemühen sich die Helfer, ein wenig Ordnung in das innere und äußere Chaos der Betroffenen zu bringen. Die Probleme werden ihrer Wichtigkeit nach gereiht. Dabei sind immer die Interventionsprioritäten zu beachten (▶ Kasten 5.41). Schutz hat Vorrang, und erst wenn sich die Beteiligten an die Spielregeln halten, ist Betreuung möglich. Der massive Druck, der in einer derart eskalierten Situation entsteht, führt dazu, dass Betroffene alle Probleme sofort gelöst wissen wollen. Es trägt zur Entspannung der Situation bei, sich davon nicht zu sehr beeinflussen zu lassen, den Überblick zu bewahren und zu vermitteln, dass Zeit besteht, die Probleme nach ihrer Wichtigkeit zu ordnen und nacheinander anzugehen.

Kasten 5.40: Grundregeln im Umgang mit Gewaltdrohungen oder nach Gewalthandlungen

> Drohung ernst nehmen → sich Angst eingestehen → Distanz wahren → Sicherheit durch Übermacht herstellen → Schutz herstellen → beruhigen → ordnen, ein Problem nach dem anderen angehen

Akutintervention

Bei drohender Gewalt hat die Risikoeinschätzung (▶ Kap. 4.4.3) unbedingt Vorrang und zwar noch vor der eigentlichen Beziehungsaufnahme (▶ Kasten 5.42). Analog zur Suiziddrohung gilt auch hier: Je systematischer und realistischer die Ankündigung ist, je weniger Alternativen erwogen werden, desto gefährlicher ist die Situation.

Die Verfügbarkeit von Waffen ist natürlich besonders bedrohlich. Einsätze im Zusammenhang mit Gewalt sollten nie von einer einzelnen Person allein durchgeführt werden. Sind verschiedene Einsatzkräfte an der Intervention beteiligt, bedarf es einer guten Koordination und Absprache. Sinnvoll ist, dass eine Person die Leitung des Einsatzes übernimmt und sich die anderen an deren Anweisungen orientieren.

Die Initiative wird sofort von den Helfern übernommen. Nach der Vorstellung mit der genauen Erklärung der Funktion, der Aufgabenstellung und der Rolle wird das Setting festgelegt. Priorität (▶ Kasten 5.41) hat die Herstellung sofortiger Distanz zwischen den Konfliktparteien. Die koordinierende Person hat die Aufgabe das Gespräch zu leiten, transparente Spielregeln einzuführen und diese auch durchzusetzen. Das Bedürfnis nach Abgrenzung hat immer Vorrang vor Nähe. Grenzsetzung erfolgt auf einem Kontinuum – zunächst durch Konfrontation mit dem grenzüberschreitenden Verhalten, dann durch Grenzsetzung in ruhigem Befehlston bis hin zu sofortigen Handlungskonsequenzen, z. B. die Person vorübergehend oder dauerhaft vom weiteren Gespräch ausschließen. Gespräche sind nur mit jenen Personen sinnvoll, die sich gesprächsfähig fühlen und sich auch dementsprechend verhalten. Eine Wiederannäherung wird nur dann erlaubt, wenn die Spielregeln aus der Distanz eingehalten werden.

Kasten 5.41: Interventionsprioritäten bei der Akutintervention in Gewaltsituationen (Rupp 1996, 2004)

- Schutz der Betroffenen → Durchsetzung von Spielregeln → Betreuung
- Spielregeln:
    - Bedürfnis nach Abgrenzung hat Vorrang vor dem Wunsch nach Nähe
    - Gibt es keine Kommunikationsbasis, hat Distanz Priorität
    - Wiederannäherung ist erst dann möglich, wenn alle Konfliktparteien in der Lage sind, die Regeln für den Kontakt aus der Distanz einzuhalten
    - Konfliktparteien können einander in der akuten Situation nicht helfen, daher ist Hilfe von außen notwendig
    - Verbleibende Feindseligkeit bedeutet, dass noch immer zu viel Nähe besteht

Ist es gelungen, die Situation zu beruhigen, wird versucht eine vorläufige Situationsbeurteilung, ausgehend von den gewonnenen Informationen und der Interaktion mit den Betroffenen, vorzunehmen. Wichtig ist die Vollständigkeit der Wahrnehmung der Betroffenen. Hinweise, die auf eine Entspannung hindeuten, sind genauso zu beachten wie jene, die eine neuerliche Eskalation befürchten lassen. Verbleibende Feindseligkeit ist ein Hinweis darauf, dass noch immer zu viel Nähe besteht. Das Augenmerk liegt auch weiterhin auf der Risikobeurteilung für Opfer, Angehörige (Kinder!) und Täter und der Einschätzung der Kooperationsfähigkeit. Dementsprechend werden dann die weiteren Interventionsschritte geplant. Es geht zunächst um die Einhaltung der Spielregeln, dann um Entschuldigung und Sanktion (z. B. Wegweisung des Täters aus dem Umfeld der Opfer). Erst danach kann im Gespräch mit den Beteiligten, sinnvollerweise mit Opfer und Täter getrennt, versucht werden abzuklären, was der Auslöser für die aktuelle Eskalation war, welche Probleme und Konflikte der Situation zugrunde liegen und vorhandene Ressourcen zu aktivieren. Man sollte jedenfalls auch mit dem Täter im Gespräch bleiben und ihm das Gefühl geben, dass sein Anliegen gehört und ernst genommen wird. Wird mit allen beteiligten Personen gemeinsam gesprochen, gibt der Gesprächsleiter ruhig, klar und definitiv Regieanweisungen vor. Gelegentlich ist auch ein Ortswechsel sinnvoll. Eine Grundregel lautet, dass abermalige Gewalt zum Abbruch des Gesprächs führt. Folgende Spielregeln für die Gesprächspartner sind sinnvoll: Jeder spricht für sich persönlich, der Tonfall hat angemessen zu sein, man lässt den Anderen/die Andere ausreden und hält sich eher kurz. Die Themen werden nach Dringlichkeit geordnet und man hält sich an diese Themen. Man bezieht sich auf die Aussagen des Gegenübers. Komplexe Fragestellungen bleiben soweit möglich bei der Akutintervention ausgespart. Man versucht, einfache Lösungen anzubieten. Tendenziell ist eher zu vereinfachen und auf die aktuellen lösbar erscheinenden Probleme zu fokussieren. Vor Abschluss der Intervention ist mit allen Beteiligten die weitere Vorgangsweise zu besprechen, es ist zu klären, wie weit eine Entlastung eingetreten ist. Maßnahmen, die notwendig sind, wie z.B. die weitergehende räumliche Trennung der Konfliktparteien, sind sofort in die Wege zu leiten und noch während der Intervention umzusetzen, erste Problemlösungsschritte können eingeleitet werden, die Weiterbetreuung wird organisiert.

Kasten 5.42: Akutintervention bei Gewalt (nach Rupp 1996, 2004)

- Risikoeinschätzung:
- Koordination durch einen Helfer, Übernahme der Initiative, klare Definition der Rollen und des Settings
- Sofortige Distanz zwischen den Gegenparteien – eventuell Ortswechsel
- Klare Gesprächsleitung:
  - Einführung von transparenten Spielregeln
  - Keine Gewalt, sonst gibt es kein Gespräch
  - Jeder spricht für sich persönlich
  - Angemessener Tonfall
  - Ausreden lassen
  - Angemessen kurz halten
  - Sich auf die Äußerungen des Gegenübers beziehen
  - Grenzsetzung
  - Durchsetzung der Spielregeln
- Weitere Risikobeurteilung für Opfer, Angehörige (Kinder!) und Täter
- Situationsbeurteilung und dementsprechende Planung weiterer Interventionsschritte
- Gespräch mit den Beteiligten (Opfer und Täter getrennt), der Reihenfolge nach geht es dabei um:
  - Einhaltung der Spielregeln
  - Entschuldigung
  - Sanktion

- Sofortentlastung der Beteiligten
- Klärung des Anlasses der Eskalation, Hintergrund des Konfliktes
- Ressourcenaktivierung
- Umsetzen erster Problemlösungsschritte
• Weiterbetreuung organisieren

Krisenintervention bei Tätern

Bei der Arbeit mit Tätern muss man unterscheiden, ob die Gewalttat im Rahmen eines einmaligen Affektdurchbruches stattgefunden hat oder ob es sich um Personen handelt, die zu Gewalthandlungen neigen und ihr Opfer bereits wiederholt misshandelt haben.

Männer, die sonst nicht gewalttätig sind, drohen häufig dann mit Gewalt oder werden gewalttätig, wenn sie befürchten die Partnerin zu verlieren. Bei dieser Dynamik steht meist die Selbstwertproblematik im Vordergrund. Die drohende Trennung wird im Sinne einer narzisstischen Kränkung verarbeitet. Nach der Tat stehen diese Männer häufig unter Schock und können nicht begreifen, wie sie derart handeln konnten. Im günstigsten Fall ist Unrechtsbewusstsein vorhanden. Nicht selten besteht auch eine erhebliche Suizidgefährdung, manchmal entscheidet nur die momentane Dynamik darüber, ob der Betroffene sich oder den anderen verletzt oder tötet. Verzweifelte potenzielle Gewalttäter müssen ebenso engmaschig betreut werden wie akut suizidgefährdete Personen (▶ Kasten 5.43). Auch vage Ankündigungen, z. B. »ihr werdet schon sehen was passiert« müssen äußerst ernst genommen werden. In diesem Zusammenhang stellt sich, ähnlich wie bei suizidalen Klienten, auch immer die Frage nach einer vorübergehenden stationären Aufnahme.

Ist die akute Gefährdung abgeklungen, kann versucht werden, das Verhalten des Betroffenen zu analysieren und daraus Handlungskonsequenzen abzuleiten. Geklärt wird, ob ein psychiatrisches Störungsbild vorliegt. Aggressive Durchbrüche finden nicht selten unter dem Einfluss von Alkohol statt. Folglich sollte Alkoholkonsum vermieden werden. Besteht eine Alkoholabhängigkeit, hat in diesem Fall die Entzugsbehandlung hohe Priorität, medikamentöse Unterstützung ist meist sinnvoll (insbesondere bei Comorbidität mit Depressionen) und orientiert sich am Zustandsbild. Um an entsprechenden Veränderungen arbeiten zu können, ist eine genaue Klärung der Umstände, die zur Tat geführt haben, und des Verhaltens des Täters in dieser Situation notwendig. Es besteht häufig eine auffallende Diskrepanz zwischen der Heftigkeit des Gewaltausbruches auf der einen Seite und einer deutlichen Aggressionshemmung im sonstigen Leben. Es handelt sich oft um Männer, die im Alltag eher Schwierigkeiten haben, sich durchzusetzen oder zur Wehr zu setzen. Ziel ist, dass der Klient Ärger und Wut und die begleitenden Körperreaktionen rechtzeitig wahrnimmt und lernt, die Aggressionen soweit zu kontrollieren, dass er sozial adäquat mit ihnen umgehen kann. Daher ist es ergänzend zur Einzelbetreuung sinnvoll, dass der Täter an einer Anti-Gewalt-Trainingsgruppe, die z. B. von Männerberatungsstellen zu dieser Thematik angeboten werden, teilnimmt.

Nicht selten handelt es sich um Personen, die wenig soziale Kontakte haben. Die Partnerschaft ist die einzig nahe Beziehung und entsprechend groß ist ihre Bedeutung. Eine Aktivierung des sozialen Netzes hilft unter Umständen, diese Einengung im Beziehungsfeld zu lockern. Schuldbewusstsein und das ehrliche Anerkennen des Unrechts ist ein wichtiger Schritt, um Wiederholungen zu verhindern. Außerdem ist es natürlich ein erster Ansatz zur Wiedergutmachung dem Opfer gegenüber. Derartige Tendenzen werden vom Berater bestmöglich gefördert. Dabei kann er durchaus eine angemessene emotionale Reaktion der Abscheu oder des Erschreckens zeigen, gerade weil viele Täter diese Gefühlsanteile abspalten. Gleichzeitig sollte man aber in der Lage sein, zwischen der Handlung und der Gesamtpersönlichkeit des Klienten zu unterscheiden. Bezieht sich die Abscheu auf die Person des Täters als Ganzes, ist sehr fraglich, ob eine adäquate Hilfestellung überhaupt möglich ist. Dann ist es günstiger, den Betroffenen an einen Kollegen oder eine andere Stelle zu überweisen.

Weiterhin vorhandene Wut des Täters gegenüber dem Opfer wird zur Kenntnis genommen, Aggressionen dürfen geäußert und ausphantasiert werden. Eine neuerliche Verletzung der Würde des Opfers, wie selbstverständlich auch neuerliche ernst zu nehmende Drohungen erfordern aber unbedingt Grenzsetzungen, z. B. durch den Hinweis auf mögliche Sanktionen von außen. Im Zweifelsfall sind konkrete Maßnahmen zu setzen (z. B. eine Kontaktaufnahme mit der Polizei). Wurde eine Straftat begangen, ist eine Selbstanzeige zu fördern, aber auch zu fordern. Auch wenn die aktuelle Problematik gelöst scheint, z. B. die Trennung glaubhaft akzeptiert wurde, ist bei deutlicher narzisstischer Problematik, Suchtproblematik oder anderen Störungsbildern nach der Krisenintervention unbedingt eine weitere Betreuung – Psychotherapie und/oder psychiatrische Behandlung – zu organisieren, um zu verhindern, dass es später in einer ähnlichen Situation neuerlich zu einer Gewalttat kommt.

Kasten 5.43: Krisenintervention bei Tätern

- Beziehungsaufbau: klar verurteilende Haltung zur Tat, aber Unterscheidung zwischen Handlung und Gesamtpersönlichkeit des Täters
- Emotionalen Ausdruck fördern
- Einschätzung der Gefährdung: weitere Fremd- und Selbstgefährdung – eventuell stationäre Aufnahme
- Diagnose psychiatrischer Störungsbilder (Suchterkrankung, Depression)
- Kontrakt: Genaue Vereinbarungen, besonders in Bezug auf weiter bestehende Fremd- und Selbstgefährdung
- Klare Grenzsetzung gegenüber neuerlicher Verletzung der Würde des Opfers und erneuter Drohungen
- Dichtes Kontakt- und Beziehungsnetz
- Verhaltensanalyse: Auslöser, zentrale Kränkung
- Wahrnehmen von Kränkung, Ärger und Wut

- Anerkennung des Unrechts fördern
- Verhaltensänderung. Adäquaten Umgang mit Aggressionen fördern und einfordern
- Arbeit an der Affektregulation (eventuell zusätzliches Anti-Gewalt-Training)
- Einbeziehung der Umwelt – Beziehungsnetz aufbauen
- Bei Straftat Selbstanzeige fördern
- Weitere Betreuung organisieren

Grundsätzlich macht es natürlich Sinn, auch Tätern, die immer wieder zu Gewalt neigen, in der akuten Situation Krisenintervention anzubieten. Es gelten dabei dieselben Überlegungen und Ziele wie ausgeführt. Allerdings neigen diese Männer viel eher dazu, ihre Tat zu verleugnen, zu bagatellisieren oder dem Opfer die Schuld zuzuschieben, was die Begleitung erheblich erschwert. Es ist davon auszugehen, dass es sich um Personen mit schweren psychischen Störungen, meist mit einer erheblichen Persönlichkeitsproblematik handelt, die eine längerfristige eventuell auf forensische Fragestellungen spezialisierte Psychotherapie und psychiatrische Behandlung benötigen.

Fallbeispiel Erwin

Erwin, ein 27-jähriger Schlosser, sucht das Kriseninterventionszentrum auf Empfehlung des Jugendamtes auf. Seine Frau hat sich nach einer Misshandlung von ihm getrennt und ist mit der dreijährigen Tochter zu ihren Eltern in ein anderes Bundesland gezogen. Er ist sehr verzweifelt und hat Suizidgedanken. Er kann sich nicht erklären, wie es zu der Gewalttat kommen konnte, es war das erste Mal in seinem Leben, dass er »so ausgerastet ist«. Die Familie ist alles für ihn, ein Leben ohne sie kann er sich nicht vorstellen. Die Beziehung zu seiner Frau war schon seit längerer Zeit konfliktreich, sie machte ihm Vorwürfe, dass er sich zu wenig um sie kümmern würde, und drohte, ihn zu verlassen. Nach der Arbeit ist er häufig mit den Arbeitskollegen unterwegs und trinkt dann auch regelmäßig Alkohol. Auch am Abend, an dem die Gewalttat stattfand, war er stark alkoholisiert.

Seitens des Jugendamtes gibt es eine Besuchsregelung, derzeit darf er das Kind nicht alleine sehen. Sie treffen sich an öffentlichen Orten, da ihm der Schwiegervater untersagt, sein Haus zu betreten, und sogar versucht, den Kontakt ganz zu unterbinden. Der Klient ist voller Schuldbewusstsein seiner Frau gegenüber, allerdings hat er massive Aggressionen gegen den Schwiegervater. Mehrfach droht er, »etwas zu unternehmen«, immer wird er vom Berater entschieden darauf hingewiesen, dass er dann zu Recht wohl mit noch erheblicheren Konsequenzen zu rechnen habe. Ganz sicher würde das Jugendamt das Besuchsrecht weiter einschränken. Erwin bemüht sich, seine Wut zu kontrollieren, besonders in Hinblick darauf, dass er die Hoffnung, er könnte wieder mit seiner Partnerin zusammenkommen, noch nicht aufgegeben hat. Sie schließt das nicht aus, verlangt aber, dass er sein Alkoholproblem behandeln lässt. Erwin hat kaum Freunde, sein älterer Bruder ist allerdings eine große Unterstützung. Die Gespräche mit ihm sind sehr entlastend.

Diskussion: Es handelt sich um eine Gewalttat im Rahmen einer eskalierten Beziehungskrise. Erwin hat eine selbstunsichere Persönlichkeit mit abhängigen Tendenzen. Es besteht ein erhebliches Alkoholproblem. Im Alltag hat er große Schwierigkeiten sich durchzusetzen. Am Arbeitsplatz fühlt er sich vom Chef oft zurückgesetzt. Der Alkoholkonsum hilft ihm dabei, die Kränkungen zu ertragen. Er bereut seine Tat glaubhaft. Die Drohungen gegen den Schwiegervater und die derzeit unkonkreten Suizidgedanken sind aber durchaus ernst zu nehmen. Unter Alkoholeinfluss ist seine Impulskontrolle deutlich herabgesetzt.

Krisenintervention: Parallel zu den Gesprächen wird eine ambulante Behandlung des Alkoholproblems in die Wege geleitet. Eine stationäre Entzugsbehandlung kommt derzeit nicht in Frage, da Erwin um seinen Arbeitsplatz fürchtet. In den Gesprächen geht es für ihn primär darum, zu überlegen, wie er sich verändern muss, damit er eine Chance hat, dass seine Frau zurückkehrt. Dabei wird von Seiten des Beraters klargestellt, dass er die Entscheidungen seiner Frau in jedem Fall zu respektieren hat. Im Laufe der Krisenintervention werden die vielen Kränkungen und Enttäuschungen in seinem bisherigen Leben und die erhebliche Selbstwertproblematik zum Thema. Die Besuche bei seiner Familie werden sehr detailliert vorbesprochen, besonders in Hinblick darauf, wie er die Aggressionen gegen den Schwiegervater beherrschen kann. Der Berater muss immer wieder konkret auf die Gefahr von Sanktionen hinweisen. Bei Beendigung der Krisenintervention hat sich die Situation etwas entspannt. Er konsumiert keinen Alkohol, dadurch verlaufen die Besuche recht positiv, er darf mittlerweile sogar das Haus der Schwiegereltern betreten. Der Schwiegervater hält sich dann bei den Nachbarn auf. Erwin wird zur Weiterbetreuung an die Männerberatungsstelle überwiesen, die Alkoholentzugsbehandlung wird fortgesetzt.

Krisenintervention mit Opfern und Augenzeugen von Gewalttaten

Die Betreuung von Menschen, die Opfer oder Augenzeugen von Gewalttaten sind bzw. mit Gewalt bedroht wurden, orientiert sich an den Prinzipien der Krisenintervention nach akuter Traumatisierung. Da Gewalt ein Tabuthema ist, kann es allerdings schwierig sein, Hinweise auf Gewalthandlungen zu erkennen. Das Ausmaß der Gewalt, besonders wenn sie in aufrechten Beziehungen stattfindet, wird von betroffenen Frauen nicht selten bagatellisiert. Da die Scham der Frauen groß ist, hat die Exploration behutsam und vorsichtig zu erfolgen, vielleicht mit Hilfe indirekter Fragen, wie: »*Ist zu Hause alles in Ordnung?*« oder »*Wie verstehen Sie sich mit Ihrem Partner?*« (vgl. Brunner 2004). Die Grenzen des Gegenübers sollten respektiert werden, auch wenn dies aufgrund beunruhigender Gegenübertragungsreaktionen, wie großer Sorge oder Angst um die Betroffene, schwierig sein kann. In sehr zugespitzten Situationen besteht die Gefahr, dass Berater unter massiven Druck geraten und vorschnell handeln, z. B. eine polizeiliche Anzeige in die Wege leiten, ohne dies mit der Betroffenen konkret besprochen zu haben und sich über die möglichen Konsequenzen für das Opfer klar zu sein. Dies richtet unter Umständen mehr Schaden an, als dass es hilfreich für die Betroffene ist. Sichtbare Verletzungen sind ebenso vorsichtig zu thematisieren. Eine medizinische Untersuchung ist dringend zu empfehlen. In solchen Situationen ist es oft eine Gratwanderung, das richtige Maß an Unterstützung zu finden und gleichzeitig die Autonomie der Betroffenen zu wahren. Alle Interventionen haben im klaren Einverständnis mit der Klientin zu erfolgen. Es darf nicht vergessen werden, dass sie auch die Konsequenzen etwaiger Maßnahmen zu tragen hat. Gelegentlich gibt es auch Dynamiken, die dazu führen, dass sich der Berater mit dem Täter identifiziert und die Schuld beim Opfer sucht. Bleibt dies unreflektiert, besteht natürlich die Gefahr eines Abbruchs, da sich die Frau unverstanden fühlen muss.

In der Regel ist das vordringlichste Ziel der Intervention, äußere Sicherheit für die Betroffene herzustellen. Schützende Maßnahmen im Umfeld müssen sehr konkret besprochen werden. Sowohl in Deutschland als auch in Österreich und der Schweiz kann verfügt werden, dass sich Täter vom Opfer fernzuhalten haben. Es kann eine Wegweisung des Gewalttäters veranlasst oder zumindest geklärt werden, wie diese zu veranlassen ist. Bei ernster Gefährdung müssen Frauen sehr deutlich auf notwendige Vorsichtsmaßnahmen hingewiesen werden, z. B. am Abend nicht ohne Begleitung ausgehen, die Wohnungstür zusätzlich sichern und keinesfalls mit dem Täter alleine bleiben. Ist eine Wegweisung aus unterschiedlichsten Gründen nicht möglich, sollten Betroffene an ein Frauenhaus vermittelt werden oder versucht werden, andere Fremdunterbringungsmöglichkeiten bei Freundinnen oder Familienangehörigen zu organisieren. Es kommt allerdings vor, dass sich Frauen (noch) nicht trennen wollen (▶ Kap. 5.4.4, Fallbeispiel Emma,). Dies kann für die Betreuungspersonen, die sich Sorgen machen, frustrierend sein. Zumindest ein Notfallplan, wie man sich im Bedrohungsfall schützen kann (z. B. Notfallnummer der Polizei im Handy speichern) und wer zu verständigen ist, wenn es abermals zu Übergriffen kommt, sollte erarbeitet werden. Sinnvoll ist es, Opferschutzstellen in die Betreuung einzubeziehen.

Ist äußerer Schutz hergestellt, kann gemäß den Interventionsstrategien bei akuter Traumatisierung vorgegangen werden und an der inneren Sicherheit gearbeitet werden. Das ressourcenorientierte Vorgehen steht dabei im Vordergrund (▶ Kap. 5.4.4).

Einen Sonderfall stellen Paare dar, bei denen Gewalt von beiden Seiten zum Verhaltensrepertoire in Konfliktsituationen gehört. Dann ist es notwendig, dass auch den Frauen ihr eigener Anteil an der Eskalation bewusst wird. Wenn es gewünscht wird, kann in einem Paargespräch versucht werden, einen »Waffenstillstand« zu vereinbaren, um dann zu einer Paartherapie weiterzuvermitteln.

5.4.9 Krisenintervention bei Alterskrisen

In den westlichen Industrienationen ist man heute aufgrund der steigenden Lebenserwartung mit einer ständig älter werdenden Bevölkerung konfrontiert.

Dies stellt die Gesellschaft als Ganzes, wie auch das Gesundheits- und Sozialsystem laufend vor neue Herausforderungen. Dabei ist zu beachten, dass alte Menschen keine homogene Gruppe darstellen. Das Alter umfasst mittlerweile eine Zeitspanne von über 40 Jahren. Der Gesundheitszustand, die ökonomischen Möglichkeiten, die soziale Einbindung, unterschiedliche Werthaltungen und Lebensstile differenzieren diese Gruppe nachhaltig. Einerseits haben sich die Lebensbedingungen der Menschen im »dritten Lebensalter« (d. h. der 60–75-Jährigen, Kruse 2009) in den letzten Jahren ständig verbessert. Dagegen gibt es im »vierten Lebensalter« (über 75-Jährige) einen deutlichen Anstieg des Risikos, bestimmten Belastungen, begleitet von entsprechenden Einschränkungen, ausgesetzt zu sein. Dementsprechend sind auch Einrichtungen der Krisenintervention gefordert, ihre Angebote möglichst flexibel an die Bedürfnisse älterer Menschen anzupassen.

Krisen im Alter

> »Jetzt schien es, dass er wie so viele alte Leute immer mehr abbaute und sich bis ans Ende nur noch als das, was er jetzt war, durch seine ziellosen Tage schleppen konnte – die ziellosen Tage und die ungewissen Nächte und das ohnmächtige Sich-Abfinden-Müssen mit dem körperlichen Verfall und der unheilbaren Trauer und dem Warten, dem ewigen Warten auf nichts. So ist das also, dachte er, das ist es, was du nicht wissen konntest.« (Philip Roth 2006)

Menschen sind mit fortschreitendem Alter vermehrt bestimmten Belastungen ausgesetzt, wie z. B. Verlusten von Partnern und Freunden, schwerer Krankheit oder Behinderung begleitet von entsprechenden Einschränkungen. Oft verletzen diese Ereignisse und die damit verbundenen realen oder potenziellen Kränkungen das Selbstwertgefühl und sind mit dem Erleben von intensiver Verzweiflung und Ohnmacht verbunden. Freud (1968) meint sinngemäß, dass das Sterben bzw. der Tod die größte und letzte narzisstische Kränkung des Menschen sei und Radebold (1994) ergänzt, dass das Alter die vorletzte und nicht auszugleichende narzisstische Kränkung ist. Manchmal ist auch bereits die gedankliche Antizipation dieser Belastungen bedrohlich. Besonders schwierig sind dabei jene, die das psychosexuelle Selbstverständnis als Mann oder Frau in Frage stellen (z. B. Partnerschaft, Attraktivität, Sexualität), Macht und Einfluss (z. B. im Zusammenhang mit dem Ausscheiden aus dem Berufsleben) einschränken und mit der Erfahrung steigender Abhängigkeit und des Verlustes von Autonomie einhergehen. Abhängige Pflegebedürftigkeit ist die am meisten gefürchtete potenzielle Veränderung des hohen Lebensalters. Besonders Männer betrachten die inneren Konflikte, die aus den äußeren Veränderungen resultieren, meist aber nicht als subjektives Problem, sondern als unausweichliche und somit unveränderbare Folge des Alterungsprozesses. Hinzu kommt, dass die männliche Depression, besonders auch die älterer Männer oft von einem gereizten, ärgerlichen Affekt und einem impulsiven, mitunter abweisenden Verhalten geprägt ist (Jagsch 2018). Damit einher geht ein hohes Maß an Hoffnungslosigkeit und Resignation und dementsprechend eine geringe Bereitschaft, beratende oder psychotherapeutische Hilfe anzunehmen.

Alte Menschen haben eine deutlich erhöhte Suizidrate, ihre Suizidhandlungen sind oft eindeutiger und klarer geplant und mehr von bilanzierenden Motiven und einem deutlichen Todeswunsch als von appellativ manipulativen Intentionen geprägt (Wolfersdorf et al. 2002). Verwitwete ältere Männer haben im Vergleich zur männlichen Gesamtbevölkerung ein 2,5-fach erhöhtes Risiko, im Jahr nach dem Tod der Partnerin an einem Suizid zu sterben (Wilkening 1997). Hinzu kommt die alarmierende Tatsache, dass viele Menschen, die in ein Pflegeheim kommen, im ersten Jahr nach dem Einzug versterben. Man könnte daraus auf einen hohen Anteil »psychogener« Tode schließen (Schmidtke et al. 2009). Dieser oft nicht freiwillige, sondern durch die Umstände erzwungene Wohnortwechsel stellt eine bedeutsame Zäsur im Leben der Betroffenen dar, wird im Vorfeld aber trotzdem viel zu wenig als potenzieller Krisenauslöser beachtet.

Auch Krisen älterer Menschen werden durch das Missverhältnis zwischen den äußeren Belastungen und den Bewältigungsstrategien und Anpassungsleistungen des Betroffenen bestimmt. Es sollte dabei keinesfalls übersehen werden, dass viele ältere Menschen aufgrund ihrer Lebenserfahrung in manchen Krisensituationen über bessere Bewältigungsstrategien verfügen als junge Menschen. Man muss für die Krisenintervention also sowohl die Risiken, die das Älterwerden in sich trägt, berücksichtigen, wie auch die Kompetenz und die Entwicklungschancen alter Menschen nutzen.

Viel hängt davon ab, wie die zentralen Aufgaben dieses Lebensabschnitts bewältigt werden, ob also das Annehmen des Alters und der damit verbundenen Einschränkungen und Verluste gelingt. Der ältere Mensch ist gefordert, die Ordnung des Lebens mit jener des Todes zu verbinden (Kruse 2009). Erikson (1973) spricht von Generativität als der Fähigkeit, eigene Erfahrungen und Fertigkeiten an die nächste Generation weiterzugeben, und von Integrität als Ziel geglückter Bewältigung und stellt dies dem Begriff Lebensekel gegenüber. Misslingt der Integrationsprozess entstehen Unzufriedenheit mit dem eigenen Leben, Lebensekel, Todesangst, Selbstverachtung und Lebensüberdruss.

Probleme der psychosozialen Versorgung älterer Menschen

Ein zentrales Problem der Krisenintervention im Alter stellt die Tatsache dar, dass ältere Menschen gemessen an der Summe ihrer Probleme Kriseneinrichtungen und andere psychosoziale Hilfsangebote selten in Anspruch nehmen. Dies kann mit dem geringen Bekanntheitsgrad von Kriseneinrichtungen bei alten Menschen zu tun haben. Außerdem stellt für sie – aufgrund zunehmender Multimorbidität (Multimorbidität bezeichnet das Zusammentreffen mehrerer Krankheiten) und den damit einhergehenden lebenspraktischen Einschränkungen – die Erreichbarkeit einen wichtigen Faktor bei der Entscheidung, Hilfseinrichtungen in Anspruch zu nehmen, dar. Oft sind die Angebote von Kriseneinrichtungen grundsätzlich wohl eher auf die Bedürfnisse jüngerer Menschen ausgerichtet, sie sind selten wohnortnahe, die gerontologische Fachkompetenz fehlt und auch die Vernetzung mit Institutionen der Altenhilfe ist mangelhaft. Diesbezüglich wäre also ein Ausbau regionalisierter und wohnortnaher Angebote wichtig, ebenso wie eine

Unterstützung durch mobile Dienste. Modelle aufsuchender Telefonkontaktdienste haben sich als sehr wirkungsvoll herausgestellt. Zum Beispiel wurde in Oberitalien ein Telefondienst organisiert, der regelmäßige Anrufe bei hochbetagten, alleinstehenden Menschen garantiert, was zu einer deutlichen Reduktion der Suizidrate geführt hat (DeLeo et al. 2002). Spezifische Angebote sollen von einem Grundwissen über die heutigen Lebensprobleme älterer Menschen geprägt sein. Es bedarf sozialer Begegnungsräume, wie Cafés und Clubs, wo auch über Befindlichkeit und Probleme gesprochen werden kann. Die bessere Vernetzung alter Menschen untereinander, eventuell in Form aufsuchender Laienbetreuung durch andere ältere Personen, wäre ein weiterer möglicher Zugang (vgl. Erlemeier 2004). Grundsätzlich ist es dringend geboten, der Isolation und Vereinsamung älterer Menschen entgegenzuwirken. Präventive Strategien müssen Interesse an und Verbundenheit mit anderen vermitteln (Wächtler 2009).

Viele ältere Menschen haben nach wie vor Schwierigkeiten, die Hilfe ihnen fremder Personen zu akzeptieren. Insbesondere ältere Männer haben eine generelle Skepsis gegenüber psychosozialen Beratungsangeboten und Psychotherapie. Hier spielen Informationsdefizite und Stigmatisierungsängste eine Rolle, aber unter Umständen auch die spezifische Selbstwertproblematik der Betroffenen und Ängste vor Abhängigkeit und Kontrollverlust in einer therapeutischen Beziehung speziell mit jüngeren Beratern und Therapeuten. Vernetzung und Kooperation mit jenen Bezugspersonen, die bereits in die Betreuung von älteren Menschen eingebunden und diesen vertraut sind, also mit Ärzten für Allgemeinmedizin und Mitarbeitern ambulanter und stationärer Alten- und Krankenpflegeeinrichtungen sind also von besonderer Wichtigkeit. Schulungen dieser Gruppen, mit dem Ziel für das Thema »Alterskrisen« zu sensibilisieren, Hemmschwellen abzubauen, Kompetenz im Umgang mit psychosozialen Krisen und suizidalen Entwicklungen älterer Menschen zu vermitteln und zu fördern, erhöhen die Chancen, dass Depressionen und Suizidgefährdung im Alter rechtzeitig erkannt und richtig eingeschätzt werden und ermöglichen in der Folge frühzeitig eine gezielte Behandlung (▶ Kasten 5.44). Hausärzte kennen die Patienten meist über einen längeren Zeitraum und sind dadurch eher in der Lage, die körperliche und psychische Symptomatik richtig einzuordnen und somit eine Gefährdung rechtzeitig zu erkennen. Oftmals besteht außerdem ein besonderes Vertrauensverhältnis. Der ältere Mensch wird demgemäß das Gesprächsangebot bzw. einen Behandlungsvorschlag des Arztes eher annehmen können.

Terminal Kranke sind als eine eigene Gruppe mit spezifischen Bedürfnissen zu betrachten. Hier geht es weniger um psychiatrische Interventionen, als vielmehr um eine Optimierung von Palliativmedizin und Sterbebegleitung, insbesondere auch um eine adäquate Schmerztherapie (Wedler 2009).

Kasten 5.44: Vorschläge zur Verbesserung psychosozialer Unterstützungsangebote für ältere Menschen (Erlemeier 2004)

- Ausbau zugehender wohnquartiernaher Formen sozialer und beratender Hilfe durch professionelle und ehrenamtliche Krisenhelfer
- Ausbau telefonischer Krisenhilfe für alte Menschen

- Verbesserung der gerontologischen Fachkompetenz
- Vernetzung von Krisendiensten mit den Angeboten der Altenhilfe
- Optimierung von Palliativmedizin und Sterbebegleitung
- Aufklärung der Öffentlichkeit über Prozesse und Probleme des Älterwerdens mit dem Ziel einer veränderten gesellschaftlichen Einstellung gegenüber alten Menschen
- Information und Schulung von Ärzten und Fachpersonal der Altenhilfe

Krisenintervention im Alter

»Seine engsten Freunde waren ebenfalls Geschichtenerzähler, doch er überlebte sie alle, und nach ihm kam keiner mehr. Mit zunehmendem Alter litt er unter dem Zerfall der Nachbarschaft, wie er sie gekannt hatte, und einmal sagte er, eines der am meisten übersehenen Übel der Welt sei die Einsamkeit.« (Siri Hustved 2008)

Die Gründe für die Kontaktaufnahme älterer Menschen mit einer Kriseneinrichtung sind vielfältig (▶ Kasten 5.45). Es sind Personen, die von Todesfällen betroffen sind und solche, die mit ihrer Pensionierung nicht zurechtkommen, und wieder andere, die durch eine somatische Krankheit belastet sind. Die praktische Krisenintervention sowohl bei Verlustkrisen als auch bei Lebensveränderungskrisen unterscheidet sich dabei nicht grundsätzlich von jener anderer Altersgruppen. Allerdings gibt es einige spezifische Problemstellungen zu beachten (▶ Kasten 5.46).

Kasten 5.45: Gründe und Anlässe für Kontaktaufnahme alter Menschen mit ambulanten Krisendiensten

- Tod einer nahestehenden Person
- Konflikte mit Familie, Partner, Kindern auch die Versorgung und Pflege betreffend
- Körperliche Erkrankungen
- Verlust von Autonomie und zunehmende Abhängigkeit
- Ausscheiden aus dem Beruf
- Soziale Isolierung – Einsamkeit
- Psychische Erkrankungen
- Sinnverlust, Lebensüberdruss

Insbesondere, wenn Berater und Therapeuten deutlich jünger sind, können seitens der Klienten zunächst Misstrauen und Abwehr überwiegen. Dies schafft natürlich erhebliche Probleme bei der Beziehungsaufnahme. Diese Schwierigkeiten können sowohl mit der oft vorhandenen speziellen individuellen Problematik, wie auch mit den Beziehungserfahrungen der Betroffenen zu tun haben. Wenn sie bezüglich ihrer Probleme bereits Unverständnis und Entwertung erlebt haben, fällt es ihnen umso schwerer über diese Kränkungen zu sprechen, da die dazu notwendige Kontaktaufnahme wieder die Gefahr potenzieller Verletzung in sich trägt. Auch unbewusste Übertragungen von Anteilen der Beziehung zu ihren Kindern auf den Berater sind möglich. Auf die spezifische Ausformung depressiver Episoden bei Männern mit gereiztem und ärgerlichem Affekt und abweisendem Verhalten wurde bereits hingewiesen. Im ungünstigsten Fall führt eine derartige Dynamik zu dem Vorwurf, man könne den Betroffenen sowieso nicht verstehen. Helfer fühlen sich dann hilflos, inkompetent und ohnmächtig. Für Krisenhelfer ist es also eminent wichtig über diese Art der Psychodynamik Bescheid zu wissen. Vermutlich haben sie ihre Entsprechung im Gegenüber, d. h. auch der Klient fühlt sich ohnmächtig und hilflos, kann diese Gefühle aber nicht aushalten und muss sie abspalten. Durch sein Verhalten (z. B. die Abwertung) bewirkt er, dass der Berater nun ähnliche Affekte erlebt. Gelingt es diesem, die unangenehmen Gefühle zu ertragen und zu verstehen und dadurch die Beziehung zu halten, ermöglicht dies dem alten Menschen eine korrigierende Erfahrung (Altenhöfer 2007). Vertrauensbildend wirkt auch, wenn der Berater glaubhaft vermitteln kann, dass er über die speziellen Probleme des Älterwerdens Bescheid weiß, sich in diese einfühlen kann und sein Gegenüber ernst nimmt.

Kasten 5.46: Spezifische Aspekte der Krisenintervention älterer Menschen

- Spezielle Schwierigkeiten der Beziehungsaufnahme beachten
- Gefährdungen können sich »leiser« äußern und dürfen nicht übersehen werden
- Keine Überbetonung eines Defizitmodells, Ressourcenarbeit
- Multimorbidität beachten – Kooperation mit medizinischen Einrichtungen
- Förderung sozialer Kontakte, Einbeziehen in soziale Netzwerke
- Frühzeitiges Einbeziehen der Familienangehörigen
- Weiterführende Psychotherapie und Betreuung (soziale und medizinische Hilfsdienste) organisieren

Beim Erkennen von Gefährdungen, insbesondere der Suizidalität, besteht eine Schwierigkeit darin, dass Suizidhinweise bei alten Menschen oft weniger deutlich sichtbar sind als bei jüngeren Menschen und dadurch leichter übersehen werden. Es bedarf daher einer besonderen Sensibilität und erhöhter Aufmerksamkeit seitens des Beraters, um diese zu explorieren. Offene Fragen nach dem Befinden und nach Zukunftsperspektiven und bei auch vagem Verdacht das offene und empathische Ansprechen von Hoffnungslosigkeit, Verzweiflung und konkreten Suizidphantasien sind unerlässlich. Generell ist festzustellen, dass psychische Probleme mit steigendem Alter immer häufiger über körperliche Symptome und hypochondrische Befürchtungen ausgedrückt werden. »Der Körper wird zum Ort der Wahrnehmung und des Ausdrucks, durch den Körper und seine Beschwerden wird mit anderen kommuniziert« (Teising 2004, S. 32). In diesem Zusammenhang sei auch auf das Krankheitsbild der larvierten Depression hingewiesen, einer Depressionsform, die sich zunächst vorwiegend in Form körperlicher Symptome äußert. Wenn ältere Menschen Krisen erleben, finden sich häufiger depressive

Verstimmungen und diese bedürfen oft einer medikamentösen Therapie. Diese muss speziell auf die Situation des alten Menschen abgestimmt werden und vor allen Dingen ist zu beachten, dass das Nebenwirkungsprofil von Psychopharmaka bei älteren Menschen auch aufgrund der Multimorbidität anders und damit schwieriger einzuschätzen ist. Es kann also sinnvoll sein, für die medikamentöse Behandlung gerontologisch erfahrene Psychiater beizuziehen. Ein ebenso großes Problem stellt der zunehmende soziale Rückzug dar, der immer auch als Warnsignal gewertet werden muss. Förderung sozialer Kontakte und das Einbeziehen in soziale Netzwerke sollen der Vereinsamung entgegenwirken.

Eine große Gefahr in der Krise stellt auch die Verschlechterung bestehender körperlicher Erkrankungen dar. Begünstigt wird dies durch die häufig vorkommende Multimorbidität des alten Menschen. Körperliche Symptome bedürfen mehr noch als bei jungen Menschen einer genauen medizinischen Abklärung, was die enge Kooperation mit Ärzten sinnvoll macht. Der Arzt für Allgemeinmedizin kennt den Patienten und ist dadurch eher in der Lage, die körperliche Symptomatik richtig einzuordnen. Auch vorübergehende Verwirrtheitszustände kommen vor, die wiederum spezielle Maßnahmen, etwa die Organisation sozialer Hilfsdienste, notwendig machen.

Manchmal wird die Krisenintervention alter Menschen fälschlicherweise hauptsächlich unter dem Aspekt eines Defizitmodells gesehen, dabei verfügen gerade alte Menschen, wie eingangs erwähnt, aufgrund von Lebenserfahrungen und bereits erfolgreich bewältigten Krisen oft über gute Problemlösungsstrategien und Ressourcen. Betrachtet man das Altern auch im Sinne eines Entwicklungs- und Kompetenzmodells, wird man die Ressourcenorientierung nicht aus dem Auge verlieren und versuchen, den Klienten darin zu unterstützen, diese wieder verfügbar zu machen.

Gerade Krisen älterer Menschen führen unter Umständen zu intensiven Belastungen der Familie, insbesondere jene Krisen, die mit schwerer Krankheit, zunehmender Einschränkung der Fähigkeit sich selbst zu versorgen, Krankenhauseinweisung oder mit einer bevorstehenden Übersiedlung in ein Alten- oder Pflegeheim zusammenhängen. Rechtzeitige Aufklärung und Information der Angehörigen wird als sehr entlastend erlebt (vgl. Plowfield 1999). Frühzeitig sollte erwogen werden, gemeinsame Familiengespräche zu führen, nicht erst dann wenn Probleme im therapeutischen Prozess auftreten. Aus Furcht vor der intensiven emotionalen Dynamik bei Konflikten innerhalb der Familie, tendieren Helfer leider eher dazu, solchen Gesprächen aus dem Weg zu gehen.

Über den unmittelbaren Krisenanlass hinaus werden oft allgemeine Themen des Älterwerdens und Sinnfragen zum Fokus der Gespräche. Hier gelangt die Krisenintervention an ihre Grenzen und es besteht dann die Indikation für eine Psychotherapie. Das Bewusstsein, dass natürlich auch ältere Menschen von Psychotherapie profitieren und dadurch länger mit höherer Lebenszufriedenheit und mit mehr Autonomie leben können, ist deutlich gewachsen (vgl. Radebold 1992). Eine entsprechende Motivation des Betroffenen gehört somit in jedem Fall noch zu den Aufgaben der Krisenintervention.

Fallbeispiel Alfred

Ein 65-jähriger Mann sucht das Krisenintervenionszentrum auf, da er sehr konkrete Suizidgedanken hat. Er kündigt an, sollte es ihm in vier Wochen nicht besser gehen, würde er sich erhängen. Alfred war ein halbes Jahr zuvor pensioniert worden. Die berufliche Tätigkeit stellte immer den Mittelpunkt seines Lebens dar. Er hatte sich aus sehr einfachen Verhältnissen in eine Spitzenposition eines großen Unternehmens hochgearbeitet. Für die Zeit seines Ruhestands hatte er sich vorgenommen, als Konsulent für seine Firma zu arbeiten und ein Buch über deren Geschichte zu schreiben. Zu diesem Zweck hatte er ein umfassendes Archiv zusammengestellt. Die Firma wurde aber verkauft und die neue Leitung verzichtete aus Kostengründen auf seine Beratertätigkeit. Das war sehr kränkend und es ging ihm zunehmend schlechter. Er verkaufte sein Haus und zog in eine kleine Wohnung. Im Zuge dessen vernichtete er sein gesamtes Archiv. Zwei Wochen vor dem Erstkontakt kam es zur Trennung von seiner Frau, da diese seine »Lieblosigkeit« nicht mehr aushielt. Seither kann er überhaupt keinen Sinn mehr in seinem Leben sehen. Schon längere Zeit besteht eine depressive Symptomatik. Besonders quälend ist die Antriebslosigkeit, da er ja immer ein sehr aktiver Mensch war. Er hat sich von Freunden und Bekannten zurückgezogen, Kontakt besteht nur mehr zu seiner Frau, die jetzt im gemeinsamen Wochenendhaus am Land lebt, und zu seinem Sohn aus erster Ehe, der ihm dazu geraten hat, Hilfe in Anspruch zu nehmen. Er hat auch das geliebte Golfspiel aufgegeben und verbringt den ganzen Tag in seiner Wohnung.

Ganz im Kontrast zum ersten Eindruck, der im Berater aufgrund der sehr konkreten Suiziddrohung viel Druck, Sorge, aber auch Hilflosigkeit auslöst, entwickelt sich ein sehr offenes Gespräch. Alfred kann über seine Kränkung sprechen, in manchen Sequenzen ist er den Tränen nahe, er äußert auch große Wut über die neue Firmenleitung und meint, dass er das Gefühl habe, sein Lebenswerk sei zerstört worden. Er ist auch einsichtig, dass er mit dem abweisenden Verhalten seine Frau gekränkt und deren Hoffnung auf eine Annäherung in der Beziehung im Zuge seines Ruhestandes enttäuscht habe. Auch wenn er ihren jetzigen Schritt nicht nachvollziehen kann, wünscht er eine Versöhnung. Er erzählt, dass er aufgrund seiner Kontaktfreudigkeit immer ein beliebter Vorgesetzter gewesen sei und es sicher Kollegen gäbe, mit denen er sich treffen könnte.

Diskussion: Es handelt sich um eine Lebensveränderungskrise unmittelbar ausgelöst durch die Trennung, gekoppelt aber vor allen Dingen an den im Sinne der Entwicklungskrise des höheren Lebensalters misslungenen Versuch, mit den Folgen der Pensionierung zurechtzukommen. Dabei spielen äußere wie innere Umstände eine Rolle. Zu vermuten ist jedenfalls auch eine tieferliegende Selbstwertproblematik. Alfred verfügt über viele Ressourcen, die derzeit aufgrund der depressiven Symptomatik nicht verfügbar sind. Am Ende des Erstgespräches ist er sehr entlastet. Der Beziehungsaufbau gelingt überraschend gut, dabei spielt auch eine positive Vater-Sohn-Übertragung eine Rolle. Es wird eine antidepressive Medikation empfohlen.

In der sechsstündigen Krisenintervention gelingt eine Stabilisierung. Es gibt ein gemeinsames Gespräch mit seiner Frau, in der beide in durchaus konstruktiver Weise ihre Kränkungen äußern können und Vereinbarungen getroffen werden, wie eine von beiden erwünschte Wiederannäherung möglich werden könnte. Sie beschließen zunächst die Wochenenden miteinander zu verbringen und gemeinsame Aktivitäten zu planen. Alfred geht während der Woche wieder Golfspielen und trifft dort auch Bekannte. Schließlich kauft er sich einen kleinen Hund. Nach vier Wochen ist die Suizidalität abgeklungen. Es geht ihm zwar deutlich besser, als er aber eine Einladung zu einer Firmenfeier erhält, wird wieder die massive Enttäuschung spürbar und kurz tauchen neuerlich Suizidgedanken auf. Um die zugrunde liegende narzisstische Problematik zu bearbeiten, wird eine Fokalpsychotherapie an die Krisenintervention angeschlossen. In den 25 Stunden steht die Frage im Mittelpunkt, was die Kränkung der Pensionierung so unerträglich macht und wie er seinem Leben einen neuen Sinn außerhalb der beruflichen Tätigkeit geben könnte. Ohne den genauen Therapieverlauf darzustellen, steht am Ende jedenfalls eine sehr geglückte Krisenbewältigung. Alfred ist zu seiner Frau aufs Land gezogen. Die beiden haben sich arrangiert. Im Sinne der Generativität hat er sich in dem kleinen Dorf durch seine Kontaktfreudigkeit eine wichtige soziale Stellung geschaffen. Die Leute kommen mit kleineren und größeren Sorgen zu ihm und er genießt diese Rolle.

5.4.10 Krisenintervention bei Krisen Jugendlicher

Die Entwicklungskrise der Adoleszenz

> »Ich kann es einfach nicht zu fassen kriegen, Mutter, ich kann das Leben nirgends festhalten.« (Arthur Miller 1949)

Von den Entwicklungskrisen, wie sie Erikson beschrieben hat, ist die Adoleszenz jener Lebensabschnitt, der durch die Fülle an Entwicklungsaufgaben, denen der Jugendliche ausgesetzt ist, herausragt. Im Mittelpunkt steht dabei die Suche nach der eigenen Identität, wie es auch das Zitat aus Arthur Millers »Tod eines Handlungsreisenden« veranschaulicht. Gerade weil dies eine Phase großer Umbrüche und Veränderungen ist, benötigen Jugendliche in ihrem Umfeld viel Stabilität. Entsprechend vulnerabel gegenüber äußeren Störungen sind sie während dieser Zeit und ihre Probleme können sich rasch krisenhaft zuspitzen. Auch wenn momentan großer Leidensdruck entsteht, so ist doch jede bewältigte Krise ein bedeutsamer Reifungsschritt für den Jugendlichen, der ihn in seiner weiteren Entwicklung stärkt.

»Während die Pubertät die biologischen Reifungsvorgänge umfasst, ist die Adoleszenz ein kulturell geschaffener Zwischenraum an der Nahtstelle zwischen Kindheit und Erwachsenenwelt« (Burian-Langegger 1999, S. 5). Erikson (1968) spricht von einem langen psychosozialen Moratorium, welches Jugendlichen Aufschub für ihre psychosexuelle und soziale Entwicklung und einen Spielraum für freies Rollenexperimentieren ermöglicht. Die Adoleszenz dauert heute wesentlich länger als zu Beginn des vorigen Jahrhunderts. Einerseits beginnt sie durch das meist frühzeitigere Erreichen der Geschlechtsreife früher. Andererseits dauern die Entwicklungsschritte aufgrund der längeren Ausbildungszeit und der größeren Anforderungen zur Individualisierung der Lebensstile bei gleichzeitigem Fehlen allgemeiner Regeln und Richtlinien bis ins frühe Erwachsenenalter. Man spricht in diesem Zusammenhang auch von verlängerter Adoleszenz oder Postadoleszenz (vgl. Burian-Langegger 1999).

Wichtige Entwicklungsschritte in der Adoleszenz sind die Loslösung von den Eltern, die Integration in die Gruppe Gleichaltriger, die Festigung der Geschlechtsidentität und die Integration des sexuell reifen Körpers in das Selbstbild, die Suche nach eigenen Werten und die Auseinandersetzung mit gesellschaftlichen Normen. Viele dieser Aufgaben bedeuten eine Neuauflage des Autonomie-Abhängigkeits-Konfliktes der frühen Kindheit. Der Individuationsprozess erfordert das Abschiednehmen von wichtigen Beziehungen in der bisherigen Form. Damit dies gelingt, ist ein oft schmerzhafter Trauerprozess notwendig.

Ungünstige Entwicklungsbedingungen (▶ Kasten 5.47) können die Bewältigungsaufgaben der Adoleszenz erheblich erschweren. Nicht zu bewältigende Krisen führen dann zu psychischen, psychosomatischen und körperlichen Erkrankungen oder spitzen sich durch Impulshandlungen, wie Aggressionsdurchbrüche, Selbstverletzendes Verhalten oder Suizidversuche, zu.

Kasten 5.47: Ungünstige Entwicklungsbedingungen in der Adoleszenz

- Abwesenheit eines Elternteils, früher Verlust eines Elternteils
- Vernachlässigung und Beziehungsdiskontinuität
- Missbrauch und Gewalt
- Symbiotische Beziehung zu einem Elternteil
- Chronische Konfliktverleugnung in der Familie
- Familiengeheimnisse
- Kommunikationsdefizite in der Familie und im sozialen Umfeld
- Veränderungen werden von der Familie als Bedrohung erlebt
- Psychiatrische Erkrankung und/oder Suizidalität eines Elternteils

Belastungen, die unter Umständen Krisen auslösen, sind u. a. Schulversagen, selbstverschuldete Unfälle, kleine Delikte, Liebeskummer, Schwangerschaft, eskalierende Auseinandersetzungen mit den Eltern, Trennung der Eltern und Enttäuschungen in Freundschaften.

Grundsätzlich müssen klinische Diagnosen in der Adoleszenz immer wieder relativiert werden. Spontanheilung und Symptomwechsel sind besonders häufig, die Grenze zwischen Pathologie und Normalität ist noch fließender als im Erwachsenenalter. Es gilt noch mehr, dass sich oft erst retrospektiv beantworten lässt, wie weit Symptome Ausdruck der Krise sind oder eine weiterreichende psychische Problematik besteht.

Kennzeichen psychosozialer Krisen des Jugendlichen

Im Wesentlichen verlaufen psychosoziale Krisen Jugendlicher ähnlich wie bei Erwachsenen. Allerdings gibt es auch einige Besonderheiten. So stehen häufig psychosomatische Symptome, wie Schlaf- und Essstörungen, Kopf- und Bauchschmerzen oder Verhaltensänderungen, wie z. B. sozialer Rückzug oder aggressives Auftreten, im Vordergrund. Manchmal entwickelt der Jugendliche in Folge der Überforderung als Ausdruck einer Regression auf frühere Entwicklungsstufen wieder kindliche Verhaltensweisen, wie Daumenlutschen oder Nägelbeißen. Diese Symptome können gelegentlich die einzigen Hinweise auf das Vorliegen einer Krise sein.

Krisen von Jugendlichen sind häufig eng in die Familiendynamik eingebunden. Sie reagieren unter Umständen als erstes auf familiäre Konflikte, wie z. B. Schwierigkeiten in der Partnerschaft der Eltern. Mehr noch als bei Erwachsenenkrisen hängt der Verlauf und die Art der Krisenbewältigung auch von den Ressourcen der Bezugspersonen und der Tragfähigkeit der Beziehungen ab. Ein stabiles familiäres Netz wird die Krisenbewältigung erheblich erleichtern, ungünstige familiäre Konstellationen können die Krise hingegen entscheidend verschärfen.

Der Umgang mit Jugendlichen in Krisen

Zusätzlich zu den allgemeinen Richtlinien zur Krisenintervention sind einige spezielle Aspekte zu beachten (▶ Kasten 5.48). Die Beziehungsaufnahme gestaltet sich manchmal schwierig. Jugendliche sind häufig misstrauisch gegenüber Erwachsenen und warten geradezu darauf, dass man sich ebenso »unmöglich« wie die Eltern verhält. Gespielte Gleichgültigkeit, Großspurigkeit oder gar Feindseligkeit sind Verhaltensweisen, deren Handhabung schwierig für den Berater ist. Der Jugendliche braucht diese Formen des Widerstandes aber oft, um sein Leid und seine Bedürftigkeit zu verbergen. Der Helfer benötigt dann viel Geduld, um eine akzeptierende und verständnisvolle Grundhaltung aufrecht zu erhalten. Nur so kann aber der Jugendlichen zur Mitarbeit motiviert, gegenseitiges Vertrauen hergestellt und damit die Basis für einen Veränderungsprozess geschaffen werden. Die zeitliche Begrenzung der Krisenintervention ist insofern hilfreich, als der Jugendliche sich dadurch ein Gefühl der Kontrolle und Autonomie bewahren kann, da er sich nicht auf einen längeren Prozess einlassen muss. Gerade bei Jugendlichen gilt, dass auch ein einmaliger Kontakt wichtige Weichenstellungen ermöglichen kann. Unter Umständen fällt es ihm dadurch auch leichter, sich zu einem späteren Zeitpunkt doch noch Unterstützung zu holen.

Für das Erstgespräch ist ausreichend Zeit einzuplanen, um in einer oftmals chaotischen Situation ein gemeinsames Verständnis des Problems erarbeiten zu können. Es ist manchmal auch nicht leicht, die Sprache und Ausdrucksweise des Jugendlichen zu verstehen und sich dieser anzupassen. Ein guter Zugang ergibt sich meist über Themen des Alltags und über die Vorlieben des Jugendlichen, wie z. B. seinen bevorzugten Musikstil. Das Interesse muss authentisch und glaubwürdig sein, damit ein derartiger Versuch der Annäherung nicht anbiedernd erlebt wird. Dabei das richtige Maß zu finden ist mitunter recht diffizil. Jugendliche haben feine Antennen für die Echtheit und die Kontinuität des Beziehungsangebotes und testen Bezugspersonen unter Umständen auch immer wieder aus (Berger 1999). Ein Wissen über die aktuellen Lebenswelten von Jugendlichen ist jedenfalls hilfreich, um sich besser in sie einfühlen zu können.

Von hoher Bedeutung für Jugendliche sind Diskretion und Verschwiegenheit. Sie müssen sicher sein können, dass das Besprochene nicht an Dritte weitergegeben wird. Wo dies aufgrund der Rahmenbedingungen nicht möglich ist, ist klar zu besprechen, welche Informationen weitergegeben werden und in welcher Form dies geschieht. Von Anfang an hat größtmögliche Transparenz darüber zu herrschen, wenn Außenstehende, wie z. B. Eltern, vom Gespräch und bestimmten Inhalten erfahren müssen. Dies schafft noch am ehesten Sicherheit und Vertrauen. Am günstigsten erfolgt eine Informationsweitergabe an die Eltern in einem gemeinsamen Gespräch. Dadurch wird vermieden, dass Vermutungen und Befürchtungen darüber entstehen, was besprochen, bzw. möglicherweise »verraten« wurde. Benötigen die Eltern selbst eine Begleitung in der Krise, so sollte diese in der Regel durch einen anderen Berater erfolgen. Grundsätzlich wäre meist die Einbeziehung der Bezugspersonen entweder zur Stützung des Jugendlichen oder im Konfliktfall, um gemeinsame Vereinbarungen zu erarbeiten, sinnvoll, wird aber aus nachvollziehbaren Gründen vom Jugendlichen häufig abgelehnt. Innerfamiliäre Probleme bleiben dann ungelöst. Besonders schwierig ist eine eventuell notwendige Information an Einrichtungen der Jugendwohlfahrt. Auch diesbezüglich ist größtmögliche Transparenz herzustellen. Eine gute Koordination der beteiligten Helfer trägt dazu bei, Missverständnisse zu vermeiden. Manchmal braucht es dazu einen intensiven Austausch. Die Beantwortung der Frage, ob eine Fremdunterbringung notwendig ist, wird nicht nur vom momentanen Zustand des Jugendlichen abhängen, sondern auch von der Situation im unmittelbaren Umfeld. Bei massiven Konflikten mit den Eltern kann eine vorübergehende Trennung, z. B. die Unterbringung in einer Krisenunterkunft, zur Entspannung der Situation beitragen.

Die Einschätzung des Gefährdungspotenzials ist oft schwierig. Die Adoleszenz ist ohnehin durch Stimmungsschwankungen, selbstbezogene Größenideen, den gelegentlichen Verlust des Bezuges zur Realität und die Neigung zur Schwarz-Weißmalerei geprägt (Berger 1999). Daher sind indirekte Hinweise, wie symbolische (Zeichnungen) oder schriftliche Äußerungen, in der Risikoabschätzung besonders zu beachten. Keinesfalls darf übersehen werden, dass Jugendliche dazu neigen, Situationen zu beschönigen oder zu dissimulieren.

Fallbeispiel Oliver

Einem 17-jährigen Jugendlichen, der nach einem Suizidversuch längere Zeit in stationärer Behandlung war, geht es nach seiner Entlassung offensichtlich deutlich besser. Er besucht wieder die Schule und verhält sich unauffällig. Er verschenkt in dieser Zeit allerdings alle Lieblings-CDs an seine Freunde. Vier Wochen später nimmt er sich das Leben.

Gerade bei Suizidalität von Jugendlichen empfiehlt sich ein klarer und ungeschönter Blick auf die Bilder und Perspektiven des Todes. Orbach (1990) meint, es sei sinnvoll, durch ein offenes Gespräch die Todesfurcht zu erhöhen. Die Suizidgedanken werden als solche zwar akzeptiert und nicht verurteilt, aber die Realität und Irreversibilität des Todes sollte dem Jugendlichen bewusst werden (vgl. van Wissen 1997). Suizide sind bei aufrechter therapeutischer Beziehung sehr selten. Die Möglichkeit zur offenen Aussprache und die Erfahrung, dass sich der Berater kümmert und sorgt, lassen die Suizidalität meist abklingen.

Die Bearbeitung des aktuellen Konfliktes hat oberste Priorität. Kleine überschaubare Schritte zur Problemlösung schaffen Selbstvertrauen, geben Hoffnung und dienen als Modell für die weitere Krisenbewältigung. Eigeninitiative und Übernahme von Verantwortung für das eigene Handeln werden gefördert.

Erwachsene, die mit Jugendlichen arbeiten, sollten sich mit ihrer eigenen Adoleszenz auseinandergesetzt haben. Dies erleichtert das Verständnis für die inneren Prozesse des Heranwachsenden. Auf der Übertragungsebene werden professionelle Helfer oft zu Elternteilen gemacht und in ähnliche Konflikte wie die Eltern verwickelt. Wenn man in der Lage ist, mit diesen Konflikten anders umzugehen, eröffnet sich die Chance einer korrigierenden Erfahrung. Manche Berater versuchen, die Rolle eines Kumpels zu übernehmen. Da man dieser Rolle auf Dauer nicht gerecht werden kann, wird der Jugendliche früher oder später enttäuscht sein. Findet man keinen adäquaten Umgang mit diesen Problemen wird es letztendlich zum Abbruch der Beziehung kommen. Andererseits erlebt man in der Arbeit mit Jugendlichen immer wieder unerwartet rasche Erfolge und positive Veränderungen. Manchmal ist es bedauerlich, dass in der Folge die für eine dauerhafte Stabilisierung notwendigen längerfristigen psychotherapeutischen und psychosozialen Maßnahmen unterbleiben. Generell muss, wer mit Jugendlichen arbeitet, »Unvollkommenheit aushalten können« (Berger 1999). Abbrüche sind häufig und nicht selten bleibt der Berater mit Ungewissheit zurück.

Kasten 5.48: Krisenintervention bei Krisen Jugendlicher

- Besonderheiten der Kontaktaufnahme beachten
- Übertragungsvorgänge beachten
- Diskretion – Transparenz und Offenheit bei eventuell notwendiger Weitergabe von Information
- Einschätzung von Gefährdungen: indirekte Hinweise nicht übersehen
- Bearbeitung des aktuellen Konfliktes
- Kleine überschaubare Schritte zur Problemlösung schaffen Selbstvertrauen, geben Hoffnung und dienen als Modell für die weitere Krisenbewältigung
- Unterstützung von Eigeninitiative und Übernahme von Verantwortung für das eigene Handeln
- Einbeziehung der Bezugspersonen im Einverständnis mit dem Jugendlichen
- Längerfristige Betreuung organisieren
- Begrenztheit akzeptieren

Fallbeispiel Yvonne

Ein 17-jähriges Mädchen wird von ihrem Lehrer zur Beratung geschickt. Sie versteht gar nicht, »was dieser sich dabei gedacht hat«. Der Berater meint, da sie selbst gekommen sei, gäbe es vielleicht abseits ihres Ärgers doch auch einen Wunsch, über ihre Probleme zu sprechen. Sie könne ja nach dem Gespräch entscheiden, ob eine solche Unterstützung hilfreich ist. Yvonne ist seit fünf Monaten schwanger. Ihr Freund, ein Krankenpfleger, wollte, dass sie einen Schwangerschaftsabbruch vornehmen lässt. Seit sie ihm gesagt hat, dass sie das Kind behalten wird, meldet er sich nicht mehr. Sie ist verzweifelt und weiß nicht weiter. Sie sagt: »Hoffentlich mache ich keinen Blödsinn« Auf Nachfrage meint sie, dass sie manchmal daran denke, »die Tabletten ihrer Oma zu schlucken, damit sie endlich einmal Ruhe habe«. Dann verwirft sie diesen Gedanken aber auch schnell wieder, da sie eigentlich sehr gerne lebt. Sie wohnt derzeit bei den Großeltern, mit der Großmutter streitet sie ständig. Diese versteht auch nicht, warum sie das Kind behalten will. Zum Großvater hat sie eine gute Beziehung, er unterstützt sie auch finanziell. Sie besucht eine Maturaschule und möchte bald zur Matura (Abitur) antreten, aber da sie sich das Schulgeld unter diesen Umständen nicht mehr leisten kann, wird sie die Schule wohl abbrechen müssen. Mit ihrer Mutter versteht sie sich prinzipiell gut, allerdings ist diese sehr beschäftigt und hat einen Freund, den Yvonne nicht mag. Üblicherweise geht sie oft mit ihren Freundinnen aus. Sie liebt es zu tanzen, doch dazu hat sie derzeit gar keine Lust, außerdem schämt sie sich für ihre Situation. Folglich sitzt sie alleine zu Hause und grübelt den ganzen Tag. Sie ist nicht in der Lage zu lernen, weil sie sich nicht konzentrieren kann. Manchmal hat sie richtige Panikattacken.

Die Beziehungsaufnahme funktioniert nach der anfänglichen Vorsicht und Skepsis gut. Yvonne scheint froh zu sein, dass der Berater, sich ihre Sorgen anhört und sie nicht – wie die anderen Erwachsenen – kritisiert oder ihr sofort sagt, was sie tun soll. Sie entspannt sich während des Gesprächs merklich. Zunächst wird vereinbart, dass sie zu weiteren Gesprächen kommen wird. Ein Kontakt mit dem Jugendamt wird mit ihrem Einverständnis in die Wege geleitet. Außerdem wird sie mit dem Lehrer nochmals über die Schulsituation sprechen.

Verlauf der Krisenintervention: Die Sozialarbeiterin am Jugendamt ist sehr unterstützend. Sie versucht eine Unterbringung in einer Wohngemeinschaft zu organisieren. Klar ist auch, dass der junge Mann, der ja berufstätig ist, Unterhaltspflicht hat, was ihre Befürchtungen bzgl. der ökonomischen Situation relativiert. Der Lehrer hilft ihr dabei, eine Regelung für die Schulgebühren zu finden, er meint, sie solle keinesfalls mit der Schule aufhören. Sie ist insgesamt sehr erleichtert und sogar wieder mit ihren Freundinnen ausgegangen. Diese waren sehr verständnisvoll, als sie von ihrer Schwangerschaft erzählt hat. Beim zweiten Termin meint sie, sie käme jetzt ohne die Hilfe des Beraters zurecht, obwohl dieser ihr weitere Gespräche anbietet. Zumindest weiß sie, an wen sie sich wenden kann, wenn es ihr schlecht gehen sollte.

Diskussion: Es handelt sich um eine Lebensveränderungskrise ausgelöst durch die Schwangerschaft. Verständlicherweise ist Yvonne von der Situation überfordert. Die subjektive Bedeutung ist zunächst von großen Zukunftsängsten geprägt. Alle Pläne, die sie für ihr Leben hatte, sind in Frage gestellt. Sie sieht keinen Ausweg. Wie jede 17-Jährige ist sie ohnehin durch die Entwicklungsaufgaben der Adoleszenz sehr gefordert. Erschwerend kommt hinzu, dass die erwachsenen Bezugspersonen keinen Halt und keine Struktur geben. Früh musste sie für sich selbst sorgen. Es tut ihr offenbar gut, dass der Berater Interesse an ihr zeigt, die schwierige Situation verstehen kann und ihr Verhalten nicht negativ bewertet. Die Suizidalität wird als nicht unmittelbar akut eingeschätzt. Nachdem durch die besprochenen Maßnahmen eine erste Entlastung eingetreten ist und es ihr rasch besser geht, beendet sie bedauerlicherweise die Krisenintervention. Der Helfer hofft aber aufgrund des positiven Gesprächsklimas, dass sie im Bedarfsfall wieder zur Beratung kommen wird.

5.4.11 Krisenintervention für Menschen mit Migrationshintergrund und/oder Fluchterfahrung

»Niemand setzt seine Kinder in ein Boot, wenn es auf dem Wasser nicht sicherer ist als auf dem Land.« (Warsan Shire 2015)

Wenn man sich mit den Themen Flucht und Migration beschäftigt, sollte man immer an diese Worte aus dem Gedicht der somalisch-britischen Autorin Warsan Shire denken. Die wenigsten Menschen verlassen ihr Heimatland, ohne dass schwerwiegende Gründe – Krieg, globale politische Krisen, Naturkatastrophen und wirtschaftlicher Umbrüche – sie dazu zwingen und nicht selten riskieren sie dabei ihr Leben und das ihrer Liebsten.

Die gesundheitliche Betreuung der großen Zahl von Flüchtlingen, die seit 2015 nach Deutschland und Österreich gekommen sind, aber auch die Betreuung von Menschen mit Migrationshintergrund, die schon seit längerer Zeit hier leben, stellt das Gesundheitswesen und im Speziellen psychiatrisch-psychosoziale Einrichtungen vor große Herausforderungen.

Die Aufnahmebereitschaft im Zuge der großen Fluchtbewegung 2015 und 2016 war sicherlich eine bemerkenswerte Leistung, die vor allen Dingen vom großen zivilgesellschaftlichen Engagement getragen war. Das gesellschaftliche Klima hat sich seither bedauerlicherweise verändert. Viele der in der Folge dargestellten Probleme haben sich im letzten Jahr verschärft, auch aufgrund der mittlerweile in der Politik und Gesellschaft zu beobachtenden mehrheitlich negativen Einstellung jenen Menschen gegenüber, die vor Krieg und Gewalt geflohen sind und in Europa Zuflucht suchen.

Allerdings konnte man auch vorher nicht von einer erfolgreichen Integration von Zuwanderern in das reguläre Gesundheitswesen sprechen. Es fehlt, trotz aller Bemühungen, an Integrationsleistungen, um Menschen mit Fluchterfahrung und Migrationshintergrund entsprechend ihrer spezifischen Bedürfnisse zu betreuen. Es handelt sich um Bevölkerungsgruppen, die aus unterschiedlichsten Gründen besonders krisenanfällig sind, und gleichzeitig mit ernstzunehmenden Zugangsbarrieren zu psychiatrisch-psychosozialen Angeboten konfrontiert sind, wovon die Verständigungsschwierigkeiten sprachlicher Art nur ein Teil sind.

Gesundheitliche Chancengerechtigkeit bezeichnet den Umstand, dass Menschen – unabhängig von individuellen und sozialen Merkmalen über gerechte Chancen verfügen, ihre Gesundheit zu fördern, zu erhalten und wiederherzustellen (Richter/Hurrelmann, 2009). Es zeigt sich aber, dass weder Chancen noch Risiken gerecht verteilt sind, sondern in einem Zusammenhang mit sozioökonomischen Faktoren wie Bildung, Einkommen und Beruf (»vertikale gesundheitliche Ungleichheit«), aber auch mit Alter, Geschlecht oder Migrationshintergrund (»horizontale gesundheitliche Ungleichheit«) stehen (Richter und Hurrelmann 2009).

Grundsätzlich wirkt sich soziale Ungleichheit in mehrfacher Weise negativ auf die Gesundheitslage von sozial benachteiligten Gruppen, wie z. B. Migranten und geflüchteten Menschen aus. Man kann davon ausgehen, dass geringere Ressourcen (z. B. Einkommen, Bildung, soziale Netzwerke) häufig mit weniger Selbstbewusstsein und Handlungsspielraum und damit größeren gesundheitlichen Belastungen (Distress, chemische und physikalische Noxen, soziale Exklusion, etc.) und meist auch mit einer schlechteren gesundheitlichen Betreuung z. B. aufgrund eingeschränkter Wahlmöglichkeiten bei den Angeboten einhergehen. Es entstehen also Nachteile bei gesundheitsrelevantem Verhalten, Bewältigungsstrategien im Falle einer Krise und Krankheit und bei der Inanspruchnahme von Gesundheitseinrichtungen (Schenk 2015). Die europäische Region der WHO zählt Migranten folgerichtig zu den besonders benachteiligten Bevölkerungsgruppen.

Soziodemographische Daten

2017 lebten in Deutschland laut dem Deutschen Statistischen Bundesamt im Durchschnitt 19.258 Mio. Menschen mit Migrationshintergrund, in Österreich (2018) laut Statistik Austria 2.022 Mio. Das sind in Deutschland 23,6 % und in Österreich 23,3 % der Gesamtbevölkerung.

Es handelt sich bei Menschen mit Migrationshintergrund natürlich um keine homogene Gruppe. So unterscheiden sich die Lebensbedingungen von Menschen, die aus einem EU Land zugewandert sind in der Regel deutlich von jenen aus Nicht-EU Staaten.

Die Situation von Menschen auf der Flucht ist wiederum eine spezielle. 2015 wurden in Europa insgesamt 1.321.050 Asylanträge gestellt, 2017 noch 728.500

(European comission – Europa EU). In absoluten Zahlen gab es in Deutschland 2015 476.649, 2016 745.545, 2017 222.683 und 2019 155.056 Asylanträge (Deutsches Statistisches Bundesamt), in Österreich 2015 88.340, 2016 42.285, 2017 24.300 und 2019 nur mehr 11.334 (Statistik des Bundesministeriums für Inneres). Seit 2016 sind die Asylanträge in Europa deutlich zurückgegangen. Zum Vergleich: Weltweit sind aktuell ca. 70,8 Millionen Menschen auf der Flucht (UNHCR Report). Das ist die höchste Zahl von Flüchtlingen in den letzten 20 Jahren. Die Hauptlast tragen dabei meist die Nachbarstaaten jener Länder, in denen Kriege und Bürgerkriege Menschen zur Flucht treiben.

Krisen von Migranten

Materielle Not, Arbeitslosigkeit und prekäre Lebensverhältnisse finden sich bei Menschen mit Migrationshintergrund und besonders bei Menschen mit Fluchterfahrung deutlich häufiger als in der übrigen Bevölkerung und dies begünstigt die Entstehung oder Verschärfung von persönlichen Krisen und die Chronifizierung von seelischen Leidenszuständen. Ebenso besteht ein Zusammenhang zwischen der sozialen Lage und dem Vorkommen von Gewalt und Suizidalität.

Der Begriff »Heimweh« beinhaltet, dass es sich bei Migration um ein Verlusterlebnis handelt, das Trauerreaktionen auslöst und somit oft auch zu Verlustkrisen führen kann. Der Verlust wird umso intensiver erlebt, je unfreiwilliger und unvorbereiteter die Migration erfolgt, und je schlechter die Integration in die Aufnahmegesellschaft gelingt (vgl. Schouler-Ocak 2006). Es stellen sich einerseits oft Gefühle intensiven Schmerzes um das Verlassene ein und andererseits belasten Ängste vor der Zukunft und vor dem Unbekannten die Betroffenen.

Sluzki (2001) unterscheidet fünf Phasen des Migrationsprozesses, in denen es unterschiedliche Risiken und Belastungsfaktoren gibt. Die einzelnen Phasen können je nach den Umständen der Migration sehr verschieden ausfallen und gehen mit unterschiedlichen Risiken und Belastungsfaktoren einher. Die Vorbereitungsphase (bei erzwungener Flucht oft sehr kurz), den Migrationsakt an sich, eine Phase der Überkompensation, eine Phase der Dekompensation und die Phase des generationsübergreifenden Anpassungsprozesses. Diese letzte Phase geht im Idealfall mit der Herausbildung eines neuen Identitätsgefühls einher, das auch die Integration von Elementen der Herkunftskultur einschließt. Besonders krisenanfällig sind Menschen in der Phase des Migrationsprozesses, in der Betroffene naturgemäß hohem Stress ausgesetzt sind (besonders bei erzwungener Flucht) und in der Phase der Dekompensation. Während die Betroffenen in der ersten Zeit, nachdem sie es geschafft haben, das ersehnte Land zu erreichen, positiv gestimmt sind, oft voller Hoffnungen, Perspektiven, Erwartungen und Plänen für einen Neubeginn, folgt später eine Phase der Ernüchterung und Desillusionierung. Selbstzweifel stellen sich ein, Stress- und Belastungsfaktoren rücken in den Vordergrund. Krisen sind häufig, und psychische Erkrankungen können entstehen. In dieser Phase suchen Betroffene aber auch verstärkt Einrichtungen des

Gesundheitssystems auf. Man kann von einer Bilanzierungskrise sprechen. In dieser vulnerablen Zeit sind Menschen mit Migrationshintergrund dann auch anfälliger für migrationsunabhängige Lebenskrisen (Trennungen, Arbeitsplatzprobleme, Generationenkonflikte).

Kasten 5.49: Phasen des Migrationsprozesses und Krise (Sluzki 2001)

- Vorbereitungsphase
- Migrationsakt – »Heimweh« als Verlustkrise
- Phase der Überkompensation
- Phase der Dekompensation – »Bilanzierungskrise im mittleren Lebensalter«
- Phase des generationsübergreifenden Anpassungsprozesses – Ausbildung eines neuen Identitätsgefühls

Als Hochrisikogruppen für die Entwicklung von akuten Krisen können Personen mit seelischen Traumatisierungen gelten. Viele Geflüchtete mussten Krieg, Verfolgung, Folter und den Verlust von Angehörigen erleben, und waren während der Flucht und gelegentlich noch im asylgewährenden Land weiteren Belastungen wie Lebensgefahr, Gewalt und Diskriminierung ausgesetzt. Verschiedene Untersuchungen gehen davon aus, dass etwa 5–30 % der Asylsuchenden an behandlungsbedürftigen posttraumatischen Störungen leiden.

Zu den spezifisch krisenauslösenden bzw. krisenverschärfenden Lebensumständen von geflüchteten Menschen im Aufnahmeland gehört die Sorge um zurückgebliebene Angehörige, oft ausgelöst durch beunruhigende Nachrichten aus der Heimat und fehlende Kontaktmöglichkeiten, verbunden mit bewussten oder unbewussten Schuldgefühlen im Sinne einer Trennungsschuld. Besonders belastend ist natürlich die subjektive Wahrnehmung von Unsicherheit durch lange Asylverfahren, eine Ablehnung des Asylantrages und damit verknüpft eine drohende Abschiebung, ebenso wie Gewalterfahrungen im Aufnahmeland. Eine erhöhte Gefahr für Gewalthandlungen scheint es gerade in großen Unterkünften zu geben, in denen viele (jüngere) männliche Flüchtlinge leben. Andere Risikofaktoren sind die fehlende Möglichkeit über die eigene Zukunft bestimmen zu können, Sprachbarrieren sowie fehlende Beschäftigung und damit verbunden oft ein Statusverlust im Vergleich zum Leben im Heimatland.

Kasten 5.50: Krisen von geflüchteten Menschen – Krisenauslöser

- Sorge um zurückgebliebene Angehörige, fehlender Kontakt zu Angehörigen im Heimatland – Trennungsschuld
- Asylverfahren
- lange Dauer (subjektives Gefühl der Unsicherheit)
- Ablehnung des Asylantrages

- drohende Abschiebung
- Gewalterfahrung (Belastungen in großen Gemeinschaftsunterkünften)

Spezielle Risikogruppen sind junge und ältere Menschen und Menschen ohne ausreichende Sprachkenntnisse, bzw. solche die Schwierigkeiten haben, eine neue Sprache zu erlernen. Altersspezifische Krisen sind bei Menschen mit Migrationshintergrund also häufig. Jugendliche, die während der Adoleszenz fliehen, sind ohnehin schon durch die altersspezifischen Entwicklungsaufgaben gefordert. Die Ablösung von den Eltern und die dadurch notwendige Neuorientierung in den sozialen Beziehungen und die Notwendigkeit eine eigene Identität auszubilden, kann sie massiv überfordern, insbesondere wenn sie unbegleitet ins Aufnahmeland gekommen sind. Typischerweise sind sie anfällig für den Missbrauch suchterzeugender Substanzen. Außerdem besteht bei jungen Männern die Gefahr erhöhter Gewaltbereitschaft, besonders wenn sie Hochrisikomilieus ausgesetzt sind. Zu den Risikofaktoren gehören Mangel an sozialer Unterstützung, soziale Isolation, unstrukturierter Tagesablauf und Verunsicherungs- und Bedrohungserfahrungen durch das Asylverfahren (Zeiler und Zarifoglu 1997). Auf die spezielle Problematik junger Frauen aus dem islamischen Kulturkreis wird weiter unten eingegangen.

Für ältere Migranten, insbesondere wenn sie fliehen mussten, ist es oft deutlich schwieriger sich eine neue Lebensperspektive zu schaffen und sie haben daher meist größere Anpassungsschwierigkeiten als junge Menschen. Sie haben mehr Probleme, die neue Sprache zu erlernen oder eine sinnvolle Beschäftigung zu finden. Besonders ältere Männer haben oft tiefgreifende Identitätskrisen und halten daher eher an traditionellen Werten fest, was wiederum zu innerfamiliären Konflikten führen kann. Für jene, die schon über einen längeren Zeitraum im Aufnahmeland leben, kann der Plan, im Alter in die Heimat zurückzukehren zu einem Konflikt werden und zu Krisen führen, besonders wenn ihre Kinder und Enkelkinder schon im Aufnahmeland verwurzelt sind. Auch praktische Überlegungen, wie eine bessere Gesundheitsversorgung, können gegen eine Rückkehr sprechen.

Suizidgefährdung von Migranten

Bezüglich der Suizidgefährdung ergibt sich kein einheitliches Bild. Die Situation von geflüchteten Menschen ist jedenfalls anders einzuschätzen als die von Menschen mit Migrationshintergrund, die schon länger im Aufnahmeland leben. Deutsche Untersuchungen legen nahe, dass die Suizidrate von Migranten geringer als die deutscher Personen ist (Löhr et al. 2006). Schon lange bekannt ist allerdings die Suizidproblematik junger Türkinnen in Deutschland, die Konflikte aufgrund der traditionellen Frauenrolle ihrer Herkunftsländer haben. Die Häufigkeit von Suizidversuchen unter Migrantinnen, insbesondere bei Türkinnen, übersteigt die der deutschen Frauen (Schouler-Ocak 2006). Familienstreitigkeiten, im speziellen Normenkonflikte zwischen erster und zweiter Generation, stellen bedeutsame Faktoren für das Auftreten von Suizidalität dar (Küchenhoff 2013). Ebenso ist zu beachten, dass bei Menschen aus eher sozialorientierten Gesellschaften bei interpersonellen Konflikten Schamgefühle die Entstehung suizidaler Entwicklungen begünstigen.

Nicht nur in Deutschland und Österreich, sondern auch in anderen Aufnahmeländern fehlen derzeit noch verlässliche Daten über Suizidereignisse unter Menschen mit Fluchterfahrung. Man kann aber davon ausgehen (vgl. Wedler 2016; Österreichische Gesellschaft für Psychiatrie, Psychotherapie und Psychosomatik et.al 2019), dass geflüchtete Menschen eine nicht unerhebliche Zahl an Risikofaktoren für Suizid aufweisen. Besonders Menschen mit Posttraumatischen Belastungsstörungen, Depressionen und chronifizierten somatoformen Störungen sind gefährdet (Küchenhoff 2013). Zuletzt mehrten sich Hinweise, dass es besonders bei abgelehntem Asylantrag bzw. drohender Abschiebung auch in Deutschland und Österreich vermehrt zu Suizidversuchen und Suiziden kommt.

In einem Übersichtsartikel von Küchenhoff (2013) wird das Suizidrisiko bei Migranten inzwischen als deutlich erhöht angegeben. Er meint, dass die von Abschiebung in ihre Heimatländer bedrohten Menschen zu 20 % suizidal seien. In einer niederländischen Studie (Goosen et al. 2011) war die Suizidhäufigkeit männlicher Flüchtlinge um zwei Drittel höher als in der autochthonen niederländischen Bevölkerung. Man kann davon ausgehen, dass die Situation in Deutschland und Österreich ähnlich ist. Ungeachtet der nicht eindeutigen Zahlen bei den Suizidraten erscheinen suizidpräventive Maßnahmen unerlässlich. Es ist davon auszugehen, dass das Suizidproblem wie auch andere Folgen psychischer Traumatisierung nicht in der allerersten Zeit nach der Ankunft auftreten, sondern erst dann, wenn sich herausstellt, dass sich Hoffnungen und Erwartungen nicht erfüllen, und die Integration in die neue Gesellschaft nicht gelingt (Wedler 2016). Man sollte natürlich nicht übersehen, dass suizidale Äußerungen gelegentlich auch instrumentalisiert werden können, um bestimmte Dinge zu erreichen. Diesbezüglich ist eine genaue Exploration wichtig.

Migranten nehmen Beratungs- und Behandlungsangebote seltener in Anspruch

Migranten nehmen das Gesundheitssystem deutlich weniger in Anspruch als Einheimische (Razum et al. 2004). Sie nehmen zwar mehr Notfallleistungen, aber weniger ambulante, psychotherapeutische oder rehabilitative Leistungen in Anspruch und sind insbesondere in den Institutionen zur Behandlung psychischer Erkrankungen unterrepräsentiert (Haasen und Yagdiran 2002). Es gibt häufigere Wechsel der Behandler und Behandlungsabbrüche.

Gründe für die geringere Inanspruchnahme sind unzureichende Kenntnis der Sprache des Aufnahmelandes, aber auch Verständigungsschwierigkeiten kultureller und religiöser Art (Gün 2009), divergente Traditionen, andere Werte und Normen oder andersartigen Verhaltensmuster und Rollenerwartungen, der häufig niedrigere sozioökonomische Status, weniger Informationen über Gesundheitsdienste und u. U. auch Misstrauen gegenüber psychosozialen und psychiatrischen Einrichtungen (Glaesmer et al. 2009). Auch bestehen Unterschiede hinsichtlich des Krankheitserlebens und der Krankheitskonzepte (z. B. externale Krankheitsattributionen und Somatisierungstendenzen) und hinsichtlich der Erwartungen an professionelle Helfer (vgl. Callies et al. 2007). Problemlösungen werden zunächst in der Großfamilie oder im Hilfsnetzwerk der Migranten gesucht, dann in der Primärversorgung (Ärzte für Allgemeinmedizin), wo die psychischen Probleme oft erst spät oder gar nicht erkannt werden und eine kausale Behandlung unterbleibt (Gün 2009). Folglich ist die Gefahr einer Chronifizierung sehr hoch, was das Gesundheitssystem in weitaus höherem Maße belastet als die Bereitstellung eines auf die Zielgruppe ausgerichteten Angebotes. Bedauerlicherweise besteht seitens vieler Migranten auch immer noch eine eher negative Einstellung zu psychotherapeutischen Angeboten. Scham und die Angst vor Stigmatisierung spielen dabei eine Rolle. Die Zuschreibung einer psychiatrischen Erkrankung ist nicht nur für die Betroffenen selbst, sondern auch für deren Familien problematisch. Allerdings ändert sich die Einstellung zur Inanspruchnahme mit der Dauer des Aufenthaltes im Gastland.

Kasten 5.51: Gründe für geringere Inanspruchnahme von Beratungs- und Behandlungsangeboten

- Unzureichende Kenntnis der Sprache des Aufnahmelandes
- Verständigungsschwierigkeiten kultureller und religiöser Art
- Niedrigerer sozioökonomischer Status
- Informationsmangel über Gesundheitseinrichtungen, Misstrauen
- Unterschiede des Krankheitserlebens und der Krankheitskonzepte
- Scham und Angst vor Stigmatisierung

Besonderheiten der praktischen Krisenintervention bei Menschen mit Migrationshintergrund und/oder Fluchterfahrung

»Jede Migration, ihr Warum und ihr Wie hinterlässt ihre Spuren in der Geschichte jeder Familie und jedes Individuums.« (Grinberg L. und R., 1990)

Wesentliche Voraussetzung für das Gelingen der Krisenintervention ist, dass die interkulturelle Kommunikation zwischen Berater und Klient glückt. Dazu ist es notwendig, interkulturelle Kompetenzen in Kriseninterventionseinrichtungen zu fördern. Darunter wird die Fähigkeit und Bereitschaft zur Selbstreflexion, Empathie und Anerkennung von Vielfalt verstanden. Dazu gehören basale Kenntnisse über Aspekte der jeweils anderen Kultur und die Fähigkeit zur flexiblen Anpassung des eigenen Verhaltens und eigener Haltungen an die Verhaltensmuster und Haltungen der Betroffenen (Gün 2009). Man benötigt also die Bereitschaft, eigene, zum Teil nicht explizit bewusste Überzeugungen und Gewissheiten über die gesellschaftlichen, religiösen und politischen Hintergründe der Hilfesuchenden zu reflektieren und in ihrer Begrenztheit und Relativität anzuerkennen (vgl. Reichelt 2004). Optimal ist es, wenn in Kriseninterventionsteams auch Mitarbeiter mit Migrationshintergrund tätig sind.

Bei der Begleitung von Migranten in Krisen ist immer auch auf die migrations- und kulturspezifische Problematik zu achten, die Krisenverarbeitung und Bewältigung beeinflussen. Dabei sollte man auch bedenken, dass in unterschiedlichen Gesellschaften verschiedene Möglichkeiten existieren, die Ursache von Krankheit und Krise zu erklären. Die Aussichten auf Heilung verbessern sich deutlich, wenn die Erklärungen zwischen Kranken, Behandelnden und gesellschaftlichen Umfeld übereinstimmen (vgl. Reichelt 2004). Zusätzlich finden sich aber auch abseits der Migrations- und Fluchtthematik sehr verschiedene Erlebensweisen, Verarbeitungs- und Bewältigungsstrategien individueller, geschlechts- und altersspezifischer Natur.

Persönliche Bewertungsmaßstäbe können in sehr unterschiedlicher Weise das therapeutische Handeln beeinflussen. Irritationen über vermeintliche oder tatsächliche Ungerechtigkeiten bei den gesetzlichen Realitäten oder strukturellen Barrieren können z. B. ein starkes Gefühl von Hilflosigkeit auslösen und Helfer daran hindern, die üblichen Interventionsmöglichkeiten auch bei Geflüchteten umzusetzen. Gelegentlich kann das Ausmaß der Krise durch transkulturelle Missverständnisse verkannt werden, z. B. wenn Männer aufgrund kulturspezifischer Vorstellungen über Geschlechterrollen Symptome verleugnen (»Männer haben keine Angst«) (vgl. van Keuk und Wolf 2017). Einen Hinweis können jedenfalls körperliche Beschwerden geben, die häufig Krisen und psychosoziale Konflikte begleiten.

Um Missverständnissen vorzubeugen, ist es in der Regel hilfreich, sich von Betroffenen erklären zu lassen, wie Sie ihre Beschwerden gerade auch in Hinblick auf den Kontext ihrer Herkunftskultur einordnen würden und welchen Einfluss diese Annahmen auf sie haben. Auch die Frage, wen man im Heimatland wegen dieser Beschwerden aufsuchen und was diese Instanz empfehlen würde, kann aufschlussreich sein (»*Wie würde dieses Problem/diese Krise in ihrem Herkunftsland verstanden werden?*« »*Wie und von wem würde es behandelt werden?*« »*Von wem würden Sie Hilfe erwarten?*«).

Die Beziehungsaufnahme kann sich aus vielen dieser Gründe schwierig gestalten. Man benötigt dafür oft mehr Zeit und aktive Anstrengung, um ein angstfreies und vertrauensvolles Klima, wie es für Kriseninterventionen unerlässlich ist, herzustellen. Besonders problematisch ist es, wenn mangelnde Sprachkenntnisse Verständigungsschwierigkeiten verursachen. Gerade bei psychotherapeutisch orientierten Gesprächen und psychiatrischen Behandlungen ist die Möglichkeit sprachlicher Verständigung und eines differenzierten Ausdrucks von entscheidender Bedeutung. In diesem Fall ist das Hinzuziehen eines qualifizierten Dolmetschers unerlässlich. Dolmetscher können – sofern sie über das nötige Wissen verfügen – darüber hinaus auch als Kulturvermittler fungieren und helfen, Missverständnisse auszuräumen. Abzuraten ist davon, Familienangehörige (insbesondere Kinder und Jugendliche) als Sprachvermittler einzusetzen. Sie sind in der Regel befangen oder selbst betroffen und dadurch kann es gerade in Krisensituationen rasch zu erheblichen Überforderungen kommen. Als Grundregeln für die Arbeit mit Dolmetschern werden das konsekutive Übersetzen in kürzeren Bedeutungseinheiten, das Übersetzen in Ich-Form, die Sitzanordnung in einem gleichschenkeligen Dreieck und die Notwendigkeit, die Schweigepflicht zu besprechen, subsummiert (Schouler-Ocak und Bering 2017). Sowohl Therapeuten als auch Dolmetscher sollten im Setting des gedolmetschten Gesprächs geschult sein. Ein (auch telefonischer) Kontakt von Dolmetscher und Klient außerhalb des Beratungs- und Behandlungssettings ist zu vermeiden. Es ist zu beachten, dass es sich um ein Dreipersonensetting handelt, das ein komplexes Gefüge aus emotionalen, kognitiven und Interaktionsebenen darstellt (Schouler-Ocak und Bering 2017). Die Sprachmittler lösen selbst Übertragungs- und Gegenübertragungsreaktionen aus, die nicht immer einfach zu handhaben sind. Vor- und Nachgespräche mit dem Dolmetscher sind daher unbedingt einzuplanen, um diese Probleme zu besprechen. Auch Supervisionen für die Dolmetscher sind empfehlenswert. Eine Alternative zur persönlichen Anwesenheit des Sprachvermittlers kann die Bereitstellung einer Dolmetschmöglichkeit per Video darstellen.

Kasten 5.52: Regeln für die Arbeit mit Sprach- und Kulturvermittlern

- Konsekutives Übersetzen in kürzeren Bedeutungseinheiten
- Übersetzen in Ich-Form
- Sitzanordnung in einem gleichschenkeligen Dreieck
- Schweigepflicht
- Kein Kontakt zwischen Dolmetscher und Klient außerhalb des Beratungssettings
- Komplexe Übertragungs- und Gegenübertragungsphänome im Dreiersetting beachten
- Vor- und Nachgespräch
- Supervision für Dolmetscher

Eine spezielle Herausforderung stellt auch der Umgang mit den Problemlösungsstrategien und Ressourcen der Betroffenen dar. Die Heftigkeit der Krisen von geflüchteten Menschen kann zu einer Überidentifikation des Behandlers mit dem Klienten führen und im Einzelfall den Blick auf die dennoch vorhandenen Ressourcen und Kompetenzen und auf die weiterhin vorhandene Eigenverantwortlichkeit des Betroffenen erschweren. Viele Flüchtlinge verfügen trotz schwierigster Bedingungen über ein hohes Ausmaß an inneren Werten, festen Orientierungen und auch ein gutes soziales Netz innerhalb der jeweiligen Community. Einige Ressourcen könnten dem Behandler auch fremd sein, beispielsweise eine tiefe religiöse Überzeugung, patriotische Grundhaltungen, politische und ethnische Zugehörigkeit, Werte wie Ehre und Gesichtswahrung oder der Wunsch, das Umfeld, »möge gut über einen denken«. Eigene Bewertungen des Beraters müssen hintenangestellt werden, da ja gerade diese spezifischen Ressourcen in Krisen Halt geben können. Kultursensitive Umdeutung, also die Nutzung vertrauter kultureller Werte des Betroffenen, kann ein wichtiger Beitrag zu effektiver Krisenintervention sein (Yilmaz 2006).

Fallbeispiel Nura

Eine 45-jährige Frau aus Tschetschenien kommt zur Krisenintervention, weil eine ihrer Töchter, nach Gewalt durch den Vater, in ein Krisenzentrum für Jugendliche geflohen ist. Besonders belastend für die Mutter ist auch die Frage, was die Familie und die Bekannten über sie denken werden. Sie ist einerseits ernsthaft suizidal, es ist aber auch klar, dass ein Suizid aus religiösen Gründen für sie unter keinen Umständen in Frage kommt. Der Berater empfiehlt ihr, mit dem Imam zu sprechen. Der Imam rät zu Geduld und dazu, die Situation vorerst zu akzeptieren. Dieses Gespräch entlastet die Klientin sehr.

Andererseits kommt es natürlich gerade bei geflüchteten Personen vor, dass es auf Grund der neuen Lebensumstände besonders schwierig ist, auf die interpersonellen Ressourcen zurückzugreifen, z. B. weil die Angehörigen im Herkunftsland zurückgeblieben sind. Äußere individuelle Ressourcen sind verloren gegangen (finanzielle Mittel, Wohnung, Beruf) und eigene Fähigkeiten, Kompetenzen und Kenntnisse sind im neuen Kontext oft nicht mehr gleichermaßen hilfreich. Wesentliche Lebensziele können u. U. nicht verwirklicht werden (z. B. das Nachholen der Familie ins Aufnahmeland). Dies kann, erschwert durch die Rolle als Hilfesuchender oder gar »Bittsteller«, das Selbstwertgefühl erheblich beeinträchtigen (vgl. van Keuk und Wolf 2017).

Wenn möglich sind familiäre Außenkontakte und soziale Netzwerke zu fördern. Bei Krisen sind die Familienangehörigen, sofern sie nicht in der Heimat zurückgeblieben sind, in der Regel ohnehin direkt oder indirekt involviert, daher ist das Einbeziehen des sozialen Umfeldes meist sinnvoll und notwendig. Es geht auch darum, Verständnis für die Probleme und den psychischen Zustand des Betroffenen herzustellen. In diesem Zusammenhang ist Psychoedukation für Betroffene und Angehörige hilfreich.

Durch den Kontakt zu fremden Personen, wie dem Therapeuten, können gerade in hierarchisch strukturierten Familien Loyalitätskonflikte entstehen, die vermutlich ein häufiger Grund für Abbrüche in der Beratung sind. Besonders wichtig sind dabei jene Personen, die für den Entscheidungsprozess in der Familie eine relevante Rolle spielen. Wenn Angehörige nicht selbst anwesend sind, kann versucht werden, das Beziehungsgefüge durch Nachfragen zu erfassen. Es wird versucht, die Ansichten und Meinungen der abwesenden Personen mittels der subjektiven Wahrnehmung des Klienten zu erfassen (»*Was würde ihr Vater dazu sagen?*« »*Wer hat bei Problemen ein Mitspracherecht in ihrer Familie?*«). So können Loyalitätskonflikte erkannt, reflektiert und bearbeitet werden (vgl. Yilmaz 2006).

Das Herstellen äußerer und innerer Sicherheit und Stabilität ist grundsätzlich, aber besonders bei traumatisierten Menschen ein zentrales Anliegen der Krisenintervention. Oft steht die Unsicherheit der äußeren Situation, z. B. durch das offene Asylverfahren dem entgegen. Nicht selten kann die subjektive Wahrnehmung von Unsicherheit und Angst von der tatsächlichen objektiven rechtlichen Situation abweichen.

Fallbeispiel Hussein

Eine verzweifelte Anfrage einer Flüchtlingsbetreuerin: Ein afghanischer Flüchtling hat einen negativen Asylbescheid in erster Instanz bekommen, ist vollkommen verzweifelt und ernsthaft suizidal, obwohl sowohl die Betreuerin als auch der Rechtsanwalt versichert haben, dass die Berufungsmöglichkeit aussichtsreich ist und jedenfalls unmittelbar keine Gefahr der Abschiebung besteht. In einem gemeinsamen Gespräch mit dem Flüchtling und der Betreuerin gelingt es, die Situation zu beruhigen.

Andererseits sind gerade geflüchtete Personen an Unsicherheiten gewöhnt, was bedeutet, dass Belastungen, die dem Helfer unerträglich erscheinen mögen, dennoch oftmals keine akute Krise beim Betroffenen auslösen. Es muss daran erinnert werden, dass bei der Krisenentstehung die subjektive Bedeutung und die psychischen Reaktionen auf die Belastung erst die Krise definieren.

Bei Personen ohne Aufenthaltstitel muss mitbedacht werden, dass bestimmte Interventionen an mangelnden finanziellen Möglichkeiten scheitern können (kein Guthaben am Handy, kein Geld um sich einen Fahrschein kaufen zu können, um im Notfall in eine psychiatrische Ambulanz zu fahren, kein Geld für Medikamente). Es muss also aktiv nach der finanziellen Situation gefragt werden. Bei sozialen und juristischen Fragen ist eine enge Vernetzung und Kooperation mit spezialisierten Einrichtungen der Flüchtlingshilfe (Sozialarbeitern, Juristen) sinnvoll.

Schließlich ist es in der interkulturellen Arbeit auch wichtig, eigene Grenzen zu erkennen und sich Unterstützung zu holen, wenn eigene Verunsicherung und Irritation eine konstruktive Arbeit erschweren oder verunmöglichen.

Kasten 5.53: Besonderheiten der Krisenintervention bei Menschen mit Migrationshintergrund bzw. Fluchterfahrung

- Interkulturelle Kommunikation als spezielle Herausforderung bei der Beziehungsaufnahme
- Beachtung der migrations- und kulturspezifischen Problematik
- Persönliche Bewertungsmaßstäbe und Überzeugungen reflektieren und relativieren
- Arbeit mit qualifizierten Sprach- und Kulturvermittlern

- Herstellen von Sicherheit und Stabilität oftmals schwierig, besonders bei offenem Asylverfahren
- Umgang mit Ressourcen und Problemlösungsstrategien
- Heftigkeit der Krise verstellt den Blick auf die dennoch vorhandenen Ressourcen (z. B. innere Werte, tragfähiges soziales Netz)
- Ressourcen sind dem Krisenberater fremd (religiöse Überzeugung, patriotische Grundhaltung, politische und ethnische Zugehörigkeit, Werte wie Ehre und Gesichtswahrung)
- Fehlen von Ressourcen aufgrund der Migration
- Ressourcen verlieren Wert durch Migration
- Mangelndes Selbstwertgefühl verhindert den Zugang zu Ressourcen
- Einbeziehen des sozialen Umfeldes
- Familienangehörige in der Regel direkt oder indirekt in das Krisengeschehen involviert
- Verständnis für die Krise und den Zustand des Betroffenen herstellen
- Loyalitätskonflikte beachten (wer entscheidet bei Problemen in der Familie?)
- Finanzielle und soziale Situation des Betroffenen explorieren
- Vernetzung und Kooperation mit spezialisierten Einrichtungen der Flüchtlingshilfe
- Erkennen eigener Grenzen, im Bedarf Unterstützung holen

Westeuropäische Länder, so auch Deutschland, die Schweiz und Österreich haben sich mit einem migratorischen Bevölkerungsanteil von über 20 % aus unterschiedlichsten Gründen in den letzten Jahrzehnten zu Einwanderungsgesellschaften transformiert. Dies haben die politisch Verantwortlichen bisher nicht explizit anerkannt. Dadurch wird eine entsprechende gesellschaftliche und staatliche Öffnung gegenüber Migranten erschwert und Integrationsbemühungen werden immer wieder unterlaufen. Migranten sind Diskriminierungen ausgesetzt, und haben oft nur wenig Möglichkeit, an der fremden Gesellschaft teilzuhaben. In einer komplexen Wechselwirkung verstärkt sich dann die möglicherweise ohnehin vorhandene Tendenz von Migranten, sich in ihren eigenen Communities zu organisieren (Parallelgesellschaften). Es entwickelt sich ein Kreislauf gegenseitigen Misstrauens verbunden mit Feindseligkeiten der anderen Bevölkerungsgruppe gegenüber.

Mit diesem ambivalenten gesellschaftlichen Kontext ist man auch in der medizinischen, psychosozialen und psychotherapeutischen Versorgung konfrontiert. Gerade Kriseninterventionseinrichtungen können durch eine verstärkte interkulturelle Öffnung zu einer erhöhten gesellschaftlichen Sensibilität für die Probleme von Migranten und Menschen auf der Flucht beitragen.

Fallbeispiel Alia

Die 32-jährige Alia, sucht das Kriseninterventionszentrum auf Empfehlung einer Beratungsstelle für Geflüchtete auf. Eine Dolmetscherin wird hinzugezogen, da die Klientin kaum Deutsch spricht. Sie hat drei Kinder und lebt mit ihrem Mann seit vier Jahren in Österreich. Die Familie ist aus Syrien geflohen und hat subsidiären Schutz erhalten. Sie berichtet von Erstickungsanfällen mit Todesangst, die mehrmals am Tag auftreten, von Panikzuständen, Alpträumen, Flashbacks und heftigen Kopfschmerzen. Diese schon seit Jahren bestehende Symptomatik hat sich aktuell auf Grund der beunruhigenden Nachrichten über die neuerlichen Kriegshandlungen in Syrien deutlich verschlechtert. Ein Teil ihrer Familie lebt in den umkämpften Gebieten und sie fürchtet um das Leben ihrer Geschwister und ihrer Mutter. Sie fühlt sich schuldig, weil sie nichts für ihre Familie in Syrien tun kann. Sie verlässt kaum mehr das Haus und musste daher auch den Deutschkurs, den sie besucht hat, abbrechen. Sie hat auch große Angst, dass ihren Kindern etwas zustoßen könnte.

Alia hat schwere Kriegstraumata erlebt und auch die Flucht mir ihrer Familie war außerordentlich belastend. Sie leben jetzt in einer eigenen Wohnung. Die Beziehung zu ihrem Mann beschreibt sie als sehr positiv. Er unterstützt sie und sie fühlt sich von ihm beschützt, aktuell ist er auf Arbeitssuche. Alia berichtet, dass es auch gute Zeiten gäbe, besonders, wenn ihre Kinder zu Hause sind, geht es ihr besser. Sie hat einige Freundinnen, aber da sie nicht aus dem Haus geht, hat sich der Kontakt reduziert.

Alia ist im Gespräch sehr offen. Sie weint und wirkt insgesamt sehr verzweifelt. Von Beginn an entwickelt sich eine sehr vertrauensvolle Beziehung zum Berater. Das Gespräch entlastet sie.

Diskussion: Diagnostisch handelt es sich um eine komplexe Posttraumatische Störung mit einer ausgeprägten Angstsymptomatik und Panikattacken. Die aktuelle Krise ist ausgelöst durch die negativen Nachrichten aus der Heimat und die Sorgen um ihre Familie.

Verlauf der Krisenintervention: Wesentlich für die nachfolgende positive Entwicklung war, das rasche Herstellen einer vertrauensvollen therapeutischen Beziehung. Es entstand eine Atmosphäre, in der sich Alia sicher fühlen konnte. Eine medikamentöse Behandlung mit antidepressiven Medikamenten (SSRIs) wurde begonnen. Im Sinne einer Psychoedukation wurden die Symptome als Folge ihrer schwerwiegenden Erlebnisse erklärt und sie konnte dahingehend beruhigt werden, dass keine Lebensgefahr besteht, wenn sie die Erstickungsanfälle hat. Somatisch war bereits zuvor eine Abklärung erfolgt. Die Erklärungen trugen zu einer deutlichen Beruhigung bei, ebenso wie die Erfahrung, dass sie einen während der Therapiestunde aufgetretenen Erstickungsanfall mit Unterstützung des Therapeuten relativ rasch beherrschen konnte. Auch Atemübungen, die in der Stunde eingeübt wurden, trugen zur Stabilisierung bei. Das ermutigte sie, auch wieder das Haus zu verlassen. Tägliche Spaziergänge taten ihr gut.

Schon zu Beginn war klar, dass Alia eine längerfristige Psychotherapie mit traumtherapeutischem Schwerpunkt benötigt. Im Fokus der Kriseninterventionsgespräche stand die aktuelle Lebenssituation. Ziel war eine Stabilisierung des Zustands. Parallel wurde ein Erstgesprächstermin bei Hemayat, einer Einrichtung, die Psychotherapie für geflüchtete Menschen anbietet, vereinbart. Die Wartezeit wurde durch die Begleitung im Kriseninterventionszentrum überbrückt. Gleichzeitig nahm sie an einer Gruppe Sport- und Bewegungstherapie mit Kriegs- und Folterüberlebenden mit dem Schwerpunkt Stabilisierung und Ressourcenförderung teil, die sie als sehr hilfreich erlebte. Dort lernte sie auch andere Frauen mit ähnlichem Hintergrund kennen. In den vier Monaten der Begleitung hat sich der Zustand von Alia deutlich gebessert, die Panikattacken und Erstickungsanfälle wurden seltener und sie konnte auch wieder an einem Deutschkurs teilnehmen. Die Psychotherapie wurde – wie vereinbart – unmittelbar an die Krisenintervention angeschlossen.

5.4.12 Krisenintervention mit Paaren

»Ob Mann oder Frau, sobald wir verheiratet sind, werden wir Geiseln des Schicksals, denn unfehlbar gesellen sich zu unseren eigenen Schwächen die Unwägbarkeiten der Zweisamkeit und machen sie nicht besser.« (Robert Merle 2005)

Schwierigkeiten in Beziehungen sind häufig Anlass für krisenhafte Entwicklungen. Sie können beide Partner erheblich belasten und sich auch negativ auf andere Bereiche des Lebens, z. B. den Beruf auswirken. Beziehungen unterliegen im Laufe des Lebens Veränderungen, die von der speziellen Lebenssituation und dem normalen Entwicklungsprozess der Partner, deren sich verändernden Bedürfnissen, aber auch von anderen Familienmitgliedern, wie den Kindern oder den eigenen Eltern (Pflegebedürftigkeit) und von den Anforderungen der Umwelt geprägt sind. Akute Beziehungskrisen entwickeln sich dann, wenn das Paar durch äußere Belastungen oder veränderte Lebensumstände vor neue Anforderungen gestellt wird, die von einem oder beiden Partnern momentan nicht bewältigt werden können, weil die Copingstrategien überfordert sind (Sonneck 2012). Anlässe, die zu einer Krise in der Paarbeziehung werden können, sind vielfältig. Häufig ist es natürlich, dass die außereheliche Beziehung eines Partners mit all den damit verbundenen Kränkungen das Paar zur Beratung führt. Die Geburt eines Kindes mit den vielen neuen Anforderungen und der Beeinträchtigung der Intimität des Paares kann auch deswegen destabilisierend wirken, weil das Ereignis selbst ja kaum als krisenhaft eingeschätzt wird, die Partner sich scheuen Überforderung und Enttäuschung einzugestehen und auch das Verständnis der Umwelt für die Schwierigkeiten oft entsprechend gering ist. Ablösungsprozesse von Kindern belasten die Eltern sowohl individuell als auch als Paar und machen eine Neudefinition der Beziehung notwendig. Schicksalsschläge, wie Unfall oder Erkrankung, Arbeitslosigkeit oder Verlust eines Elternteils, aber auch auf den ersten Blick weniger einschneidende Ereignisse, wie berufliche Veränderungen, Wohnungs- und Wohnortwechsel, sind nicht nur für den unmittelbar betroffenen Menschen belastend und überfordernd, sondern haben auch Auswirkungen auf den Partner und damit auf die Paarbeziehung.

Das spezielle Setting

Zunächst stellt sich immer die Frage, ob eine Einzelberatung oder die Unterstützung des Paares indiziert ist. Die Entscheidung hängt natürlich primär davon ab, ob beide Partner überhaupt bereit sind, zur Beratung zu kommen und ob ein gemeinsames Anliegen besteht. Natürlich betreffen Beziehungsprobleme immer beide Partner und insofern ist es meist auch günstiger, sie gemeinsam zu bearbeiten. Bei Einzelberatungen kann folglich der Fokus des Erstgespräches darauf liegen, die Person zu unterstützen, den Partner zum Mitkommen zu motivieren. Manchmal ist sowohl Einzel- als auch Paarberatung, dann allerdings bei unterschiedlichen Helfern, sinnvoll. Grundvoraussetzung (▶ Kasten 5.54) für die Paarberatung ist, dass beide Partner an einer Klärung interessiert sind, dass sie das Problem tatsächlich als ein gemeinsames verstehen und dass sie sich auf ein Ziel einigen können. Sehr problematisch ist es, wenn beide Partner aus unterschiedlichen bewussten oder unbewussten Motiven Hilfe suchen und diese Beweggründe nicht transparent werden. Eine solche, gewissermaßen unauflösbare Situation besteht z. B., wenn ein Partner ohne dies auszusprechen bereits zur Trennung entschlossen ist und der andere an der Beziehung festhält. Bei solchen Konflikten ist sicher die Klärung der Motivlage vordringlich und eine anschließende Einzelberatung meist hilfreicher. Eine spezielle Situation stellt es auch dar, wenn beide Partner von einem äußeren Krisenanlass, z. B. vom Verlust eines Kindes, betroffen sind. Trauerprozesse haben, wie bereits ausgeführt, bei unterschiedlichen Personen sehr individuelle Ausprägungen. Eine Paarberatung kann das Verständnis für den jeweils individuellen Trauerprozess des Anderen erhöhen und damit die Verbundenheit stärken, es kann aber auch sein, dass es zu Missverständnissen und gegenseitigen Kränkungen kommt (▶ Kap. 5.4.1).

Manche Paare tragen über Jahre ungeklärte Konflikte mit sich. Von Zeit zu Zeit eskalieren die Auseinandersetzungen und beim Erstkontakt imponiert die Situation dann wie eine akute Krise. In diesem Fall kann das Angebot zur Krisenintervention dazu führen, dass der Berater rasch hilflos in das Beziehungsgeflecht verstrickt wird. Solche Paare benötigen eine längerfristige psychotherapeutische Bearbeitung ihrer Probleme und nicht ein kurzfristiges Angebot, das letztendlich im besten Fall wieder nur zu einer vorübergehenden Stabilisierung führt. Eine wichtige Frage, die bereits beim Erstkontakt geklärt werden sollte, ist daher, wie lange die Probleme bereits bestehen.

Kasten 5.54: Voraussetzung für die Krisenintervention mit Paaren

- Der Krisenanlass tritt erstmalig in der Paarbeziehung auf und ist nicht Ausdruck einer lang andauernden Beziehungsproblematik
- Der Krisenanlass wird als gemeinsames Problem definiert

- Die Partner akzeptieren, dass sie beide an Veränderungen arbeiten müssen, und sind an einer gemeinsamen Problemlösung interessiert
- Die Partner einigen sich auf ein gemeinsames Ziel

Die spezielle therapeutische Haltung

Grundvoraussetzung für den mit Paaren arbeitenden Berater ist, in der Lage zu sein, Neutralität und Äquidistanz zu beiden Partnern zu wahren. Dem widersprechende Übertragungs- und Gegenübertragungsprozesse (z. B. die Identifikation mit einer Person) sollten reflektiert und nach Möglichkeit kontrolliert werden. Zu beachten ist auch, dass die beiden Klienten sehr unterschiedliche, eventuell nicht ausgesprochene Erwartungen an den Berater haben können. Wie bereits erwähnt ist die Motivlage vorab zu klären. Üblicherweise wird in der Krisenintervention versucht, rasch eine intensive tragfähige Beziehung zum Klienten herzustellen. Die Haltung der Neutralität beiden Partnern gegenüber weicht davon ab und stellt andere Anforderungen. Man muss die Fähigkeit haben, sich gleichermaßen empathisch in beide Personen einfühlen zu können. Manche Berater scheuen die Arbeit mit Paaren, weil diese spezielle Konstellation für sie schwierig zu handhaben ist. In jedem Fall ist dann die Überweisung an geschulte Paarberater sinnvoller als die Wahl eines inadäquaten Settings aufgrund eingeschränkter eigener Möglichkeiten.

Interventionen

Wie weiter oben deutlich geworden, steht abweichend von der Krisenintervention im Einzelsetting die Abklärung des Beratungsauftrags gleich am Beginn (▶ Kasten 5.55). Erfolgreiche Arbeit mit dem Paar ist nur möglich, wenn es gelingt, ein gemeinsames Verständnis des Problems zu entwickeln und in der Folge eine gemeinsame Zieldefinition zu erarbeiten. Paargespräche erfordern mehr Zeit als Einzelgespräche, daher ist es sinnvoll, sich mindestens 90 Minuten für ein Erstgespräch zu reservieren.

Zunächst bietet man die Möglichkeit, die unterschiedlichen Sichtweisen der Krise darzulegen. Wie erklären sich die einzelnen Personen die jetzige Situation und welche Bedeutung messen sie dem Problem bei? Der Berater kann dabei zunächst zurückhaltend sein, um den Kommunikations- und Streitstil des Paares kennen zu lernen. Im weiteren Verlauf ist allerdings ein klar strukturiertes Vorgehen zu wählen (Dross 2001). Man übernimmt die Rolle des Moderators und achtet auf die Einhaltung von Regeln, z. B. einander ausreden zu lassen. Primär geht es einmal darum, dass die Partner lernen, die gegenseitigen Standpunkte zu akzeptieren. Dabei hilft einander mitzuteilen, wie man die Ausführungen des Gegenübers verstanden hat. Der Berater unterstützt diesen Prozess, indem er bei Bedarf gleichsam Übersetzungsarbeit leistet. Er fasst die Inhalte zusammen und weist auf Gemeinsamkeiten wie Unterschiede hin. Als nächstes stellt sich die Frage, wie sich die Krise auf die beteiligten Personen, andere Personen in der Umgebung (z. B. Kinder) und die Bewältigung von Alltagsaufgaben auswirkt? Was am Verhalten des Partners wird als störend, was als hilfreich erlebt? Einseitige Sichtweisen und Schwarz-Weiß-Denken werden in Frage gestellt. Auch in Paarberatungen muss natürlich abgeklärt werden, ob eine Fremd- oder Selbstgefährdung vorliegt und wie ernst diese im Moment zu nehmen ist. Abwendung akuter Gefahr steht an erster Stelle der Prioritätenliste. Schutz der Beteiligten hat Vorrang vor einer weiteren Klärung (▶ Kap. 5.4.8).

Der Berater bemüht sich um Informationen über die Herkunftsfamilien, die Familienstruktur und familiäre Belastungen und erfasst Ressourcen und Problemlösungsstrategien. Dies ermöglicht oft, ein gemeinsames Verständnis für diese Themen zu entwickeln und ein Stück Distanz zur aktuellen Krise herzustellen.

Schon im Erstgespräch kann begonnen werden, an Lösungsmöglichkeiten und Zukunftsvisionen zu arbeiten. Dazu muss klar sein, welche Lösungsvorstellungen die Partner bereits mitbringen. Der Berater weist auch hier auf Ähnlichkeiten bzw. Differenzen hin. Was wäre als ein Zeichen der Entspannung zu werten? Welche Lösungsversuche waren nicht erfolgreich und sollten daher auch nicht wiederholt werden? Woran würde man merken, dass die Krise bewältigt wird? Wie in der Einzelberatung ist die Ressourcenaktivierung wichtig, allerdings muss mitbedacht werden, wie sich der Einsatz bestimmter Ressourcen des Einzelnen auf den Partner auswirkt. Es kann eine erhebliche Diskrepanz zwischen den unterschiedlichen Bedürfnissen bestehen, z. B. wenn ein Partner Distanz will und es bevorzugt, z. B. sportliche Aktivitäten alleine zu unternehmen, der andere aber den Wunsch hat, möglichst viel Zeit gemeinsam zu verbringen.

In einem nächsten Schritt bemüht man sich die Aufmerksamkeit darauf zu richten, was am Anderen geschätzt wird, welche besonderen Fähigkeiten der Partner hat und wie man diese würdigen könnte. Positive Konnotation kann dabei hilfreich sein. Einer eventuell auch kränkenden Aussage eines Partners wird mit Hilfe einer wertschätzenden und anerkennenden Interpretation eine andere Bedeutung gegeben (Lauber und Rössler 2004). In diesem Zusammenhang ist es wichtig zu verstehen, wie die einzelnen Personen ihre Bereitschaft zur Kooperation vermitteln und ob der Andere dies richtig versteht. Am Schluss des Gesprächs steht die Vereinbarung eines Kontrakts, die Gesprächsinhalte werden vom Berater zusammengefasst. Die gemeinsame Bereitschaft am Problem zu arbeiten, ebenso wie der erkennbare Wunsch nach konstruktiver Veränderung wird positiv bewertet, die besonderen Belastungen des Paares werden gewürdigt. Verletzungen werden ernst genommen und keinesfalls bagatellisiert, Ansätze von Versöhnungsmöglichkeiten aufgegriffen. Kommunikationsdefizite werden benannt und Verbesserungsmöglichkeiten aufgezeigt. Bei entsprechender Bereitschaft beider Partner sind in relativ kurzer Zeit positive Veränderungen möglich, wenn ein partnerschaftlicher Kommunikationsstil angeregt und zu Hause eingeübt wird. Dazu gehören das Formulieren von Ich-Botschaften, das konkrete und konstruktive Ansprechen von Konfliktsituationen und jenes Verhaltens, das als störend erlebt wird, das persönliche Offenlegen von Gefühlen und das Vermeiden verallgemeinernder Vorwürfe (vgl. Dross 2001).

Je nach Ausgangslage sind deeskalierende Maßnahmen (z. B. vorübergehende räumliche Trennung, keine Streitgespräche in der Nacht, bei drohender Eskalation verlässt ein Partner die Wohnung etc.) oder gemeinsame Hausaufgaben angezeigt. Vereinbarungen haben detailliert zu sein und es muss klar sein, wer welche Aufgabe übernimmt. Man darf sich als Berater von der Vorstellung, alles müsste jetzt sofort gelöst werden, nicht beeindrucken lassen. Probleme werden vielmehr ihrer Dringlichkeit nach geordnet. Zielvorgaben sollten für beide Partner realistisch sein und es ist zu klären, wie und zu welchem Zeitpunkt diese zu erreichen sind. Eine Vereinbarung könnte z. B. lauten, bis zum nächsten Termin nicht über ein bestimmtes Konfliktthema zu reden, sondern dieses erst wieder in der nächsten Beratungsstunde aufzugreifen. Für Paare mit Kindern, die schon seit längerem keine ungestörte Zeit miteinander verbracht haben, kann die Planung einer gemeinsamen für beide angenehmen Aktivität einen ersten konstruktiven Schritt darstellen. Paare in belastenden Übergangssituationen (Geburt) werden darin unterstützt, Problembereiche zu identifizieren und diesbezüglich klare Vereinbarungen zu treffen (z. B. Aufteilung der Hausarbeit, wer steht in der Nacht auf etc.).

Wenn eine individuelle Problematik im Vordergrund steht (z. B. ein Suchtproblem) sollte der Betroffene motiviert werden, diese behandeln zu lassen. Paaren, die seit Jahren dieselben, immer wieder krisenhaft eskalierenden Konflikte haben, und jenen, die einen sehr destruktiven Kommunikationsstil pflegen, kann üblicherweise mit einer Krisenintervention nicht ausreichend geholfen werden, diese benötigen eine Paartherapie.

Kasten 5.55: Krisenintervention mit Paaren

- Rahmen des Gesprächs festlegen
- Auftrags- und Zielklärung
- Verständnis der Krise – Sichtweise des Problems klären
- Auswirkungen der Krise
- Einschätzung von Selbst- oder Fremdgefährdungen
- Lösungsmöglichkeiten und Zukunftsperspektiven
- Ressourcenaktivierung
- Kontrakt – deeskalierende Maßnahmen – Hausaufgaben
- Behandlung individueller Störungen
- Motivation zur Paartherapie

5.4.13 Telefonische Krisenintervention

»Before you commit suicide, ring me up.«
(Pfarrer West, Inserat in einer Zeitung, 1953 in London, zitiert nach Kulessa und Böhme 1980)

»Sie fürchtete dieses Gerät, das für alle etwas delikateren Situationen untauglich war. Das Telefon war für grobe und halbgrobe Gespräche konstruiert, aber keinesfalls für Diffiziles.« (Fred Vargas 2007)

Diese Zitate veranschaulichen das Dilemma der telefonischen Krisenintervention, das im Folgenden dargestellt wird (▶ Kasten 5.56 und ▶ Kasten 5.57).

Vorteile telefonischer Krisenintervention

Die Arbeit am Telefon stellt im Angebot von Kriseneinrichtungen eine ideale Ergänzung zur Möglichkeit der persönlichen Kontaktaufnahme dar (▶ Kasten 5.56). Dabei haben insbesondere die Niederschwelligkeit, die sich aus der Anonymität und unmittelbaren Verfügbarkeit ergibt, und die Möglichkeit eines raschen Clearings unschätzbare Vorteile. Anonymität erleichtert es vielen Menschen, sich einer fremden Person mit all dem, was ihnen unangenehm ist oder wofür sie sich schämen, anzuvertrauen. Außerdem kann der Klient überprüfen, ob die Institution eine für ihn adäquate Hilfe anbietet. Der Berater kann rasch feststellen, wie dringlich eine Intervention zu erfolgen hat. Eventuell notwendige Maßnahmen vor Ort können sofort in die Wege geleitet werden. Die telefonische Abklärung des Problems ermöglicht bereits eine erste Einschätzung, welche Hilfe der Anrufer tatsächlich benötigt. Vernetzung und Kooperation mit anderen Institutionen sind demgemäß wichtige Voraussetzung für effektive telefonische Krisenintervention. Fehlzuweisungen, die für alle Beteiligten frustrierend sind, können vermieden werden und erste Weichenstellungen in Richtung der passenden professionellen Unterstützung sind möglich. Außerdem gibt es viele Klienten, die durch die Kontaktaufnahme am Telefon erst zu einem persönlichen Gespräch motiviert werden können. Anderen, die dazu nicht bereit sind, kann durch ein Telefongespräch trotzdem geholfen werden. Zudem stellt die telefonische Intervention für nicht mobile Kriseneinrichtungen oft die einzige Möglichkeit dar, mit bestimmten Zielgruppen, wie älteren Personen oder Menschen mit Behinderung in Kontakt zu kommen. Die Rund-um-die-Uhr-Erreichbarkeit einiger Telefondienste ermöglicht außerdem eine Hilfestellung zu jenem Zeitpunkt, an dem die Not am größten ist.

Kasten 5.56: Vorteile telefonischer Krisenintervention

- Niedrigschwelligkeit des Angebots
- Anonymität
- Clearingfunktion
- Erreichen von Zielgruppen (z. B. alten Menschen) mit eingeschränkter Mobilität
- Kontaktaufnahme rund um die Uhr

Spezifische Schwierigkeiten der telefonischen Krisenintervention

Krisenberatung am Telefon verlangt vom Helfer eine hohe Kompetenz. Er muss mit den verschiedenen Aspekten der Krisenintervention vertraut sein, über ein großes Einfühlungsvermögen verfügen und gleichzeitig die durch das Medium

Telefon vorgegebenen Grenzen akzeptieren und wahren können (▶ Kasten 5.57). Außerdem sollte er über gute Kenntnisse des psychosozialen Netzes in der jeweiligen Region verfügen.

Eine wesentliche Schwierigkeit besteht für den Berater darin, dass die nonverbale Kommunikation, die gerade in Krisen oft wichtige Informationen zur Beurteilung des affektiven Zustandes des Klienten liefert, gänzlich fehlt. Zur angemessenen Einschätzung der Situation ist man also ganz auf die verbale subjektive Darstellung und die Stimme des Betroffenen angewiesen. Wenn man das Gesicht nicht sieht, kann man natürlich auch keine Unstimmigkeit zwischen Sehen und Hören wahrnehmen. Es fehlt also die Möglichkeit, etwaige Diskrepanzen zwischen verbaler Äußerung und dem Verhalten, der Gestik und Mimik des Betroffenen festzustellen. Allerdings macht sich der Hörende ein imaginäres Bild des Sprechenden, dieses Gegenübertragungsbild gilt es zu nutzen. Man stellt sich die Frage, ob man sich Sorgen macht, ob das Gegenüber verzweifelt und angespannt wirkt oder ob Gesprächsinhalte und Stimmlage oder Tonfall zusammenpassen (siehe weiter unten). Wesentlich für die Einschätzung der Situation ist auch, ob und wie sich diese inneren Bilder während des Gesprächs verändern.

Die Tatsache, dass der Kontakt vom Anrufer jederzeit unterbrochen werden kann, stellt für den Telefonberater den wohl größten Unsicherheitsfaktor dar. Der Klient übt die Kontrolle über den Fortgang des Gespräches aus. Schließlich gibt es auch Settings, bei denen die Gefahr einer Störung größer ist als im persönlichen Kontakt. Zusätzlich hereinkommende Telefonate sind irritierend und beeinträchtigen die Kontinuität des Gesprächs. Auch bei Benutzung eines Mobiltelefons, besteht nach wie vor die Gefahr ungewollter Unterbrechungen aufgrund von technischen Schwierigkeiten.

Kasten 5.57: Spezifische Schwierigkeiten der Kriseninterventionen am Telefon

- Nonverbale Kommunikation fehlt
- Klient kann Gespräch jederzeit abbrechen
- Gefahr von Störungen von außen
- Technische Schwierigkeiten, die Unterbrechungen zur Folge haben

Praxis der telefonischen Krisenintervention

Prinzipiell unterscheidet sich in der Praxis die telefonische Krisenintervention nicht wesentlich von der sonstigen Krisenarbeit, die Ziele sind allerdings enger gesteckt. Die Beziehungsaufnahme wird durch einige der oben erwähnten Faktoren erschwert. Die Anonymität erleichtert allerdings gerade jenen Klienten, die Schwierigkeiten im persönlichen Gespräch haben, die Kontaktaufnahme und erhöht unter Umständen deren Bereitschaft, offen und spontan über ihre Probleme und die damit verbundenen Gefühle zu sprechen. Die Möglichkeit des Anrufers das Gespräch jederzeit abzubrechen, schränkt natürlich die Gestaltungs- und Handlungsmöglichkeit des Beraters ein. Für die Praxis bedeutet dies, dass die unmittelbare Entlastung des Anrufenden im Vordergrund der Intervention steht. Die Fähigkeit, Ruhe zu bewahren und den Druck in schwierigen Situationen auszuhalten, ist Voraussetzung für die Arbeit am Telefon. Sie erfordert hohe Konzentration seitens des Beraters. Er muss hörbare Gefühlsäußerungen und Belastungsreaktionen, wie z. B. ein Zögern, Pausen oder Schluchzen wahrnehmen, diese richtig einordnen und adäquat auf sie eingehen. Je nach Situation kann man versuchen, Gefühle zu vertiefen, indem man sie benennt und verdeutlicht. *»Ich merke, dass Sie gerade gezögert haben, ist dies ein Ausdruck dafür, wie sehr Sie die Situation belastet?«* Ist man sich bezüglich der aktuellen Stimmung des Betroffenen unsicher, kann man natürlich auch direkt nach der Gefühlslage fragen. *»Sie haben eben eine längere Pause gemacht und ich habe mich gefragt, wie es Ihnen wohl gehen mag.«* Auch die Frage nach körperlichen Reaktionen und Schwierigkeiten trägt zum besseren Verständnis bei: *»Sie wirken so, als ob Sie ganz außer Atem wären, hat das damit zu tun, dass Sie sich so unter Druck fühlen?«* Meist erlebt der Anrufer dieses behutsame Nachfragen als Entlastung, gleichzeitig gibt ihm das Medium aber die Möglichkeit auszuweichen, wenn die Frage als zu bedrängend empfunden wird.

Die Einschätzung einer unmittelbaren Gefährdung ist aus den bereits erwähnten Gründen schwieriger als im unmittelbaren Kontakt. Umso mehr ist es gerade am Telefon notwendig, eventuell vorhandene Suizidgedanken auch dann offen und direkt anzusprechen, wenn nur ein vager Verdacht aufgrund der Gesprächsatmosphäre und/oder unbehaglicher Gegenübertragungsgefühle entsteht: *»Sie klingen so hoffnungslos, dass ich mich eben gefragt habe, ob Sie schon daran gedacht haben, sich das Leben zu nehmen.«* Ein Vorteil des telefonischen Kontaktes liegt darin, dass es in unklaren und schwierigen Gesprächssituationen leichter möglich ist, sich unmittelbare Unterstützung durch Kollegen zu holen. Wird die Gefährdung als ernst eingestuft, darf der Berater nicht zögern, aktiv zu werden, Hilfspläne zu entwickeln und nächste Schritte einzuleiten. *»Ich mache mir große Sorgen um Sie und würde gerne mit Ihnen besprechen, wie Sie sich schützen können. Ich würde Ihnen vorschlagen, jetzt die Rettung zu verständigen, damit diese Sie in eine Spitalsambulanz bringen kann. Dort kann man dann entscheiden, welche Hilfe weiter notwendig ist. Können Sie sich das vorstellen und würden Sie mir Bescheid geben, wenn die Kollegen vor Ort sind?«* Grundsätzlich ist aber zu sagen, dass die von vielen Telefonberatern zu Recht gefürchtete Situation, dass ein unmittelbar vor dem Suizid stehender Mensch anruft, eher selten ist. Wie auch im persönlichen Gespräch hat man es öfter mit Personen zu tun, die zwar verzweifelt sind und Suizidgedanken haben, aber jedenfalls ambivalent und unentschlossen sind und daher Hilfe suchen.

Neben der Entlastung und Stabilisierung ist es wichtig, möglichst bald einen Überblick über die aktuelle Problemlage und die Bedeutung, die sie für den Betroffenen hat, zu bekommen, da man ja nicht weiß, ob das aktuelle Telefonat der einzige Kontakt bleibt. Es geht darum, einschätzen zu können, ob tatsächlich eine Krise vorliegt und dementsprechend zu entscheiden, welche weitere Unterstützung sinnvollerweise vorgeschlagen wird. Wenn der Anrufer nicht von sich aus erzählt, welches der unmittelbare Anlass des Anrufes ist, fragt der Berater direkt danach: *»Ich merke, dass Sie sehr verzweifelt sind, was ist denn der unmittelbare*

Anlass dafür, dass Sie gerade jetzt anrufen?« Auch die Erwartungen des Betroffenen können Aufschluss über die Problemlage geben und ermöglichen gleichzeitig, die Grenzen der telefonischen Hilfe zu erläutern. *»Sie haben mir berichtet, dass Sie Konflikte mit Ihrem Chef haben, welche Unterstützung erhoffen Sie sich denn von diesem Telefonat [...]? Vielleicht ist es doch sinnvoll, zu einem persönlichen Gespräch zu kommen, damit man das Problem genauer besprechen kann.«*

Wenn sich der Anrufer tatsächlich in einer Krise befindet, ist es unter der Voraussetzung, dass der Klient ausreichend handlungsfähig ist, sinnvoll bereits am Telefon abzuklären, welche Ressourcen zur Verfügung stehen und erste Problemlösungsschritte zu besprechen. Es sind realistische Zielsetzungen zu wählen und man muss sich rückversichern, ob der Anrufer sich tatsächlich in der Lage fühlt, die besprochenen Maßnahmen umzusetzen: *»Wir haben jetzt besprochen, dass Sie morgen mit Ihrem Chef über das Problem sprechen werden, was könnte dabei denn schwierig für Sie sein oder [...] ist das jetzt eine realistische Perspektive, [...] könnten Sie sich vorstellen, mich dann wieder anzurufen um mir zu sagen, wie das Gespräch verlaufen ist?«* Gerade wenn die Umsetzung unsicher erscheint, ist es gut anzubieten den Kontakt z. B. durch weitere Telefongespräche zu halten.

Zum Abschluss werden die wesentlichen Resultate des Gesprächs zusammengefasst und konkrete und detaillierte Vereinbarungen über die nächsten Schritte getroffen. Insbesondere wird überprüft, ob die vorgeschlagenen Maßnahmen tatsächlich akzeptiert werden. Hat der Anrufer zuvor bereits Kontakt zu professionellen Helfern bzw. Institutionen gehabt, deren Unterstützung er als hilfreich erlebt hat, ist die Rückbindung an diese sinnvoll. *»Kann ich mich darauf verlassen, dass Sie, wie besprochen, Ihre Psychiaterin kontaktieren werden?«* Meist wird das Telefongespräch neben der unmittelbaren Entlastung hauptsächlich dazu dienen, den Betroffenen zur Inanspruchnahme direkter Hilfe und zur Umsetzung von ersten Lösungsschritten zu motivieren.

Kasten 5.58: Telefonische Krisenintervention

- Besonderheiten der Beziehungsaufnahme beachten
- Einschätzung der Gefährdung: Aufgreifen der Gesprächsatmosphäre
- Im Vordergrund: emotionale Entlastung und Stabilisierung
- Erfassen der aktuellen Problemlage
- Vorhandene Ressourcen abklären
- Erste Problemlösungsschritte besprechen
- Planung adäquater Weiterbetreuung
- Rückbindung an bereits vorhandene professionelle Unterstützung

Fallbeispiel Josef

Ein 45-jähriger Mann ruft bei der Telefonseelsorge an. Er ist verzweifelt und hat massive Angst. Er ist derzeit ganz allein, weil seine Lebensgefährtin bei ihren Eltern in Deutschland ist. Er selbst ist Nebenerwerbsbauer, arbeitet in einer Fabrik und hat sich in letzter Zeit viel zugemutet. Das Gespräch gerät ins

Stocken. Die Beraterin spürt, dass der Anrufer scheinbar noch durch etwas anderes belastet wird. Sie teilt Josef diesen Eindruck mit. Der Klient beginnt zu weinen und erzählt, dass er gestern erfahren hat, dass er an Hodenkrebs erkrankt ist. Heute Nachmittag war er beim Praktischen Arzt, der ihm die Krankheit und die Behandlungsmöglichkeiten erklärt hat, aber er konnte nichts davon verstehen. Dann hat ihm der Arzt ein Beruhigungsmittel gegeben und gemeint, er solle bei der Telefonseelsorge anrufen, wenn es ihm schlecht ginge. Er hat viele Freunde im Ort, aber die wissen natürlich nichts von seiner jetzigen Situation. Auch mit seiner Schwester hat er ein sehr vertrauensvolles Verhältnis. Seine Lebensgefährtin will er nicht anrufen, um sie nicht zu belasten. Es ist aber unerträglich, alleine zu sein, weil er solche Todesangst empfindet. Er meint, dass er den Impuls verspüre, alle Beruhigungsmittel, die der Arzt ihm verschrieben hat, einzunehmen. Vor vielen Jahren hatte er nach einer unglücklichen Beziehung einen Suizidversuch mit Tabletten unternommen. Bisher hat er in seinem Leben meist optimistisch in die Zukunft geblickt. Die Freunde meinen, er sei ein Sunny Boy, er spielt bei einer Blaskapelle und ist bei der freiwilligen Feuerwehr. Er glaubt, das alles sei jetzt zu Ende. Momentan fehlt jede Zukunftsperspektive.

Intervention: Der Anrufer ist sehr erregt und die Beraterin hört zunächst geduldig zu. Sie vermittelt Verständnis und versucht beruhigend einzuwirken, gleichzeitig macht sie sich ein Bild vom Ausmaß der suizidalen Einengung. Die Panik ist spürbar. Die Beraterin erkennt, dass noch ein anderes Problem existieren muss und macht sich Sorgen. Eine Wende im Gespräch ergibt sich durch die behutsame Frage nach dem Anlass des Anrufs. Josef kann dadurch über das eigentliche Problem sprechen und seine massive Angst mitteilen. Dies führt nach einer Weile zu einer deutlichen Entspannung der Gesprächsatmosphäre. Er wird sehr darin bestärkt, nicht allein zu bleiben und er entscheidet sich schließlich, seine Schwester zu kontaktieren. Es wird auch behutsam nachgefragt, ob es nicht doch sinnvoll wäre, mit seiner Lebensgefährtin zu telefonieren. Ihm wird klar, dass sie möglichst bald von der Situation erfahren sollte. Er nimmt sich dieses Gespräch für den nächsten Tag vor. Außerdem erklärt die Beraterin, dass es ganz normal ist, wenn man aufgrund einer solchen Diagnose in einen Ausnahmezustand gerät, und empfiehlt ihm, am nächsten Tag nochmals ein Gespräch mit dem Hausarzt zu suchen. Er erhält die Telefonnummer des Kriseninterventionszentrums. Im Notfall solle er nochmals anrufen. Josef scheint beruhigt und die Sorge der Beraterin hat deutlich abgenommen.

5.4.14 E-Mailberatung für Menschen in psychosozialen Krisen

»Was sie für mich tun können? Indem sie mich HÖREN, meine geschriebenen Worte, weil ich des Nachts, wenn ich nicht schlafen kann und/oder es mir nicht gut geht, nicht sprechen kann. Ich kann nur schreiben. Ich kenne die Telefonnummer des Notdienstes und andere, doch ich kann dort nicht anrufen in der Nacht, weil ich nicht sprechen kann. Und doch möchte ich GEHÖRT werden, möchte ich meine Worte nicht ins Leere schreiben, sondern an jemanden, von dem ich weiß, dass er sie irgendwann einmal lesen wird, von jemanden, der mich nicht kennt, der nicht weiß, wie ich aussehe.« (Zweite E-Mail einer Klientin in Beantwortung einer Frage des Beraters)

Grundsätzliche Überlegungen zur Nutzung des Internets

Unter den Grundprinzipien der Krisenintervention hat Flexibilität im Umgang mit den Betroffenen einen besonders hohen Stellenwert. Flexibilität bedeutet, auf gesellschaftliche Entwicklungen rasch zu reagieren und Menschen in Krisen dort zu begegnen, wo sie Hilfe suchen. Auf Grund der rasanten Verbreitung neuer Medien suchen immer mehr Menschen diese Hilfe im Internet.

Eine Wiener Forschergruppe (Till und Niederkrotenthaler 2014) hat festgestellt, dass die Gefahr besteht, dass verzweifelte Menschen, die im World Wide Web Unterstützung suchen, zunächst eher problematische Seiten und erst später Hilfsangebote finden. Die Nutzung sogenannter Onlinesuizidforen im Internet durch Menschen, die Suizidgedanken haben, stellt ein großes Problem dar. Diese Foren bieten die Möglichkeit der Diskussion der verschiedensten Aspekte des Themas Suizid in Form von sogenannten Postings (Mitteilungen werden an ein Forum gesendet und können auf der Webseite von allen Interessierten abgerufen werden, dies funktioniert ähnlich wie ein schwarzes Brett) oder in Chatrooms (Nachrichten werden unmittelbar von anderen Teilnehmern gelesen und können sofort beantwortet werden). Eine letztgültige Aussage über die Bedeutung dieser Foren für suizidale Handlungen ist nur schwer zu treffen. Sehr wohl lassen sich aber spezielle Gefahren der Forendiskussion definieren: Besonders problematisch ist die Möglichkeit Informationen über bestimmte Suizidmittel zu erhalten, sich diese leichter zu beschaffen bzw. detaillierte Anleitungen zum Suizid zu finden. Menschen in akuten Krisensituationen sind besonders beeinflussbar. Sie versuchen jede Hilfe zu bekommen, die möglich ist, sie ergreifen sozusagen jeden Strohhalm und unterscheiden dabei oft nicht zwischen konstruktiven und destruktiven Bewältigungsstrategien. Das vordringlichste Ziel vieler Betroffener ist, Spannung und Druck abzubauen. Zusätzlich ist bekannt, dass das Wissen um Details vollzogener Suizide zu sogenannten Imitationseffekten führen kann, d. h. Menschen, für die Suizid eine Möglichkeit unter anderen darstellt, könnten dadurch zu suizidalen Handlungen angeregt werden. »Daraus ergibt sich als weitere suizidpräventive Maßnahme, auf Postings in den einschlägigen Suizidforen vermehrt zu reagieren« (Sonneck et al. 2012, S. 259ff).

Es muss daher das Ziel professioneller Anstrengungen sein, alternativ zu den einschlägigen Suizidforen und anderen nichtprofessionellen Angeboten im Internet durch E-Mailberatung, geleitete Chats etc. niederschwellige Hilfe für Menschen in Krisen anzubieten. Erfahrungen zeigen, dass derartige Angebote gut angenommen werden. Beratung im Internet wird umso eher von Betroffenen genutzt, je leichter und unmittelbarer die Kontaktaufnahme geschieht und je rascher die gewünschte Kommunikation hergestellt werden kann bzw. je rascher die Antwort von institutioneller Seite erfolgt. So entspricht es dem typischen Benutzerverhalten, Information und Angebot im World Wide Web z. B. während der Abend- oder Nachtstunden abzurufen und sich danach unmittelbar mittels E-Mail an die Einrichtung zu wenden, um Hilfe für persönliche Probleme zu erhalten. Es ergibt sich damit eine Unabhängigkeit von den Öffnungszeiten einer Kriseninterventionsstelle.

Unerlässlich für die E-Mailberatung ist ein spezielles Softwareprogramm, das Sicherheit im Sinne von Datenschutz und Wahrung der Anonymität garantiert. Kommunikation über ein herkömmliches E-Mailprogramm ist mit einem hohen Risiko belastet, da die Verschwiegenheit nicht gewahrt werden kann. Juristen raten daher von einer derartigen Kommunikation ab, selbst wenn der Betroffene diese selbst wählt (Bossenmayer 2013).

Eine Antwort sollte, wie bei einem sinnvollen Krisenangebot üblich, innerhalb von 24–48 Stunden erfolgen. Auf Grund der Zeitversetztheit der Antwortmail ist Onlineberatung für ganz akute Situationen und Notfälle, die eine unmittelbare Intervention erfordern, natürlich nicht geeignet. Darauf muss bereits vor dem Beginn des Kontaktes aufmerksam gemacht und auf entsprechende Notfallnummern hingewiesen werden.

Kasten 5.59: Voraussetzungen für Onlineberatung

- Kontakt über bestehende Website – Vorinformation über das Angebot
- Sicherheit im Sinne von Datenschutz und Anonymität – spezielles Softwareprogramm
- Antwort innerhalb von 24–48 Stunden
- Onlineberatung ist für akute Situationen und Notfälle nicht geeignet. Darauf muss bereits vor dem Beginn des Kontaktes aufmerksam gemacht und auf entsprechende Notfallnummern hingewiesen werden.

Praxis der Krisenintervention und Beratung per E-Mail

Der Onlineberater versucht zunächst zu verstehen, was das genaue Anliegen des Schreibers ist. Dies stellt oftmals eine Herausforderung dar, besonders wenn die Mail des Hilfesuchenden sehr umfangreich ist. Da Krisenberatung per E-Mail, so wie andere Formen der Krisenintervention, zeitlich begrenzt ist, muss bald ein Fokus herausgearbeitet werden. Im ersten Antwortschreiben wird versucht, auf einfühlsame Weise einen tragfähigen Kontakt herzustellen und offene Fragen zu klären. Im Schreibstil orientiert man sich an der Alltagssprache, dies fördert den Kontakt im Unterschied zu einer literarischen Ausdrucksweise. Überraschenderweise kann man die Erfahrung machen, dass relativ schnell eine tragfähige Beziehung entstehen kann, manchmal sogar schneller als bei anderen Beratungsformen. Da der Empfänger der Mail zunächst keine konkrete Person ist (vgl. auch das Zitat zu Beginn des Kapitels), haben Klienten die Möglichkeit, sich ein individuelles Bild zu imaginieren. Erfahrungsgemäß fördert die schon beim Schreiben entstehende Projektionsbereitschaft eine milde positive Übertragung, die für eine konstruktive Arbeit an der Krise von Nutzen ist. Fremdheit und emotionale Schwelle sind reduziert. Die Anonymität erhöht das individuelle Ausmaß an Offenheit in der Problemkommunikation, Schamgefühle sind geringer (Kühne und Hintenberger 2009; Dodier und Knatz 2003). Die klinische Erfahrung zeigt, dass es Betroffenen leichter zu fallen scheint, quälende und tabuisierte Gedanken und Inhalte wie z. B. Suizidimpulse niederzuschreiben, als sie auszusprechen. Alleine die Vorstellung, eine Ansprechperson zu haben, mit der man offen über Suizdgedanken und -impulse kommunizieren kann, ermöglicht eine unmittelbare Entlastung.

Auch in der Online-Beratung wird versucht, den emotionalen Ausdruck des Schreibers zu fördern. Dies ist schwieriger als im persönlichen Kontakt. Der Berater versucht die Stimmung, die er beim Lesen wahrnimmt, behutsam zu spiegeln. Eine kleine Unterstützung können sogenannte Emoticons bieten, die allerdings in ihrer Aussagekraft beschränkt sind und dazu führen können, dass sich der Schreiber nicht ernstgenommen fühlt. Schwierig ist auch, dass zusätzliche Informationen wie Gestik, Mimik und Körperhaltung, die oft eine wichtige Funktion im beratenden Prozess haben, entfallen. Eine nonverbale Verstärkung seitens des Beraters und eine differenzierte Wahrnehmung und Mitteilung von Gefühlen ist nicht möglich. Daraus können sich Missverständnisse ergeben.

Ein großer Vorteil ist, dass das Schreiben einen selbstreflexiven Prozess und eine Problemdistanzierung ermöglicht, noch bevor das konkrete Gegenüber erreicht wurde. In Zeiten höchster Not muss man sich nicht nach den Öffnungszeiten der Beratungseinrichtung richten, sondern kann sich durch das Schreiben sofort entlasten und hat gleichzeitig die Gewissheit, ein Gegenüber zu erreichen. Seitens des Beraters können Problemlösungswege aufgezeigt und Handlungsanregungen gegeben werden. Sachliche Informationen zum Problem und passende Unterstützungsangebote in der räumlichen Umgebung der Betroffenen werden zur Verfügung gestellt. E-Mailberatung hat eine spezielle Nachhaltigkeit. Klienten berichten, dass sie nach Beendigung der Begleitung immer wieder sowohl auf die eigenen Briefe wie auch auf die Antworten zurückgreifen (vgl. Kühne und Hintenberger 2009; Dodier und Knatz 2003).

Kasten 5.60: Vorteile der Krisenberatung per E-Mail (nach Kühne und Hintenberger 2009)

- Die erhöhte Projektionsbereitschaft fördert positive Übertragungen, die für eine konstruktive Arbeit an der Krise hilfreich sind
- Anonymität erhöht das individuelle Ausmaß an Offenheit
- E-Mailberatung
  - ermöglicht eine offene Problemkommunikation
  - ermöglicht selbstreflexive Prozesse und Problemdistanzierungen
  - ist unabhängig von Öffnungszeiten
  - fördert den kreativen Ausdruck
  - ermöglicht schriftbasierte Nachhaltigkeit
  - ermöglicht, gezielt Wissen und Information zur Verfügung zu stellen

Falls von der Person gewünscht, wird eine weiterführende Beratung per E-Mail angeboten. In akuten Krisensituationen wird versucht, die Hilfesuchenden zu motivieren, anzurufen oder persönlich eine in ihrer Nähe gelegene Hilfsstelle aufzusuchen. Erfahrungsgemäß wünschen viele Kontaktsuchende aber eher eine weitere Onlineberatung.

Schwierigkeiten der Krisenintervention per E-Mail

Ein großes Problem, vor allen Dingen für die Berater, stellt die geringe Verbindlichkeit dar. Oft hat ein vermeintlicher Kontaktabbruch damit zu tun, dass Probleme gelöst sind, Anfragen zufriedenstellend beantwortet sind oder eine Empfehlung zur Weiterbetreuung aufgegriffen wird und Klienten keinen Anlass dafür sehen, noch einmal zu schreiben. Gerade bei suizidalen oder gewaltbereiten Klienten ist man rasch beunruhigt, wenn der Kontakt abbricht. Der Berater ist dann unter Umständen mit schwer lösbaren Problemszenarien konfrontiert (z. B. durch sehr konkrete Suiziddrohungen).

Die Abklärung und der Umgang mit ernster Suizidalität oder Gewaltbereitschaft gehört überhaupt zu den schwierigsten Problemen der Onlineberatung. Die Erfahrung zeigt, dass etwaige Suizidgedanken aufgrund der Anonymität relativ bald geäußert werden. Grundsätzlich kann man bei der Einschätzung des Ausmaßes der Gefährdung auf die allgemeingültigen Warnsignale und Hinweise zurückgreifen (▶ Kap. 4). Schwierig zu erkennen sind allerdings Täuschungsmanöver seitens des Klienten, wenn er z. B. versucht, anfänglich getätigte Aussagen zu relativieren, um den Berater zu beruhigen und zu verhindern, dass dieser schützende Maßnahmen in die Wege leitet. Zusätzlich zeigt sich, dass der Kontakt über neue Medien gerade für Klienten mit schwereren Störungen eine Möglichkeit des Agierens eröffnet und manipulatives Verhalten nicht selten ist. Man gerät dadurch als Berater gerade bei Suiziddrohungen oder aggressiven Inhalten erheblich unter Druck. Im Notfall müssen – sofern die E-Mailadresse vorhanden ist – die üblichen Maßnahmen gesetzt werden, wenn der Klient nicht bereit ist, sich selbst oder andere glaubhaft zu schützen und zumindest persönliche Hilfe in Anspruch zu nehmen.

Auf der anderen Seite gestaltet sich die adäquate Beendigung einer Krisenintervention in angemessener Zeit gelegentlich schwierig. Klienten schreiben trotz anderslautender Vereinbarungen weiter, äußern wieder Suizidgedanken oder schreiben Mails mit aggressiven Inhalten. Das macht es schwierig, den Kontakt zu beenden, obwohl das vereinbart war. Hier bedarf es klarer Aussagen seitens des Beraters, da längere Begleitungen den Rahmen von Kriseninterventionseinrichtungen rasch sprengen.

Kasten 5.61: Probleme der Krisenberatung per E-Mail (nach Kühne und Hintenberger 2009)

- Zusätzliche Informationen, wie Mimik, Gestik, Körperhaltung fehlen
- Differenzierte Wahrnehmung und Mitteilung von Gefühlen ist schwierig – dies trägt u. U. zu Missverständnissen bei

- Geringe Verbindlichkeit, Abbrüche
- Einschätzung des Gefährdungsausmaßes schwieriger
- Möglichkeit des Agierens für Menschen mit Persönlichkeitsstörungen, manipulatives Verhalten
- Beendigung kann schwierig sein.
- Möglichkeit unmittelbaren Reagierens fehlt

Abschließende Bemerkung

E-Mailberatung stellt trotz der erwähnten Schwierigkeiten eine überaus wichtige Ergänzung des Angebots von Kriseneinrichtungen dar. Es bietet die Möglichkeit Menschen zu erreichen, die aus unterschiedlichsten Gründen nicht in der Lage sind, telefonische oder persönliche Beratung in Anspruch zu nehmen. Es handelt sich um eine eigenständige Form der Beratung, die ganz spezielle Anforderungen an die Berater stellt. Angesichts der angesprochenen Probleme bedarf es sicher noch einer weiteren Ausdifferenzierung der Methodik.

Fallbeispiel Anton

Der Kontakt zu Anton, einem 45-jährigen Mann, entstand auf eine etwas ungewöhnliche Weise. Er hatte auf Facebook sehr konkret seinen Suizid für einen bestimmten Tag vier Monate später angekündigt. Er schreibt, dass er bis dorthin ein Tagebuch führen würde und versuchen würde, dieses Tagebuch gegen eine »stattliche Summe für die Ausbildung der Kinder« zu veröffentlichen. Er habe drei Kinder alleine großgezogen, die Partnerin ist früh verstorben. Er arbeitet selbständig als Masseur.

Von einem Bekannten des Klienten, der das Posting gelesen hatte, kontaktiert, nimmt der Berater indirekt über diesen Bekannten per E-Mail Kontakt auf und drückt seine große Besorgnis aus. Anton lehnt das Kontaktangebot zunächst brüsk ab: »Jedoch zeigt es wieder auf, wie mit Menschen, die den Vorsatz den Freitod zu wählen umgegangen wird. Sie werden als hoffnungslos, depressiv, verrückt und bedürftig betrachtet. Kein Mensch, kein Arzt, kein Guru kann mich von meinem Entschluss abhalten.« Nach abermaliger Kontaktaufnahme, bei der der Berater wieder sein Interesse und seine große Sorge äußert, gelingt die Beziehungsaufnahme doch. Anton schildert seine sehr schwierige Situation, besonders die Sorgen um seine 22-jährige Tochter, die nach einer unglücklichen Beziehung selbst suizidgefährdet ist. Der aktuelle Krisenauslöser ist, dass er selbst und seine beiden minderjährigen Söhne in größter finanzieller Not und von Delogierung bedroht sind. Er ist verzweifelt, schildert depressive Symptome und den Wunsch durch die Art seines Suizids die Kinder finanziell zu entlasten. In seiner Antwort geht der Berater auf die schwierige Lebenssituation ein und betont Antons Wichtigkeit für die Kinder (»Aber eines kann ich Ihnen aus meiner Erfahrung sagen, dass Kinder den Suizid eines Elternteils immer äußerst schlecht verkraften können, das kann keine finanzielle

Zuwendung auch nur entfernt aufwiegen«). Er verspricht Informationen über Hilfsmöglichkeiten bzgl. der schwierigen sozialen Situation einzuholen und bietet ihm einen persönlichen Termin an. In weiteren E-Mails berichtet Anton auch über seine Beziehungsprobleme. Es wird deutlich, dass er schon mehrfach in psychiatrischer Behandlung war und ein Suchtproblem hat. Seine Stimmung ist äußerst wechselhaft. Zu den angebotenen persönlichen Terminen kommt er aus unterschiedlichen Gründen nicht, aber über E-Mail lässt sich der Kontakt aufrechterhalten. Er scheint Vertrauen gewonnen zu haben und schreibt: »Es tut gut sich das alles von der Seele schreiben zu können.« Der Berater versucht ihn zu einer längerfristigen evtl. stationären Behandlung zu motivieren. Schließlich lässt er sich tatsächlich einen Termin für ein Aufnahmegespräch in einer psychotherapeutischen Klinik geben. Zum Zeitpunkt des angekündigten Suizides ist Anton nicht mehr suizidal eingeengt, er hat mit Unterstützung des Beraters einige Schritte zur Verbesserung seiner sozialen Situation gemacht (z. B. der Wohnsituation) und ist sowohl mit dem Hausarzt als auch mit seinem behandelnden Psychiater in Kontakt.

Diese Begleitung zeigt recht deutlich die Möglichkeiten aber auch die Grenzen einer E-Mailberatung auf. Die Kontaktaufnahme gestaltete sich zwar anfänglich schwierig, aber dann ließ sich eine tragfähige Kommunikationsbasis herstellen, die letztendlich dazu führte, dass sich die suizidale Einengung auflösen ließ. Anton nutzte die Möglichkeit, sehr offen über seine Probleme und Suizidabsichten zu schreiben und das schien eine wichtige Entlastungsfunktion zu haben. Die geringe Verbindlichkeit von Seiten des Klienten machte diese Begleitung, besonders angesichts der konkreten Suizidankündigung, zeitweise sehr schwierig. So musste der Berater auch nach den nicht eingehaltenen persönlichen Terminen immer wieder von sich aus Kontakt aufnehmen und konnte nie sicher sein, dass der Klient antwortet. Er musste sich damit abfinden, dass er sein letztes Mail nicht mehr beantwortet hat. Auch das manipulative Verhalten des Klienten, beginnend mit der ungewöhnlichen Kontaktaufnahme, war zeitweise schwierig zu handhaben.

6 Standards für Krisenintervention

Viele Krisen im privaten Umfeld werden ganz ohne professionelle Unterstützung bewältigt. Professionelle Hilfe wird oft erst dann in Anspruch genommen, wenn die krisenhafte Entwicklung fortgeschritten ist, es dem Betroffenen sehr schlecht geht, die Umgebung überfordert ist und es aufgrund des großen inneren und äußeren Drucks zu gefährlichen Zuspitzungen wie suizidalen Entwicklungen oder Gewaltdrohungen bzw. -handlungen kommt. Dementsprechend hoch ist dann die Dringlichkeit der Intervention. Aufgaben der Krisenintervention sind deshalb auch eng verknüpft mit solchen der Suizid- und Gewaltprävention. Im Folgenden werden Standards dargestellt, die die Basis für eine sinnvolle und konstruktive Kriseninterventionsarbeit sind (▶ Kasten 6.1).

Grundvoraussetzung effektiver Kriseninterventionsarbeit ist die Niedrigschwelligkeit des Angebots. Da sozial schwache und benachteiligte Menschen erfahrungsgemäß besonders krisenanfällig sind und sie gleichzeitig oft große Schwierigkeiten haben, entsprechende Unterstützung in Anspruch zu nehmen, muss ein besonderes Augenmerk darauf gerichtet werden, wie man diesen Personen einen unbürokratischen Zugang zu professionellen Hilfsangeboten ermöglichen kann. Kostenfreiheit ist dafür jedenfalls ein wesentlicher Faktor.

Rasche Verfügbarkeit bedeutet, dass Menschen in akuten Krisen innerhalb von maximal 48 Stunden eine Gesprächsmöglichkeit zur Verfügung stehen sollte (vgl. Bronisch 1986). Ein derartiges Hilfsangebot ist dann ausreichend, wenn es gleichzeitig eine enge Kooperation mit psychiatrischen Notfalldiensten gibt (siehe weiter unten).

Die organisatorische und räumliche Unabhängigkeit von Kriseninterventionseinrichtungen und psychiatrischen Institutionen ist keine unbedingte Voraussetzung, erleichtert aber Betroffenen erfahrungsgemäß die Inanspruchnahme erheblich. Das Aufsuchen psychiatrischer Einrichtungen ist immer noch mit Scham und großen Ängsten verbunden, zumal für solche Personen, die noch keine Erfahrung mit derartigen Unterstützungsangeboten haben.

Die freiwillige Mitarbeit der Klienten stellt eine wesentliche Voraussetzung dafür dar, dass eine tragfähige therapeutische Beziehung hergestellt werden kann, die ja Grundlage erfolgreicher Kriseninterventionsarbeit ist. Wenn diese Freiwilligkeit aus unterschiedlichen Gründen nicht gegeben ist, ist die primäre Aufgabe, den (Zwangs-)Kontext zu thematisieren und zu versuchen, den Betroffenen trotzdem zur Zusammenarbeit zu motivieren (▶ Kap. 5.3.1).

Idealerweise erfolgt Krisenintervention in einem multidisziplinären Team von Ärzten, Sozialarbeitern, Psychologen und Psychotherapeuten, evtl. auch Juristen. Da Klienten in Krisen oft psychische, körperliche und soziale Probleme haben, die eng miteinander zusammenhängen, ist die Kooperation verschiedener Berufsgruppen von größter Bedeutung. Krisenintervention stellt hohe Anforderungen an die Zusammenarbeit, Interventionen müssen von den beteiligten Helfern gut abgesprochen werden. Die Koordination erfolgt dabei sinnvollerweise durch jenen Betreuer, der die tragfähigste Beziehung zum Betroffenen hat (meist derjenige, der das Erstgespräch geführt hat). Dabei spielt dessen Grundberuf keine entscheidende Rolle. Folgerichtig bewährt sich die gleichberechtigte Zusammenarbeit in einem multiprofessionellen Kriseninterventionsteam bei möglichst flacher Hierarchie. Krisenintervention kann somit als ein Modellfall interdisziplinärer Zusammenarbeit gelten.

Kasten 6.1: Standards von Krisenintervention und Suizidprävention

- Ein Angebot, das auf ein breites Spektrum von Klienten aller sozialen Schichten ausgerichtet ist, mit einer besonderen Orientierung auf sozial schwache und benachteiligte Gruppen
- Niedrigschwelligkeit des Angebots, d. h. Kostenfreiheit und rasche Verfügbarkeit
- Organisatorische und räumliche Unabhängigkeit von psychiatrischen Einrichtungen, aber enge Kooperation
- Freiwillige Mitarbeit der Klienten
- Gleichberechtigte Zusammenarbeit in einem multidisziplinären Team
- Öffentlichkeitsarbeit zu den Themen Suizidalität, Trauma, Krise

Einige der dargestellten Prinzipien grenzen psychosoziale Krisenintervention von psychiatrischen Notfalldiensten ab. Deren primäre Aufgaben sind die Erstversorgung und das Abwenden akuter Gefahr. Sie stellen im Fall, dass sich eine Krise in Richtung eines psychiatrischen Notfalls zuspitzt (▶ Kap. 3.3.5), unmittelbare Hilfe zur Verfügung und können dann an die Kriseninterventionseinrichtung weitervermitteln. Aufgrund der Dringlichkeit psychiatrischer Notfälle sollen diese Dienste naturgemäß rund um die Uhr verfügbar sein. Eine enge Zusammenarbeit von Notfalleinrichtungen und Kriseninterventionszentren bei klarer Abgrenzung der Aufgabenstellung ist wünschenswert und notwendig. Eine unbürokratische wechselseitige Zuweisung dient dem Wohl der zu versorgenden Klienten.

Zu den wichtigen, manchmal allerdings aufgrund eingeschränkter Ressourcen vernachlässigten Aufgaben von Kriseninterventionseinrichtungen gehört auch professionelle Öffentlichkeitsarbeit, deren Ziel die Verbesserung des öffentlichen Bewusstseins und die Enttabuisierung der Themenbereiche Krise, Suizidalität, Gewalt und Trauma ist. Verstärkt sind in diesem Zusammenhang grundsätzliche Überlegungen anzustellen, wie bestimmte Zielgruppen besser auf Kriseninterventionsangebote aufmerksam gemacht werden können. Dazu gehören neben sozial benachteiligten (▶ Kap. 4.11) auch ältere Menschen (▶ Kap. 5.4.9), Männer, die gemessen an ihrem Gefährdungspotenzial (ablesbar z. B. an den Suizidraten, (▶ Kap. 4.3.1) in Kriseninterventionseinrichtungen nach wie vor deutlich unterrepräsentiert sind, und Menschen mit Migrationshintergrund (▶ Kap. 5.4.11).

Auch den neuen Medien kommt in diesem Zusammenhang eine besondere Bedeutung zu (▶ Kap. 5.4.14). Durch Aufklärung und der Erhöhung des Bekanntheitsgrades professioneller Einrichtungen wird es Betroffenen und ihren Angehörigen erleichtert, Hilfe in Anspruch zu nehmen und die für sie passende Unterstützung zu finden.

Aus-, Fort- und Weiterbildung von Kollegen im psychosozialen Feld, sogenannte Gatekeeperschulungen, sollten ebenfalls integraler Bestandteil umfassender Kriseninterventionskonzepte sein. Mehr darüber findet sich im nachfolgenden Anhang (▶ Anhang 2).

Literatur

Abrahamson, L.Y., Metalsky, G.I., Alloy, L.B. (1989). Hopelessness depression: A theory based subtype of depression. Psychological Review 96, 358–372.
Altenhöfer, A. (2007). Suizidalität im höheren Lebensalter. Suizidprophylaxe, Theorie und Praxis, 34, 3:130, 146–154.
Amery, J. (1976). Hand an sich legen. Diskurs über den Freitod. Stuttgart: Klett-Cotta.
Anderssen-Reuster, U. (2011). Achtsamkeit in Psychotherapie undPsychosomatik. Haltung und Methode. Stuttgart: Schattauer.
Antonovsky, A. (1979). Health, stress and coping. San Francisco: Jossey-Bass.
Antonovsky, A. (1988). Zur Entmystifizierung der Gesundheit. Dt. Hrsg. von Franke A. (1997). Tübingen: dgvt-Verlag.
Antonovsky, A. (1993). Gesundheitsforschung versus Krankheitsforschung. In: Franke, A., Broda, M. (Hrsg.). Psychosomatische Gesundheit. Tübingen: dgvt-Verlag.
Arnett, J.J. (2000). Emerging adulthood: A theory of development from the late teens through the twenties. American Psychologist, Vol 55, 469–480.
Aronson, E., Pines, A., Kafry, D. (1983). Ausgebrannt. Stuttgart: Klett-Cotta.
Bandura, A. (1982). Self-efficacy mechanism in human agency. American Psychologist, 37:125–139.
Barraclough, B.M. et al. (1974). A hundred cases of suicide. Clinical Aspects. British journal of Psychiatry, 125:355–373.
Barwinsky-Fäh R. (1990). Die seelische Verarbeitung der Arbeitslosigkeit. Eine quantitative Längsschnittstudie mit älteren Arbeitslosen. München: Profilverlag.
Bastine, R., Link, G., Lörch, B. (1992). Scheidungsmediation. Möglichkeiten und Grenzen. Familiendynamik, 17:379–394.
Berger, P., Riecher-Rössler, A. (2004). Grundlagen der effektiven Krisenintervention in der Psychiatrie. In: Riecher-Rössler, A., Berger, P., Yilmaz, A.T., Stieglitz, R. (Hrsg.). Psychiatrisch-psychotherapeutische Krisenintervention. Göttingen: Hogrefe.
Bernstein, D.A., Borcovec, T.D. (2000). Entspannungs-Training. Handbuch der »progressiven Muskelentspannung« nach Jacobson. München: Klett-Cotta.
Berger, M. (1999). Zur Suizidalität in der Adoleszenz. In: Fiedler, G., Lindner, R. (Hrsg.). So hab ich doch was in mir, das Gefahr bringt. Göttingen: Vandenhoeck & Rupprecht.
Bion, W.R. (1992). Lernen durch Erfahrung. Frankfurt a. Main: Suhrkamp TB.
Bossenmayer J. (2013). www, @& Co. E-Mailsicherheit in der Patientenkommunikation. In PiD – Psychotherapie im Dialog 14, 10–11.
Bowlby, J. (2006). Verlust, Trauer und Depression. München: Reinhardt.
Bronisch, T., Bohus, M., Dose, M., Reddemann, L., Unckel, C. (2000). Krisenintervention bei Persönlichkeitsstörungen. Stuttgart: Pfeiffer bei Klett-Cotta.
Burian-Langegger, B. (1999). Adoleszenz. In: Imagination 2/1999, Wien: Facultas Universitätsverlag, S. 5–18.
Bräutigam, W., Christian, P. (1992). Psychosomatische Medizin. Ein kurzgefasstes Lehrbuch für Studenten und Ärzte. Stuttgart: Georg Thieme Verlag.
Bronisch, Th., Bohus, M., Dose, M., Reddemann, L., Unckel, C. (2000). Krisenintervention bei Persönlichkeitsstörungen. Therapeutische Hilfe bei Suizidalität, Selbstschädigung, Impulsivität, Angst und Dissoziation. Stuttgart: Pfeiffer bei Klett-Cotta.
Bronisch, T., Feuerlein, W., Hertenberger, E. (1986). Eine Station für psychiatrische Krisenintervention fünf Jahre später. Psychiatrische Praxis, 13:213–218.

Brown, G.W., Harris, T.O. (1978). Social Origins of Depression. A study of Psychiatric disorder in women. London: Tavistock Publications.
Brückner, B. (2005). »Alter schützt vor Torheit nicht«. Alterskrisen als Aufgabe der Krisenintervention. In: Müller, W., Scheuermann U. (Hrsg.). Praxis Krisenintervention. Stuttgart: Kohlhammer, S. 208–215.
Bründel, H. (2004). Jugendsuizidalität und Salutogenese. Hilfe und Unterstützung für suizidgefährdete Jugendliche. Stuttgart: Kohlhammer.
Brunner, E.J., Bruhn, D., Klaus, W. (1979). Unterscheidet sich das Persönlichkeitsbild des Sozialarbeiters von dem des Durchschnittsbürgers? Ergebnisse einer empirischen Untersuchung. Archiv für Wissenschaft und Praxis in der sozialen Arbeit, 10:288–291.
Brunner, S. (2004). Krisenintervention bei häuslicher und sexueller Gewalt. In: Riecher-Rössler, A., Berger, P., Yilmaz, A.T., Stieglitz, R. (Hrsg.). Psychiatrisch-psychotherapeutische Krisenintervention. Göttingen: Hogrefe, S. 264–273.
Bundesministerium für Inneres Österreich. http://www.bmi.gv.at/statistiken. Zugriff am 3.1.2020.
Bürgin, D. (2004). Krisenintervention im Kindes- und Jugendalter. In: Riecher-Rössler, A., Berger, P., Yilmaz, A.T., Stieglitz, R. (Hrsg.). Psychiatrisch-psychotherapeutische Krisenintervention. Göttingen: Hogrefe, S. 329–339.
Burisch, M. (1994). Das Burnout-Syndrom. Theorie der inneren Erschöpfung. Berlin, Heidelberg: Springer.
Callies T., Machleidt W., Behrens K. (2007). Akkulturationsstile und migrationsspezifische Konfliktlagen bei suizidalen Krisen von Migranten: Ein Fallbericht zur Entwicklung von Behandlungsstrategien zwischen Autonomie und Bezogenheit. Suizidprophylaxe 34 (2007), Heft 1, 12–17.
Caplan, G. (1964). Principles of preventive psychiatry. New York, London: Basic Books.
Cherniss, C. (1980). Professional Burnout in Human Service Organisations. New York: Praeger.
Ciompi, L. (1993). Krisentheorie heute – eine Übersicht. In: Schnyder, U., Sauvant, J.D. (Hrsg.). Krisenintervention in der Psychiatrie. Bern: Hans Huber Verlag, S. 13–25.
Conwell Y., Duberstein P.R., Caine E.D. (2002). Risk factors for suicide in later life. Biological psychiatry 52, 193–204.
Costa, P., Somerfield, M., Mark, R., McRae, R. (1996). Personality and coping. A reconceptualization. In: Zeidner, M., Endler N. (Hrsg.). Handbook of Coping. Theory, Research, Applications. New York: John Wiley & Sons, S. 44–61.
Cullberg, J. (1978). Krisen und Krisentherapie. Psychiatrische Praxis, 5:25–34.De Shazer, S., Berg, I., Lipchik, E., Munally, E., Molnar, A., Gimperich, W., Weiner-Davis, M. (1988). Kurzzeittherapie – Zielgerichtete Entwicklungen von Lösungen. Familiendynamik, 30:182–205.
DeLeo D. et al. (2002). Suicide among the elderly: the long term impact of a telefon support and assesssment intervention in northern Italy. British Journal of Psychiatry 81: 226-229.
DGS: Freytag, R., Giernalczyk, T., Rausch, K., Schuldt, K.H., Wedler, H., Witte, M. (1998). Leitlinien der Deutschen Gesellschaft für Suizidprävention zur Organisation von Krisenintervention. In: Giernalczyk, T. und Freytag, R.: Qualitätsmanagement von Krisenintervention und Suizidprävention. Göttingen: Vandenhoeck & Ruprecht, S. 195–239.
Deutsches Statistisches Bundesamt. http://de.statista.com/statistik/daten/studie/76095/umfrage/asylantraege-insgesamt-in-deutschland-seit-1995/, Zugriff am 3.1.2020.
Dilling, H., Mombour, W., Schmidt, M.H. (Hrsg.) (1993). Internationale Klassifikation psychischer Störungen ICD-10. Bern, Göttingen, Toronto, Seattle: Hans Huber Verlag.
Dodier B., Knatz B. (2003): Hilfe aus dem Netz. Theorie und Praxis der Beratung per E-Mail (Leben Lernen 164). München: Klett-Cotta.
Dorrmann, W. (1991). Suizid. Therapeutische Interventionen bei Selbsttötungsabsichten. München: Pfeiffer.
Dross, M. (2001). Krisenintervention. Göttingen: Hogrefe.
Edelwich, J., Brodsky, A. (1980). Ausgebrannt. Salzburg: Otto Müller Verlag.

Ekesparre v., D. (2000). Das ist der halbe Tod. Psychosoziale und gesundheitliche Folgen von Arbeitslosigkeit. In: Hirsch, M. (Hrsg.). Psychoanalyse und Arbeit. Göttingen: Vandenhoeck & Ruprecht.
Erdheim, M. (1990). Lebenskrisen und Adoleszenz. In: Stromberger, C. (Hrsg.). Lebenskrisen. Abschied vom Mythos der Sicherheit. Wien: Verlag für Gesellschaftskritik, S. 25–36.
Erikson, E.H. (1973). Identität und Lebenszyklus. Frankfurt a. Main: Suhrkamp Verlag.
Erikson, E.H. (1968). Jugend und Krise. Stuttgart: Klett Verlag (1980).
Erim Y. (2009). Klinische interkulturelle Psychotherapie. Stuttgart: Kohlhammer.
Erlemeier, N. (2004). Zur Versorgungslage suizidaler alter Menschen in Deutschland. Suizidprophylaxe, 31, 2:25–30.
Ermann, M. (2007). Psychosomatische Medizin und Psychotherapie. Ein Lehrbuch auf psychoanalytischer Grundlage. Stuttgart: Kohlhammer.
Etzersdorfer, E., Sonneck, G., Voracek, M. (2001). A dose-response relationship of imitational suicides with newspaper distribution. Australian and New Zealand Journal of Psychiatry, 35:251.
Everstine, D.S., Everstine, L. (1985). Krisentherapie. Stuttgart: Klett-Cotta.
European comission – Europa EU. http://www.ec.europa.eu/eurostat, Zugriff am 3.1.2020
Farberow, N.L., Shneidman, E.S. (1961). The Cry for Help. New York: McGraw Hill.
Fahrenberg, J., Myrtek, M., Schumacher, J. et al. (2000). Fragebogen zur Lebenszufriedenheit. Göttingen: Hogrefe.
Fartacek, R., Nindl, A. (2001). Normale und abnorme Trauerreaktionen. In: Katschnig, H., Demal, U. (Hrsg.). Trauer und Depression. Wien: Facultas Universitätsverlag.
Fengler, J. (2001). Helfen macht müde. Stuttgart: Pfeiffer bei Klett-Cotta.
Ferenczi, S. (1933, 1985). Sprachverwirrung zwischen Erwachsenem und dem Kind. Die Sprache der Zärtlichkeit und der Leidenschaft. In: Ders. Bausteine der Psychoanalyse Bd. 3. Frankfurt a. Main: Ullstein, S. 511–525.
Filipp, S.H. (Hrsg.) (1993). Kritische Lebensereignisse. München: Urban und Schwarzenberg.
Fischer, H.J. (1983). A psychoanalyric view of burnout. In: Farber, B.A. (Hrsg.). Stress and Burnout in the Human Service Professions. New York, NY: Pergamon Press, S. 40–45.
Fischer, G., Riedesser P. (1998). Lehrbuch der Psychotraumatologie. München, Basel: Ernst Reinhardt.
Foucault, M. (1986). Die Sorge um sich. Sexualität und Wahrheit III. Frankfurt a. Main: Suhrkamp.
Freud S. (1905). Drei Abhandlungen zur Sexualtheorie. GW V. London: Imago 1942; 29 – 145.
Freud, S. (1917). Trauer und Melancholie. In: Studienausgabe, Band III. Frankfurt a. Main: Fischer (2000).
Freud, S. (1896). Zur Ätiologie der Hysterie. In: Studienausgabe, Band VI. Frankfurt a. Main: Fischer (2000).
Freud, S. (1926). Hemmung, Symptom und Angst. In: Studienausgabe, Band VI. Frankfurt a. Main: Fischer (2000)
Freud, S. (1968). Zeitgemäßes über Krieg und Tod. GW, Band IX, Frankfurt a. Main: Fischer (2000).
Freudenberger, H.J. (1974). Staff burn-out. Journal of Social Issues, 30:159–165.
Freudenberger, H., Richelson, G. (1980). Ausgebrannt. Die Krise der Erfolgreichen – Gefahren erkennen und vermeiden. München: Kindler.
Freudenberger, H.J., North, G. (1992). Burnout bei Frauen. Frankfurt: Krüger.
Frisch M. (1979). Tagebuch 1966 bis 1971. Frankfurt a. Main: Suhrkamp.
Frommberger, U.H., Stieglitz, R.D., Nyberg, E. et al. (1998). Prediction of posttraumatic stress disorder by immediate reactions to trauma: a prospective study in road traffic accident victims. Eur Arch Psychiatry Clin Neurosci. 1998; 248(6): 316–21.
Glaesmer et al. (2009). Sind Migranten häufiger von psychischen Störungen betroffen? Psychiatrische Praxis 2009; 36 (1): S. 16–22.

Golan, N. (1983). Krisenintervention. Strategien psychosozialer Hilfen. Freiburg im Breisgau: Lambertus.
Goosen S., Kunst A.E., Stronks K. et al. (2011). Suicide death and hospital-treated suicidal behavior in asylum seekers in the Netherlands: a national registry-based study. BMC Public Health 11: 484.
Gorer, G. (1965). Death, Grief and Mourning in Contemporary Britain. London: Tavistock Publications.
Greene, G. (1961). A burnt-out case. Roman. New York: Viking.
Grinberg L., Grinberg R. (2016). Psychoanalyse der Migration und des Exils. Gießen: Psychosozialverlag.
Gschwend, G. (1999). Diagnostische Kriterien der Posttraumatischen Belastungsstörung und Konsequenzen für die therapeutische Praxis. In: Psychotherapieforum 2/1999. Wien, New York: Springer.
Gün A.K. (2009). Interkulturelle Öffnung in den Institutionen der Gesundheitsdienste. In: Erim Y. Klinische interkulturelle Psychotherapie. Kohlhammer. S. 118–134
Gussone, B., Schiepek, G. (2000). Die Sorge um sich, Burnout-Prävention und Lebenskunst in helfenden Berufen. Tübingen: dgvt-Verlag.
Haan, N. (1982). Assessment of coping, defense, and stress. In: Goldberger, L., Breznitz, S. (Hrsg.). Handbook of Stress: Theoretical and clinical Aspects. New York: Free Press, S. 254–269.
Haasen C., Yagdiran O. (2000). Beurteilung psychischer Störungen in einer multikulturellen Gesellschaft. Freiburg im Breisgau: Lambertus-Verlag.
Häfner, H. (1974). Krisenintervention. Psychiatrische Praxis, 1:139–150.
Häfner, H. (1978). Krisenintervention und Notfallversorgung in der Psychiatrie. Therapiewoche 28:2716.
Harris E.C. and Barraclough B. (1997) Suicide as an outcome for mental disorders. A meta-analysis. In: BJP Briish Journal of Psychiatry 1997, 170:205–228.
Hartmann, W., Golden, G.A. (1990). A »Magic« Aid for Hypnosis and Suggestion. Crisis Management, International Journal of Clinical and experimental Hypnosis, 36, 3:157–161.
Heim, E. (1993). Der Bewältigungsversuch in Krise und Krisenintervention. In: Schnyder, U., Sauvant, J.D. (Hrsg.). Krisenintervention in der Psychiatrie. Bern, Göttingen, Toronto, Seattle: Hans Huber Verlag, S. 27–43.
Hell, D. (2006). Welchen Sinn macht Depression – ein integrativer Ansatz. Reinbek bei Hamburg: Rowohlt.
Henseler, H., Reimer, C. (1981). Selbstmordgefährdung. Zur Psychodynamik und Psychotherapie. Stuttgart: problemata frommann-holzboog 93.
Henseler, H. (1981). Psychoanalytische Theorien zur Suizidalität. In: Henseler, H., Reimer, C. Selbstmordgefährdung – Zur Psychodynamik und Psychotherapie. Stuttgart: problemata frommann-holzboog, 93:113–135.
Henseler, H. (1984). Narzisstische Krisen. Zur Psychodynamik des Selbstmords. Opladen: Westdeutscher Verlag.
Herman, J.L. (1993). Die Narben der Gewalt. München: Kindler.
Hesse H. (1974). Der Steppenwolf. Frankfurt a. Main: Suhrkamp.
Hirsch, M. (2000). Psychoanalyse und Arbeit. Göttingen: Vandenhoeck & Ruprecht.
Hirsch, M. (2004). Psychoanalytische Traumatologie – Das Trauma in der Familie. Psychoanalytische Theorie und Therapie schwerer Persönlichkeitsstörungen. Stuttgart, New York: Schattauer.
Hirsch, R.D., Bruder, J., Radebold, H. (Hrsg.) (2002). Suizidalität im Alter, Schriftenreihe der Deutschen Gesellschaft für Gerontopsychiatrie und -psychotherapie, Band 4. Bonn, Hamburg, Kassel: Die Deutsche Bibliothek.
Holderegger, H. (1998). Der Umgang mit dem Trauma. Stuttgart: Klett-Cotta.
Horowitz, M. et al. (1997). Diagnostic Criteria for Complicated Grief Disorder. American Journal of Psychiatry, 154:904–910.
Huber, M. (2003). Wege der Traumabehandlung. Paderborn: Junfermann.
Hustved, S. (2004). Was ich liebte. Reinbek bei Hamburg: Rowohlt.

Hustved, S. (2008). Die Leiden eines Amerikaners. Reinbek bei Hamburg: Rowohlt.
Hüther, G. (2002). Biologie der Angst: wie aus Stress Gefühle werden. Göttingen: Vandenhoeck & Rupprecht.
Hüther, G. (2004). Die Macht der inneren Bilder. Wie Visionen das Gehirn, den Menschen und die Welt verändern. Göttingen: Vandenhoeck & Rupprecht.
Hüther, G., Sachsse, U. (2007). Angst- und stressbedingte Störungen, auf dem Weg zu einer neurobiologisch fundierten Psychotherapie. Psychotherapeut, 3, 52:166–179.
Jacobson, G.F. (1974). Programs and Techniques of Crisis Intervention. In: Arieti, S. (Hrsg.). American Handbook of Psychiatry, Vol. II. New York: Basic Books, S. 810–823.
Jäggi, E. (2002). Und wer therapiert die Therapeuten. Stuttgart: Klett-Cotta.
Jagsch, C. (2018). Aggression im Alter aus psychoanalytischer Sicht. Spectrum Psychiatrie 1, 2018, 6–9.
Jahoda, M., Lazarsfeld, P.F., Zeisel, H. (1933, 1980). Die Arbeitslosen von Marienthal. Ein soziographischer Versuch. Frankfurt a. Main: Suhrkamp.
James, R.K., Gilliland, B.E. (2001). Crisis intervention strategies (4th ed.). Pacific Grove, CA: Brooks/Cole.
Jamison, K.R. (2000). Wenn es dunkel wird – Zum Verständnis des Selbstmordes. Berlin: Siedlerverlag.
Janet, P. (1889). L'Automatisme psychologique. Paris: Alcan.
Janssen, P., Cierpka, M., Buchheim, P. (Hrsg.) (1997). Psychotherapie als Beruf. Göttingen: Vandenhoeck & Ruprecht.
Jaspers, K. (1932). Philosophie. Bd. II. Berlin: Verlag von Julius Springer.
Jerusalem M. (1990). Persönliche Ressourcen, Vulnerabilität und Stresserleben. Göttingen: Verlag für Psychologie.
Jollet, H., Krägeloh, C., Krippner, K. (1997). Der schutzgebende Raum in seiner Bedeutung für Patienten mit Objektbeziehungsstörungen in der Katathym-imaginativen Psychotherapie – ein praxisorientierter Beitrag. In: Kottje-Birnbacher, L., Sachsse, U., Wilke, E. (Hrsg.). Imagination in der Psychotherapie. Bern, Göttingen, Toronto, Seattle: Hans Huber Verlag.
Kabat-Zinn, J. (2010). Im Alltag Ruhe finden. Meditation für ein gelassenes Leben. München: Knaur.
Kapitany Th. (2015) Unterlagen für Gatekeeperschulungen. Suizidprävention in der Ärztlichen Praxis (persönliche Mitteilung).
Kahre, O., Felber, W. (2001). Krisis, Konzeptgeschichtlicher Betrachtungen zu einem psychiatrischen Schlüsselbegriff. Suizidologie, Bd. 12. Regensburg: S. Roderer.
Kardiner, A. (1941). The traumatic Neuroses of War. New York: Hoeber.
Kast, V. (1987). Der schöpferische Sprung. Vom therapeutischen Umgang mit Krisen. Olten: Walter Verlag.
Kast, V. (2015). Trauern. Phasen und Chancen des psychischen Prozesses. Stuttgart: Kreuz Verlag.
Kast, V. (1994). Sich einlassen und loslassen. Neue Lebensmöglichkeiten bei Trauer und Trennung. Freiburg: Herder Spektrum.
Kast, V. (2000). Lebenskrisen werden Lebenschancen. Wendepunkte des Lebens aktiv gestalten. Freiburg: Herder Spektrum.
Katschnig, H., Demal, U. (Hrsg.) (2001). Trauer und Depression. Wien: Facultas.
Kernberg, O.F. (1989). Schwere Persönlichkeitsstörungen. Stuttgart: Klett-Cotta.
Kernberg, O.F. (1993). Psychodynamische Therapie bei Borderlinepatienten. Bern, Göttingen, Toronto, Seattle: Hans Huber Verlag.
Kernis, M.H., Cornell, D.P., Sun, C.R. et al. (1993). There's more to self esteem than whether it is high or low: The Importance of stability of self-esteem. J Pers Soc Psychol, 65:1190–1204.
Kessler, R.C., Sonnega, A., Bromet, E., Hughes, M., Nelson, C.B. (1995). Posttraumatic Stress Disorder in the National Comorbidity Survey. Archives of General Psychiatry, 52:1048–1060.
Kind J. (1992). Suizidal: Die Psychoökonomie einer Suche. Göttingen: Vandenhoeck & Ruprecht.

Kieselbach, T., Wacker, A. (1991). Bewältigung von Arbeitslosigkeit im sozialen Kontext. Programme – Initiativen – Evaluationen. Weinheim: Beltz.
Klessmann, E. (1997). Wege und Irrwege in der Katathym-imaginativen Psychotherapie. In: Kottje-Birnbacher, L., Sachsse, U., Wilke, E. (Hrsg.). Imagination in der Psychotherapie. Bern, Göttingen, Toronto, Seattle: Hans Huber Verlag, S. 135–140.
Kobasa, S.C. (1979). Stressful life events, personality and health. An inquiry into hardiness. Journal of Personality and Social psychology, 37:1–11.
Köhle, K., Simons, C., Kubanek, B. (1986). Zum Umgang mit unheilbar Kranken. In: Adler, R.H., Herrmann, J.M., Köhle, K., Schonecke, O.W. et al. (Hrsg.). Psychosomatische Medizin. München: Urban und Schwarzenberg, S. 1224–1249.
Kohut H. (1976). Narzißmus. Frankfurt a. Main: Suhrkamp.
Kolk, B. van der, McFarlane, C., Hart, O. van der (2000). Ein allgemeiner Ansatz zur Behandlung der Posttraumatischen Belastungsstörung. In: Kolk, B. van der, McFarlane, C., Weisaeth, L. (Hrsg.). Traumatic Stress Grundlagen und Behandlungsansätze. Paderborn: Junfermann, S. 309–330.
Kottje-Birnbacher, L. (1997). Tiefenpsychologisch-systemische Arbeit mit der Katathym-imaginativen Psychotherapie. In: Kottje-Birnbacher, L., Sachsse, U., Wilke, E. (Hrsg.). Imagination in der Psychotherapie. Bern, Göttingen, Toronto, Seattle: Hans Huber Verlag, S. 45–57.
Kottje-Birnbacher, L. (2001). Einführung in die Katathym Imaginative Psychotherapie. In: Imagination 4/2001. Wien: Facultas Universitätsverlag, S. 7–78.
Krampen, G. (1992). Einführungskurs zum Autogenen Training. Ein Lehr- und Übungsbuch für die psychosoziale Praxis. Göttingen, Stuttgart: Verlag für angewandte Psychologie.
Krebs-Roubicek, E. (2004). Krisenintervention bei älteren Menschen. In: Riecher-Rössler, A., Berger, P., Yilmaz, A.T., Stieglitz, R. (Hrsg.). Psychiatrisch-psychotherapeutische Krisenintervention. Göttingen: Hogrefe, S. 340–350.
Kruse, A. (2009). Lebensläufe und Lebenswirklichkeit älterer Menschen in Deutschland. Suizidprophylaxe, 136, 36, 1:5–11.
Küchenhoff B. (2013). Migration und Suizidalität. Psychiatrie und Neurologie Heft 4. S. 12–15.
Küchenhoff, J. (2001). Suizid – Suchen nach Beziehung oder Zerstörung des Dialogs. In: Gerisch, B., Gans, I. (Hrsg.). Ich kehre in mich zurück und finde eine Welt – Autodestruktivität und chronische Suizdalität. Göttingen: Vandenhoeck & Ruprecht.
Kühne St., Hintenberger G. (Hg.) (2009). Handbuch der Onlineberatung. Psychosoziale Beratung online gestalten. Göttingen: Vandenhoeck & Ruprecht.
Künzel, R., Schulte, D. (1986). »Burnout« und Praxisschock klinischer Psychologen. Zeitschrift für Klinische Psychologie, 15, 4:303–320.
Kulessa, C., Böhme, K. (1980). Ursprung und Entwicklung der Selbstmordverhütung in der deutschsprachigen Psychiatrie. Fortschr Neurol Psychiat, 48:629–642.
Küster, H., Fikentscher, E. (2001). Katathym-imaginative Psychotherapie und Krisenintervention – ein Fallbericht. In: Bahrke, U., Rosendahl, W. (Hrsg.). Psychotraumatologie und Katathym-imaginative Psychotherapie. Lengerich: Pabst Science Publishers, S. 357–365.
Ladenbauer, W. (2000). Der andere (Anteil) im KB. Überlegungen zu den Techniken Einfühlung, Identifikation, Rollenübernahme (Rollenwechsel), Rollentausch und Doppeln in der Begleitung katathymer Bilder. In: Imagination 2/2000. Wien: Facultas Universitätsverlag, S. 5–33.
Lang, O. (1992). Der Moortümpel und die Brücke. In: Imagination 1–2/1992. Wien: Facultas Universitätsverlag, S. 11–14.
Langs, R. (1978a). The Adoptional-Interactional Dimension of Counter Transference. In: Langs, R. (Ed.): Classics in Psychoanalytic Technique. London, New York: Aronson.
Langs, R. (1978b): Interventions in the Bipersonal Field. In: Langs, R. (Ed.): Classics in Psychoanalytic Technique. London, New York: Aronson,
Langenmayr, A. (1999). Trauerbegleitung, Beratung – Therapie – Fortbildung. Göttingen: Vandenhoeck & Ruprecht.

Langkafel, M. (2000). Die Posttraumatische Belastungsstörung. In: Psychotherapie im Dialog 1/2000. Stuttgart, New York: Thieme, S. 3–12.
Lamprecht, F., Lempa, W., Sack, M. (2000). Die Behandlung Posttraumatischer Belastungsstörungen mit EMDR. In: Psychotherapie im Dialog 1/2000. Stuttgart, New York: Thieme, S. 45–51.
Lamprecht, F. (2000). Praxis der Traumatherapie. Was kann EMDR leisten? Stuttgart: Pfeiffer bei Klett-Cotta.
Lauber, Ch., Rössler W. (2004). Systemische Aspekte in der Krisenintervention. In: Riecher-Rössler, A., Berger, P., Yilmaz, A.T., Stieglitz, R. (Hrsg.). Psychiatrisch-psychotherapeutische Krisenintervention. Göttingen: Hogrefe, S. 189–197.
Lazar, R. (1996). »Container-Contained« und die hilfreiche Beziehung. In: Ermann, M. (Hrsg.). Die hilfreiche Beziehung. Göttingen: Vandenhoeck & Ruprecht, S. 68–91.
Lazarus, R., Folkman, S. (1984). Stress, appraisal and Coping. New York: Springer.
Leuzinger-Bohleber, M. (2000). Wissenschaft zwischen den Wissenschaften, psychoanalytische Forschung im interdisziplinären Diskurs. Arbeitslosigkeit und Identitätsbildung. Frankfurter Rundschau.
Leuner, H. (1985). Lehrbuch des Katathymen Bilderlebens. Bern, Göttingen, Toronto, Seattle: Hans Huber Verlag.
Lindemann, E. (1944). Symptomatology and Management of Acute Grief. American Journal of Psychiatry, 101:141–148.
Löhr C., Schmidtke J., Wohner J., Sell R. (2006). Epidemiologie suizidalen Verhaltens von Migranten in Deutschland. Suizidprophylaxe 33 (2006), Heft 4., 171–176.
Lorenz, R. (2005). Salutogenese. München, Basel: Ernst Reinhardt Verlag.
Lurija, A.R. (1973). Das Gehirn in Aktion. Einführung in die Neuropsychologie. Reinbek bei Hamburg: Rowohlt.
Maercker, A. (1999). Psychotherapie von Posttraumatischen Belastungsstörungen und komplizierter Trauer. In: Psychomed 1/99, Zeitschrift für Psychologie und Medizin. München: Ernst Reinhardtverlag, S. 45–50.
Mahnkopf, A. (2007). Umgang mit depressiven Patienten. Bonn: Psychiatrie Verlag.
Mann, J., Waternaux, C., Haas, G., Malone, K. (1999). Toward a Clinical Model of Suicidal Behavior in Psychiatric Patients. American Journal of Psychiatry 156, 181–189.
McFarlane A. (1997). The Prevalence and Longitudinal Course of PTSD. Implications for the Neurobiological Models of PTSD. In: Yehuda R., Mc Farlane A. (1997). Psychobiology of posttraumatic stress disorder. New York: The New York Academy of Sciences.
Mercier, P. (2006). Nachtzug nach Lissabon. München: btb Taschenbuchverlag.
Mentzos, S. (1996). Depression und Manie. Göttingen: Vandenhoeck & Rupprecht.
Mentzos, S. (2005). Neurotische Konfliktverarbeitung. Einführung in die psychoanalytische Neurosenlehre unter Berücksichtigung neuer Perspektiven. Frankfurt a. Main: Geist und Psyche Fischer.
Merle, R. (2005). Der Tag bricht an. Berlin: Aufbauverlag.
Miller, A. (1970). Tod eines Handlungsreisenden. Stuttgart: Reclam.
Mitchell, J.T., Everly, G.S. (1998). Stressbearbeitung nach belastenden Ereignissen; Zur Prävention psychischer Traumatisierung. Wien: Stumpf und Kossendeyverlag, Edewicht.
Moers W. (2004). Die Stadt der träumenden Bücher. München: Piper.
Müller, W., Scheuermann, U. (Hrsg.) (2004). Praxis Krisenintervention. Stuttgart: Kohlhammer.
Naghavi M. Global, regional, and national burden of suicide mortality 1990 to 2016: systematic analysis for the Global Burden of Disease Study 2016. BMJ. 2019; 364:l94
Niederkrotenthaler, T., Sonneck, G. (2007). Assessing the impact of media guidelines for reporting on suicides in Austria: interrupted time-series analysis. Australian and New Zealand Journal of Psychiatry, 41, 419–28.
Niederland, W.G. (1980). Folgen der Verfolgung: Das Überlebenden-Syndrom Seelenmord. Frankfurt a. Main: Suhrkamp.
Nootebom, C. (1993). Rituale. Frankfurt a. Main: Suhrkamp.

Oberender, P., Zerthh, J. (2000). Suizid und Gesundheitsökonomie: Rentiert sich eine Suizidprävention. In: Wolfersdorf, M., Franke, C. (Hrsg.). Suizidforschung und Suizidprävention am Ende des 20. Jahrhunderts. Regensburg: S. Roderer Verlag, S. 111–125.
Orbach, I. (1990). Kinder, die nicht leben wollen. Göttingen: Vandenhoeck & Rupprecht.
Österreichische Gesellschaft für Psychiatrie, Psychotherapie und Psychosomatik, Österreichischen Gesellschaft für Sozialpsychiatrie (ÖGSP), Österreichischen Gesellschaft für Suizidprävention (ÖGS), Österreichischen Gesellschaft für Kinder- und Jugendpsychiatrie, Psychosomatik und Psychotherapie (ÖGKJP), pro mente Austria (2018, erweiterte Fassung 2019). Positionspapier zur Flüchtlingsversorgung.
Overbeck, G. (1984). Krankheit als Anpassung Der sozio-psychosomatische Zirkel. Frankfurt a. Main: Suhrkamp TB.
Palmen, C. (1999). I.M. Ischa Meijer. In Margine. In Memoriam. Zürich: Diogenes.
Parkes, C.M. (1975). Determinants of Outcome following Bereavement. Omega, 6:303–323.
Pearlin, L.I. (1989). The sociological study of stress. J Health Soc Behav, 30:241–256.
Petzold, H.G. (1992). Integrative Therapie. Paderborn: Junfermann.
Petterson, P. (2008). Pferde stehlen. Frankfurt a. Main: Fischer Taschenbuchverlag.
Petzold, H.G. (1993). Krisen der Helfer. In: Schnyder, U., Sauvant, J.D. (Hrsg.). Krisenintervention in der Psychiatrie. Bern: Hans Huber Verlag, S. 157–175.
Petzold, H.G. (1998). Identität, Genderfragen, Soziotherapie. Gestalt und Integration, Sonderausgabe.
Plath, S. (1997). Die Tagebücher. In: McCullough, F. (Hrsg.). Frankfurt a. Main: Suhrkamp.
Plowfield, L.A. (1999). Living a nightmare: Family experiences of waiting following neurological crisis. The journal of neuroscience nursing, 31, 4, 231–238.
Pohlmeier, H. (1983). Selbstmord und Selbstmordverhütung. München, Wien, Baltimore: Urban und Schwarzenberg.
Pöldinger, W. (1968). Die Abschätzung der Suizidalität. Bern: Hans Huber Verlag.
Pridgerson, H.G. et al. (1999). Consensus criteria for traumatic grief: A preliminary empirical test. British Journal of Psychiatry, 174:67.
Radebold, H. (1992). Psychodynamik und Psychotherapie Älterer. Berlin: Springer.
Radebold, H. (1994). Psychoanalytische Therapie und Psychoanalyse im höheren und hohen Erwachsenenalter. Zeitschrift für psychoanalytische Theorie und Praxis 4, 1994.
Ramsay, R., Gorst-Unsworth, C., Turner, S. (1993). Psychiatric morbidity in survivors of organised state violence including torture. A retrospective series. Br J Psychiatry. 1993 Jan; 162:55–9.
Rando, A. (2003). Trauern: Die Anpassung an Verlust. In: Wittkowski, J. (Hrsg.). Sterben, Tod und Trauer. Stuttgart: Kohlhammer, S. 173–190.
Raphael, B., Minkov, C. (1999). Abnormal Grief. Current Opinion. Psychiatry 12:99–102.
Raphael, B., Wooding, S. (2003). Klinische Interventionen für Trauernde. In: Wittkowski, J. (Hrsg.). Sterben, Tod und Trauer. Stuttgart: Kohlhammer. S. 226–240.
Raquepaw, J.M., Miller, R.S. (1989). Psychotherapist Burnout: A Componential Analysis. In: Professional Psychology, Research and Practice, 20, 1:32–36.
Rauchfleisch, U. (1996). Menschen in psychosozialer Not. Beratung Betreuung Psychotherapie. Göttingen: Vandenhoeck & Rupprecht.
Razum O. et al. (2004). Gesundheitsversorgung von Migranten. Deutsches Ärzteblatt 101, A2882 – A2887.
Reddemann, L., Sachsse, U. (1997). Traumazentrierte Psychotherapie, Teil 1, Stabilisierung. In: PTT Persönlichkeitsstörung 3/97. Stuttgart: Schattauer, S. 113–147.
Reddemann, L. (2001). Imagination als heilsame Kraft. Stuttgart: Pfeiffer bei Klett-Cotta.
Reddemann, L. (2004). Psychodynamisch Imaginative Traumtherapie. PITT – Das Manual. Stuttgart: Pfeiffer bei Klett-Cotta.
Reemtsma, J.P. (1999). »Trauma« – Aspekte der ambivalenten Karriere eines Konzeptes. In: Persönlichkeitsstörung, Theorie und Therapie 4/99. Stuttgart: Schattauer, S. 207–214.
Reemtsma, J.P. (1997). Im Keller. Hamburg: Hamburger Edition.
Reichelt E.M. (2004). »Fremd ist der Fremde nur in der Fremde« – Krisenintervention bei Migranten und Flüchtlingen. In: Ortiz-Müller, W., Scheuermann, U. (Hrsg.) (2004). Praxis Krisenintervention. Stuttgart: Kohlhammer. S. 183–194

Reichmann, I. (2002). Trauma Arbeitslosigkeit. In: Imagination 3–4/2002. Wien: Facultas Universitätsverlag, S. 64–77.
Richter M., Hurrelmann K. (2009). Gesundheitliche Ungleichheit: Grundlagen, Probleme, Perspektiven. 2. aktualisierte Auflage. Wiesbaden: VS Verlag für Sozialwissenschaften.
Riecher-Rössler, A., Berger, P., Yilmaz, A.T., Stieglitz R. (Hrsg.) (2004). Psychiatrisch-psychotherapeutische Krisenintervention. Göttingen: Hogrefe.
Ringel, E. (1953). Der Selbstmord. Wien: Maudrich.
Ringel, E. (1969). Selbstmordverhütung. Bern: Hans Huber Verlag.
Ritter, K., Lammers, C.H. (2007). Selbstwert und Narzissmus. Persönlichkeitsstörung, Theorie und Therapie, 1:41–49.
Rogers, C.R. (1973). Die klientenzentrierte Gesprächspsychotherapie. München: Kindler.
Rosenberg, L. (1998). Kraftquellen und Ressourcen in der KB-Therapie. In: Imagination 2/1998. Wien: Facultas-Universitätsverlag, S. 5–36.
Rösing, I. (2003). Ist die Burnout-Forschung ausgebrannt. Heidelberg, Kröning: Asanger Verlag.
Rost, W.D. (2001). Psychoanalyse des Alkoholismus. 6. Aufl. Stuttgart: Klett-Cotta.
Roth, P. (2006). Jedermann. München, Wien: Carl Hanser Verlag.
Rothermund, K., Brandstädter, J. (1997). Entwicklung und Bewältigung: Festhalten und Preisgeben von Zielen als Form der Bewältigung von Entwicklungsproblemen. In: Tesch-Röner, C., Salewski, C., Schwarz, G. (Hrsg.). Psychologie der Bewältigung. Weinheim: Beltz Psychologie Verlags Union.
Rubin, M., Hewstone, M. (1998). Social identity theory's self esteem hypothesis: A review and some suggestions for clarification. Pers Soc Psychol Rev, 2:40–62.
Rupp, M. (1996). Notfall Seele. Stuttgart: Thieme.
Rupp, M. (2004a). Ambulante psychiatrische Notfall- und Krisenintervention. In: Riecher-Rössler, A., Berger, P., Yilmaz, A.T., Stieglitz, R. (Hrsg.). Psychiatrisch-psychotherapeutische Krisenintervention. Göttingen: Hogrefe, S. 100–116.
Rupp, M. (2004b). Umgang mit gewalttätigen Patienten – Prinzipien der Deeskalation. In: Müller, W., Scheuermann, U. (Hrsg.). Praxis Krisenintervention. Stuttgart: Kohlhammer, S. 265–277.
Sachsse, U., Reddemann, L. (1997). Katathym-imaginative Psychotherapie in der Behandlung traumatisierter Patientinnen. In: Kottje-Birnbacher, L., Sachsse, U., Wilke, E. (Hrsg.). Imagination in der Psychotherapie. Bern, Göttingen, Toronto, Seattle: Hans Huber Verlag, S. 222–228.
Sachsse, U., Reddemann, L. (1998). Traumazentrierte Psychotherapie, Teil 2. In: PTT Persönlichkeitsstörung 2/98. Stuttgart: Schattauer, S. 72–103.
Sachsse, U. (2004). Traumazentrierte Psychotherapie. Stuttgart: Schattauer.
Sachsse, U., Ventzlaff, U., Dulz, B. (1997). 100 Jahre Traumaätiologie. In: Persönlichkeitsstörung 1/97. Stuttgart: Schattauer, S. 4–14.
Sandler, J., Joffe, W.G. (1965). Notes on childhood Depression. International Journal of Psychoanalysis, 46:88–96.
Saupe, R., Berger, P. (2004). Krisenintervention im psychiatrischen Konsiliardienst. In: Riecher-Rössler, A., Berger, P., Yilmaz, A.T., Stieglitz, R. (Hrsg.). Psychiatrisch-psychotherapeutische Krisenintervention. Göttingen: Hogrefe, S. 285–299.
Schenk, M. (2015). Kindergesundheit und Armut. In: Bericht zur Lage der Kinder- und Jugendgesundheit in Österreich 2015. Österreichische Liga für Kinder- und Jugendgesundheit. Wien.
Schmidt, G. (2004). »Den Albtraum beenden...« – Krisenintervention nach Traumatisierungen – ein Überblick. In: Müller, W., Scheuermann, U. (Hrsg.). Praxis Krisenintervention. Stuttgart: Kohlhammer, S. 229–249.
Schmidt, E. (2001). Möglichkeiten und Grenzen der Trauerverarbeitung in der Katathym Imaginativen Psychotherapie. In: Bahrke, U., Rosendahl, W. (Hrsg.). Psychotraumatologie und Katathym Imaginative Psychotherapie. Lengerich: Pabst Science Publishers, S. 436–446.
Schmidbauer, W. (1985). Die hilflosen Helfer. Reinbek bei Hamburg: Rowohlt.

Schmidtke, A., Sell, R., Löhr, C., Gajewska, A., Schaller, S. (2009). Epidemiologie und Demographie des Alterssuizids. Suizidprophylaxe, 136, 36, 1:12–19.
Schnyder, U., Sauvant, J.D. (1993). Krisenintervention in der Psychiatrie. Bern: Hans Huber Verlag.
Schouler-Ocak, M. (2006). Depression und psychische Krisen bei Menschen mit Migrationshintergrund. In: Suizidprophylaxe 33 (2006), Heft 4, 159–164.
Schouler-Ocak M., Bering R. (2017). Geflüchtete im Versorgungssystem. DNP – Der Neurologe und Psychiater 2017; 18 (7–8), 20–25.
Schröder-Abé, M., Schütz, A. (2007). Selbstkonzept und Selbstwertschätzung. In: Persönlichkeitsstörung, Theorie und Therapie, 1:3–11.
Scobel, W.A. (1981). Suizid – Freiheit oder Krankheit? In: Henseler, H., Reimer, Ch. (Hrsg.). Selbstmordgefährdung. Zur Psychodynamik und Psychotherapie. Stuttgart: problemata frommann-holzboog 93
Seiffge-Krenke I. (2014). Lebensphasen. Vorlesungsreihe bei den Lindauer Psychotherapiewochen 2014.
Seithe, A. (1997). Die Suggestion im Dienste des Ich. In: Imagination 1/1997. Wien: Facultas Universitätsverlag, S. 22–28.
Senf, W., Broda, M. (2000). Die PTBs als Modellfall für die Sinnhaftigkeit und Notwendigkeit einer schulenübergreifenden Psychotherapie. In: Psychotherapie im Dialog 1/2000. Stuttgart, New York: Thieme, S. 55–57.
Shalev Z. (2005). Späte Familie. Berlin: Berlinverlag.
Sluzki CE. (2001). Psychologische Phasen der Migration und ihre Auswirkungen. In: Hegemann T., Salman R. (Hrsg) Transkulturelle Psychiatrie. Bonn: Psychiatrie Verlag. S. 101–115
Shire W. (2015). Home. (https://genius.com/Warsan-shire-home-annotated, Zugriff am 13.12.2019).
Shneidman, E.S. (1982). On »Therefore I must kill myself«. Suicide and Life Threatening Behavior, 12:52–55.
Soldt, P. (2005). Denken in Bildern. Zum Verhältnis von Bild, Begriff und Affekt im seelischen Geschehen – Vorerfahrung zu einer Metapsychologie der ästhetischen Erfahrung. Lengerich: Pabst Science Publishers.
Sonneck G., Kapusta N., Tomandl G., Voracek M. (Hg.) (2012). Krisenintervention und Suizidverhütung. Wien: Facultas.
Sonneck, G., Goll, H., Kapitany, T., Stein, C., Strunz, V. (2008). Krisenintervention. Von den Anfängen der Suizidprävention bis zur Gegenwart. Weitra: Bibliothek der Provinz.
Statistik Austria (2018). http://www.statistik.at/web_de/statistiken/menschen_und_gesellschaft/bevoelkerung/bevoelkerungsstruktur/bevoelkerung_nach_migrationshintergrund/033240.html, Zugriff am_3.1.2020)
Stein, B., Fritzsche, K., Kochinki, N. (2004). Krisenintervention in der Onkologie. In: Riecher-Rössler, A., Berger, P., Yilmaz, A.T., Stieglitz, R. (Hrsg.). Psychiatrisch-psychotherapeutische Krisenintervention. Göttingen: Hogrefe, S. 300–311.
Stein, C. (2000). Suizidgefährdung. In: Stumm, G., Pritz A. (Hrsg.). Wörterbuch der Psychotherapie. Wien, New York: Springer, S. 679–680.
Stein, C. (2003). »Sie können es nicht ungeschehen machen« – Grenzen und Chancen des psychotherapeutischen Prozesses nach Traumatisierungen. In: Imagination 1/2003. Wien: Facultas Universitätsverlag, S. 5–26.
Stein, C. (2006). »Selbstmord ist die Abwesenheit des Anderen« Ziele der Behandlung suizidaler Klienten. In: Imagination 2/2006. Wien: Facultas Universitätsverlag, S. 76–91.
Stein, C. (2007). »Wenn der Schmerz zu groß wird – Trauer und Depression« – Trauerprozesse in Film und Imagination. In. Imagination 2/2007. Wien: Facultas Universitätsverlag, S. 5–23.
Stein, C. (2008a). Krisenintervention und KIP. In: Bürgi-Kraus, M., Kottje-Birnbacher, L., Reichmann, I., Wiilke, E. (Hrsg.). Entwicklung in der Imagination – Imaginative Entwicklung. Lengerich: Pabst Science Publishers, S. 237–259.
Stein, C. (2008b). »Suizidalität im Alter«. Spectrum Psychiatrie, Kontinuierliche Fortbildung für Psychiater, Neurologen und Allgemeinmediziner, 2:18–21.

Stein, C., Kapusta, N. (2008). Suizide in der österreichischen Sicherheitsexekutive. Statistische Auswertungen 1996–2006. SIAK Journal. Zeitschrift für Polizeiwissenschaft und Polizeiliche Praxis 2:4–14.
Stein C. (2015) Psychotherapeutische Krisenintervention, Handwerk der Psychotherapie, Bd.6. Tübingen: Psychotherapieverlag.
Steiner, B., Krippner, K. (2006). Psychotraumatherapie. Stuttgart: Schattauer.
Stohler, R. (2004). Krisenintervention bei Suchterkrankungen. In: Riecher-Rössler, A., Berger, P., Yilmaz, A.T., Stieglitz, R. (Hrsg.). Psychiatrisch-psychotherapeutische Krisenintervention. Göttingen: Hogrefe, S. 227–232.
Stromberger, C. (Hrsg.) (1990). Lebenskrisen. Abschied vom Mythos der Sicherheit. Wien: Verlag für Gesellschaftskritik.
Stuckler D., Basu S., Suhrcke M., Coutts A., McKee M. (2009). The Public health effect of economic crisis and alternative policy responces in Europe: an empirical analysis. In: The Lancet 374: (Juli 2009), S. 315–332.
Stumm, G., Pritz, A. (Hrsg.) (2000). Wörterbuch der Psychotherapie. Wien, New York: Springer.
Teising, M. (2004). Psychodynamische Aspekte der Suizidalität im Alter. Suizidprophylaxe, 31, 2:31–33.
Tönnies, S. (2002). Entspannung, Suggestion, Hypnose. Praxisanleitung zur Selbsthilfe und Therapie. Heidelberg, Kröning: Asanger.
Teusch, L. (2000). Psychopharmaka für seelische Wunden? Die Interaktion von Psycho- und Pharmakotherapie. In: Psychotherapie im Dialog 1/2000. Stuttgart, New York: Thieme, S. 52–54.
Till B., Niederkrotenthaler Th. (2014). Surfing for Suicide Methods and Help: Content Analysis of Websites Retrieved With Search Engines in Austria and the United States. In: J Clin Psychiatry 75: 1-7.Sonneck, G. (2008). Zur Entwicklung der Krisenintervention. Suizidprophylaxe, 132, 35, 1:14–16.Till, W. (2004). Krisenintervention oder: »Beziehung gibt Halt«. In: Hochgerner, M. (Hrsg.). Gestalttherapie. Wien: Facultas Universitätsverlag.
Ulich, D. (1987). Krise und Entwicklung. Zur Psychologie der seelischen Gesundheit. München, Weinheim: Psychologie Verlags Union.
UNHCR Report. http://www.uno-fluechtlingshilfe.de/informieren/fluechtlingszahlen/
Van Keuk, E., Wolf, V. (2017). Geflüchtete Patient(inn)en in der Krise – Möglichkeiten der psychotherapeutischen Unterstützung. In: Borcsa M., Nikendei C. (Hrsg.). Psychotherapie nach Flucht und Vertreibung. Stuttgart: Thieme. S 114–130.
Van Wissen, P. (1997). Suizidalität bei Kindern und Jugendlichen. In: Freytag, R., Witte, M. (Hrsg.) Wohin in der Krise? Orte der Suizidprävention. Göttingen: Vandenhoeck & Ruprecht, S. 13–20.
Vargas, F. (2007). Der vierzehnte Stein. Berlin: Aufbau Taschenbuch.
Volkan, V., Zintl, E. (2000). Wege der Trauer. Gießen: Psychosozial.
Wächtler C. (2009). Präventive Aspekte der Suizidalität im höheren Lebensalter. In: Suizidprophylaxe 137 Jg.36, 2009: 76–81.
Wallnöfer, H. (1990). Grundlagen des Autogenen Trainings. In: Diehl, B.J.M., Miller, T. (Hrsg.). Moderne Suggestionsverfahren. Heidelberg: Springer.
Wedler, H. (2009). Suizidalität und körperliche Erkrankung im höheren Lebensalter. Suizidprophylaxe, 136, 36, 1:25–29.
Wedler, H. (2016). Eine neue Herausforderung für die Suizidprävention? Suizidprophylaxe 43 (2016), Heft 3: 99–103.
Weiner, H. (1990). Auf dem Weg zu einem integrierten biomedizinischen Modell: Folgerungen für die Theorie der psychosomatischen Medizin. Psychotherapie, Psychosomatik, Medizinische Psychologie, 40:81–101.
Weiner, H. (1991). Der Organismus als leib-seelische Funktionseinheit – Folgerungen für eine psychosomatische Medizin. Psychotherapie, Psychosomatik, Medizinische Psychologie, 41:465–481.
Wilkening, K. (1998). Wir leben endlich. Zum Umgang mit Sterben, Tod und Trauer. Göttingen: Vandenhoeck & Ruprecht.

Wilkening, K. (1997). Wo finden alte Menschen Hilfe. Zum Aufbau und Ausbau neuer sozialer Netze. In: Freytag, R., Witte, M. (Hrsg.). Wohin in der Krise? Orte der Suizidprävention. Göttingen: Vandenhoeck & Ruprecht, S. 139–146.
Winnicot, D.W. (1969). Übergangsobjekte und Übergangsphänomene. Psyche, 23, 9:667–679.
Winnicot, D.W. (1971). Vom Spiel zur Kreativität. Stuttgart: Klett-Cotta.
Wittkowski, J. (Hrsg.) (2003). Sterben, Tod und Trauer. Stuttgart: Kohlhammer.
Will, H., Grabenstedt, Y., Völkl, G., Banck, G. (2000). Depression, Psychodynamik und Therapie. Stuttgart: Kohlhammer.
Wohlfahrt, E., Zaumseil, M. (2006). Transkulturelle Psychiatrie – Interkulturelle Psychotherapie. Heidelberg: Springer.
Wolfersdorf, M., Mauerer, Ch., Bär, W., Le Pair, A., Schüler, M. (2002). Suizidalität im Alter: Grundlagen und therapeutische Möglichkeiten. In: Hirsch, R.D., Bruder, J., Radebold, H. (Hrsg.). Suizidalität im Alter. Schriftenreihe der Deutschen Gesellschaft für Gerontopsychiatrie und -psychotherapie, Band 4. Bonn, Hamburg, Kassel: Die Deutsche Bibliothek, S. 141–167.
Wolfersdorf, M., Martinez, C. (1998). Suizid bei Depression, verlorene Lebensjahre und Bruttosozialprodukt. In: Psychiatr Praxis, 25:139–141.
Wöller, W., Kruse, J. (2015). Tiefenpsychologisch fundierte Psychotherapie. Basisbuch und Praxisleitfaden. Stuttgart. Schattauer.
Yilmaz A.T. (2006). Grundlagen der kultursensitiven Krisenintervention. In: Wohlfart E., Zaumseil M. Transkulturelle Psychiatrie – Interkulturelle Psychotherapie. Heidelberg: Springer. S. 279–284.
Zadawski, B., Lazarsfeld, P. (1935). The psychological consequences of unemployment. Journal of Social Psychology 6.
Zafon, C.R. (2008). Das Spiel des Engels. Frankfurt a. Main: S. Fischer.
Zeiler J., Zarifoglu, F. (1997). Psychische Störungen bei Migranten: Behandlung und Prävention. Zeitschrift für Sozialreform; 43: 300–334.
Österreichischer Integrationsfonds (2016). Fact Sheet 20: Aktuelles zu Migration und Integration – Migration und Arbeitslosigkeit. Wien: Österreichischer Integrationsfonds. (https://www.integrationsfonds.at/publikationen/oeif-fact-sheets-alt, Zugriff am 3.1.2020).

CDs:

Ennig, M. (2000). Progressive Muskelentspannung nach Jacobson, ein Hochgenuss für Körper, Geist und Seele.
Hennig, M. (2000). Autogenes Training, Ruhe und Kraft im Alltag. Midenaverlag.
Huber, M. (2005). Der innere Garten. Paderborn: Junfermann.
Reddemann, L. (2003). Imagination als heilsame Kraft, Hör-CD mit Übungen zur Aktivierung von Selbstheilungskräften. Stuttgart: Pfeiffer bei Klett-Cotta.
Weber, P. (2001). Aktiv entspannen. Progressive Muskelentspannung nach E. Jacobson. Freiburg: Hermann Bauer.

Anhang 1

Das Kriseninterventionszentrum Wien

Als ein institutionelles Modell wird im Folgenden das Kriseninterventionszentrum (KIZ) in Wien dargestellt, das 1977 als eine der ersten Einrichtungen dieser Art in Europa gegründet wurde. Nach wie vor ist das KIZ in der glücklichen Situation, den Großteil der im vorhergehenden Kapitel erläuterten Standards erfüllen zu können. Die komplizierte Finanzierung (Subventionen und Förderungen des Gesundheitsministeriums und der Stadt Wien, Verträge mit Krankenkassen, Sponsoring und Projekte) wird aber in Zeiten veränderter gesellschaftlicher Zielsetzungen und folglich knapper werdender öffentlicher Mittel immer schwieriger.

Das Kriseninterventionszentrum ist eine selbständige Institution und hat den rechtlichen Status einer privaten Krankenanstalt mit dem Verein »Kriseninterventionszentrum« als Rechts- und Kostenträger, dessen Mitglieder das Bundesministerium für Arbeit, Soziales, Gesundheit und Konsumentenschutz, die Caritas der Erzdiözese Wien, die Gemeinde Wien, der Hauptverband der Österreichischen Sozialversicherungsträger, die Bundesarbeitskammer und die PRO-GE Gewerkschaft sind.

Das multiprofessionelle Team des KIZ besteht aus Ärzten (Fachärzte für Psychiatrie und Allgemeinmedizin), Psychologen und Sozialarbeitern. Alle sind Psychotherapeuten bzw. Psychotherapeuten in Ausbildung unter Supervision mit unterschiedlichen Methoden (Gestalttherapie, Individualpsychologie, Katathym Imaginative Psychotherapie, Logotherapie und Existenzanalyse, Personenzentrierte Psychotherapie, Psychoanalyse, Psychodrama, systemische Familientherapie und Weiterbildungen in Traumatherapie). Die interdisziplinäre Kooperation hat einen entsprechend hohen Stellenwert. Durch die Zusammenarbeit von Psychotherapeuten unterschiedlicher Ausbildungsrichtungen ist ein lebendiger inhaltlicher Austausch möglich, der von den Mitarbeitern als sehr bereichernd erlebt wird.

Im Laufe der 42-jährigen Entwicklung hat sich die Arbeitsweise verändert. Zunächst lag der Schwerpunkt auf der Betreuung von Menschen nach Suizidversuchen. Mittlerweile ist die Zielsetzung primär präventiv. Das Konzept hat sich ausgehend von einem vorwiegend sozialpsychiatrischen Ansatz zu einem umfassenden beratenden, psychiatrischen und psychotherapeutischen Behandlungsangebot gewandelt. Durch eine möglichst frühzeitige Intervention sollen sowohl suizidale Entwicklungen und Zuspitzungen mit Gewaltgefahr wie auch psychische und somatische Chronifizierung verhindert sowie stationäre Behandlungen reduziert werden. Das KIZ ist also eine psychiatrische Ambulanz zur Behandlung und Beratung von Personen, die sich in einer akuten psychosozialen Krise befinden, insbesondere wenn Suizidgefährdung vorliegt oder Gewaltanwendung droht. Außerdem richtet sich das Beratungsangebot an Angehörige und Bekannte sowie an Kollegen aus anderen psychosozialen Einrichtungen, die mit Menschen, die sich in akuten Krisen befinden, konfrontiert sind.

Nach telefonischer Abklärung können Betroffene noch am selben Tag (außer an Wochenenden) zum Erstgespräch kommen. Jeweils zwei Kollegen stehen im Bereitschaftsdienst sowohl für telefonische als auch persönliche Krisenintervention zur Verfügung. Die Arbeit am Telefon hat zusätzlich eine wichtige Clearingfunktion. Es wird bereits im Vorfeld geklärt, ob das Angebot des KIZ hilfreich für den Klienten ist oder dieser evtl. an eine andere Einrichtung weitervermittelt werden muss. 2012 wurde zusätzlich eine E-Mailberatung für Menschen in Krisen eingerichtet, die eine wichtige Ergänzung darstellt. Seit 2018 besteht die Möglichkeit dolmetschunterstützte Gespräche zu führen.

Das persönliche Angebot umfasst psychosoziale Beratungen, psychotherapeutische Interventionen, Kurz- und Fokalpsychotherapien, Paar- und Familiengespräche und begleitende medizinische Unterstützung. Außerdem wird auf die Einbeziehung des Bezugssystems des Betroffenen großen Wert gelegt. Die persönliche Unterstützung orientiert sich an den in diesem Buch dargestellten Prinzipien und Methoden. Gleichzeitig hat jeder Mitarbeiter einen individuellen Gestaltungsspielraum in seiner praktischen Arbeit. Die Begleitung des Betroffenen ist in dem Sinne umfassend, als jeder Mitarbeiter sich sowohl für die psychischen als auch für die sozialen Schwierigkeiten der Klienten zuständig fühlt und sich im Bedarfsfall Unterstützung von Kollegen anderer Professionen holt. Zur medizinischen Abklärung und Behandlung besteht ein interner Überweisungsmodus an die Ärzte, wobei der medizinische Behandlungsplan in das Gesamtkonzept der Betreuung eingebettet wird. Die Mitarbeiter nehmen regelmäßig an Supervisions- und Intervisionsgruppen und an psychotherapeutischen und psychiatrischen Fort- und Weiterbildungsveranstaltungen teil.

Durchschnittlich werden im Kriseninterventionszentrum 1.800 Personen im Jahr betreut. Aus der Gesamtzahl von ca. 8.000 Einzelberatungen ergibt sich ein Durchschnittswert von etwas weniger als fünf Kontakten pro Klient. Zusätzlich werden ca. 3.400 Personen, die das KIZ nicht persönlich aufsuchen, telefonisch beraten und 350 E-Mailberatungen durchgeführt. Die Betreuung ist für die Klienten mit keinerlei direkten Kosten verbunden. Damit ist der Zugang für Menschen aller sozialen Schichten gewährleistet. Im Bedarfsfall besteht auch die Möglichkeit einer anonymen Beratung.

Unter Bedachtnahme auf die Bestimmungen des Datenschutzes wurde ein eigenes EDV-unterstütztes Dokumentationssystem entwickelt, das laufend evaluiert und erweitert wird und auch eine umfassende Begleitforschung der Arbeit des Zentrums ermöglicht.

Ein ergänzendes Angebot sind Gruppenberatungen für Familien, Schulklassen, Teams anderer psychosozialer Einrichtungen und Mitarbeiter von Firmen, wenn es im Umfeld zu einem Suizid oder zu traumatischen Ereignissen gekommen ist. Mit der Caritas »Hilfe in Not« besteht eine spezielle Kooperationsvereinbarung: »Beratung von Mitarbeitern der Caritas bei beruflichen Krisen« (▶ Kap. 5.4.5). Die Fort- und Weiterbildung von Kollegen aus dem psychosozialen Feld (Gatekeeperschulungen, Anhang 2) stellt einen weiteren wichtigen Arbeitsbereich dar.

In den letzten Jahren wurden in Kooperation mit unterschiedlichen Organisationen und Körperschaften mehrere suizid- und gewaltpräventive Projekte (Zielgruppenspezifische Beratungsangebote, Öffentlichkeitsarbeit, wissenschaftliche Begleitforschung und Schulungen) mit folgenden Schwerpunkten initiiert: »Krisenintervention für Menschen mit Migrationshintergrund und/oder Fluchterfahrung« (mit der Möglichkeit dolmetscherunterstützte Gespräche anzubieten), Krisenintervention und Suizidprävention für Hinterbliebene nach Suizid, »Väter und deren Kinder in Not: Suizid- und Gewaltprävention bei Familienvätern in psychosozialen Krisen«, »Suizidprävention im Alter«, »Suizidprävention in der Hausarztpraxis« (Schulungen von Allgemeinmedizinern) und »Suizid und Medienberichterstattung« (Kooperation mit der Wiener Werkstätte für Suizidprävention). Zur Vermeidung von Imitationseffekten wurde ein Leitfaden für Medien zur Berichterstattung bei Suiziden erarbeitet, der auf der Website zugänglich ist, ebenso wie verschiedene Broschüren für Betroffene zu Themen der Suizidprävention und Krisenintervention.

Weitere Informationen: www.kriseninterventionszentrum.at

Anhang 2

Gatekeeperschulungen in Suizidprävention und Krisenintervention

Claudius Stein und Wolfgang Till

In den Nationalen Suizidpräventionsprogrammen – in Deutschland: Nationales Suizidpräventionsprogramm NASPRO, in Österreich: Suizidprävention Austria SUPRA – wird die Wichtigkeit von Qualifizierungsmaßnahmen in Suizidprävention und Krisenintervention hervorgehoben. In Österreich wurde im Rahmen von SUPRA 2015/2016 von der Universitätsklinik für Psychoanalyse und Psychotherapie der Medizinischen Universität Wien in Kooperation mit dem Kriseninterventionszentrum Wien ein Schulungskonzept für Gatekeeper der Suizidprävention entwickelt. 2018 wurde dann von der Österreichischen Gesellschaft für Suizidprävention in Kooperation mit dem Kriseninterventionszentrum Wien, dem Institut für Suizidprävention Graz und sucht.hilfe BIN Tirol ein Projekt zur österreichweiten Umsetzung des ÖGS/SUPRA Schulungskonzeptes für Gatekeeper der Suizidprävention begonnen.

Primäres Ziel der Schulungen ist die Umsetzung eines national gültigen Standards (ÖGS/SUPRA Gatekeeper-Schulungskonzept) für die Verbreitung suizidpräventiven Wissens und von Fertigkeiten im Umgang mit suizidgefährdeten Personen.

Gatekeeper der Suizidprävention sind Personen, die aufgrund ihrer beruflichen oder sozialen Position mit suizidgefährdeten Personen in Kontakt kommen, und dabei die Chance haben, suizidpräventive Hilfestellung zu geben bzw. spezifische professionelle Hilfe zu vermitteln. Dies erfordert spezielle Kompetenzen, um der besonderen Beziehungsproblematik suizidgefährdeter Menschen gerecht zu werden. Die Vermittlung dieser Kompetenzen in den einschlägigen beruflichen Ausbildungsgängen ist dafür in der Regel ungenügend.

Entsprechend den Leitlinien der deutschen Gesellschaft für Suizidprävention sollen in den Schulungen gleichermaßen der Erwerb von Wissen, das Erlernen von Fertigkeiten und die Arbeit an der eigenen Einstellung und Haltung ermöglicht werden (DGS 1998). Idealerweise werden die Themen in einer Mischung aus Theorievermittlung, Fallbesprechungen, praktischen Übungen und eventuell auch Selbsterfahrungselementen erarbeitet. Verschiedenste Methoden sollen Anwendung finden. Dies erleichtert den Zugang zu den spezifischen Themenstellungen.

Haltung

Gatekeeper sollten um eigene Möglichkeiten und Grenzen in der Begleitung suizidaler Menschen wissen, ebenso wie um die eigene Einstellung zu Selbstdestruktivität und Suizidalität und zu Fragen des Umgangs mit Sterben und Tod. Sie sollten aber auch Klarheit über die eigene Motivation, anderen helfen zu wollen, und ihre Berufswahl haben. Diese Selbstreflexion ist die Grundlage dafür, suizidalen Menschen empathisch, offen und unvoreingenommen zu begegnen und somit eine adäquate Hilfestellung bieten zu können. Wesentlich ist, dass Gatekeeper in der Lage sind, Suizidgedanken offen anzusprechen und nicht zu tabuisieren sowie eine haltende Funktion für den suizidalen Menschen einzunehmen.

Fertigkeiten

Gatekeeper sollen praktisch und theoretisch unterschiedliche Gesprächsführungs- und Interventionsmethoden kennenlernen und üben. Dazu gehören Methoden zur Einschätzung der Suizidgefährdung und Methoden der praktischen Krisenintervention. Besonderer Wert wird darauf gelegt, zu vermitteln, wie die Beziehungsaufnahme zum suizidalen Menschen gelingen kann. Die Fähigkeit zur Selbst- und Fremdwahrnehmung und zum Erkennen von Übertragungs- und Gegenübertragungsphänomenen soll geschult werden. Im Idealfall bieten interdisziplinär zusammengesetzte Gruppen die Möglichkeit, den Zugang anderer Berufsgruppen kennenzulernen und zu verstehen und voneinander zu lernen. Damit wird auch einer einseitigen fachlichen Ausrichtung der Trainings vorgebeugt.

Die Gestaltung der Schulungen soll aktivierend sein, d. h. die Lernenden sollen motiviert werden, die Lerninhalte durch aktive Beteiligung zu bearbeiten. Dies ist im Sinne der Nachhaltigkeit erfolgsversprechender als das passive Aufnehmen von Inhalten. Unterschiedlichste Methoden kommen zum Einsatz, wobei eine kurzweilige Kombination der unterschiedlichen Arbeitsmethoden die Motivation der Teilnehmer fördern soll.

Wissen

Krisenberatung und Begleitung suizidaler Klienten erfordert ein basales suizidologisches Wissen (Ursachen, Motive, Einschätzung der Suizidgefährdung, Gesprächsführung mit suizidalen Menschen), gewisse Kenntnisse der Krisentheorie, der Psychotraumatologie, der Psychopathologie, juristischer und ethischer Fragestellungen und Kenntnisse von professionellen Hilfsangeboten in der jeweiligen Region. Diese Wissensschwerpunkte werden abhängig von der jeweiligen Zielgruppe in unterschiedlicher Gewichtung vermittelt. Arbeitsunterlagen werden zur Verfügung gestellt.

Themen der Gatekeeperschulungen, die in jedem Fall zu behandeln sind:

- Basale Fakten (Epidemiologie, gesellschaftliche Vorurteile zum Thema Suizidalität etc.)
- Erkennen von Suizidalität, Kriterien für die Einschätzung des Ausmaßes der Suizidgefährdung
- Psychische Funktionen von und Gründe für Suizidalität (psychosoziale Krisen – psychische Erkrankungen), Psychodynamik der Suizidalität
- Kontaktaufnahme und Gesprächsführung mit suizidalen Menschen
- Stationäre Aufnahmen (Indikation und Prozedere)
- Weitervermittlung – Kenntnis über Hilfseinrichtungen der Region
- Prinzipien und Methodik der Krisenintervention bei Suizidalität
- Eigene Einstellungen und Werthaltungen der Teilnehmer zu Suizid und Suizidalität

Themen der Gatekeeperschulungen, die fakultativ, je nach den zeitlichen Möglichkeiten und dem Bedarf der Teilnehmer, behandelt werden:

- Situation von Angehörigen nach einem Suizid – Unterstützung Hinterbliebener
- Suizidalität bei Kindern und Jugendlichen
- Suizidalität bei älteren Menschen:
- Erkennen von Depressionen, Symptomatik von Depressionen
- Medikation
- Juristische Aspekte
- Krisentheorien
- Psychotraumatologie

Prozessorientierung

Grundsätzlich soll in den Schulungen ein Gleichgewicht zwischen einem strukturierten, themenbezogenen Aufbau und der Berücksichtigung des Gruppenprozesses und der Bedürfnisse und Anliegen der Teilnehmer gefunden werden. Dabei ist es auch notwendig, dass gruppendynamische Prozesse reflektiert und bearbeitet werden, wenn sie das Lernziel der Gruppe behindern.

Der Lernprozess sollte auch offen sein für Lernziele, die nicht von Vorhinein intendiert waren. In jedem Fall soll die Anwendbarkeit von Kriseninterventions- und Suizidpräventionsmodellen in unterschiedlichen professionellen Zusammenhängen gezeigt werden und eine Rückbindung des Gelernten an die Berufsrealität der Teilnehmer möglich werden. Relevante praktische Probleme aus dem Berufsalltag der Lernenden sollen beachtet und wenn möglich bearbeitet werden. Die Teilnehmer sollten von Beginn an in die Planung des Seminars einbezogen werden (Zielabfrage zu Beginn des Seminars).

Die Schulungen werden als ein- oder zweitägige Seminare (8 bis 20 AE) sowohl für Teams psychosozialer Einrichtungen als auch für gemischte Gruppen in unterschiedlichen Lehrgängen oder bei Fortbildungsseminaren für Psychotherapeuten, Psychologen, Ärzte und anderen Berufsgruppen angeboten. Aufbau und Methodik sind dabei an den dargestellten Grundlagen orientiert und werden je nach Zielgruppe modifiziert.

In der Folge wird ein weiterführender Lehrgang beschrieben.

Fort- und Weiterbildung in Krisenintervention – ein Modell

Ausgangssituation

Viele Helfer, die im psychosozialen Feld arbeiten, werden in ihrem Berufsalltag immer wieder mit Menschen in Lebenskrisen konfrontiert. Erfahrungsgemäß können diese Situationen aufgrund ihres typischen Gefährdungspotenzials rasch eskalieren und machen schnelles und vor allem verantwortungsvolles Handeln notwendig.

Der Österreichische Arbeitskreis für Gruppentherapie und Gruppendynamik (ÖAGG) und die Österreichische Gesellschaft für Angewandte Tiefenpsychologie und Allgemeine Psychotherapie (ÖGATAP) bieten seit 1996 ein Weiterbildungscurriculum für Krisenintervention an, das von Wolfgang Till und Claudius Stein entwickelt wurde. Dieses Curriculum umfasst sechs Seminare mit jeweils 20 Arbeitseinheiten.

Ziele

Der Lehrgang umfasst drei Schwerpunkte: Themenbezogene Selbsterfahrung, Vermittlung von theoretischem Wissen über Lebenskrisen, außergewöhnliche Belastungen, Traumatisierungen und Suizidalität und Erlernen allgemeiner und spezieller Interventionsmöglichkeiten für Beratung und Therapie in Krisensituationen. Es entspricht somit den Zielen für Weiterbildung aus den Leitlinien der Deutschen Gesellschaft für Suizidprävention und den Zielen des ÖGS/SUPRA Schulungskonzeptes für Gatekeeper der Suizidprävention (2016, 2018, 2019).

Das Lernen erfolgt in einer fortlaufenden Gruppe. Der Umstand, dass Kollegen aus verschiedenen psychotherapeutischen und psychosozialen Tätigkeitsfeldern an dieser Weiterbildung teilnehmen, fördert einen breiten kollegialen Austausch, an Hand dessen die Anwendbarkeit von Kriseninterventionsmodellen in unterschiedlichsten Zusammenhängen gezeigt werden kann.

Methodik

Alle Seminarthemen werden in einer Mischung aus Selbsterfahrungselementen, Theorievermittlung und praktischen Übungen erarbeitet. Aufbauend auf der zentralen Bedeutung einer Halt gebenden Beziehung finden verschiedenste Methoden, wie Imaginationen, Verfahren aus der Gestalttherapie und aus der systemischen Beratungspraxis Anwendung. Der Einsatz kreativer Medien, z. B. bildnerischer oder szenischer Darstellungen, erleichtert den Zugang zu spezifischen Themenstellungen. Gesprächsführung und Interventionsmethoden werden in Rollenspielen erprobt und anschließend in der Großgruppe reflektiert. Besonderer Wert wird dabei auch auf Übertragungs- und Gegenübertragungsaspekte gelegt. Kleingruppenarbeit wechselt mit der Arbeit in der Großgruppe ab.

Durch Falldarstellungen der Teilnehmer werden Möglichkeiten und Grenzen der Krisenarbeit im jeweiligen Arbeitsfeld erarbeitet. Ergänzt wird dies durch Fallbeispiele aus der Praxis der Gruppenleiter, die von der Gruppe in ihren spezifischen Aspekten bearbeitet werden. Zu den speziellen Themen werden Handouts und Literaturlisten zur Verfügung gestellt. Dies ermöglicht eine weitere theoretische Vertiefung auch außerhalb der Gruppe.

Aufbau der Weiterbildung

Das Einführungsseminar ist ein themenbezogenes Selbsterfahrungsseminar. An Hand eigener Krisen, die im Seminar bearbeitet werden, sollen die Teilnehmer ein Bewusstsein dafür entwickeln, welche Bedeutung diese im eigenen Leben und der eigenen Biografie hatten. Die Teilnehmer werden auch darin unterstützt, ihre spezifischen Problemlösungsstrategien und Ressourcen zu erkennen. Die Bedeutung der Beziehung zwischen Berater und Klient als zentrales Element der Kriseninterventionsarbeit wird herausgearbeitet. Krisen der Teilnehmer werden exemplarisch durchgearbeitet und dabei werden von den Seminarleitern typische Interventionsstrategien und Methoden demonstriert. In diesem Seminar wird die Basis für eine konstruktive Zusammenarbeit der Gruppe gelegt. Ein wertschätzender, respektvoller Umgang der Gruppenleiter mit den Teilnehmern soll auch ein Modell für den Umgang untereinander darstellen. Ein tragfähiges, Sicherheit und Halt bietendes Klima fördert das Vertrauen und die Offenheit und ermöglicht angstfreies Lernen.

Im Seminar »Krisenintervention 1« wird ein Überblick über Definitionen, Charakteristika und Modelle psychosozialer Krisen gegeben und eine Abgrenzung zu anderen Problemstellungen vorgenommen. Die Grundprinzipien der Krisenintervention bei psychosozialen Krisen, Richtlinien für den Ablauf und die spezielle Art der Gesprächsführung werden sowohl theoretisch, als auch durch Fallbeispiele und Rollenspiele erarbeitet. Im Seminar »Suizidale Krisen« werden die Einschätzung des Suizidrisikos, ethische Fragen zum Thema Suizid, Krisenintervention bei Suizidgefahr und Theorien über die Entstehung von Suizidalität behandelt.

Das Seminar 4 teilt sich in zwei Blöcke. Block 1 »Notfallpsychiatrie« gibt einen Überblick zur Differenzialdiagnostik und Einschätzung des Gefährdungspotenzials psychiatrischer Notfälle in Abgrenzung zu psychosozialen Krisen. Besonderer Bezug wird auf die Kooperation mit psychiatrischen Einrichtungen und die Überweisung zur psychiatrischen Behandlung genommen. Block 2 »Intervention bei Krisen von Kindern und Jugendlichen« legt einen Schwerpunkt auf Anwendung und Modifikation der allgemeinen Grundprinzipien von Krisenintervention für die Arbeit mit Kindern und Jugendlichen. Das Seminar 5 ist ebenfalls geteilt. Block 1 »Krisenintervention für Hinterbliebene nach dem Suizid« beschäftigt sich mit den Themen Verlust und Trauer, Trauerprozesse – Phasen der Trauer, komplizierte Trauer und Interventionen nach einem Verlust durch Suizid, Block 2 mit der Problemstellung von »Übertragung und Gegenübertragung in der Krisenintervention«.

Den Abschluss bildet das Seminar »Krisenintervention 2«. Aufbauend auf den allgemeinen Grundlagen der Krisenintervention werden die spezifische Methodik und die unterschiedlichen Interventionsstrategien bei verschiedenen Arten von Krisen und nach akuter Traumatisierung theoretisch dargestellt, durch Fallbeispiele verdeutlicht und in Rollenspielen geübt. Besondere Berücksichtigung finden dabei die unterschiedlichen institutionellen Rahmenbedingungen und die Sicht verschiedener Berufsgruppen.

Weiterbildungscurriculum Krisenintervention

Seminar 1:
Krisen im eigenen Leben: Einführungsseminar, themenzentrierte Selbsterfahrung
Seminar 2:
Krisenintervention 1: Psychosoziale Krisen – Definitionen, Charakteristika, Modelle, Abgrenzung gegenüber anderen Zuständen,
Krisenintervention bei psychosozialen Krisen – Prinzipien, Richtlinien für den Ablauf, Gesprächsführung
Seminar 3:
Suizidale Krisen: Abschätzung des Suizidrisikos, Krisenintervention bei Suizidgefahr, Theorien über Suizidalität
Seminar 4:
1. Block: *Notfallpsychiatrie:* Überblick zur Differentialdiagnostik und Einschätzung des Gefährdungspotentials psychiatrischer Notfälle, Überweisung zu psychiatrischer Behandlung
2. Block: *Interventionen bei Kindern und Jugendlichen:* Anwendung und Modifikation der allgemeinen Grundprinzipien von KI für die Arbeit mit Kindern und Jugendlichen
Seminar 5:
1. Block: *Krisenintervention für Hinterbliebene nach dem Suizid:* Verlust und Trauer, Trauerprozesse – »Phasen der Trauer«, komplizierte Trauer und Interventionen nach einem Verlust durch Suizid

2. Block: *Übertragung und Gegenübertragung in der Krisenintervention*
Seminar 6:
Krisenintervention 2: KI bei unterschiedlichen Arten von Krisen, in verschiedenen Settings, unter Berücksichtigung der spezifischen institutionellen Rahmenbedingungen und aus der Sicht der jeweiligen Berufsgruppen

Anhang 3

Wichtige Internetadressen

www.suizidpraevention-deutschland.de – Homepage von Suizidprävention Deutschland – das nationale Suizidpräventionsprogramm (NaSPro) Deutschland
www.suizidprophylaxe.de – Homepage der Deutschen Gesellschaft für Suizidprävention – Auflistung aller Krisendienste in Deutschland
www.telefonseelsorge.de – Homepage der Telefonseelsorge Deutschland
www.berliner-krisendienst.de – Homepage des Berliner Krisendienstes
www.neuhland.de – Homepage von Neuhland Berlin – Hilfen für suizidgefährdete Kinder und Jugendliche
www.die-arche.de – Homepage der Arche München – Selbstmordverhütung und Hilfe in Lebenskrisen
www.suizidprävention.gv.at – Homepage von SUPRA Suizidprävention Austria
www.suizidpraevention.at – Homepage der Österreichischen Gesellschaft für Suizidprävention
www.promentesalzburg.at – Homepage der Ambulanten Krisenintervention Salzburg
www.suizidprävention-Steiermark.at – Homepage von Go-On Kompetenzzentrum für Suizid-Prävention Steiermark
www. Ifsg.at – Homepage des Instituts für Suizidprävention Graz
www.supro.at – Homepage von SUPRO – Werkstatt für Suchtprävention – Vorarlberg
www.telefonseelsorge.at – Homepage der Telefonseelsorge Österreich
www.kriseninterventionszentrum.at – Homepage des Kriseninterventionszentrum Wien
www.gdk-cds.ch – Homepage der GDK – Schweizerische Konferenz der kantonalen Gesundheitsdirektorinnen und Gesundheitsdirektoren.
www.143.ch – Homepage »Die dargebotene Hand« Informationen über Unterstützungsangebote in der Schweiz
www.pukzh.ch – Homepage der Psychiatrischen Universitätsklinik Zürich. Unter Krisenintervention: Kriseninterventionszentrum Zürich
www.iasp.info – Homepage der Internationalen Gesellschaft für Suizidprävention

Sachwortregister

A

Abschiebung 289
Abschluss der Krisenintervention 210
Abwehr 34
Abwehrmechanismen 35, 131, 148
Achtsamkeit 197
Adoleszenz 280
Adoleszenzkrise 70, 280
Affektabspaltung 35, 131
Affekte Umgang mit 204
Aggressionsumkehr 122
Akkomodierenden Bewältigungsprozesse 34
akute Belastungsreaktion 44, 74
akute Gefährdung 101
akute Traumatisierung 29, 72, 140, 162, 234
Akutintervention 235, 265
Albtraum 77
Alterssuizid 115
Angehörige 186, 278
Angst 97, 139
Ankündigung selbst- oder fremdgefährdenden Verhaltens 102
Anonymität 304
Anpassungsstörung 45
antidepressive Medikation 138, 187
Antisuizidpakt 258
Arbeit mit Anteilen 208
Arbeitslosigkeit 153, 248
Assimilierende Bewältigungsvorgänge 34
Asylantrag 289
Asylverfahren 289
Auslösesituation der Krise 28
außereheliche Beziehung 299
Autonomie-Abhängigkeits-Konflikt 68, 281

B

Beginn der Krisenintervention 162
Bewältigungsstil 33
Bewältigungsstrategien 33
Bewusstseinsstörung 96

Beziehung 167
Beziehungskonflikt 226
Beziehungskrise 226, 299
Bilanzsuizid 109
Bindungserfahrung 31, 39
Bindungsmuster 132, 137
biografische Anamnese 176
biopsychosoziales Krankheitsmodell 150
Borderline-Persönlichkeitsstörung 109, 128
Burnout-Syndrom 83, 244
Burnout-Zyklus 90

C

chronische Suizidalität 107, 253
chronische Trauer 131
Clearing 304
Compliance 230
container 169
coper 47
Coping 33
Copinganalyse 182
Cry for help 105, 111

D

Datenschutz 310
Debriefing 238
Depersonalisation 78
Depersonalisierung 86
Depression 107, 134
depressive Episode 134
Derealisation 78
Diagnosemitteilung 108 f., 152, 230 f.
Diagnostik 44
Dialog mit dem Verstorbenen 220
Diathese-Stressmodell 110
direkte Hilfen 193
Dissoziationsstopp 199
dissoziativer Zustand 78
Distanzierung 161, 200
Distanzierungsmöglichkeit 102
Distress 87

Sachwortregister

Dolmetscher 294

E

Eigenwahrnehmung des Therapeuten/Beraters 261
Einbeziehung des sozialen Umfelds 186
Einengung 116, 256
Einschätzung der Gewaltgefährdung 127, 265
Einschätzung der Suizidgefährdung 112, 255
E-Mail 310
E-Mailberatung 308
Emerging Adulthood 71
emotionale Entlastung 168
emotionale Erschöpfung 86
Empathie 171
Employee Assistance Programme 245
endogene Depression 135
Entspannungstraining 196
Entwertung 36
Entwicklungskrise 68
Erregungszustand 97
Erreichbarkeit des Beraters 179
erweiterter Suizid 257
Eustress 87
Exazerbation 146
Exploration 171

F

Filmvorführung 202
Flashback 77
Flexibilität 158
Flucht 286, 289
Fokus 159, 164
Follow-up 212
Frauenhaus 272
Fremdgefährdung 125
Fremdunterbringung 191
Funktionsausfälle 103
Furcht 140
Furchtsystem 40

G

Gatekeeper 334
Gatekeeperschulungen 334
Gedankenstopp 201
Gegenübertragung 118, 169, 261
gemeinsames Trauern 221
Generativität 70, 274
Gesundheitliche Chancengerechtigkeit 287

Gewalt 125, 264
Gewaltanwendung 125
Gewaltdrohung 128, 264
Gewalttat 236
Grundprinzipien der Krisenintervention 158

H

haltende Zuwendung 159
Hardiness 47
Heimweh 288
Hilferuf 105
hilfreiche Gestalt 198, 201
Hilfs-Ich 195
Hoffnungslosigkeit 110, 112, 116, 277
holding function 169
Hyperarousal 40, 76
Hypochondrie 141

I

Idealisierung 36
Identifikation 35
Identifikation mit dem Aggressor 80
Identifizierung mit dem Aggressor 35
Identitätsentwicklung 68
Imagination 197
Imitationseffekt 115
Imitationseffekte 113
Immunsystem 150
Impulskontrolle 100
Impulskontrollstörung 100, 109, 126
Indikation 158, 162
Indirekte Suizidhinweise 255
inescapable shock 74
Intellektualisierung 35
Interaktionstypen suizidaler Menschen 118
interdisziplinäre Kooperation 161, 165, 316
interkulturelle Kompetenz 292
Internet 309
Interventionsstil 159, 163
Intrusionen 77

K

kognitive Funktionen 200
Kohärenzsinn 48
komplexe posttraumatische Störung 74
komplizierte Trauer 130, 221
Konfrontation 207
Konstriktive Symptome 77
Kontrakt 178

Kontrollverlust 102
körperliche Krankheit 230
Krankenhauseinweisung 192
Krankenstand 191
Krankheitsverarbeitung 231
Krise 23
Krisen im Alter 273
Krisenanfälligkeit 31, 146
Krisenintervention bei Menschen mit psychischen Erkrankungen 148
Krisenmodelle 50
Krisenprophylaxe 211
Krisentagebuch 202
kritische Lebensereignisse 64
Kulturvermittler 294
Kummer 54

L

Langzeitarbeitslosigkeit 248
larvierte Depression 277
Lebensveränderungskrise 63, 162
Leistungsunzufriedenheit 86
Life-event-Forschung 64
linking object 222
Lösungsorientierung 159
Loyalitätskonflikt 295

M

Mandelkern 40
Manie 147
manipulative Suizidalität 111
Mediation 227
Medikation 148, 187
Menschen mit Fluchterfahrung 287
Menschen mit Migrationshintergrund 287
Metaressourcen 47
Methodenflexibilität 194
Midlife-Crisis 70
Migration 286
Migrationsprozess 288
Mumifizierung 132

N

Nähe und Distanzkonflikt 68
narzisstische Krise 91, 122, 128
Neurobiologie 38
Neuroleptikum 187
neurotische Angst 140
neurotische Depression 136
Neutralität 301
Niedrigschwelligkeit 315
Notfallintervention 95

O

Objektkonstanz 141
ödipaler Konflikt 69
Öffentlichkeitsarbeit 316
Onlineberatung 310
Onlinesuizidforen 309
Opfer 271

P

Paarberatung 300
Paarbeziehung 300
Paartherapie 303
Paniksystem 40
Parasympathicus 40, 149
pathologische Trauer 130, 216
peritraumatische Schreckreaktion 74
Pflegebedürftigkeit 231, 273
Phobie 141
Physioneurose 81
plötzlicher Arbeitsplatzverlust 248
Polizei 258, 264
positive Konnotation 302
posttraumatische Belastungsstörung 73 f., 242
Problembearbeitung 181
Problembewältigung 181
Problemdefinition 178
Problemlösung 207
Problemlösungsstrategien 175
Projektion 36
Projektive Identifizierung 36
Psychiatrischer Notfall 94, 146
psychische Störung 146
Psychodynamik 259
Psychose 108
psychosomatische Erkrankung 150
Psychotherapie 213
psychotische Dekompensation 96
Pubertät 280

R

Rache 112
Rationalisierung 35
Rauschzustände 128
Reaktion der Umwelt 31
Reaktionsbildung 35
reaktive Depression 136
Realitätsbezug 102
Realitätstraining 199
Reframing 196, 200
Regression 35, 170
Ressourcen 37, 175

Ressourcenorientierung 159
Risikogruppe für Suizidalität 113
R-Prozesse des Trauerns 59

S

Salutogenese 46
Scham 57, 80
Scheidung 226
Schlafstörung 187
Schockphase 42, 61, 78, 235
Schockzustand 230
Schuldgefühl 57, 218
Schusswaffensuizid 114
Schwarz-Weiß-Denken 127
Schwermut 135
Schwernehmen 135
Selbstentfremdung 86
Selbsterfahrung 161
Selbstkontrolle 100
Selbstkonzept 92
Selbstobjekt 94
Selbstwert 92
Selbstwertgefühl 93
Selbstwertproblematik 89
Selbstwertregulation 122
Selbstwirksamkeit 47
Serotonin 109, 188
Setting 178
sicherer Ort 198
Situationsbeurteilung 177, 256
somatoforme Störungen 150
somatopsychische Vorgänge 152
soziale Unterstützung 160
soziales Umfeld 31, 165
Spaltung 36
Stabilisierung 239
Standards für Krisenintervention 315
stationäre Behandlung 257
stellvertretende Hoffnung 169
Stress-Coping Modell 30
Stressverarbeitung 39, 46, 81, 149
Stützung 195
subjektive Bedeutung 30
subjektive Krankheitsvorstellung 233
Sucht 142
Suchterkrankung 142
Suchtmittelmissbrauch 97, 108, 142
Suizid 105
Suizidale Entwicklung 115
Suizidalität 105, 253
Suizidalität alter Menschen 277
Suizidankündigung 113
Suizidgedanken 105, 113, 255
Suizidmotiv 111, 260
Suizidphantasien 121, 255

Suizidpläne 255
Suizidrate 105
Suizidversuch 105
Supportive Techniken 195
Sympathicus 40, 149

T

Täter 268
Täter-Opferbeziehung 125
telefonische Krisenintervention 304
Tiefenpsychologische Theorien zur Suizidalität 121
Tod nahestehender Menschen 216
Tranquilizer 187
Trauer 53
Trauerjahr 58
Trauerphasen 54
Trauerprozess 54, 216
Traumarekonstruktion 242
Traumatherapie 241
traumatische Angst 140, 240
traumatische Krise 60
traumatische Trauer 130
Trennung 226
Tresorübung 203
Triangulierungskonflikt 69
Trugwahrnehmung 56, 219
Typ-1-Traumen 75
Typ-2-Traumen 75

U

Übererregung 76
Übertragung 169, 261, 277
Ur-Misstrauen 68
Ur-Vertrauen 68

V

vegetatives (autonomes) Nervensystem 40, 149
Verdrängung 35
Verfügbarkeit von Kriseninterventionsangeboten 159
Verleugnung 33, 35 f., 232
Verlust 52 f., 130
Verlustkrise 28, 53, 60, 162
Vermeidungsverhalten 77
Verschwiegenheit 159, 283
Verstrickung 127
Vertragsbereitschaft 104
Verwirrung 96
Victimisierung 77

W

Waffe 114, 128, 265
Wahn 96
Warnsignale 102
Wendung gegen das Selbst 36
Widerstand 169
Wiederbelebung eines steckengebliebenen
  Trauerprozesses 221
World Wide Web 309

Wunderfrage 208
Würdigung der Krise 196

Z

zeitliche Begrenzung 160
Zeitprojektion 202
Zieldefinition 179
Ziele von Krisenintervention 157, 163
Zorn 56